普及版

圖印大鑑

国書刊行会編

国書刊行会

改訂版の発行に際して

本書は、「刊行にあたって」に記す経緯によって発行してから、三年の時日が過ぎた。その間、研究者はじめ読者の方々から、問合せや教示を戴き、重版時にはそれらの訂正を施したいと望んでいた。しかし、印図は田村武右衛門本を踏襲していたので、なか〳〵思うような修正もままならず、難渋していた。

この度、幸いにして専門家に全頁に亙って校閲して戴くことができ、印図については全面的に描き改めることとした。また、誤字脱字等についてもこれを訂した。

ここに本書は、面目を一新にし得たことと考えるが、より完璧を期すため、読者諸賢のご叱正を仰ぐものである。

昭和六十二年三月

普及版刊行に際して

本書は、刊行後斯界に好評裡に迎えられて版を重ねておりましたが、ながらく品切れ状態で、再版を望む声も日増しに高くなっておりました。今回、ご指摘いただいた誤植を訂正し、体裁を改めて普及版として再刊いたしました。さらに、読者諸賢のご批正を賜りたく存じます。

平成四年三月

国書刊行会

刊行にあたって

『図印大鑑』は、小社刊『仏像大系 10 図印篇』の新装増補版として刊行するものである。

該書は、はじめ田村武右衛門編『図印集』『普通真言集』を昭和四十七年に小社で合本復刻して好評を博していたものを、さらに昭和五十八年、『仏像大系』全十一巻中の一冊として、全く新しい編集のもとに組替えし、印図、名称、順序を修訂、さらにLokesh Chandra & Sharada Rani: MUDRAS IN JAPAN. (Śata-pitaka Series vol. 243) New Delhi, 1978. はじめ『密教大辞典』(法蔵館刊・一九七〇) 等の密教の諸研究を参考として、新たに解説等を増補し、併せて真言を該当箇処に配し、明快な構成としたものである。しかし、その後も『図印集附普通真言集』御購入の希望者が数多く、また、『仏像大系 10 図印篇』についても単独に購入したいという問い合せが相継いでいる。

このような状況や読者のご要望に応えるため、今回「図印篇」の単行出版を決意するに至ったのである。それに際し、装いを改めるとともに、巻頭には布施浄慧師から特にお許しを得て、「印契の起源と変遷」を収載することができ、また巻末には「印名索引」を併載することとした。

本書により、さらに多くの方々が仏教・密教理解を深められて仏のさとりの世界に触れ、且つまた修行・研究に役立てて頂けることを念ずるものである。

昭和五十九年六月

国書刊行会

印契の起源と変遷

布施浄慧

一

最初に密教における印契の語義、起源及びその発達について、先師の研究を基にいささか解説を施し、修観行法の枢要たる印契の意味を探ってみたい。

先ず印契（いんげい）の語義についてであるが、これは梵語の Mudrā（漢語対訳は母捺羅、母陀羅、目陀羅、慕捺羅）を訳して、印相密印あるいはただ単に印と呼んでいる。印といえば今日、日常生活において、公式文書や金銭上の極めて重要な書類等に捺印することが暫々行われているが、特に日本ではハンコ行政といわれる如く、数多くの印判を押すことによって、衆議を決し、社会の機構の成立を示す契証としている。このように上は国政から、下は町内の回覧に至るまで、捺印による結着は甚だ多いのであるが、これら全てに通じていえることは、捺印することによって、その物件についての完全なる了解を与えたということの象（しるし）であり、その完全なる了解とは、真実にして虚妄に非ざることを意味しているのである。インドにおいても、古くは、文書を封印するに歯印をもってした例もあり、比丘の所持物の一つとして、印章を掲げてあり、印章は、五種（鍮石、赤銅、白銅、牙、角）で造るべきであるとされている。この印章を梵語で Mudrā というのであるが、この印章を押すことによりそれが真実にして虚妄に非ざることを検証とするところより、印に真実不虚妄の義を与えた。かの「諸法無我、諸行無常、涅槃寂静」を三法印と称するは、仏教の根本的立場を示すものであり、この三つは真実にして不虚妄なる故に三法印というのである。また六波羅蜜を六種印というも、同様である。

この印が真実不虚妄という義は、六世紀から七世紀に訳された『牟梨曼荼羅呪経』や『陀羅尼集経』などの説くところによると、印は仏菩薩の内証本誓を象徴し、標幟したものとする解釈が生じた。即ち『牟梨曼荼羅呪経』によれば、仏が慈心を示し、摩尼灌頂を与え、法輪を転ずる等の事業を、観行者自ら手真似つまり手印を以て表することを印と称し、また『陀羅尼集経』には、更に手印の他に、仏菩薩の所持物、例えば蓮花や剣などをも印と称しているのである。密教における印の定義が、多く標幟の義を取っているが、その本初をここに見出し得るわけである。

そこで、印は手印若しくは仏菩薩の三昧耶形を指すという義を更に発展させ、印は法界の標幟せるものなりとするのが、真言密教の「印」ということに対する立場である。『大日経』秘密曼荼羅品には「故略説二法界一用レ是為二標幟一」と説き、また『大日経疏』には「この印とは即ち是れ法界の標幟なり、此の印を以て法界の体を標示す」と釈している。これよりして、印を広義に解すれば、宇宙の生命、万象を大・三・法・羯の四種曼荼羅に開らく宗義があるが、この四種曼荼羅は法界の標幟なる故に則ち印である。また印を狭義に解すれば、この四曼中三昧耶曼荼羅である。このように、印契の語義は顕には、印章、捺印の義から、密教的には、真実不虚妄の立場を基調として、手印・契印を意味し、更に転じて法界を標幟するものを悉く印と称しているのである。

次に日常用ゆる種々の印の起源及びその歴史的変遷について見るに、手印を始めて出すのは経典は『牟梨曼荼羅呪経』であり、仏像に表象されるものの始まりはガンダーラ彫刻である。しかし、その起源は更に上代に求めねばならぬ。人は夫々思想・感情を持ち社会生活を全うするには、他人にこれを表現して伝達し理解せしめねばならぬ。その機関として言語があるが、言語に依る思想・感情の伝播を補足し、更に表現を豊かにする為に、身体を使い、表情に訴える手段がある。また時には、手真似によるのみの会話も可能である。特に手による表情は、誠に数多く豊かである。舞踊芸術においては、手振りについて数々の約束があるようであるし、株式の立会場における取引のやり方は、幾つかの指の出し方の組み合わせによるなど、極めてその例は多い。日常生活においても、掌を上にして上下にこれを動かせば、おだてや煽動の意になり、これの逆の場合は、鎮めるとか、抑制の意を表わし、また五指を舒べて前方に差し出せば抑圧、制止の表示である。また五指についても、各々呼び名があってこれを区別するが、中でも、親指を一本出せば、これは親父、主のことであり、小指を同様に立てれば、女、彼女のことなど、数えれば誠に無数である。しかし、我々が日常無意識に行うこれら手による表現は極めて自然発生的である。ガンダーラ彫刻に示される手相はやはり自然的なもので、それを見て直に理解することの出来る単純な手相であって、その種類も、合掌印・禅定印・与願印・説法(転法輪印)、触地印・施無畏印程度なものであるという。このガンダーラ彫刻に示された手相は、インドにおける風土、慣習などに基くもので、それの理解がないと夫々の手相が何を標幟しているか解らないにしても、合掌、禅定、与願は極めて自然で、表現通りである。説法印は、大指と頭指とによって輪形を作るのであるが、これは、仏が法王の位にあることを示す為に転輪聖王の輪を意味するところのものである。触地の印とは、右手を垂れるものであるが、これは、仏が成道の時、悪魔の妨げに遇い、この印をなすによって、地天が出現し、釈尊の過去世の福善を証明し、ために悪魔は降伏されたという『普曜経』や『方広大荘経』の説く故事によるものである。また施無畏印は、仏敵提婆が、象を嗾して仏を踏み殺さしめんと企み、急迫する象に対し仏が右手を挙げ五指を舒べて狂象を降伏し、難を避けたという『法句譬喩経』『阿毘曇婆娑論』『大毘婆娑論』等に出す説にもとづいたものである。

　このようにガンダーラ美術の上に現われる単純な自然発生的な手相は僅かであるが、印契を始めて説いた経典『牟梨曼荼羅呪経』には十六種の印も、一世紀後に訳された『陀羅尼集経』には三百種以上の印の数を出すようになり、もうそこには、人為的に説明を施さねば全然解らない印相が登場してくるのである。現在流伝される手印の総数は精算することが出来ない。しかし、諸印は全て十二合掌と四（六）種拳を印母としている。これについては次節で述べることにする。思うに密教の印契を概論するには往時世俗若しくは婆羅門に行われていたものを仏教中に摂取し、密教の旨趣内容を加えて成立したものであるといえよう。

しからば、外教や婆羅門教中に行われていた手印を仏教が摂取し、密教的展開をなしたのは何故か、真言行者が一坐の行法中に数々の手印を結ぶのは何故かという疑問が残る。『牟梨曼荼羅呪経』には、「至心に仏に向い一にして傾動せず、仏の容止と慈悲護念とを想い、是の如く諦観して意をして散ざらしむ」と説き、また『大日経疏』第四には、「初心行業の者をして心を措くに地あり、所作をして空しからざらしむる」ために密法修行中に印を用うと説いている。つまり心を瑜伽三摩地に住せしむるための一方便としてこれら印契を仮りるのである。有相を通して無相に入り、有相無相一如の仏地を体顕せん為のものである。『大日経』具縁品には、

「何が故にか天中の天たる大精進の世尊よ、乃至、身には身印の威儀を学び、心には本尊の色貌形位を縁ぜしむるや、既に有為有相なり、豈に能く無為無相法爾の道に順ぜんや」

と問い、答うるに

「斯く具縁支分の有相と説けばとて、其の有相に著すべきに非ず。之れ諸法は実には時分もなく為作もなく造者もなければなり。さらばとてまた有相を離れて無相に著すべきに非ず。彼の一切諸法は其のままに住すればなり。」

と説いている。修行者はよく含味すべきである。また宗祖大師は、かの『即身義』において

「手ニ作ニ印契一口ニ誦ニ真言一心住ニ三摩地一三密相応レ加持故早得ニ大悉地一」

といい給うるも、極めて鮮明にこの意趣を表したものと解し、日夜に行者は精進すべきであろう。

以上述べ来った如く、密教の印契はその歴史を尋ねれば古く、その数も多いのであるが、それら全て印契の標幟する内容は種々であるけれども、その根本は菩提心にあることを知るべきである。尚この印契の詳細につきての研究は、栂尾祥雲師の「印契の起源及び発達」に依られたい。

二

前節において、印契の基調として、十二合掌と四種拳（或は六種拳）のあることを示しこれを印母と呼ぶことを述べたが、今『大日経』第十三巻に出すその名を記せば左の如くである。この中現今使用しないものもあるが、今回はその全部を本書には収録した。尚、印母夫々の組み方は図を見られたい。

十二合掌

1	寧尾拏（Nivida）合掌	堅実心合掌
2	三補吒（Samputa）合掌	虚心合掌
3	屈満羅（Kudmala）合掌	未敷蓮華合掌
4	僕拏（Bhagna）合掌	初割蓮華合掌
5	嗢多那惹（Uttānaja）合掌	顕露合掌
6	阿陀羅（Ādhāra）合掌	持水合掌
7	鉢羅拏摩（Praṇāma）合掌	帰命合掌（金剛合掌）
8	微鉢哩哆（Viparīta）合掌	反叉合掌
9	毗鉢羅曳薩哆（Viparyasta）合掌	反背互相着合掌
10	啼哩曳（Tiryak）合掌	横拄指合掌
11	阿駄囉（Adhara）合掌	覆手向下合掌
12	阿駄囉（Adhara）合掌	覆手合掌

四種（六種）拳

四種拳は「大日経」第十三巻所説の蓮華拳、金剛拳、外縛拳、内縛拳の四種であるが、これに忿怒拳と如来拳を加えて六種拳と称している。

十指異名

およそ、印を結ばんとする時は、両手と十指を組み合わせねばならぬ。古来印相を結ぶについては、密教は師資面授を旨としているため、口伝を重んじているが、そうでない場合は両手、及び十指に名称を与えて相伝しているので、一通り心得ねばならない。しかし、経論儀軌により、これら配当が一定していないため、非常に憶え憎い。これにつき、隆誉は『十結』第十巻の初めに「二手十指異名」、成賢は『作法集』に「十度異名」、栂尾師は『秘密事相の研究』として考究があるが、今主なものを図示してみる。

先ず、左右二手を二羽或いは二翼ともいうが、その呼称から見ると、

両手異名

右手	左手	
智（智慧、慧般若）	定（三昧禅）	（大日経、胎蔵四部儀軌、善無畏訳尊勝儀軌、大日経疏）
観	止	（略出経、大日経七、広大経、摂大軌一）
智	福	（金剛智訳准提陀羅尼経）
智	権	（善無畏訳尊勝儀軌）
智	理	（補陀落海会儀軌、釈迦文仏法）
福	智	（栂尾口決）
金剛海	胎蔵海	（補陀落海会儀軌）

この他、右左を日・月、外・内、実・権、献・従、慈・悲、仏界・生界の呼称もあり、二手を前述の如く、二羽・二翼の他に円満・二招と呼ぶ。また掌中は満月、虎口という場合がある。

次に十指は、十度・十峯・十輪と呼び、五指を五輪という。

十指異名

左右同名のもの

小指	無名指	中指	頭指	大指	
[illegible]	[illegible]	[illegible]	[illegible]	[illegible]	(胎蔵梵字次第、同備在次第)
[illegible]	[illegible]	[illegible]	[illegible]	[illegible]	(摂大儀軌、蓮華部心儀軌)
地	水	火	風	空	(大日経、同疏、胎蔵四部儀軌、蘇悉地経、善無畏訳尊勝儀軌、吽迦陀野儀軌等)
色	受	想	行	識	(金剛智訳毘沙門天王儀軌)
信	進	念	定	慧	(阿閦儀軌)
勝	高	光	蓋	輪	(不空訳一字頂輪王儀軌、奇特仏頂経、薬師消災儀軌)

左右異名のもの

禅	進	忍	戒	檀(右)	(補陀落海会儀軌)
智	力	願	方	慧(左)	
慧	方	願	力	智(右)	(略出経、補陀落海会儀軌、大疏十三、准提経)
檀	戒	忍	進	禅(左)	
檀	戒	忍	進	禅(右)	(蓮華部心儀軌、瑜伽護摩儀軌、玄法儀軌、秘蔵記)
慧	方	願	力	智(左)	

また特殊な呼び方として、頭指を金剛指(略出経)勝指(三巻教王経下)、食指(陀羅尼集経)という。

その他慣用語として、十指を節というときは、外面を上より初節、中節、また文というときは内側を下より第一の文・第二の文というように数えるのである。

以上が二手十指の異称と出典の表であるが、通常五大と十波羅蜜を用いている。また十二合掌、六種拳にしても、金剛界のときは、金剛拳、外縛を印母とし、単に合掌とあれば金剛合掌を、縛といえば外縛を意味する。また胎蔵界の場合は蓮華拳、内縛を印母とし、合掌といえば蓮華合掌であり、縛といえば内縛を指すものと心得てよい。

十八道

十八道とは、十八種の印明よりなる行法次第であって、インドの賓客迎請饗応の形式を表したものである。報恩院流にては、十八道とは如意輪法のことを指す。十八契印とは、興教大師の『諸流通用口訣』にも見られる如く、所謂「身五界二道場二請三結三供養三」の六法十八義であるが、今その関係を図示すれば、

六法　十八義

- (1)荘厳行者法（身荘厳法）　五
  - 一、浄三業
  - 二、仏部三昧耶
  - 三、蓮華部三昧耶
  - 四、金剛部三昧耶
  - 五、被甲護身
- (2)結界法　二
  - 六、金剛橛（地結）
  - 七、金剛橛（四方結）
- (3)荘厳道場法　二
  - 八、道場観（如来拳印）
  - 九、大虚空蔵
- (4)勧請法　三
  - 十、宝車輅
  - 十一、請車輅
  - 十二、迎請

(5)結　護　法　三─┬─十三、当部明王
　　　　　　　　├─十四、金剛網（虚空網）
　　　　　　　　└─十五、金剛炎（火　院）

(6)供　養　法　三─┬─十六、閼　伽
　　　　　　　　├─十七、蓮華座（華座）
　　　　　　　　└─十八、普供養

右のように十八契印は成り立っているのであるが、この十八契印の作者につき異説ある中、恵果阿闍梨の口訣を宗祖大師により記せられたとするのが定説である。大師は更に十八契印を基に『十八道念誦次第』を『無量寿儀軌』を所依として御作りになったとされているが、詳細は高井観海師の「十八道の研究」によられたい。また古来問題となっているものに、この十八契印に如来拳印を加えるか否かがあるが、加えて十八契印をなすものに、『無量寿儀軌』、大師の『三十帖策子』第九帖の『頸次第』、『梵字十八道』、『十八道念誦次第』、興教大師の『諸流通用口訣』、定深の『十八契印義釈生起』、文海の『略頌』がある。また如来拳印を加えず十七印明を説くものは、『如意輪菩薩念誦法』、『十八契印儀軌』である。報恩院流では後説に従い、頼瑜の『十八道口訣』には、十八契印儀軌の十七印明に本尊の根本印明を加えて十八契印としている。憲深僧正もこの説に従い、幸心の十八道の組み立ては、「身五界一道場一請三結三供養三」に本尊根本印明を加えた十八道である。

尚、最後に一言附言するが、吾が真言宗の立てまえは、あくまで師資相承であり、一々の印言については面授を受けねばならぬ。修法に当って結印のときは、必らず、明師につき伝授を受けられんことを願うものである。

（埼玉智山青年会編『真言密教図印集』昭和四十三年三月二十一日刊より収録）

●印について

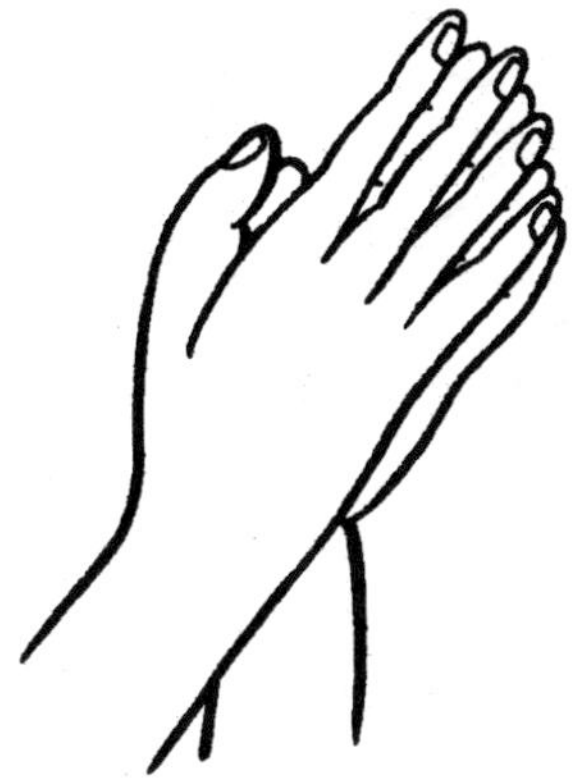

金剛合掌

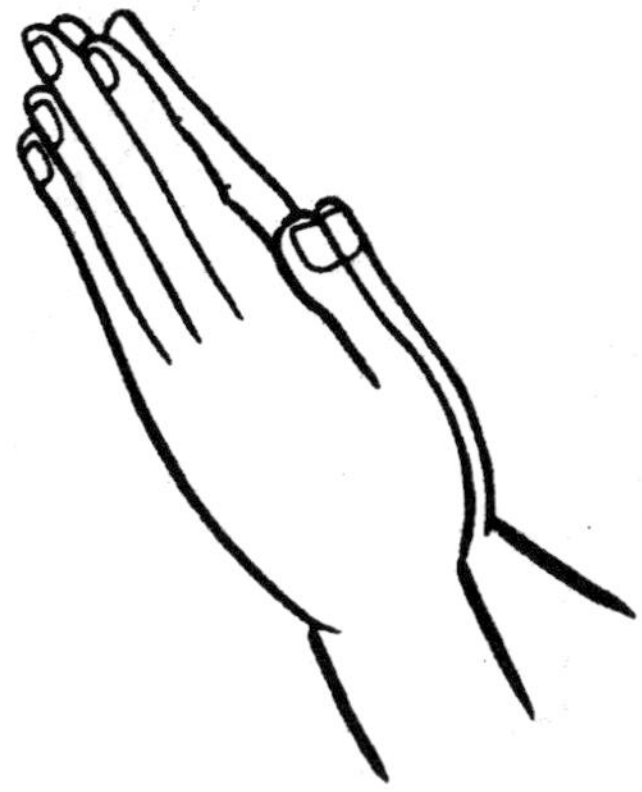

堅実心合掌

印　母

一切の印契を結ぶ場合の基礎となる印であり、全ての印は印母より展開する。印契を生ずる母の義。此れに十二合掌と六種拳とがあるが、その中の代表的なものを次に掲げる。

金剛合掌　Vajra-añjali

金剛合掌、又は略して金剛掌、金合とも称す。又諸尊通用の印である故に普印・普通印等とも言う。印母の中で最も多く用いられる。両手を合わせ、十指の頭を相い交叉し、皆右の五指の各々を左の五指の各々の上に置く。又、一切供養最勝出生印、一切仏心三昧耶印、礼拝印等とも名づける。十指は十波羅蜜・十法界等を表わし、此の印を結べば十波羅蜜を円満し、十自在を得て福智の二徳を成就する。又無上堅固の信心の標幟、感応道交の義、生仏一如凡聖不二の義を表わす。右手は仏界、左手は衆生界なり。

堅実心合掌

十二合掌の一。両掌を堅く相い着け、十指を斉等に合わせ、指端が自から相い離れて少しく開く如くする。掌の中心を堅く相い

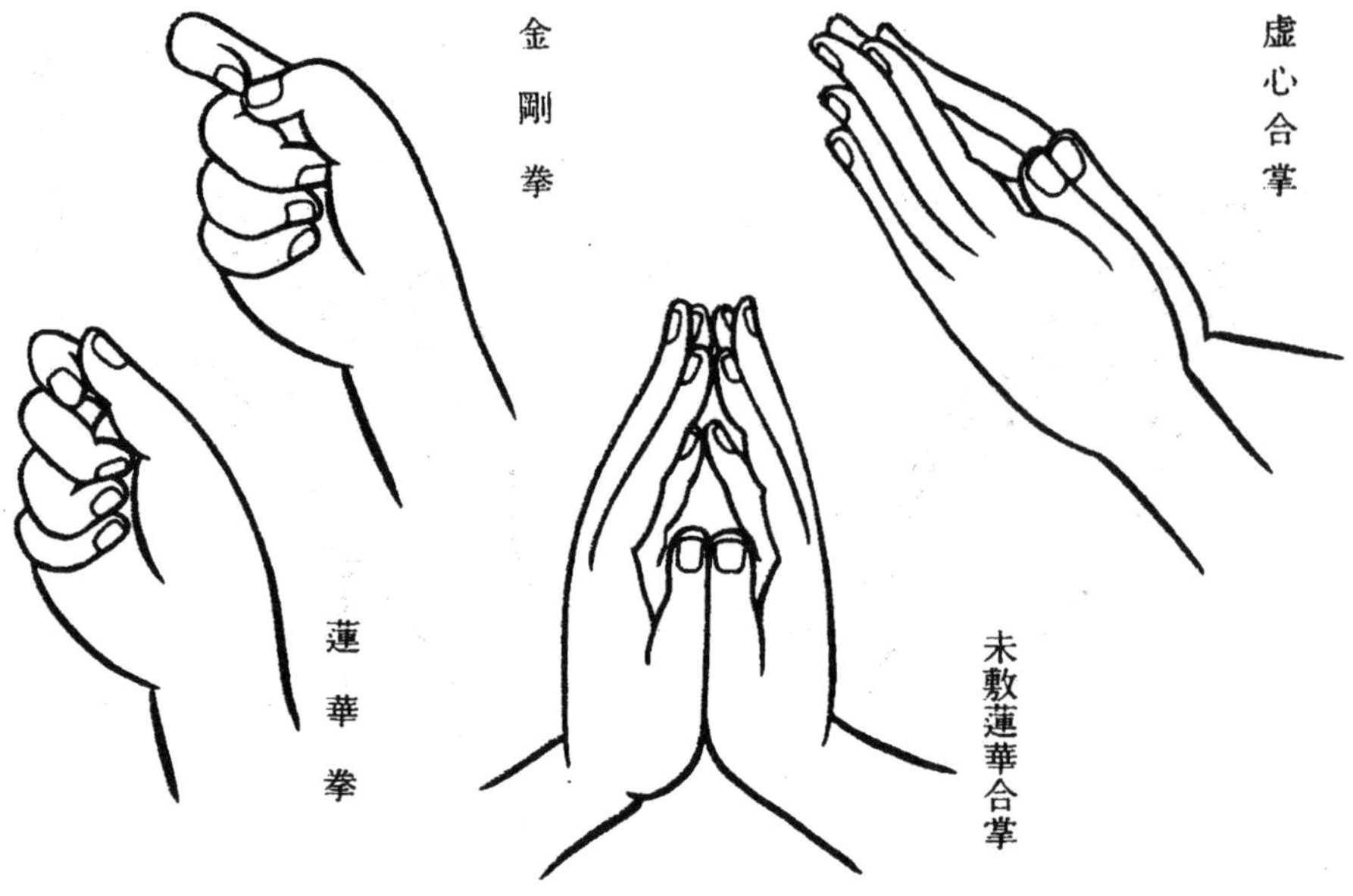

着けるから堅実心合掌と称する。

虚心合掌 Samputa

十二合掌の一。虚心合、虚合、三補吒（合掌）とも称し、又空心合掌、空中合掌とも名づける。両掌を合わせ、十指を斉等に相い着け、指頭を合わせ、両掌の内を少しく虚円にして相い着けず。両掌の内の虚円なるを虚心と称する。

未敷蓮華合掌

虚心合掌の如くにして、更に掌内を空虚にし、やや円くする。

金剛拳 Vajra-muṣṭi

金剛拳、金剛拳印、金拳等とも称する。又堅牢金剛拳印、金剛如来拳等とも名づける。中・無名・小指を握り、大指の頭を以って中指の中節の側を押し、頭指を以って大指の初節の甲を押す。或いは大指を屈して掌中に入れ、中・無名・小指を以って大指の初節を握り、頭指を以って大指の初節を押す。胎蔵法の蓮華拳に対して金剛界の行法には此の印を用いる。金剛部の拳なり。

蓮華拳 Padma-muṣṭi

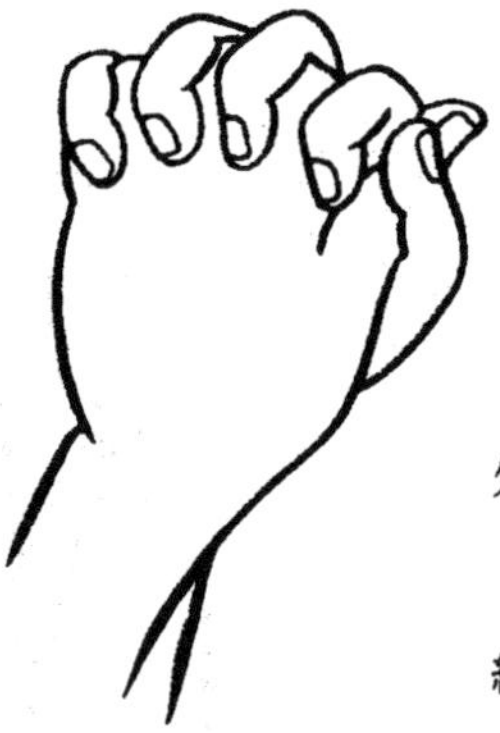

外縛

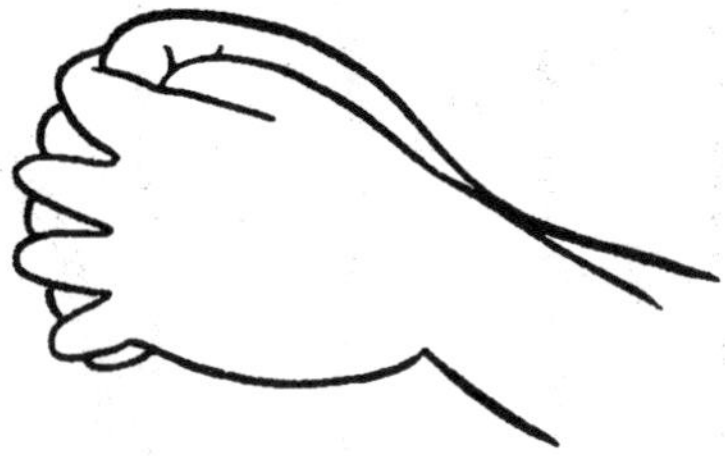

内縛

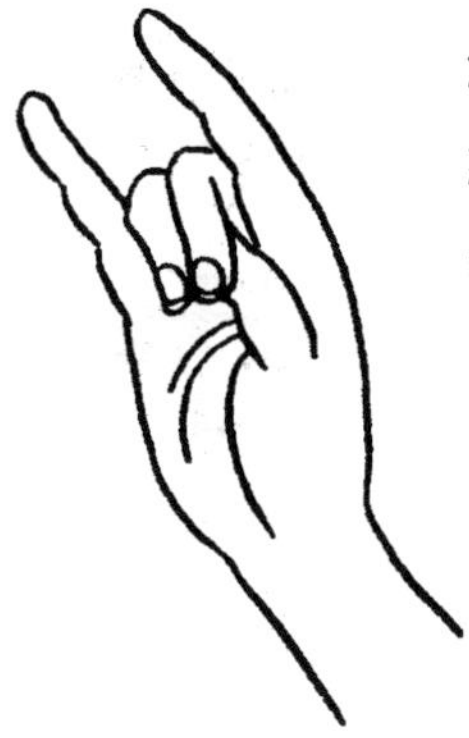

忿怒拳

蓮華拳、又は胎拳、如来拳等とも称する。頭・中・無名・小指の四指を握り、大指を以って頭指の中節の側を押す。胎蔵界の行法に用いる。蓮華部の拳なり。

外　縛

外縛、六種拳の一。右の指を以って左の指の上に加え、二手相い叉えて拳に作り、十指を外に出す。指在外拳、向外相叉拳とも名づける。外縛・内縛は拳と称し難いが、二手合掌の故に拳と称する。蓮華の上に月輪が在るのを表わす。

内　縛

内縛。六種拳の一。右指を左指の上に加え、掌内に於て十指を相い叉える。二手拳、指向内相叉拳、合拳、向内作拳合掌、向内叉合掌、内掌拳、内縛拳等とも名づける。外縛・内縛は拳と称し難いが、合掌する故に拳と称する。月輪の中に蓮華の在る形を表わす。

忿怒拳

忿怒拳。六種拳の一。大指を掌中に横たえ、無名・中指を以って大指を握り、小頭指を立てて頭を少し屈し、牙印の如くする。

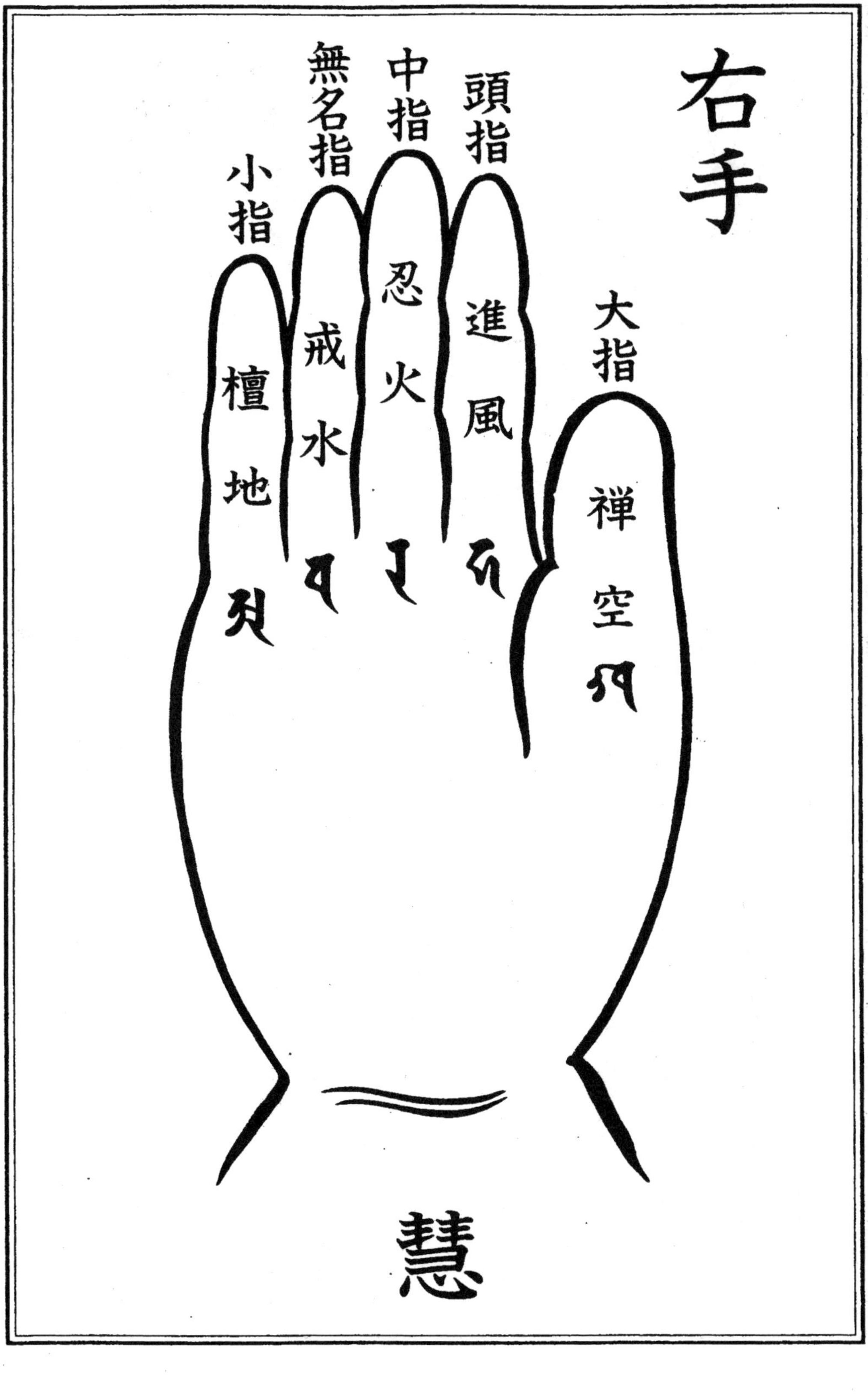
右手
小指
無名指
中指
頭指
大指
檀 地
戒 水
忍 火
進 風
禅 空
慧

左手

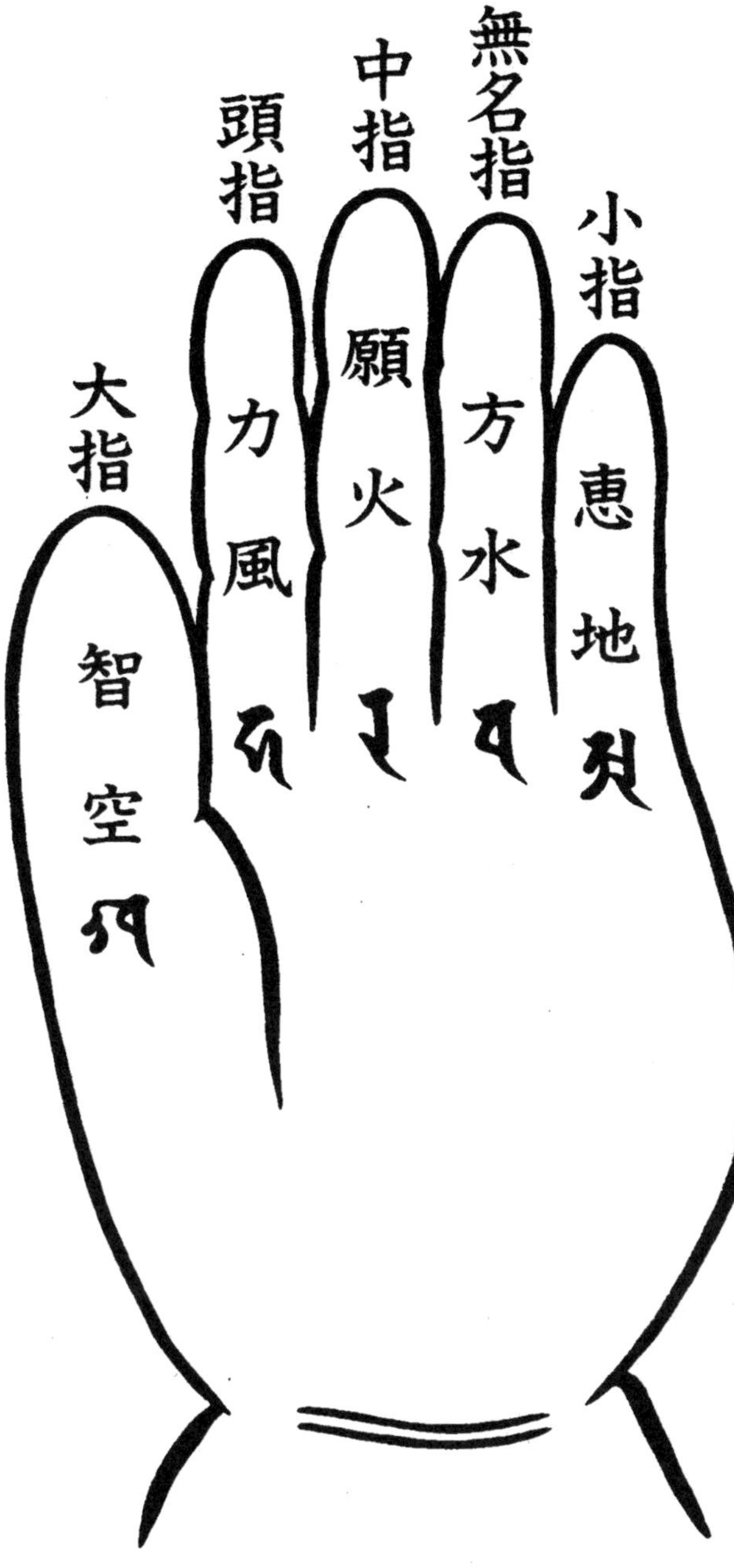

定

目次

阿弥陀根本印（あみだこんぽんいん）

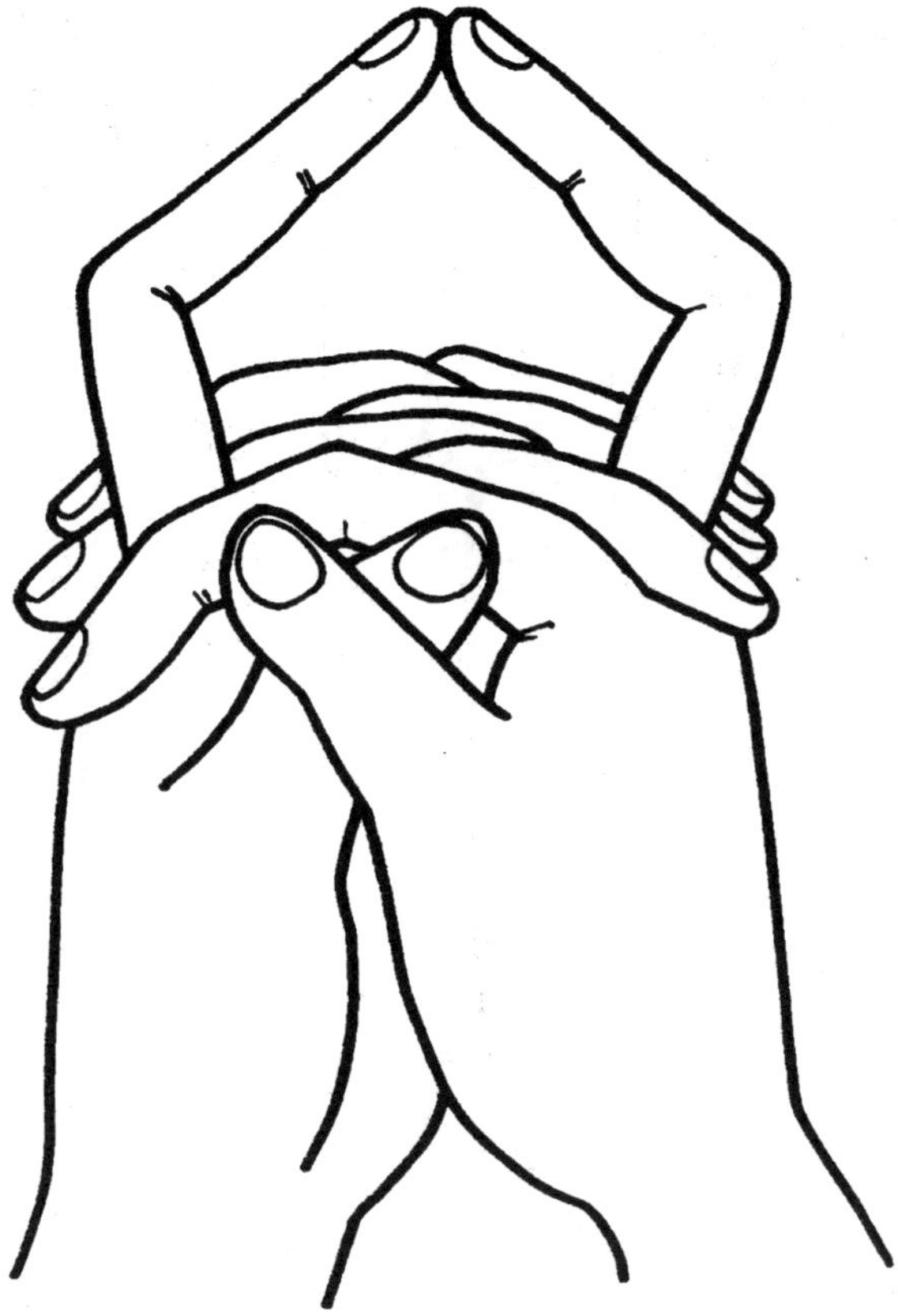

Amitābha Mūla-mudrā

二手外縛し、二中指を竪て、頭を相い拄（さき）えて、蓮葉の如くする。外縛は生死結縛の義、中指の蓮葉は本有の心蓮を表す。又両臂を立て合せて臂の下に、横に五股有りと観ず。二臂立合は独股、外縛の八指は八葉蓮華、中指の蓮葉は本尊、臂の下の五股は五凡五聖の十界平等、凡聖不二の義を表す。真言は、

ナウボ アラタンナウタラヤヤ ナウマク アリヤ ミタハヤ タ
タギャタヤ アラカテイ サンミャクサンボダヤ タニャタ
オン アミリテイ アミリトドハンベイ アミリタ サン
バンベイ アミリタ ギャラベイ アミリタ シッテイ アミリタ
テイセイ アミリタビキャランテイ アミリタビキャランタ
ギャミニ アミリタギャギャナウキチキャレイ アミリタ
ドンドビソワレイ サラバアラタサダニエイ サラバキャラマ
キレイシャキシャヨウキャレイ ソワカ

八葉印（はちよういん）

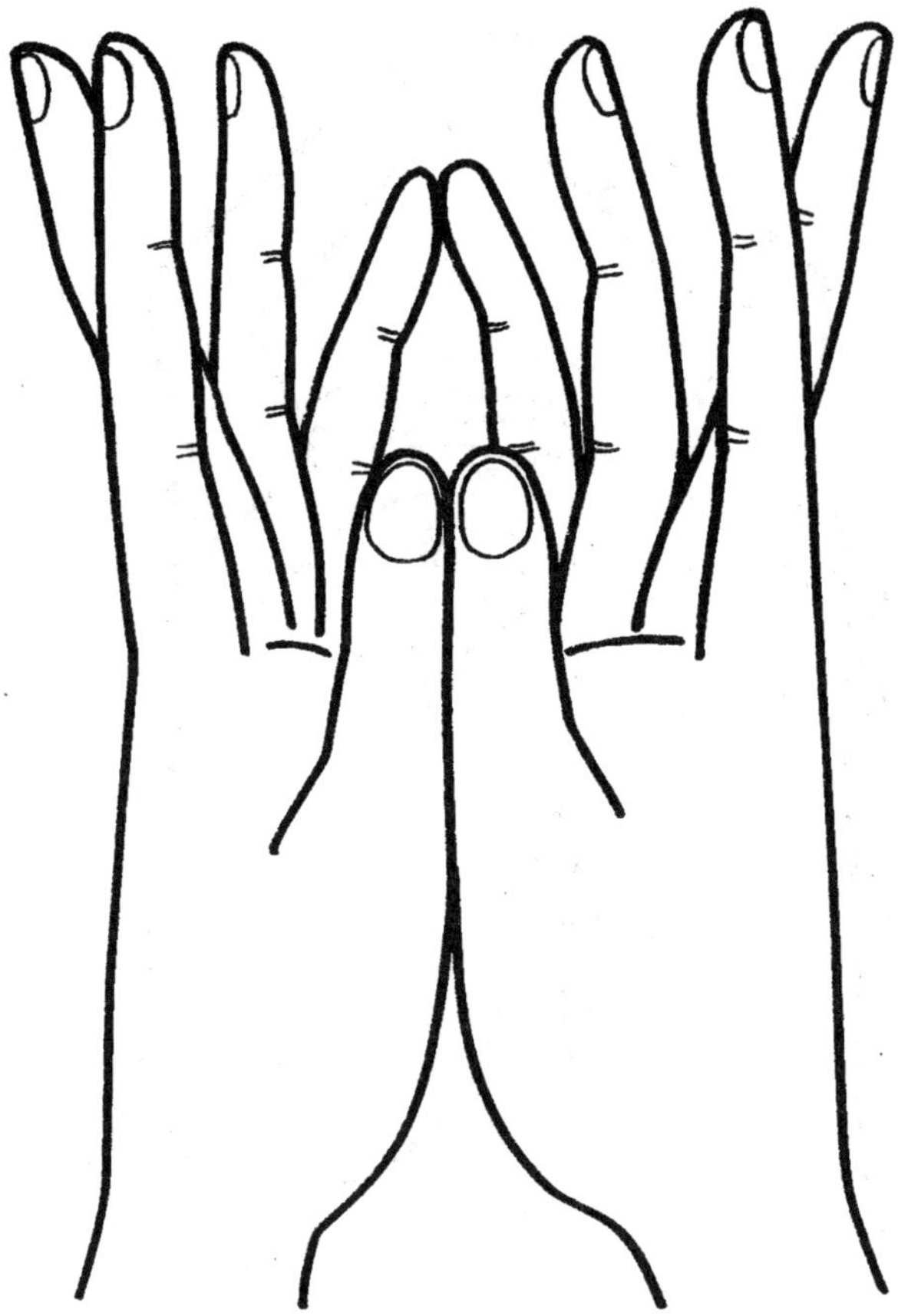

Aṣṭadala-mudrā

二手虚心合掌し、二頭・二中・二無名指の各々を開いて、指の隙をあらしめて着けること勿れ。開敷した蓮華を表す。又八葉蓮華印・蓮華印・開敷蓮華印・初割蓮華印・胎蔵蓮華蔵印・蓮華蔵印等とも名づける。真言は、

アミリタテイセイカラウン

阿弥陀定印

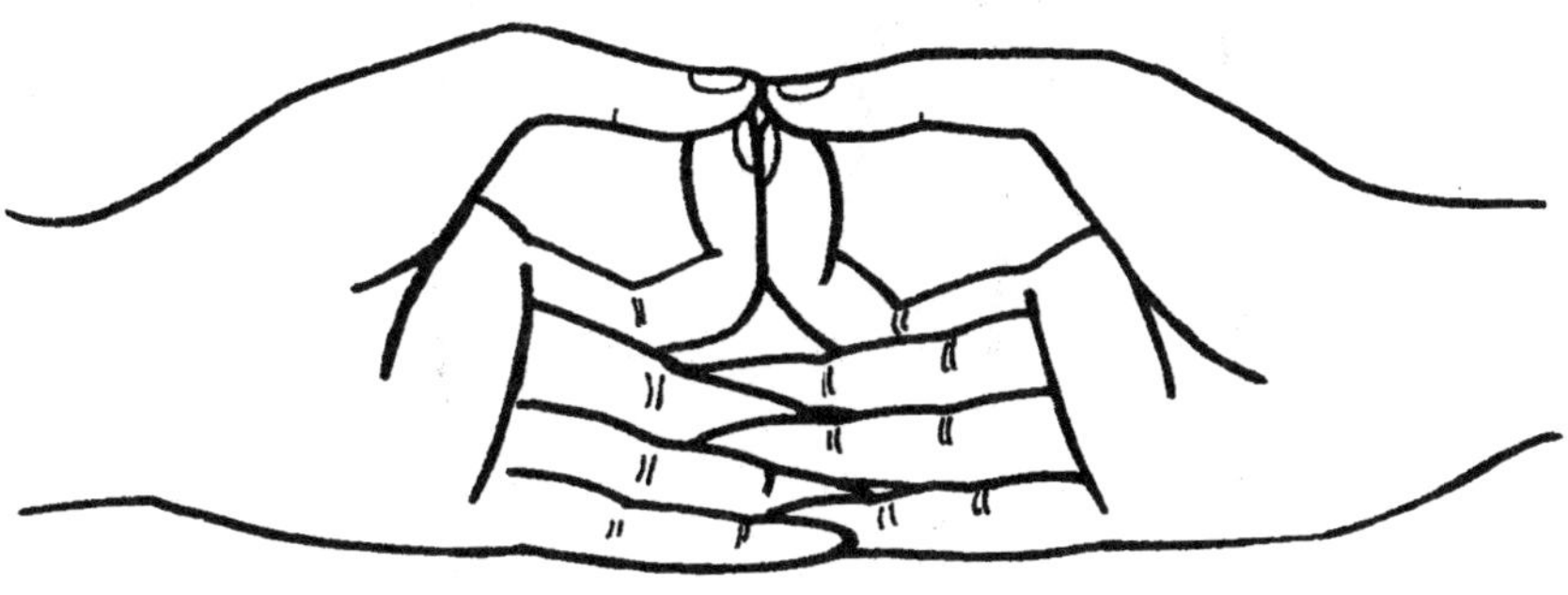

Amitābha Dhyāna-mudrā

二手を相い叉え、二頭指の背を着けて中節より直く竪て、二大指を以て二頭指を捻ず。小・無名・中指の六指を相い交え、頭・大の四指の頭を相い拄えるのは、六道衆生が四智の菩提を顕得する事を表す。是れは自証の位である。又この印を引き開けば化他門にして説法の印となる。又風・空の端を拄えて開敷の勢に作るのは、風には開花の功があり、空中の風は専ら自在の徳を具する義である。又禅・進の二度は禅定養育の義であり、仏性の心蓮を勇猛増長ならしめる為に禅・進を合して此の印を作す。真言は、

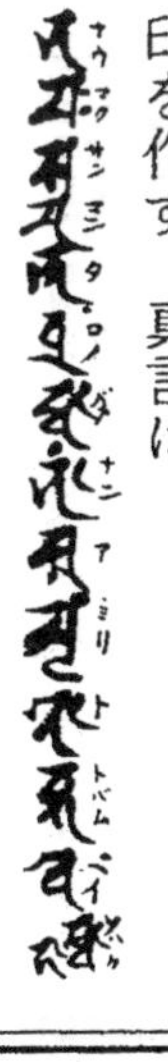

観音印（かんのんいん）

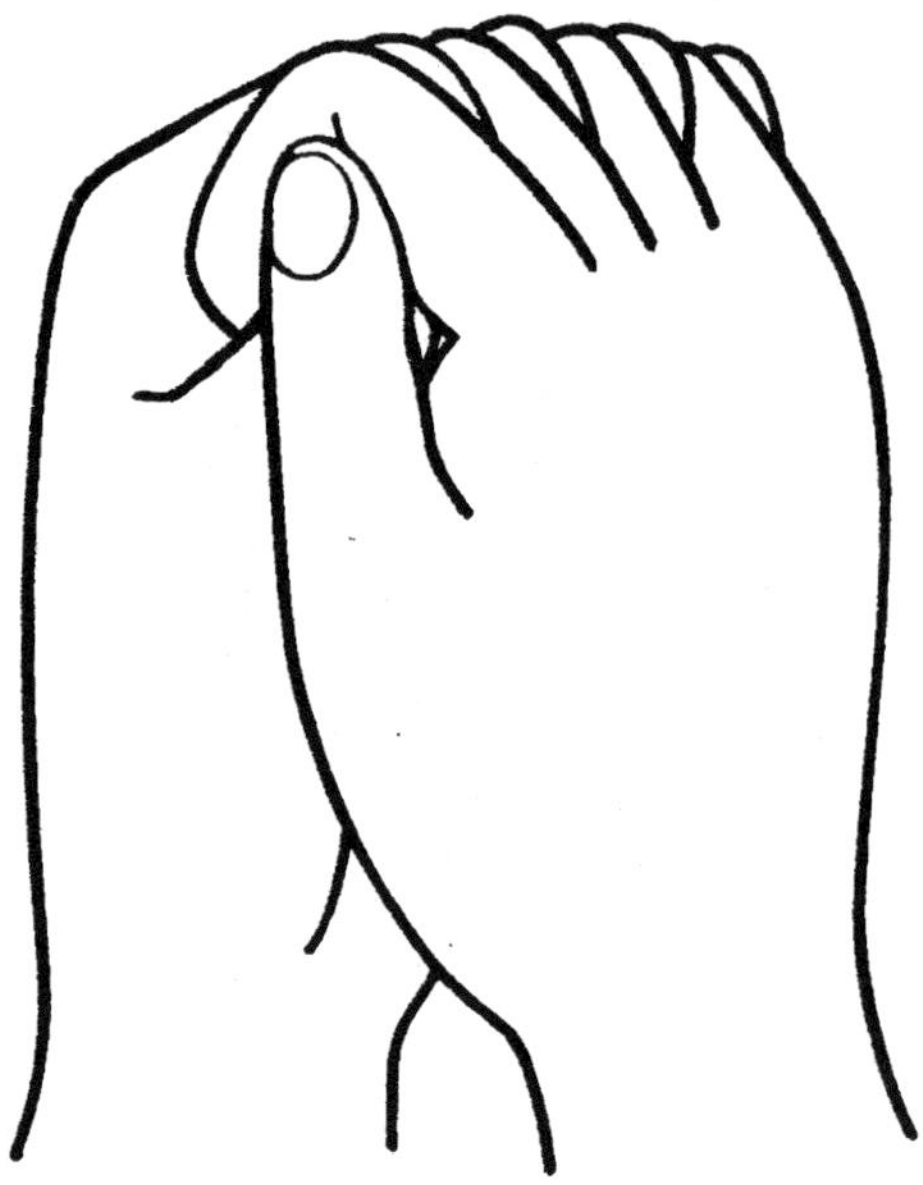

Avalokiteśvara

二手内縛して右の大指を直く立てる。

蓮華部心印・蓮華部心三昧耶と名づけ、

蓮華部召請印である。真言は、

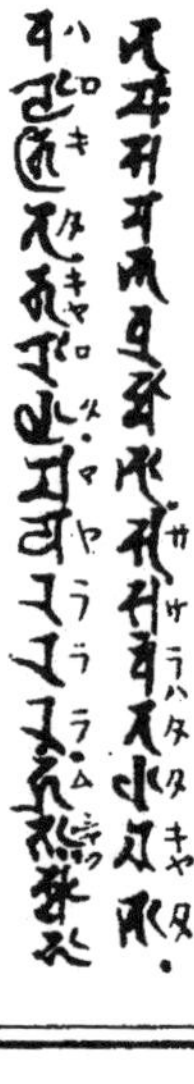

勢至印（せいしいん）

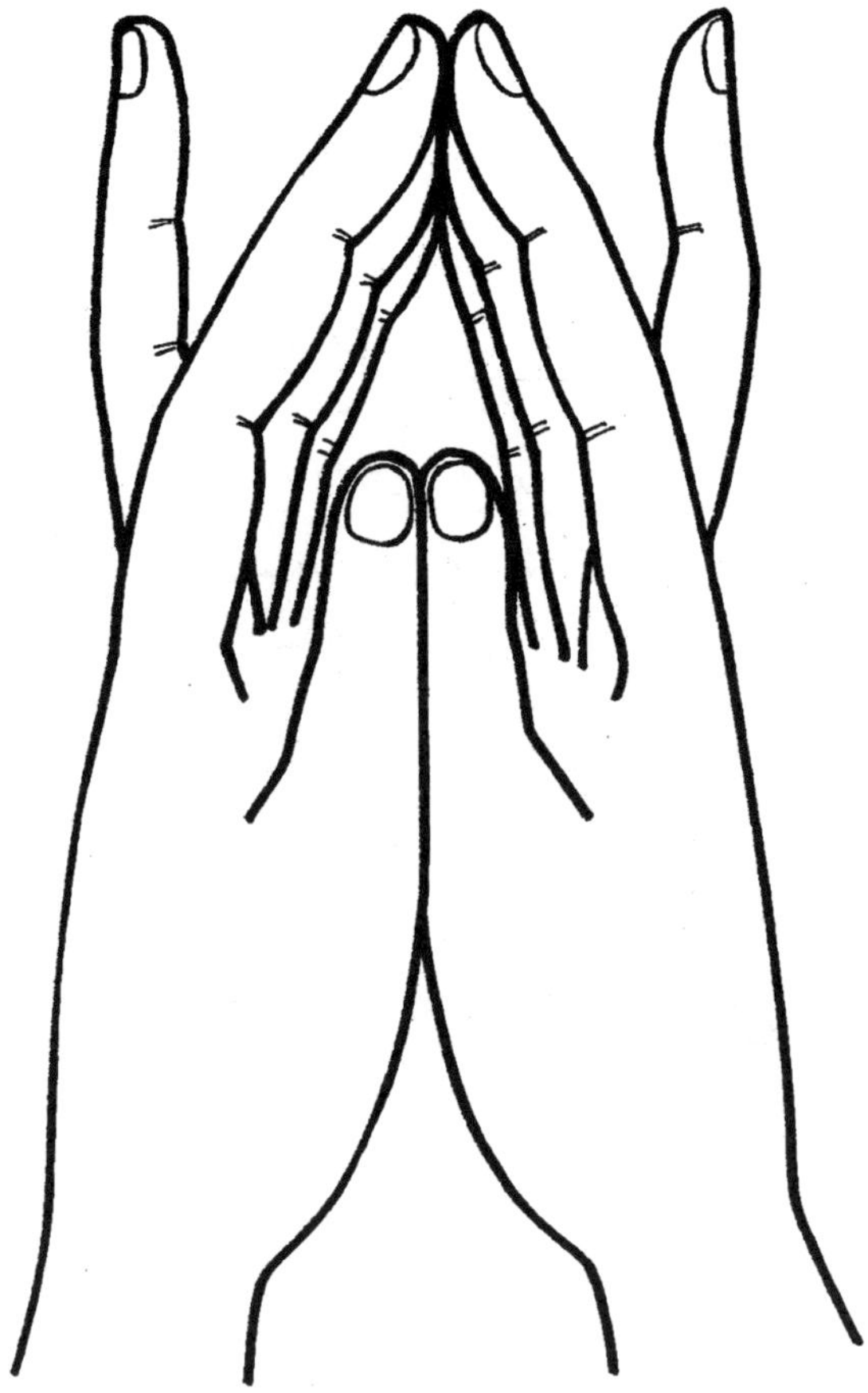

Mahāsthāmaprāpta

虚心合掌して十指を屈し、相い拄（ささ）えて周円ならしめ、未割の蓮華の如くする。又、虚心合掌して二中指徴かに開く。未敷蓮華の印。虚心合掌乃至未敷蓮花は如来の宝篋にして、なお開敷し已って、却って合する如し、真言は、

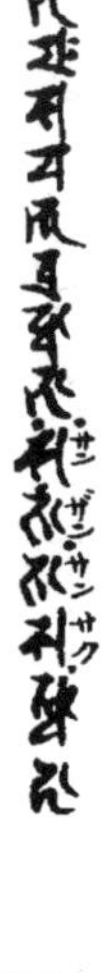

釈迦鉢印（しゃかはちいん）

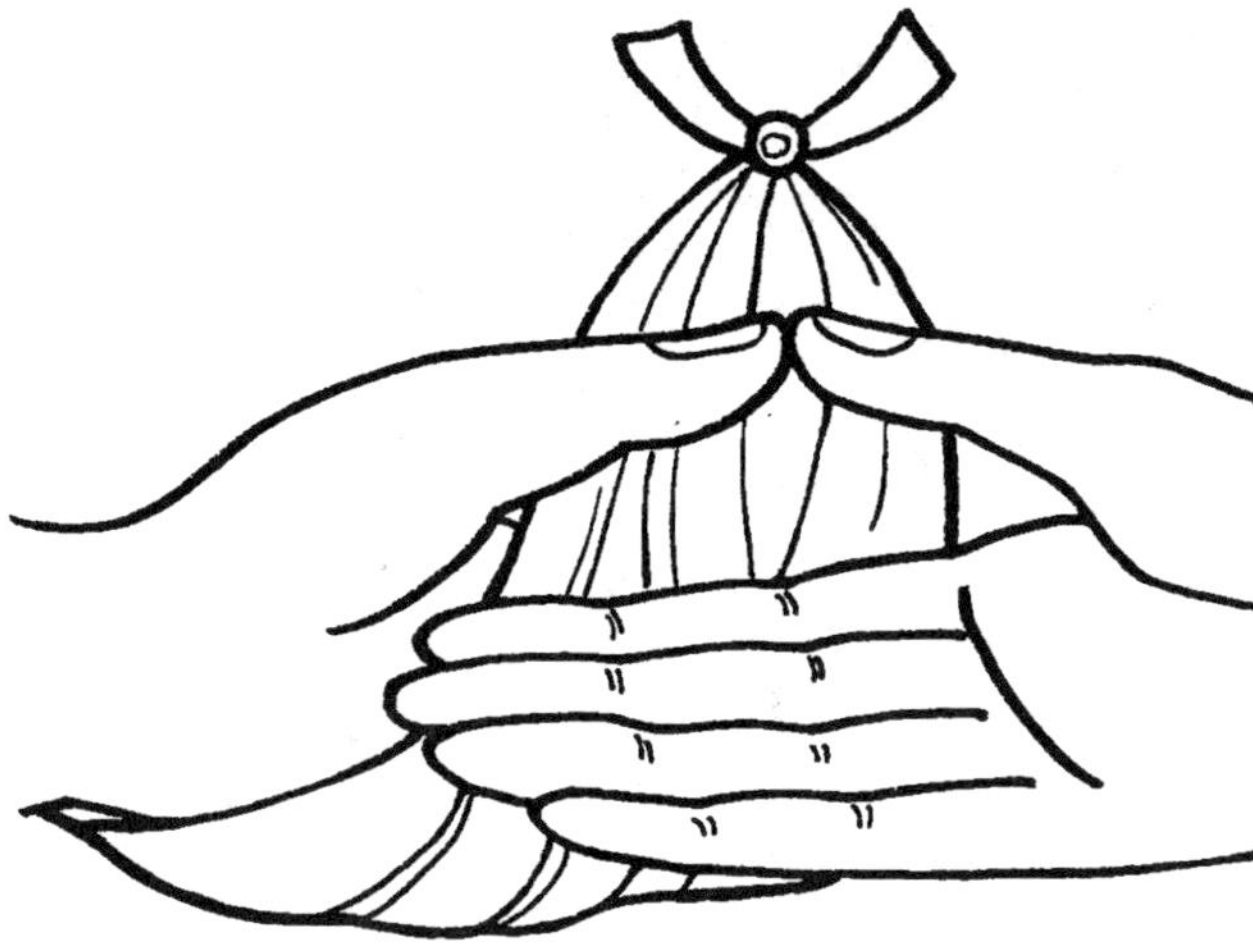

Śākyamuni-pātra-mudrā

袈裟の左手に近き角と肩にかけた角とを取り、左臂に繞い廻らして左手中に入れ、二角を双耳の如くし、臍の前でその左手の上に右手を仰げ重ね、二大指を捻じて稍円かならしめ、鉢を承ける形にする。又は法界定印の二手を重ねた間から袈裟の角を出す。釈迦大鉢印、鉢印、如来鉢印とも言い、胎蔵大鉢の印である。真言は、

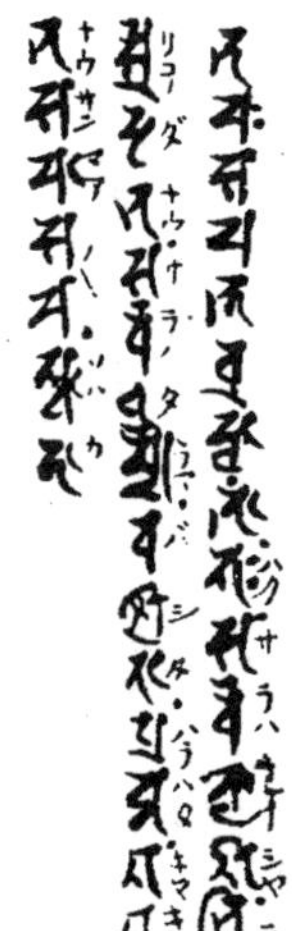

智吉祥印（ちきちじょういん）

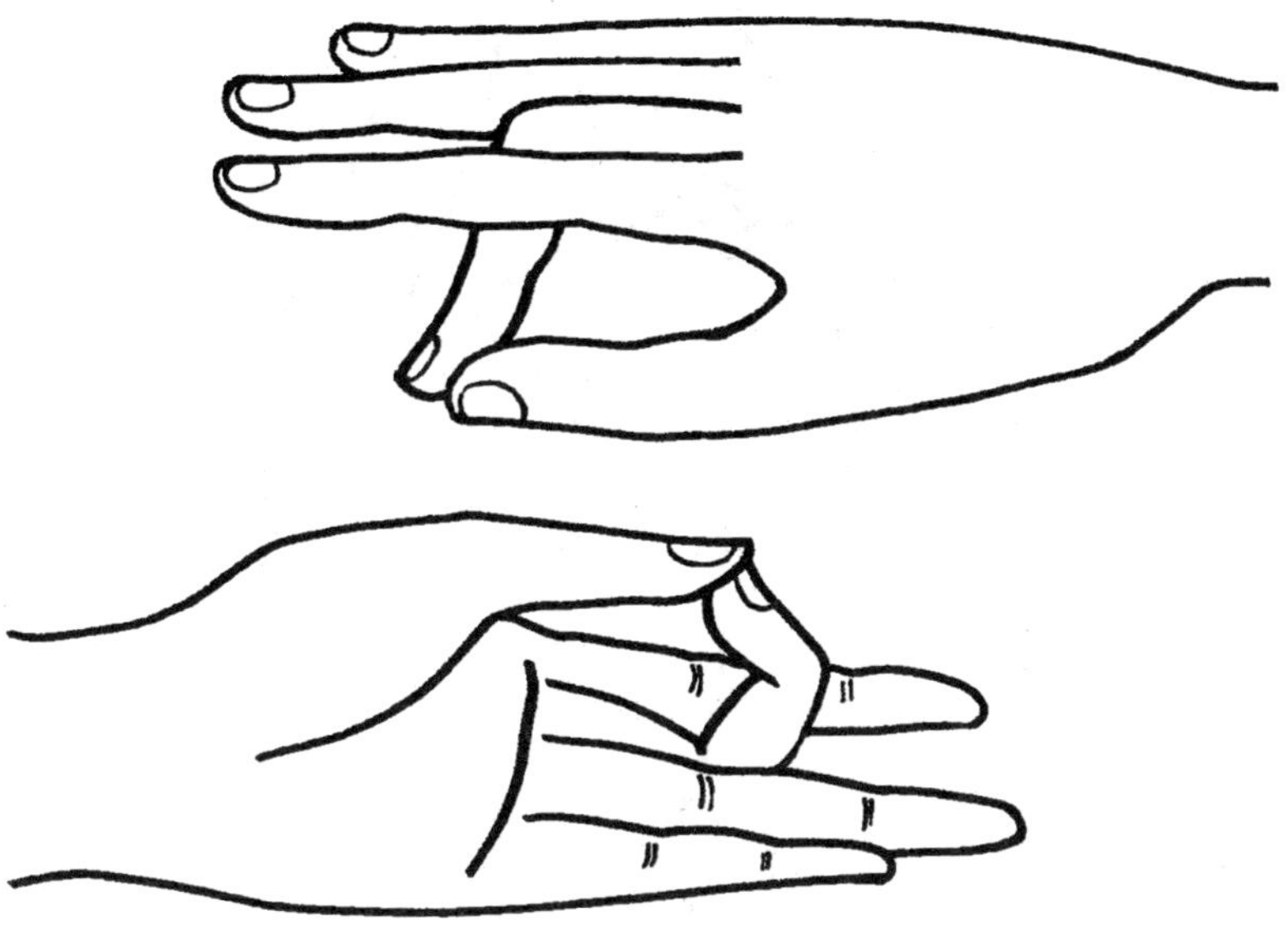

Jñāna-śrī-mudrā（Śākyamuni）

二手各々大指を以って中指を捻じ、余指を舒べ散ず。左手を心前に仰げ、右手を左手の上に覆せて相い著けず。左を上求、右を下化とする。或いは此れを報身説法の印とし、法身説法は大指を以って無名指を捻じ、応身説法は大指を以って頭指を捻ず。説法印を智吉祥印とするのは、説法は後得智の作用であり、此れに依って衆生が吉祥を得るからである。又は智吉祥印は智手（右手）吉祥印であり、右手を吉祥印と為す事、とも言う。智吉祥印は釈迦如来の根本印である。真言は、

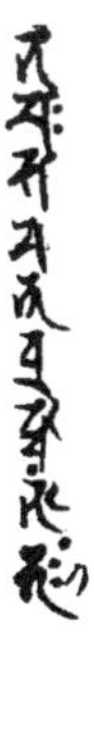

智吉祥印二

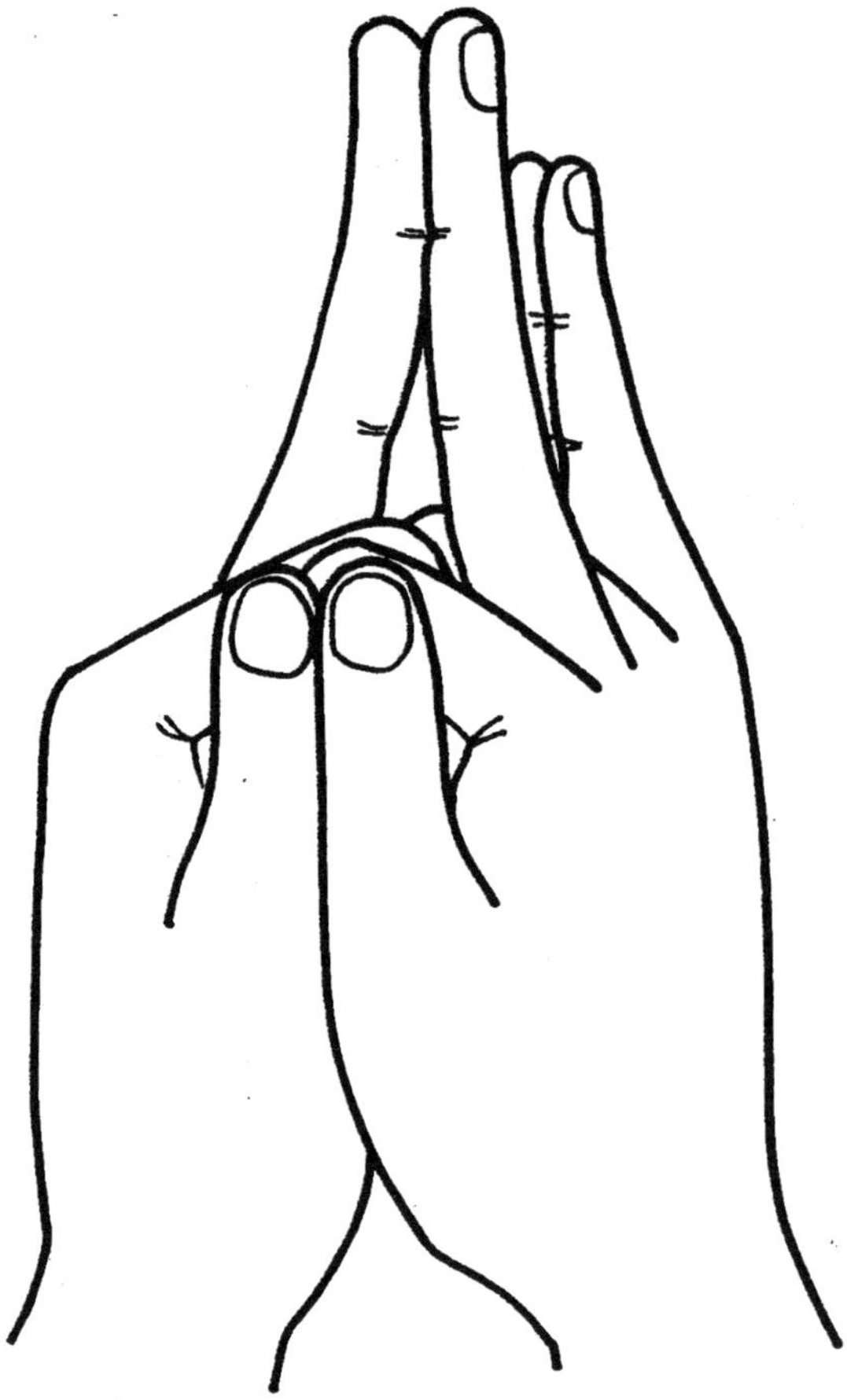

Jñāna-śrī-mudrā (Śākyamuni)

二手内縛し、二大指・二中指・二小指を竪て合わせる。真言は、

ヨン サラハ シッデチイービ シコ ダ ラ コク

八

薬師法界定印（やくしほっかいじょういん）

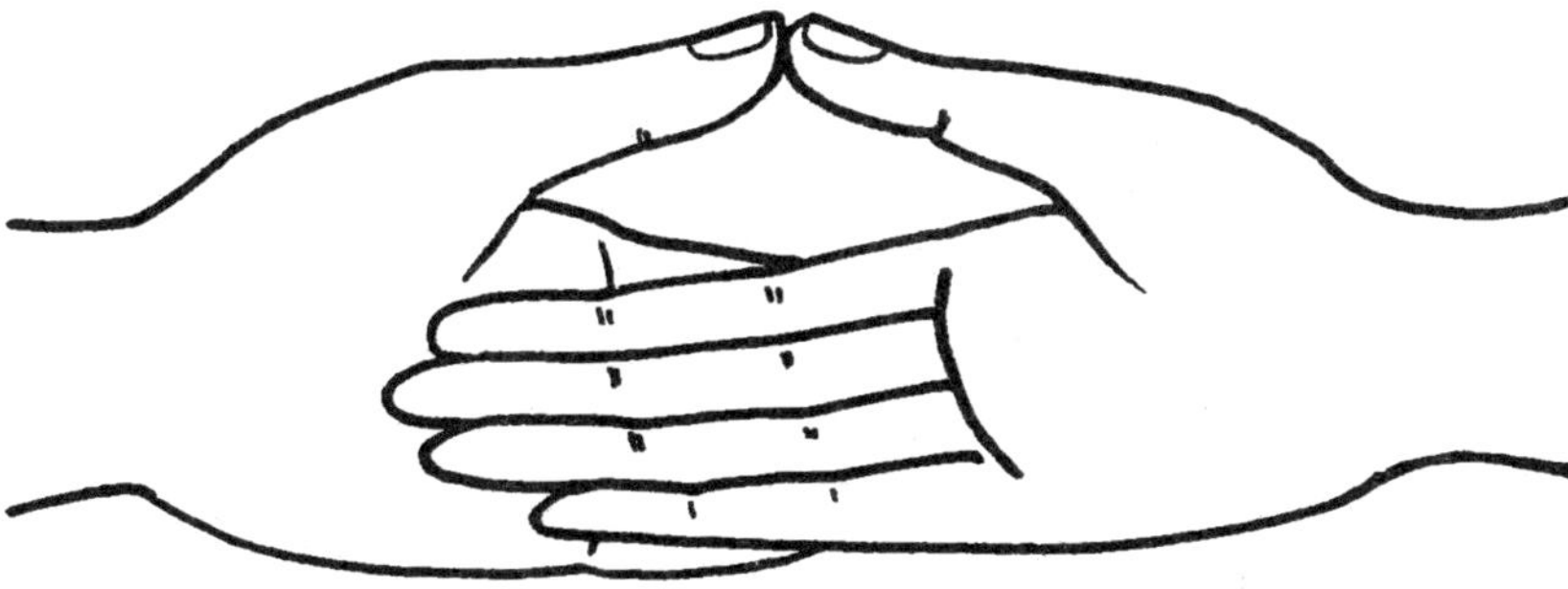

Bhaiṣajyaguru Dharmadhātu-dhyāna-mudrā

膝の上に左手の掌を仰げ、右手の掌を仰げてその上に重ね、大指の頭を相い拄（ささ）える。口伝に、定印の上に薬壷を観じ、その中に十二大願の妙薬を入れ、像法転時の衆生を度脱すと観ず。真言は、

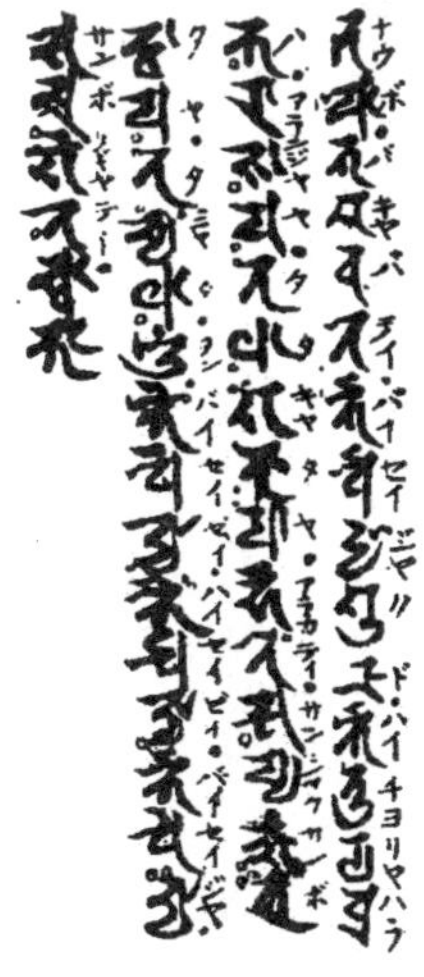

薬師印（これは薬師の根本印）

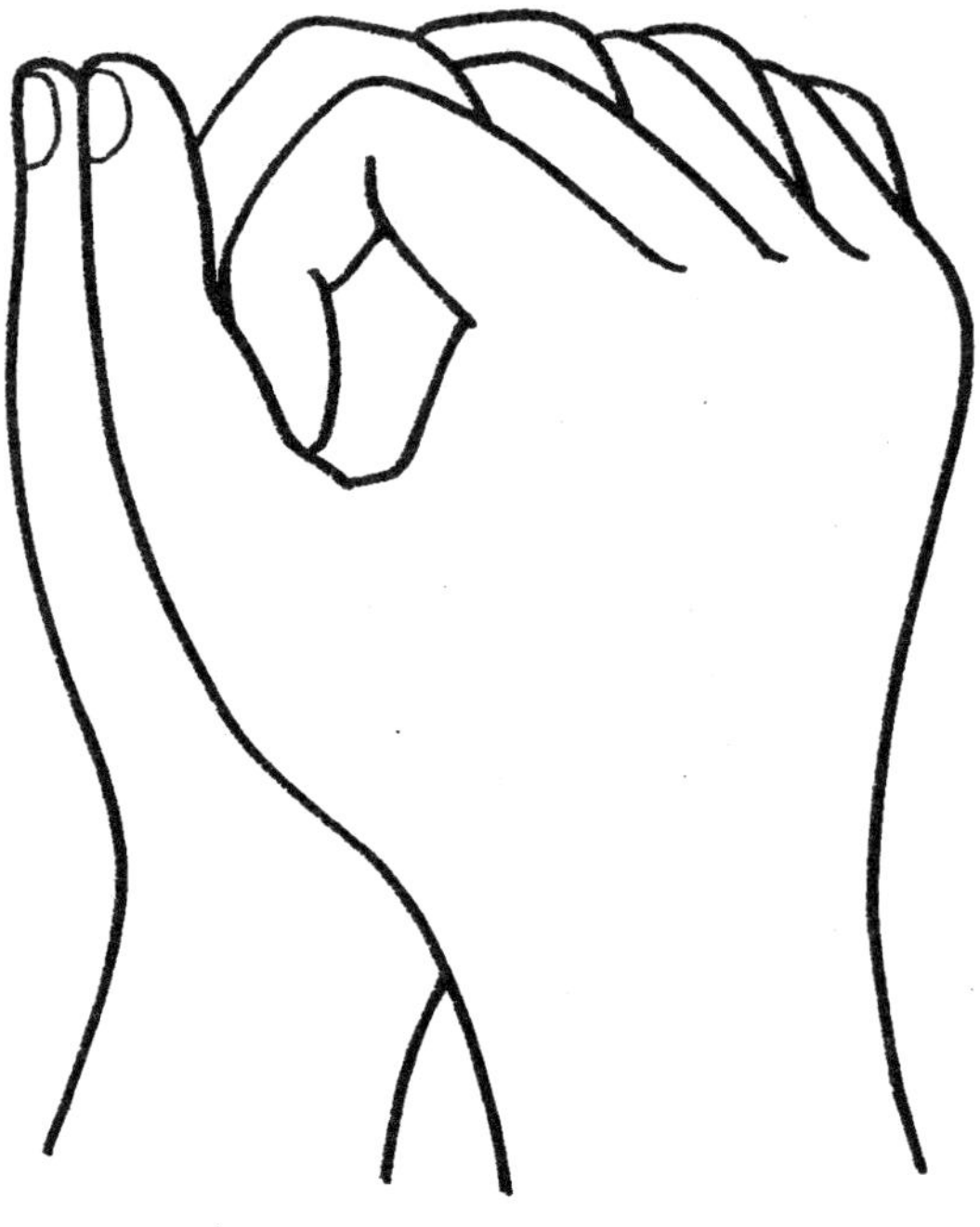

Bhaiṣajyaguru

二手内縛し、二大指を並べ竪てて腕を相い離し二三寸許り開き、二大指を以って三度来去する。内縛する左四指は衆生の四大、右四指は仏界の四大を表し、一切の病は四大不調に由る故に、仏界の四大を以って衆生界の四大を調和して薬壷とし、二大指を以って来去するのは、衆生の業・鬼・四大の三病を薬壷の内に召入して理・智・教の三薬と成す義である。又は内縛は月輪、二大指は二我を去り、人法二空を召く義である。これは薬師如来の根本印であり、薬壷印とも名づく。真言は前に同じ。

日光印

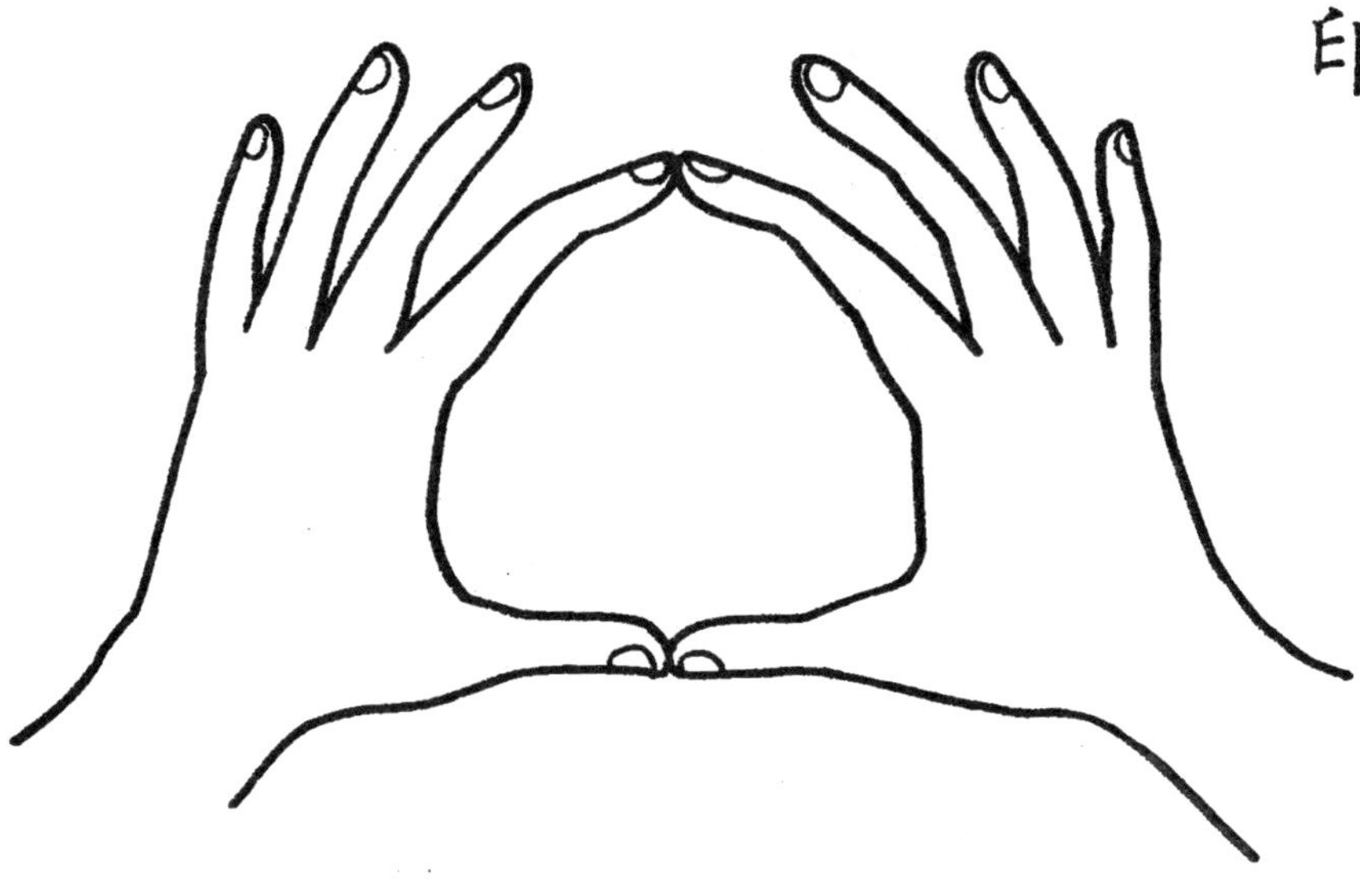

Sūryaprabha

二大・二頭指の頭を相い拄えて日輪の如くし、余の六指を舒べ散じて光焔の如くし、旋転する。又は二頭指を宝形に作す。二大を並べ立てるのは宝珠光の義とする。金剛界金剛光菩薩の羯磨会の印。真言は、

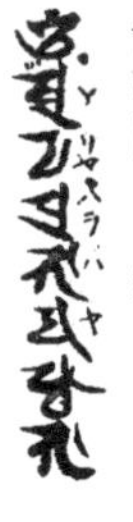

月光持花印（がっこうじけいん）

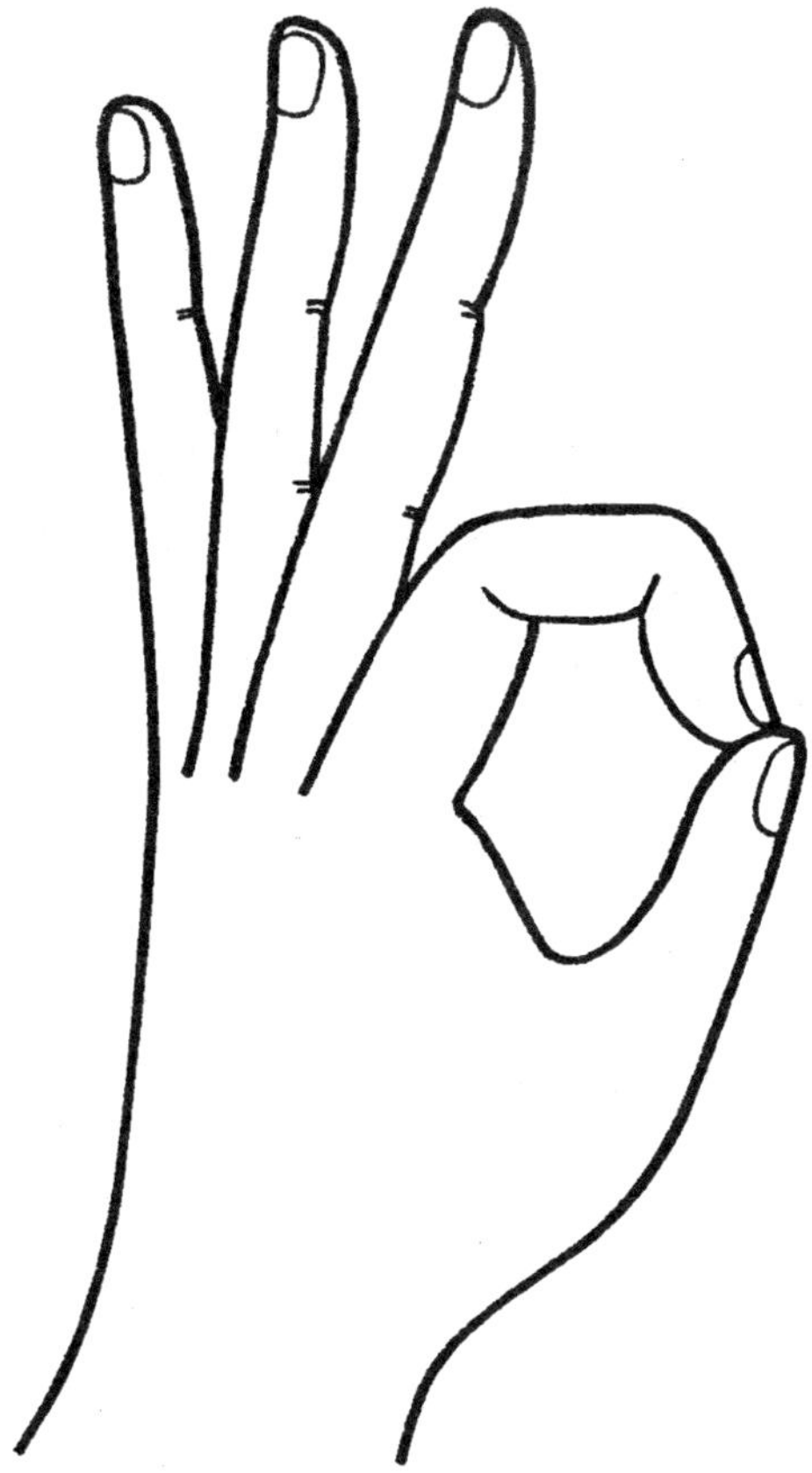

Candraprabha

左手を持花印に作す。即ち、大指を以って頭指を捻じ、余指を舒べ散ず。或は右手を持花印に作し、左手を金剛拳に作し、持する蓮花の上に半月形あり、半月の上に伏兎ありと観ず。真言は、

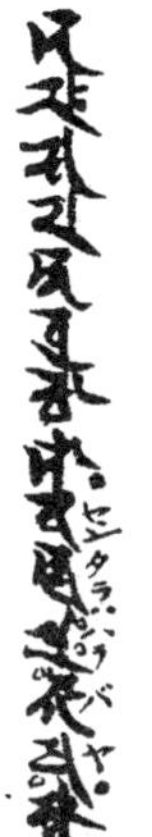

十二神将惣印（じゅうにじんしょうそういん）

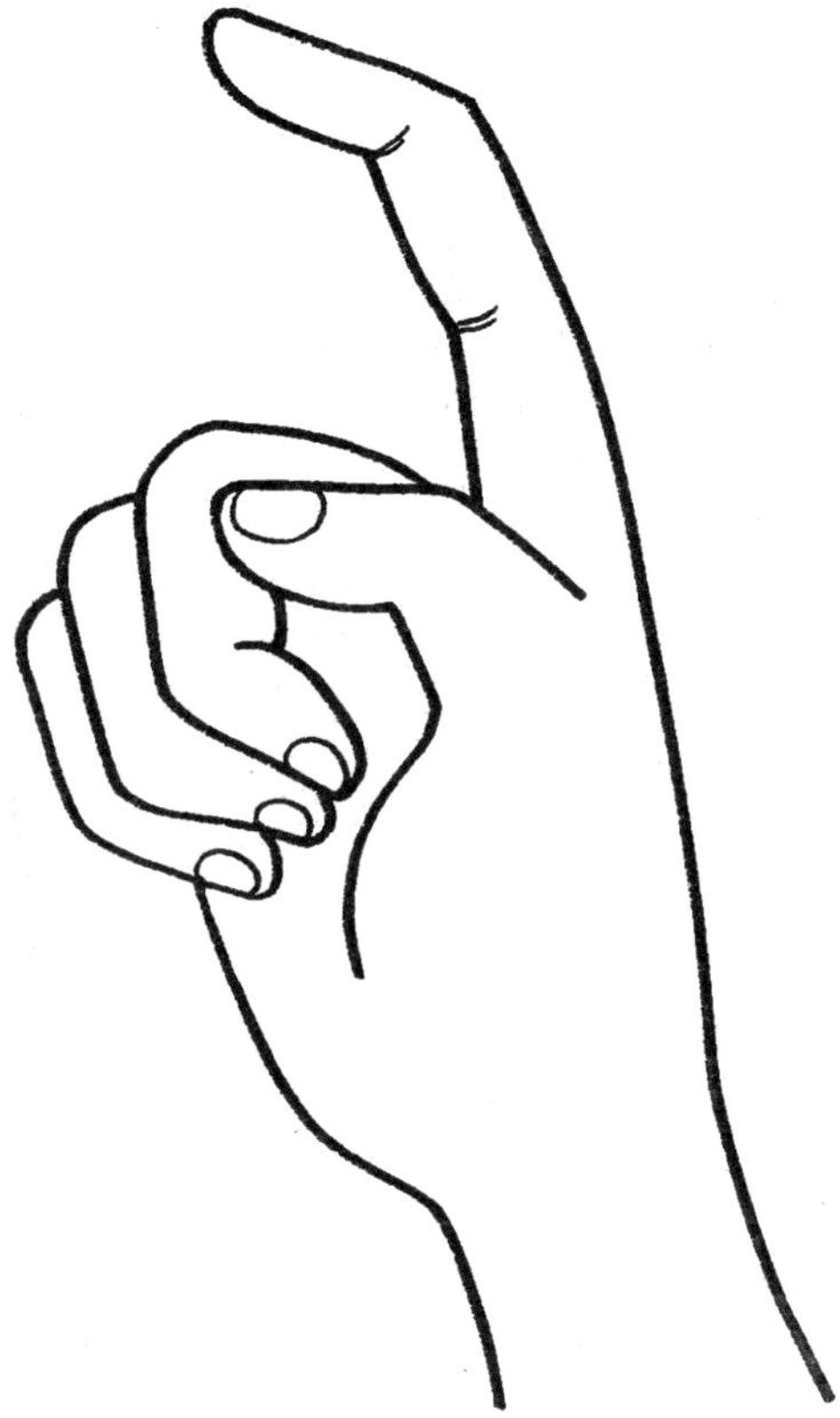

右手を金剛拳にし、頭指を屈して鉤の如くする。真言は、

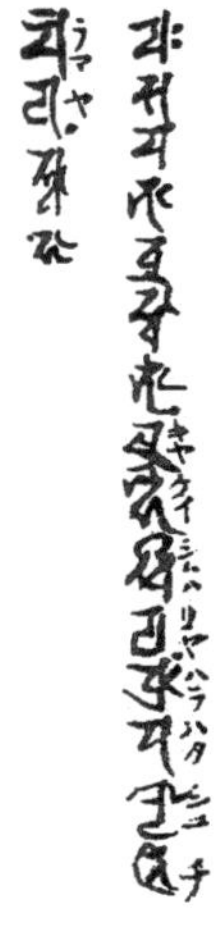

仏眼根本大印（ぶつげんこんぽんだいいん）

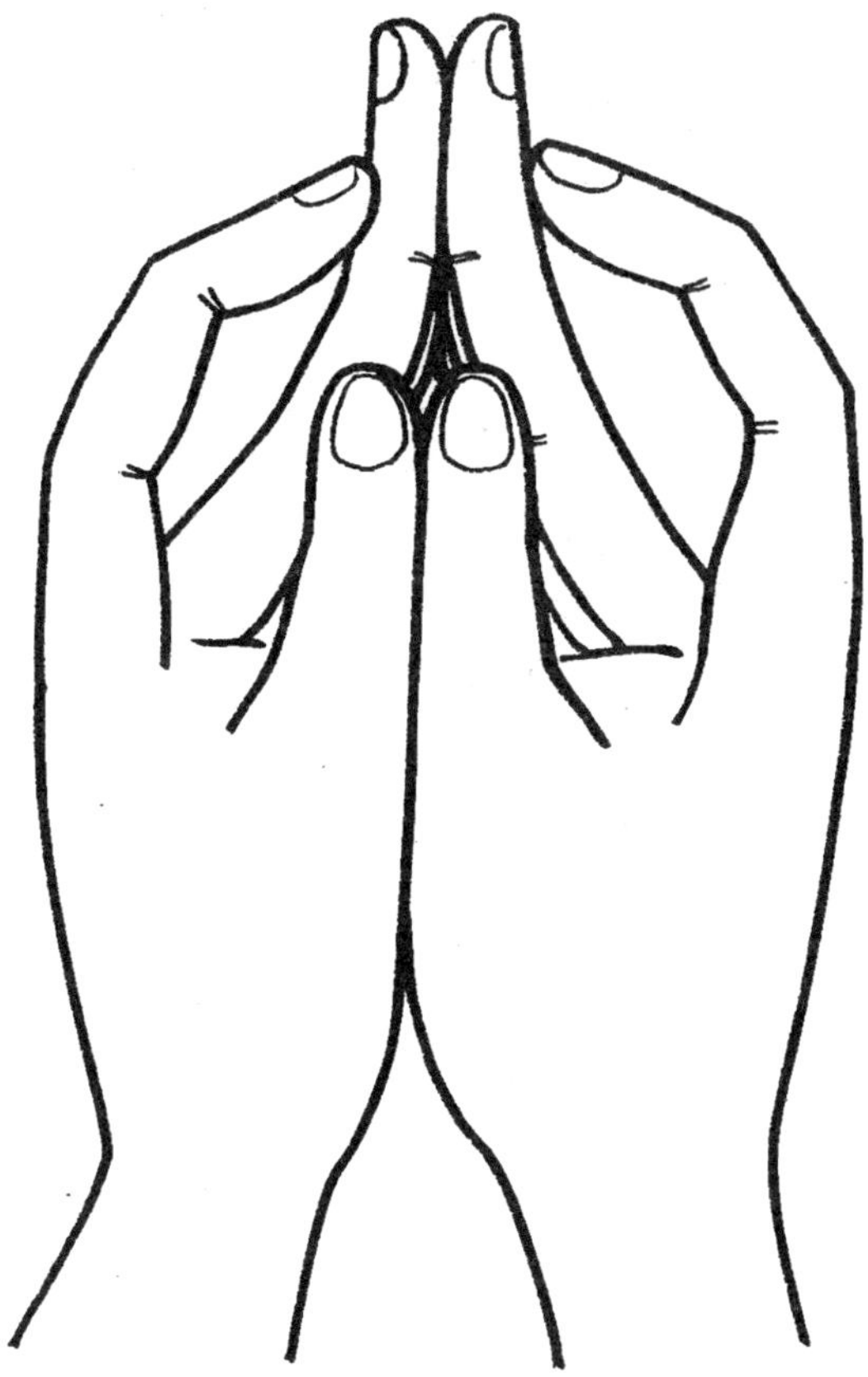

Bhuddhalocanā Mūla-mahāmudrā

二手虚心合掌して、二頭指を少し屈し二中指の背の上節を捻じ、二大指を並べ中指の中節を捻ず。瑜祇経には二小指を微し開く。大日経には二小・無名指を掌に入れる。此の印は五眼具足の印であるが、五眼（肉・天・慧・法・仏眼）の配当には諸流異説あり。真言は、

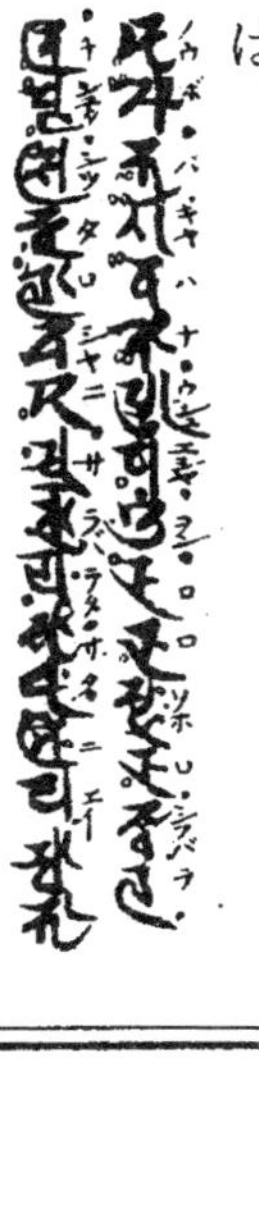

仏眼根本大印(又印)

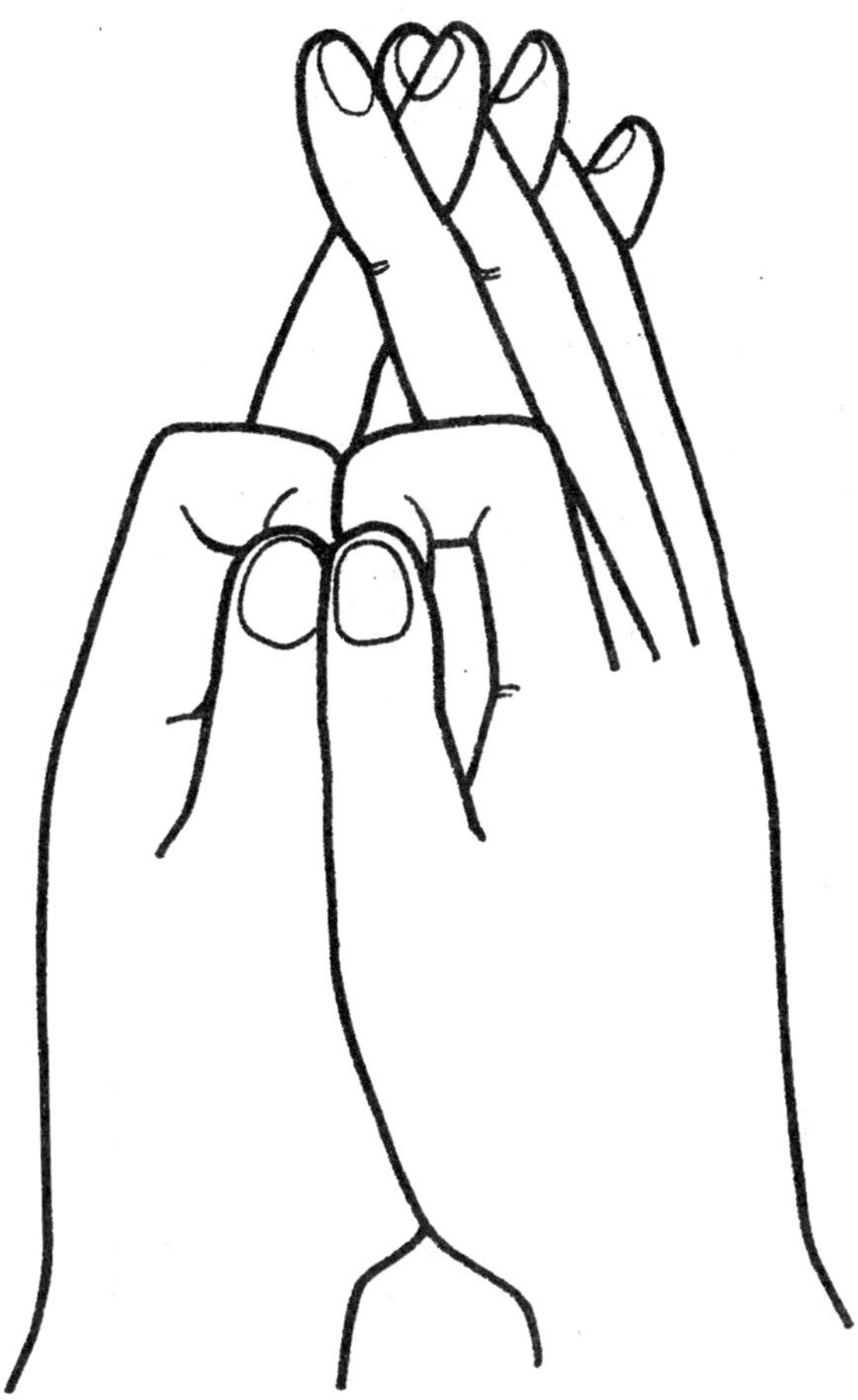

Buddhalocanā

金剛合掌して二頭指を並べ屈して甲を合わせ、二大指を並べ立てて各頭指の側を押す。時処軌の三眼具足の印。又は一眼具足の印、金剛眼印ともする。或いは虚心合掌とする説もある。

金輪印（一字金輪仏頂）

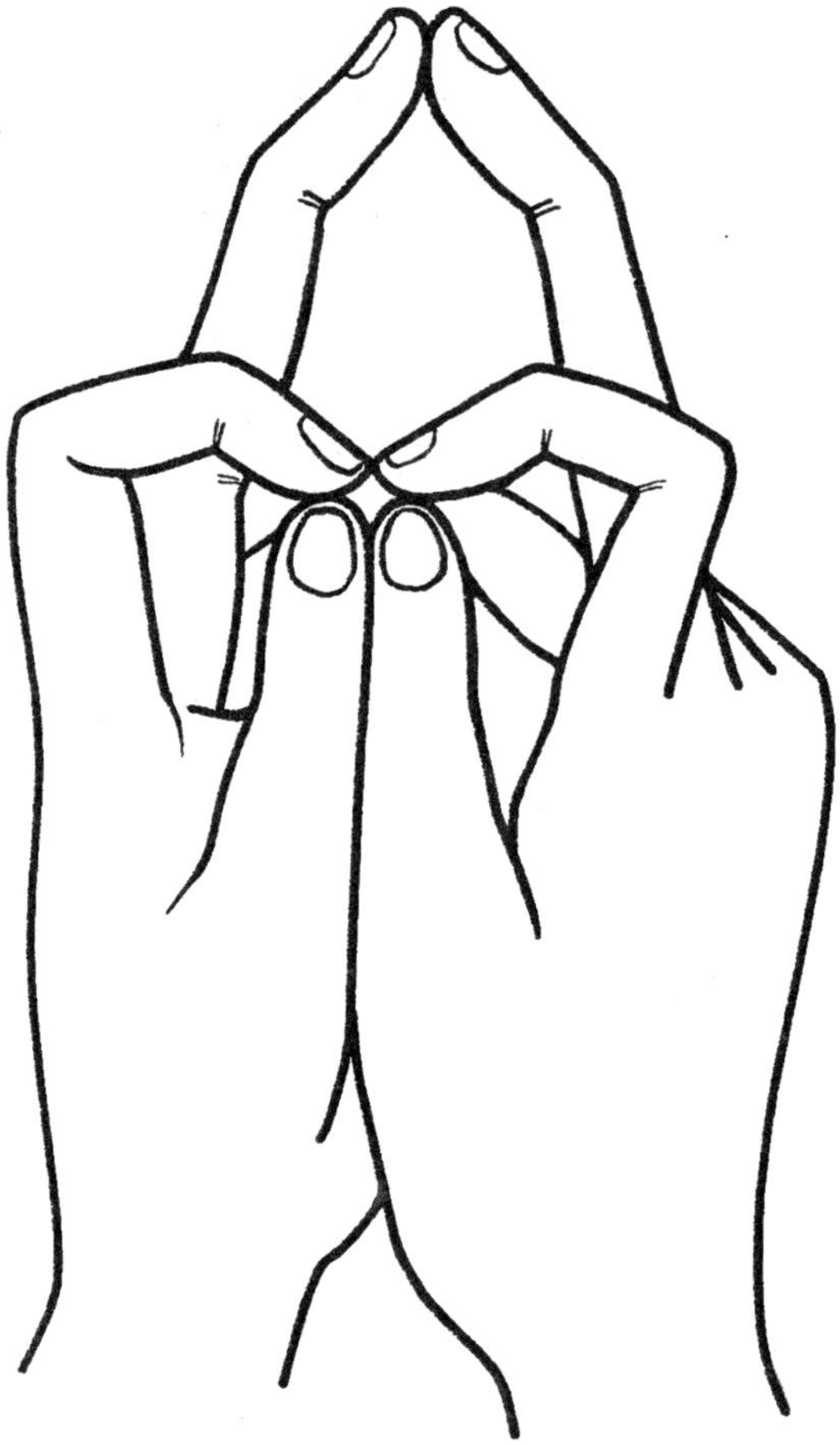

Ekakṣara-buddhoṣṇīṣa-cakra (Cakravartin)

内縛して二中指を竪て合わせ上節を屈して剣形にし、二大指並べ竪て、二頭指を屈して二大指の甲を押す。或いは二頭指を屈して端を合わせ二大指の上に置く。比の印は釈迦金輪の印にして八輻輪の形を表す。真言は、

ナウマク サンマムダ ボダナン ボロン

七曜惣印（しちようそういん）

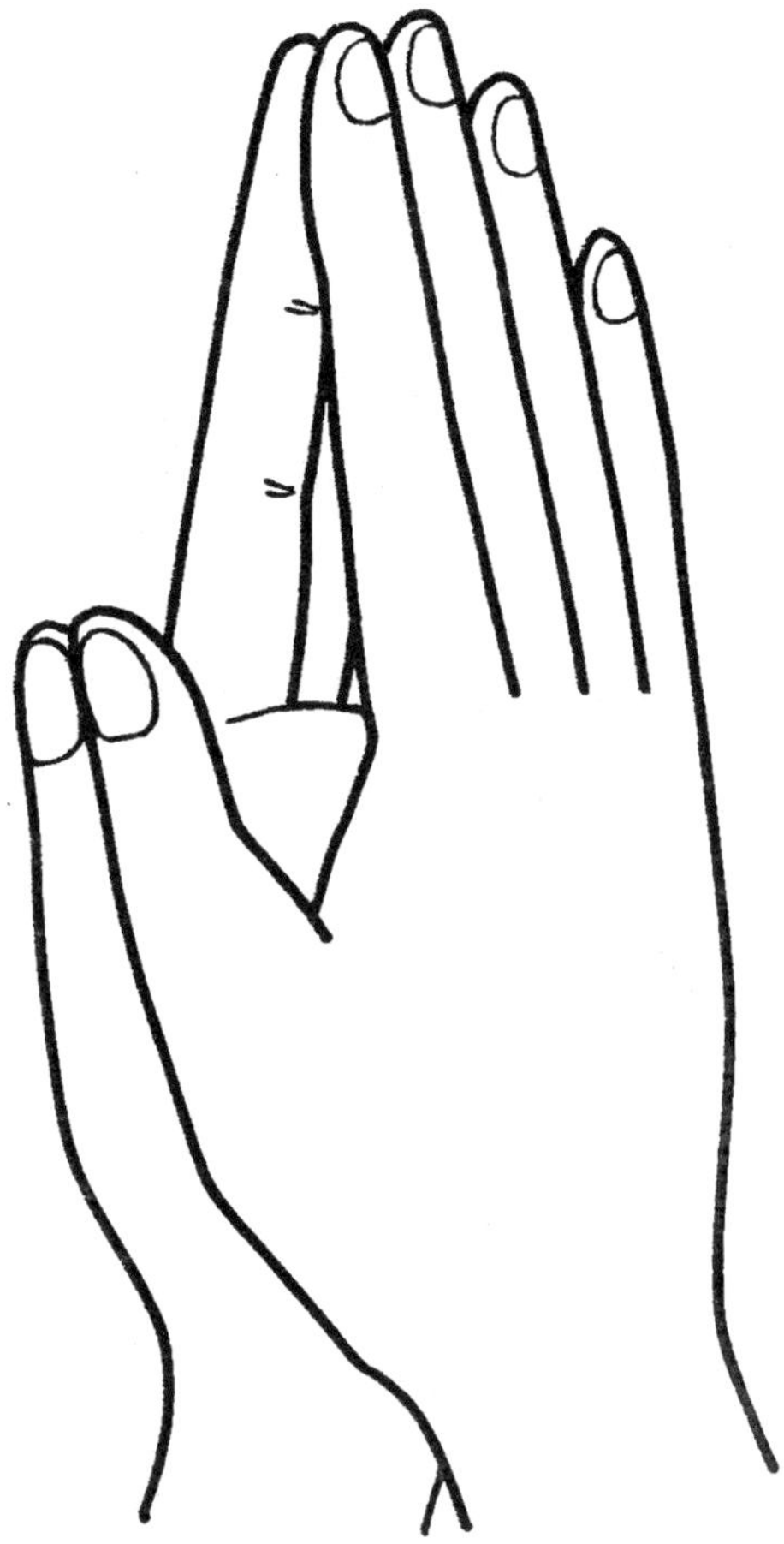

虚心合掌し二大指を並べ離して立てる。

七曜惣印各別之真言ヲ用ル

日曜

ナウボ アラタンナウタラヤヤ ナウマク ソリヤ サラハ ナウキシア タラ アランジャヤ ヨンアボキャジャ 名ユナ 位

月曜

ヨン センタラ ナウキシヤ タラアランジャヤ ヨン アボキャシャ 名センチ ソハカ 位

火曜

ヨン アキャラキャロキヤ 名 位

水曜

ヨン ボメナウキシヤタラソハヒナウ 名ケイドマ 位

木曜

ヨン ロタカナムハバナウマビダザウヤ 名マラハラツニスハ 位

金曜

ヨン シュキャラギャタハラバアランジャヤ 名ノリキャリソハカ 位

土曜

ヨン シマディーサマ ラナウキシヤタラハラカ マナウロハヤ 名ロノミユイキャリ 位

八大菩薩普印

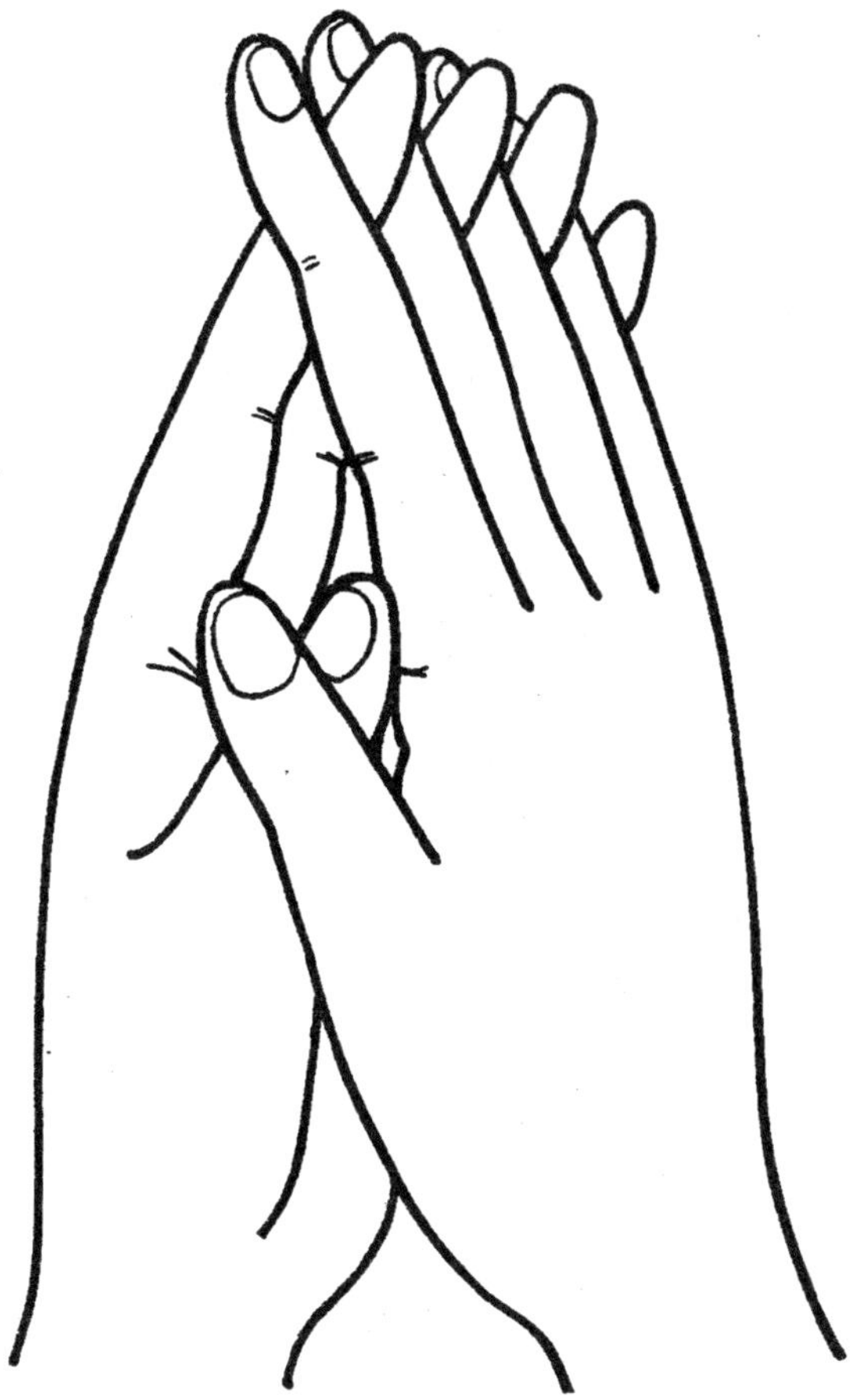

金剛合掌。一切菩薩の惣印と為す。真言は、

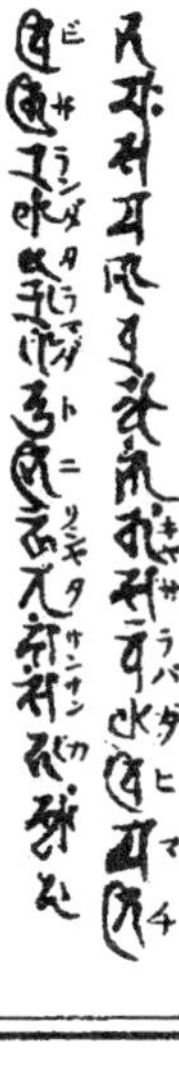

八大明王

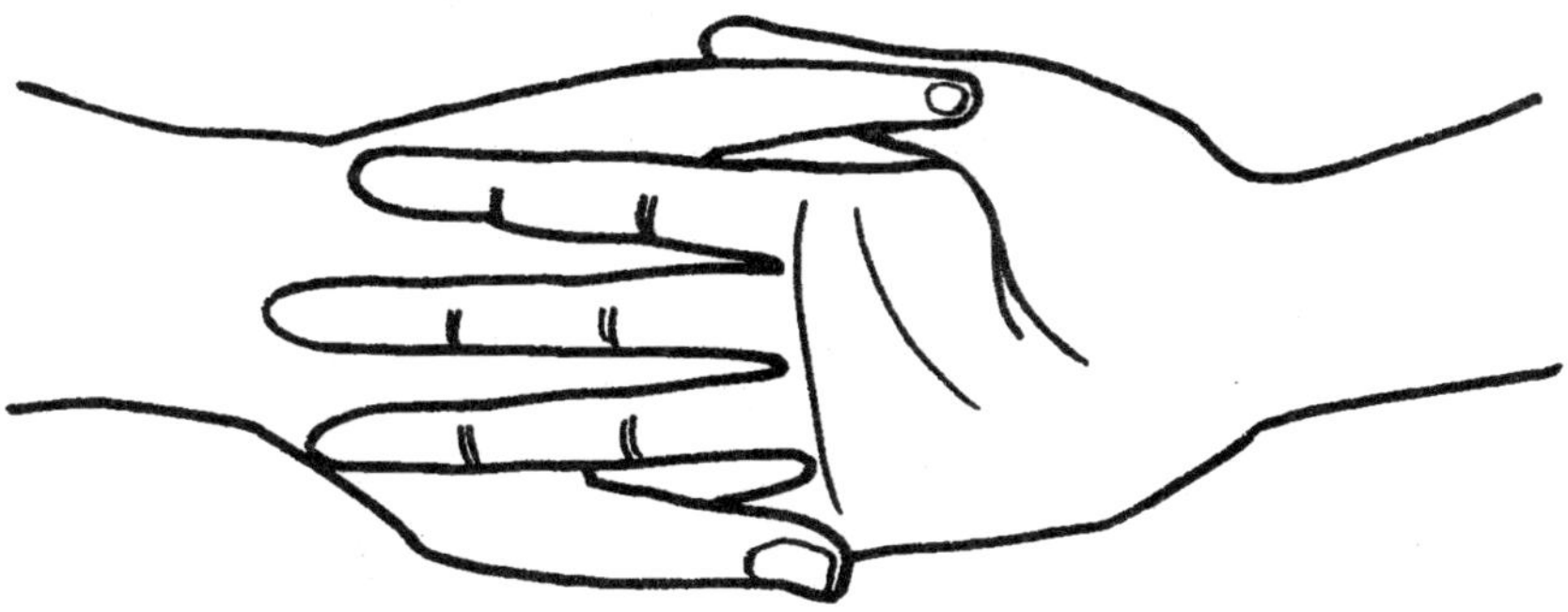

二手、左を覆せ右を仰げて背を合わせ着け、右大指を左小指に叉え、右小指を左大指に叉え、中間の六指を手の背に広げ着けて三股杵の如くする。護身法五種印の一。金剛部三昧耶印、三股金剛印、持地印、一切持金剛印と名づく。真言は、

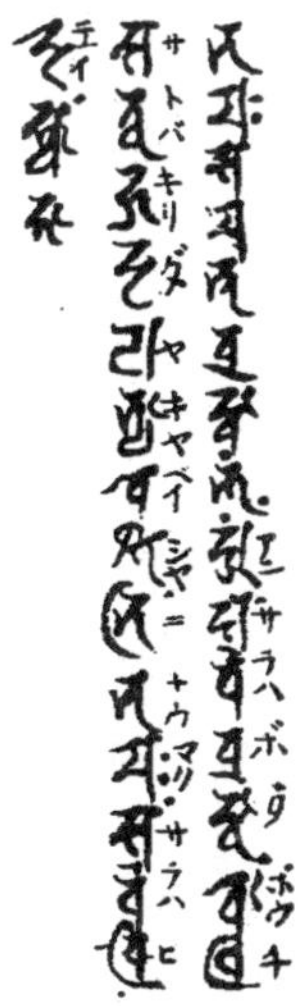

金剛吉祥印（こんごうきちじょういん）

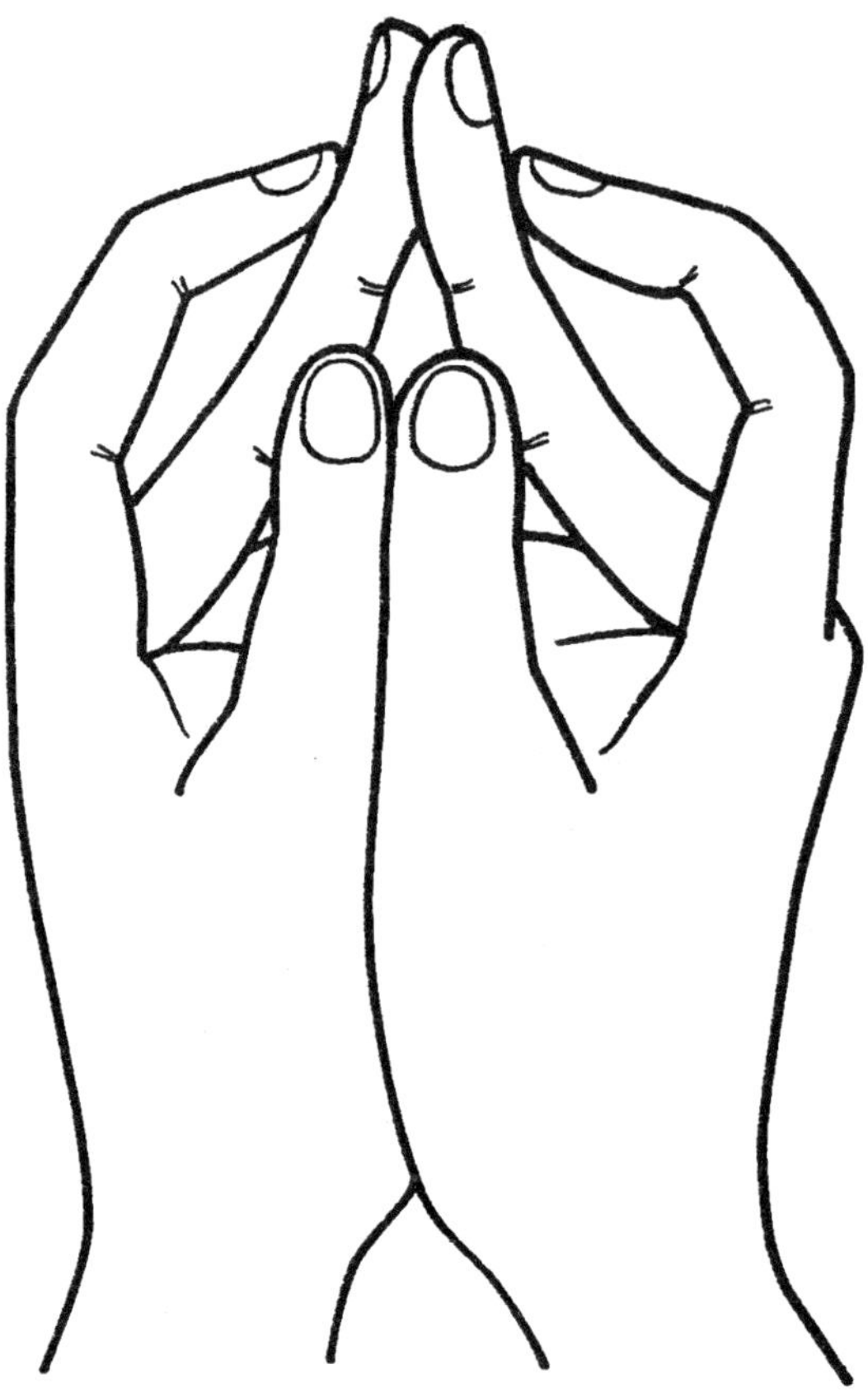

Vajra-śrī-mudrā

二手金剛合掌して二小指を内に相い鉤し、二無名指を双べ屈して掌中に入れ二中指相い合せて峯の如くし、二頭指を屈して二中指の上節を捻じ、二大指を以って二中指の初文を捻ず。或いは初文は捻じ難い故に中節を捻ず。瑜祇経金剛吉祥大成就品所説の六種仏眼印の一。金剛吉祥は仏眼の名。又内縛して二中指を申べ立て、二頭指を以って二中指の背を捻じ、二大指を並べ立てて中指の初文を捻ずるとする伝があるが、無名指がやや異る。真言は、

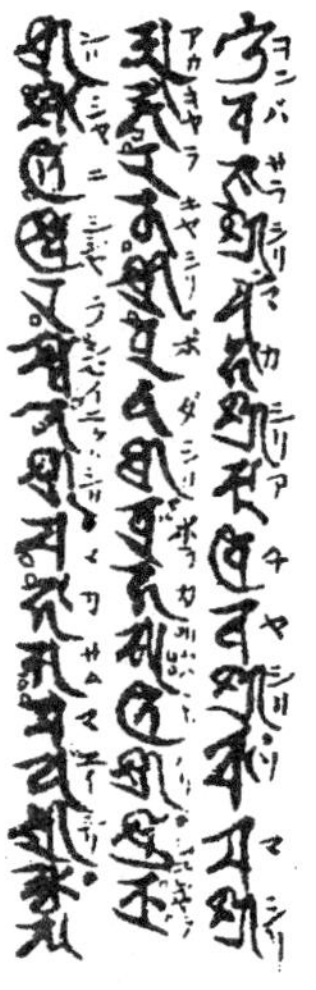

破諸宿曜印（はしょしゅくよういん）

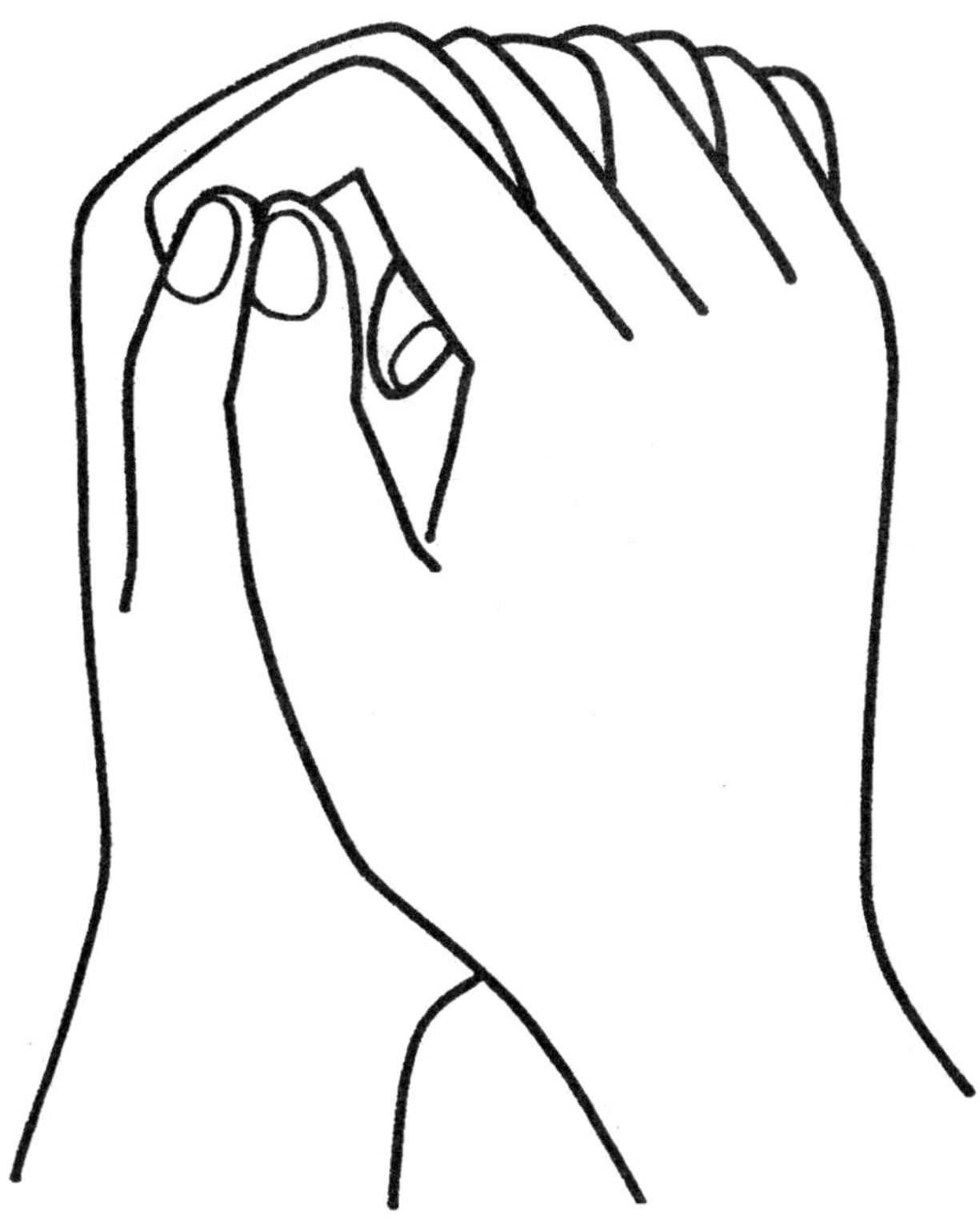

内縛して、指の節を痛め（せ）て二大指を竪てる。即ち並べ竪てた二大指を少し屈して、二頭指の屈節の上に押し著ける。又外縛とする説もある。二大二頭指の間を開くと閉じるの二説あり、開くはこれを師子口と観じ、一切衆生の煩悩不祥等を噉食すと観想する。閉じるは己に噉食し尽して閉じる意である。故に師子口印と名づけ、又大精進印・一切無畏印・師子冠印・師子首印・文殊師子口印・宝珠印・妙吉祥破諸宿曜印・破宿曜障印・破七曜一切不祥印とも名づける。此の印は仏部心三昧耶と同じである。真言は、

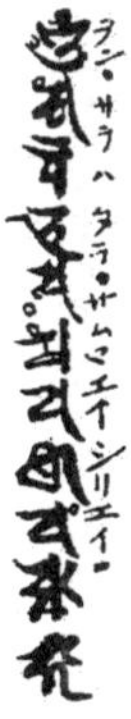

ヲン・サラハタラ・ザムマエイ・シリエイ・

成就一切明印（じょうじゅいっさいみょういん）

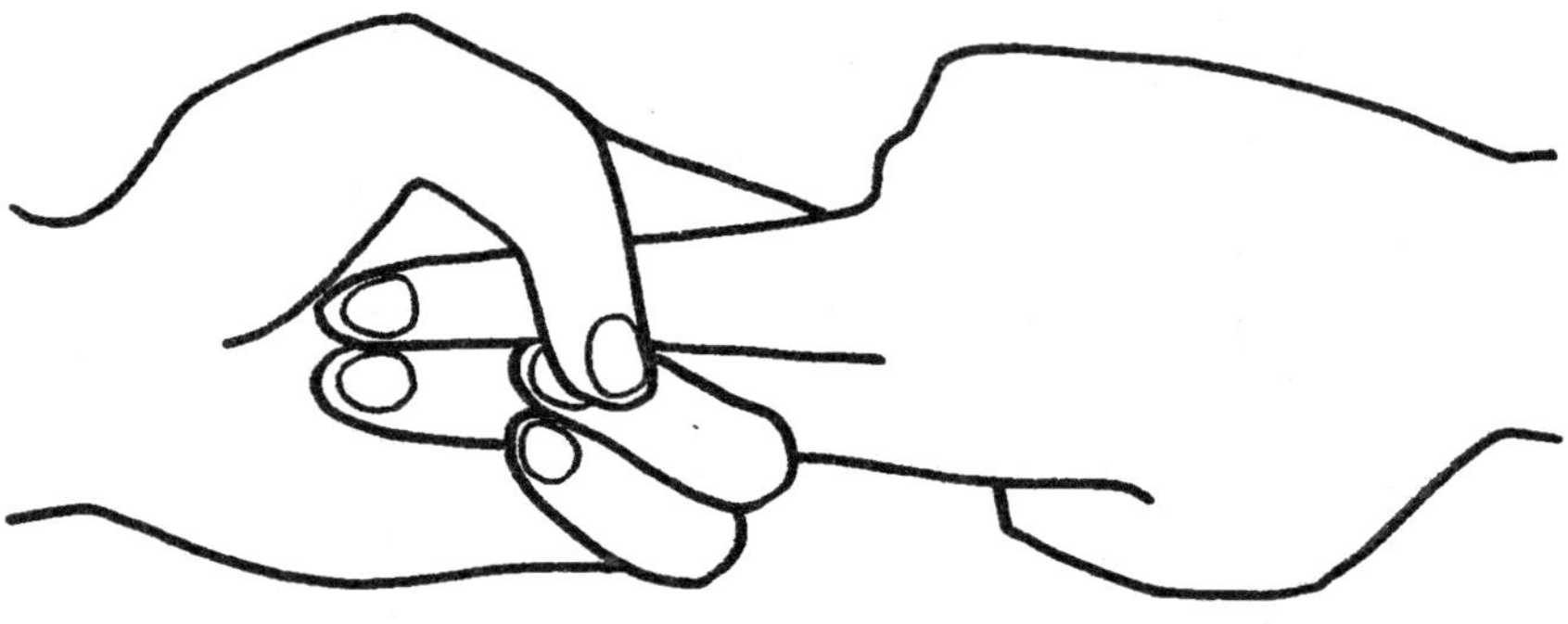

Sarva-vidyā-siddhi-mudrā

二手各々不動剣印にし、左を仰げ、右を覆せ、各剣を以って互いに掌中に差し入れる。互いに掌中に入れるのは生仏不二の義、又生仏共に月輪に住する義を表す。此の印を諸尊の入我我入の印に用いる。真言は、

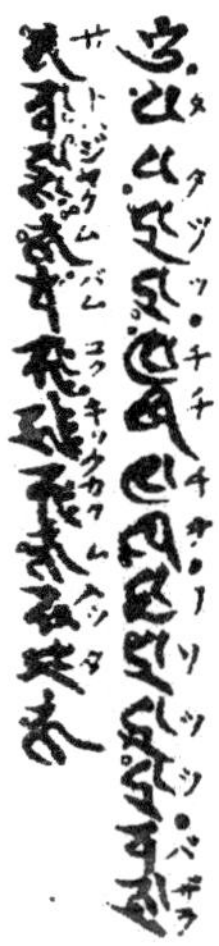

大仏頂智拳印

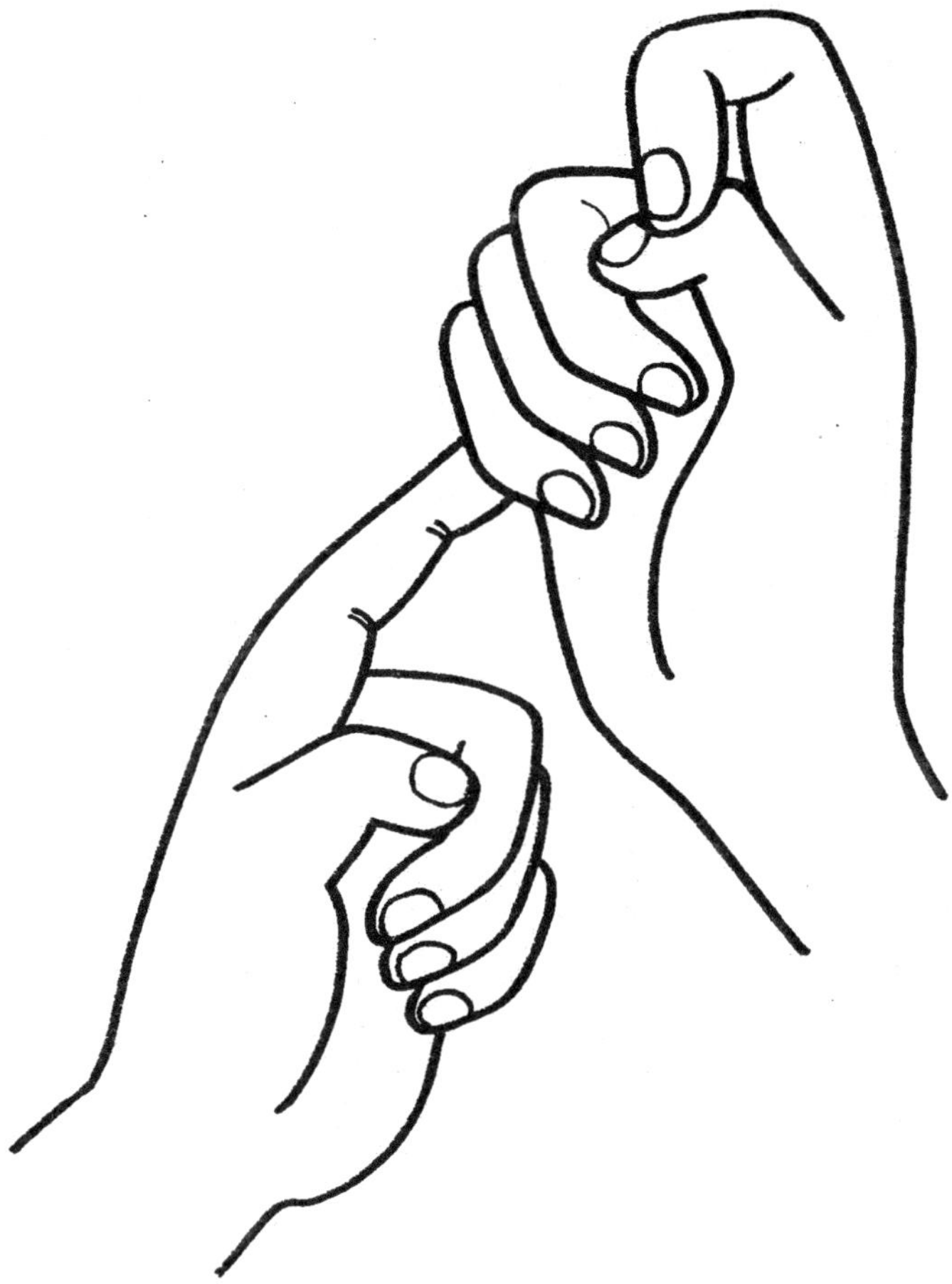

Mahoṣṇīṣa Jñāna-muṣṭi-mudrā

智拳印二六頁。真言は、

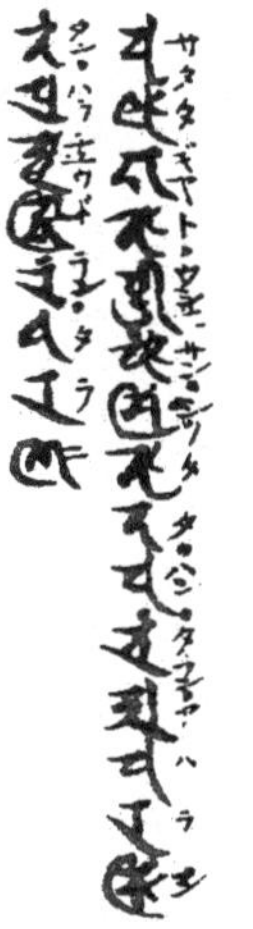

本三昧耶印（ほんさまやいん）

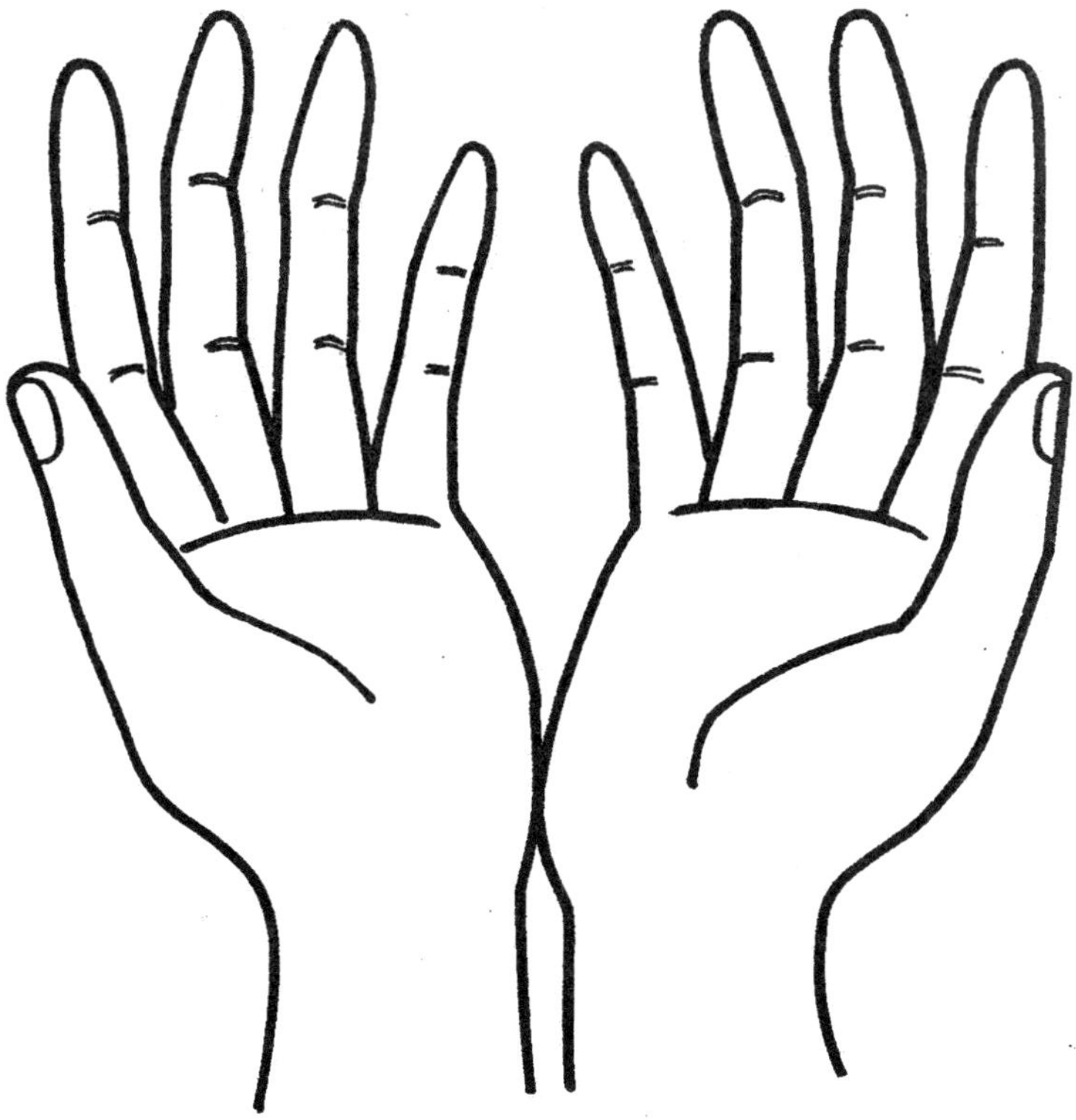

Mūla-samaya-mudrā

二手の十指を立て散じ、二掌の根を並べ合わせる。口伝に、二手仰げ、二掌の小指の根の方の側を合わせ、十指を散じ伸べて面を覆う如くする。十指に次第に、九仏頂の種子に普通仏頂の種子を加えた十字真言を配唱する。十指に各々十色を具して雑色無量の光明を放って十方浄土を照し、無量の諸仏を供養する。摂一切仏頂輪王本三昧耶印・成就一切事業仏頂諸仏心本三昧耶印と名づける。真言は前に同じ。

金輪（宝瓶印）

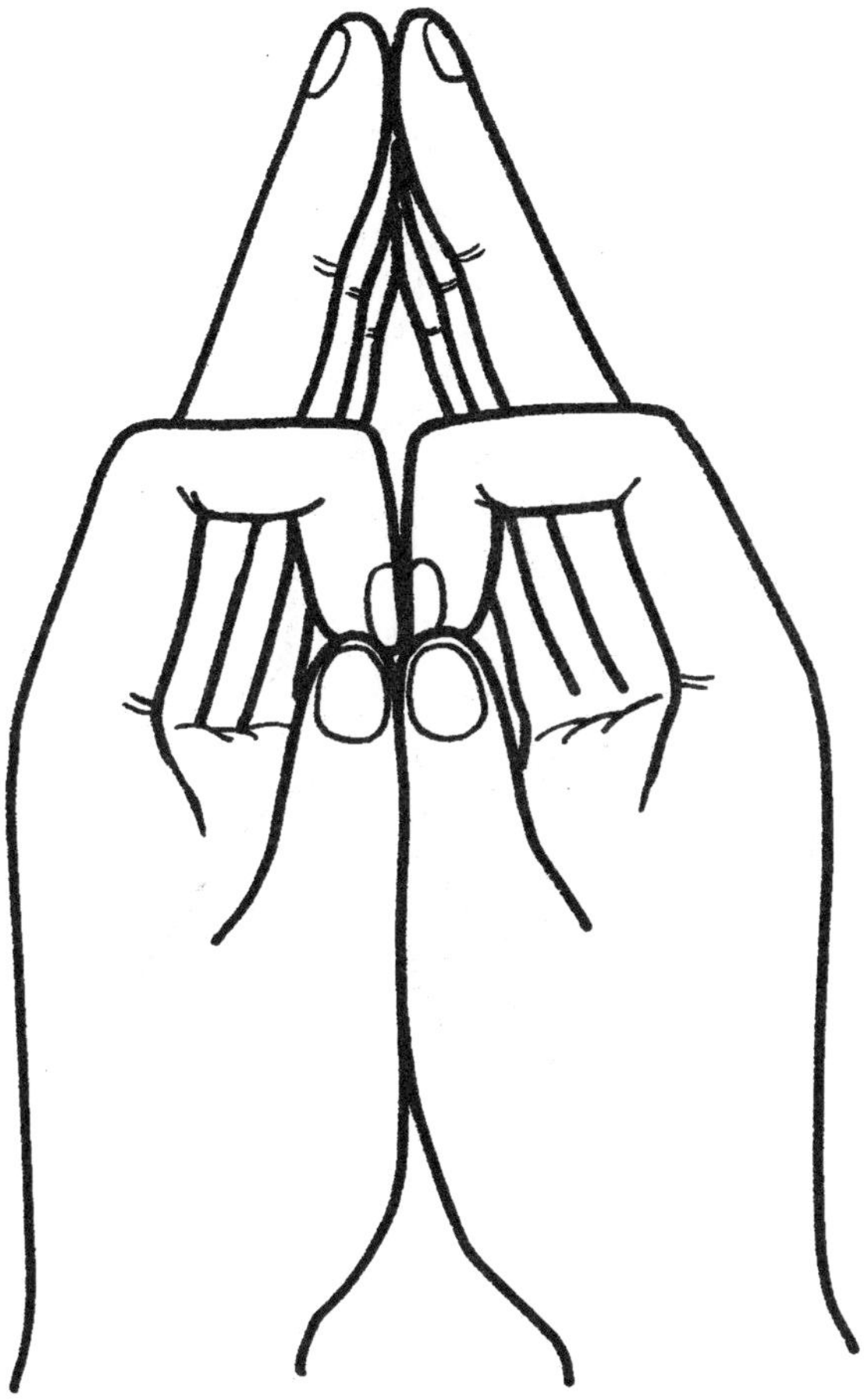

Ekākṣara-buddhoṣṇīṣa-cakra (Cakra-vartin)

虚心合掌して二頭指を屈して甲を相い着け、二大指を以って二頭指の頭を押して弾指の如くする。又印母を蓮華合掌とする説あり。瓶印・尊勝宝瓶印・尊勝空印等とも称す。塔印・大慧刀印・無所不至印と同印と称するが印相に少し異りがある。

智拳印（ちけんいん）

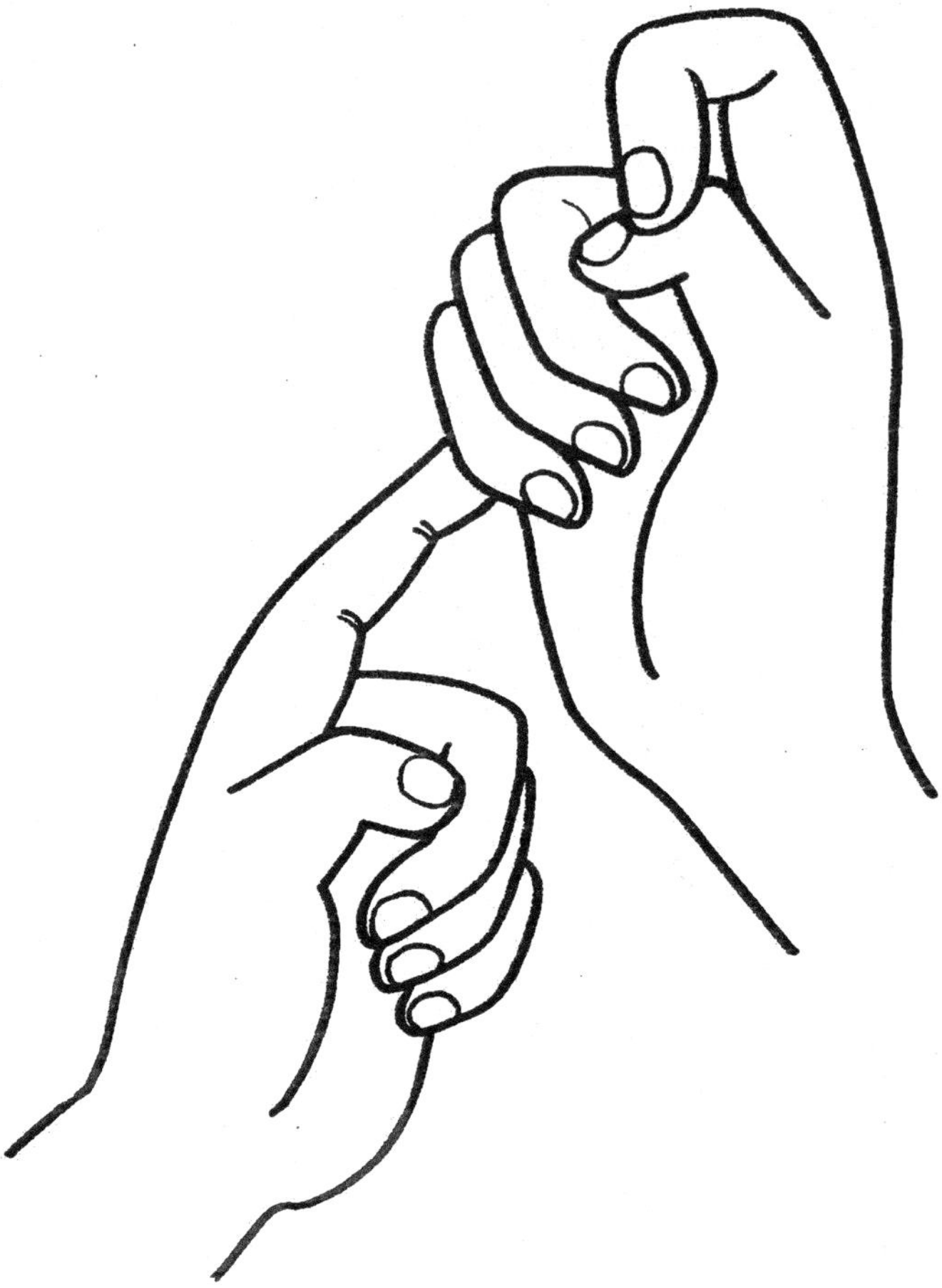

Jñāna-muṣṭi-mudrā

二手各金剛拳にし、左の頭指を伸べ竪て、右拳の小指を以って左の頭指の第一節を握り、右の頭指の頭を右の大指の第一節に拄え着く。此の印は理智不二、生仏一如、迷悟一体等の深義を表す。又左は衆生の五大の身、右は五智五仏の宝冠にして、衆生に宝冠を被らしめる形である。又大智拳印・菩提最上契・菩提引導第一智印・能滅無明黒暗印・毘盧遮那如来大妙智印・引導無上菩提第一智印・能滅無明黒暗大光明印・大毘盧遮那如来無量福寿大妙智印・金剛拳印・大日法界印等とも名づける。金剛界一印会大日如来の結ぶ印で独一法身の印である。真言は前に同じ。

勝身三昧耶印（じょうじんさまやいん）

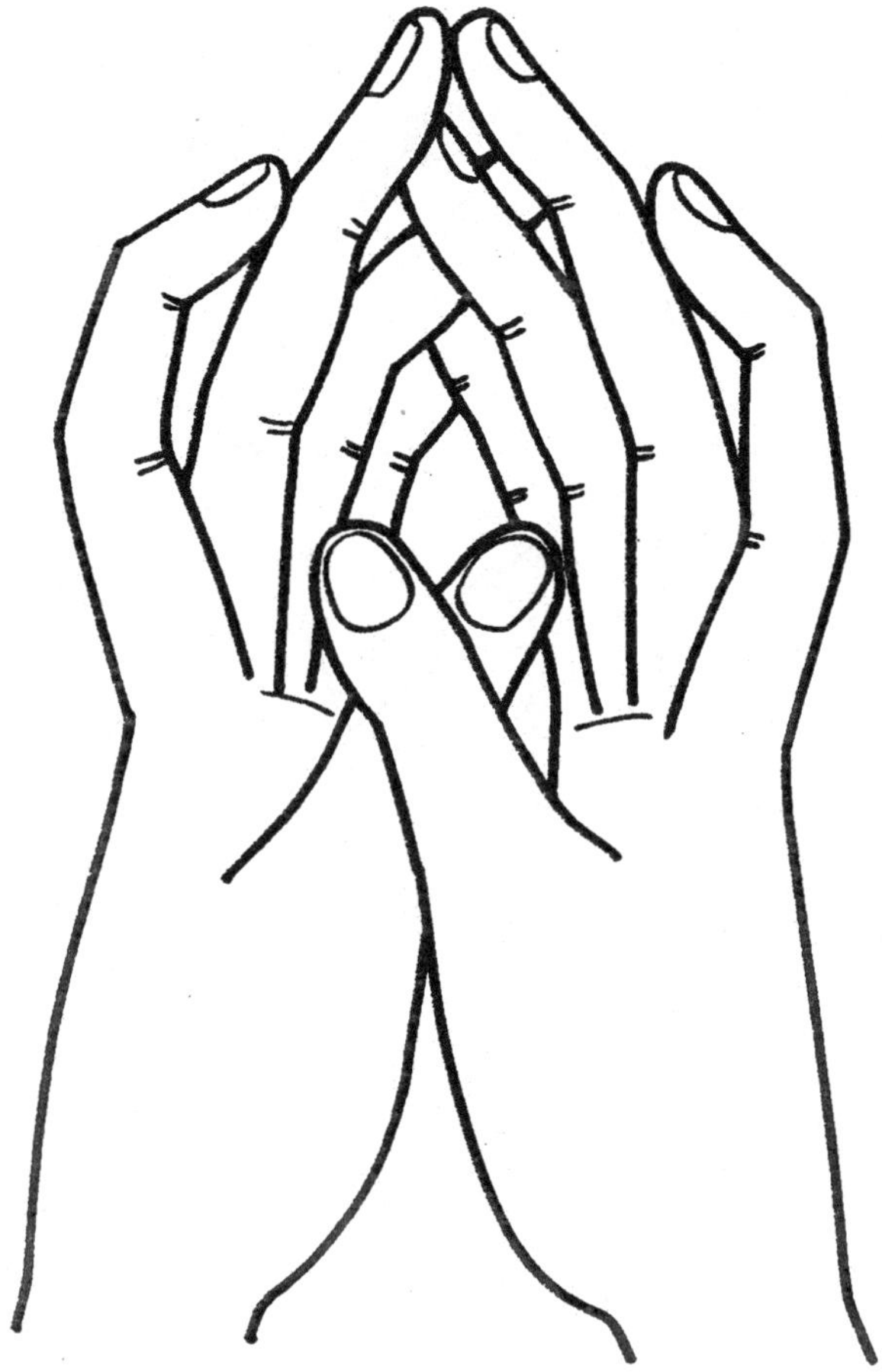

Vara-kāya-samaya-mudrā

金剛合掌し、二中指円かに立てて蓮葉の如くし、二頭指を屈して各二中指の背の上節に置く。二中・頭指は仏身の体、二小・無名指は後の光焔、二大指は結跏趺坐、二掌は日月輪、両腕は師子座を表す。頂輪王勝身三昧耶・如来勝身三昧耶と云う。真言は前に同じ。

大仏頂（金輪仏頂）小野説根本印

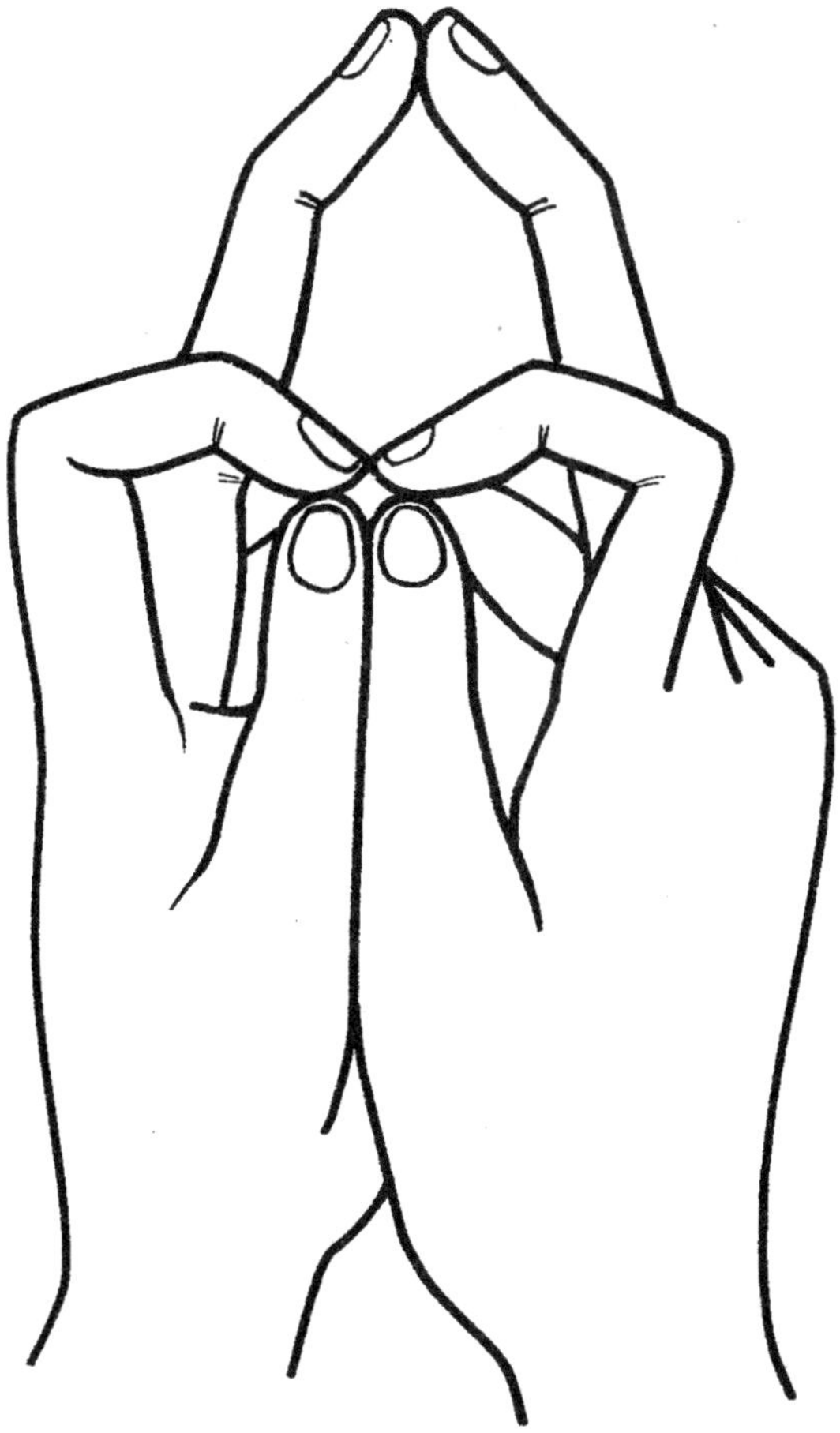

一六頁金輪印なり。

尊勝（仏頂）　尊勝空印

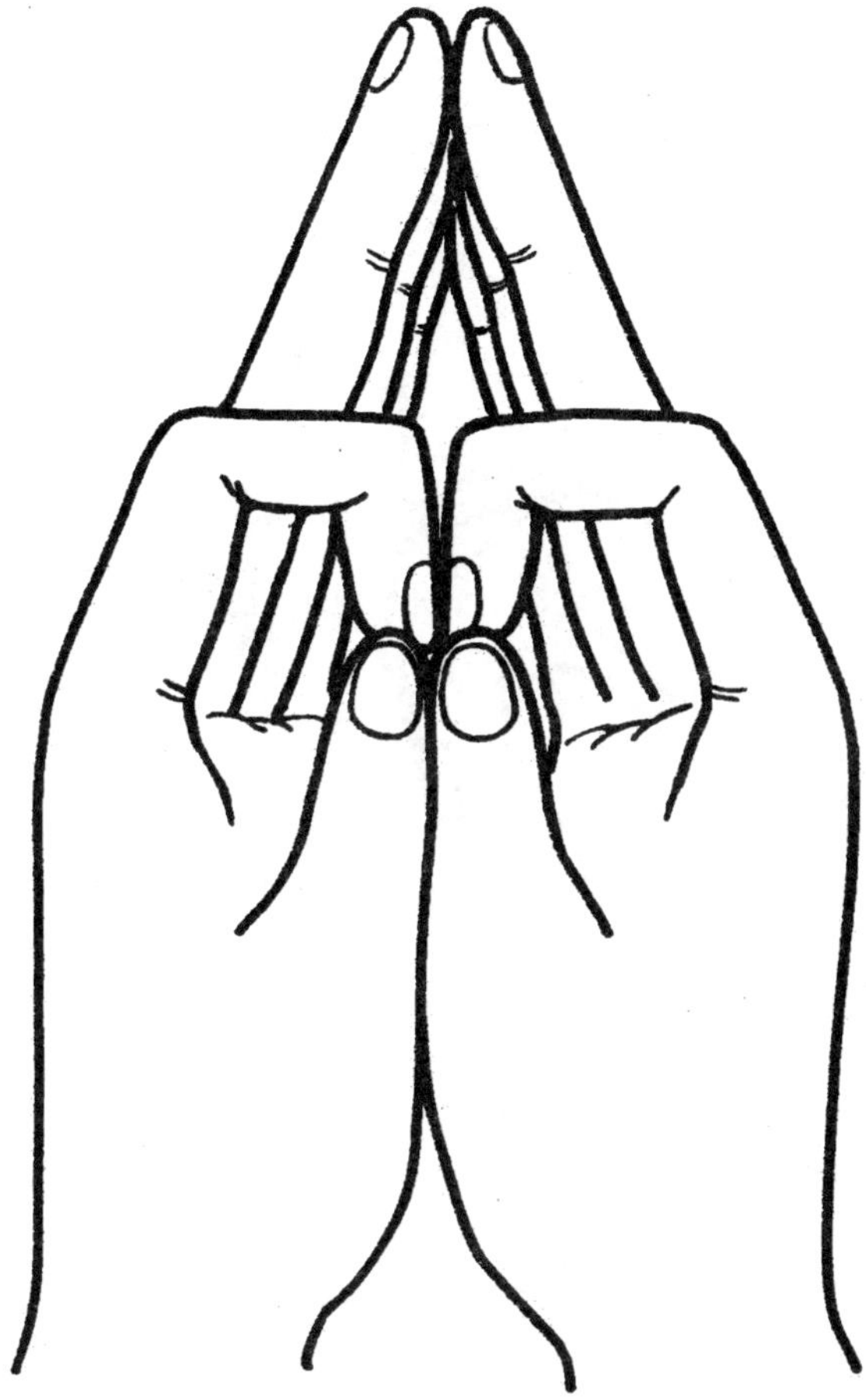

Vijaya（-buddhoṣṇīṣa）

尊勝空印、三五頁金輪の宝瓶印と同じ。

真言は、

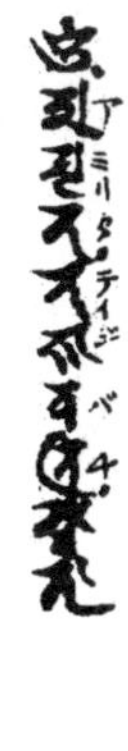

尊勝(そんしょう)二

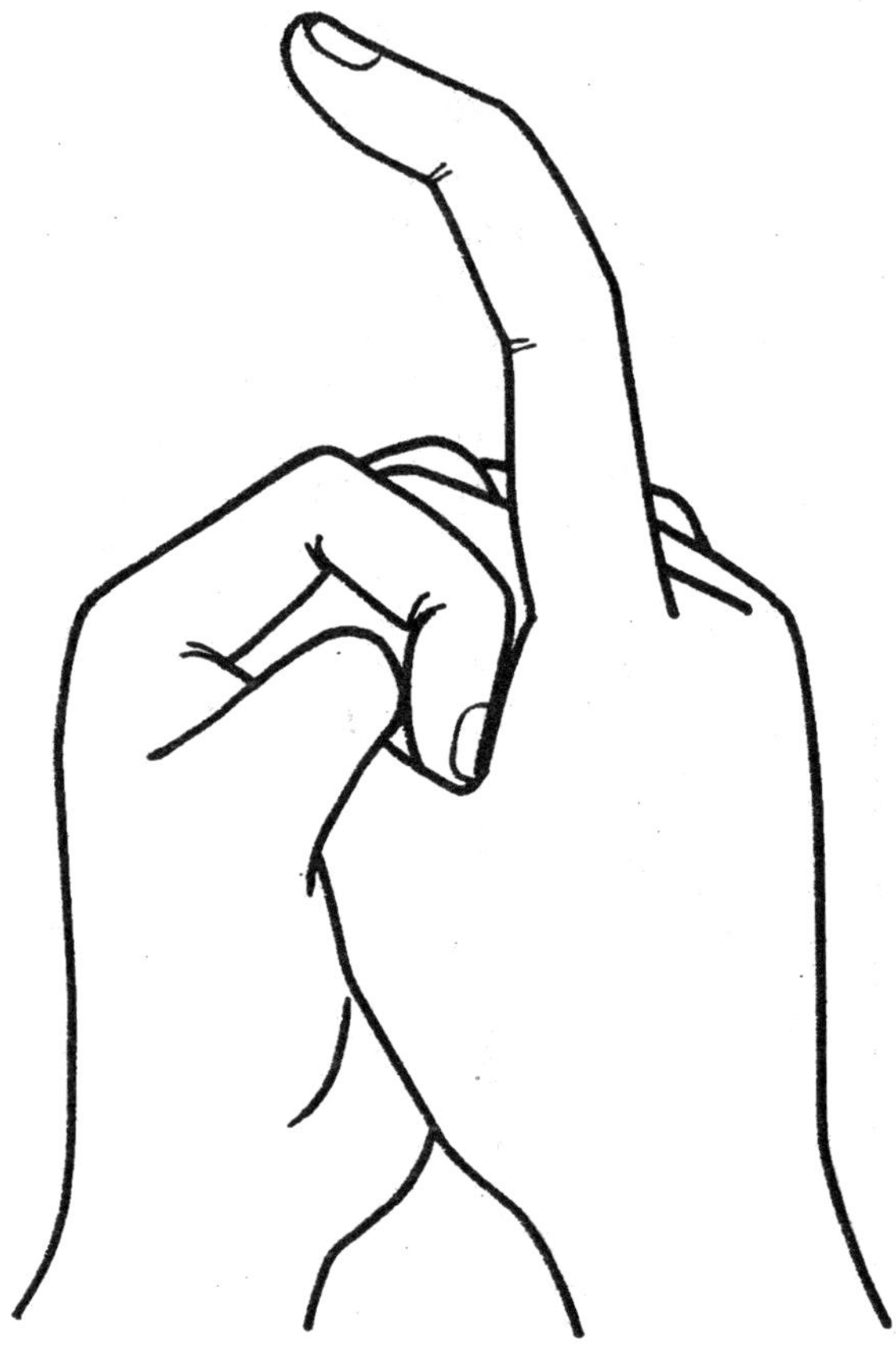

内縛して右頭指を竪て、稍曲げて鉤の如くする。尊勝仏頂即ち胎蔵界の除障仏頂なるが故に、これは除障仏頂の印である。真言は前に同じ。

尊勝 三

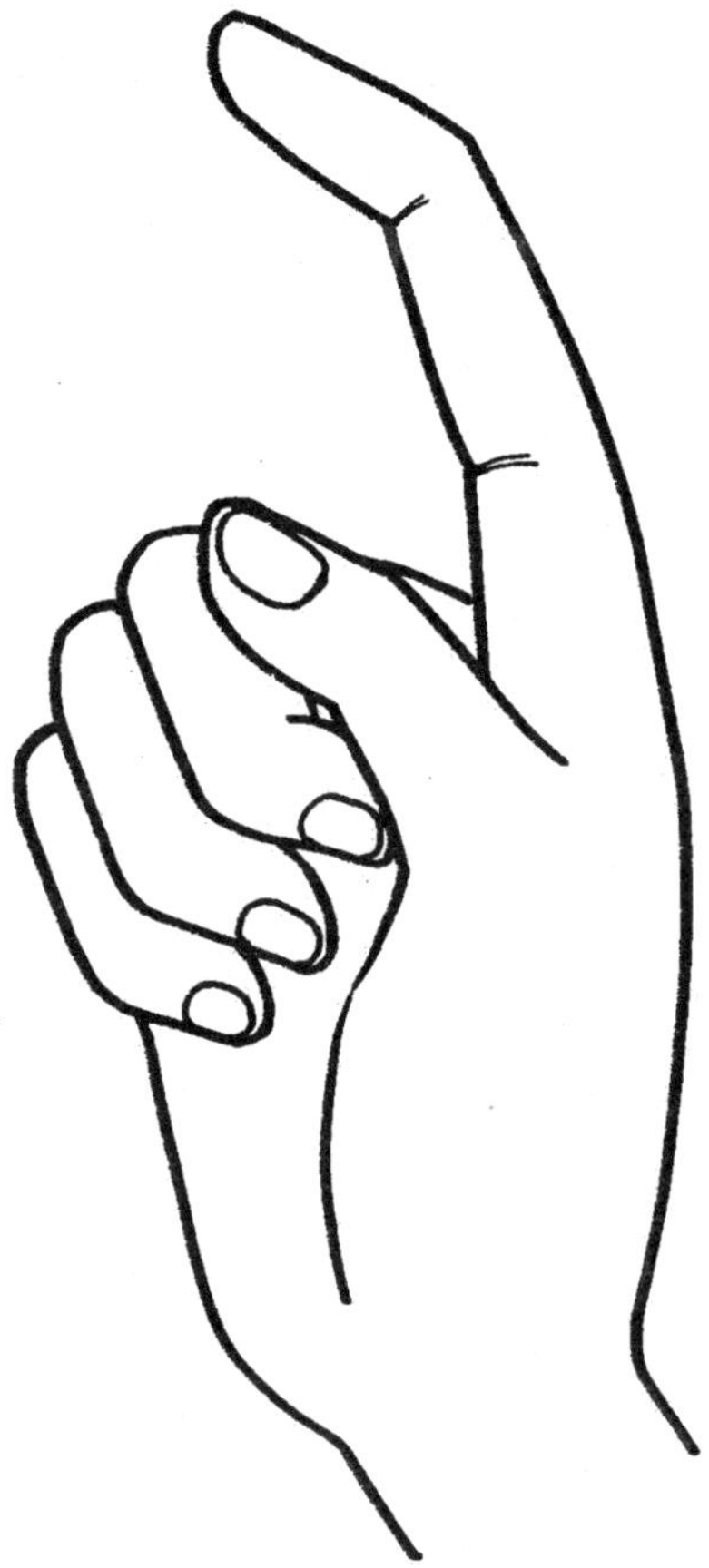

右手を蓮華拳にし、頭指を竪てて上節を稍屈する。此れは鉤の形である。胎蔵除障仏頂の印。真言は前と同じ。

八大仏頂印一　白傘蓋仏頂

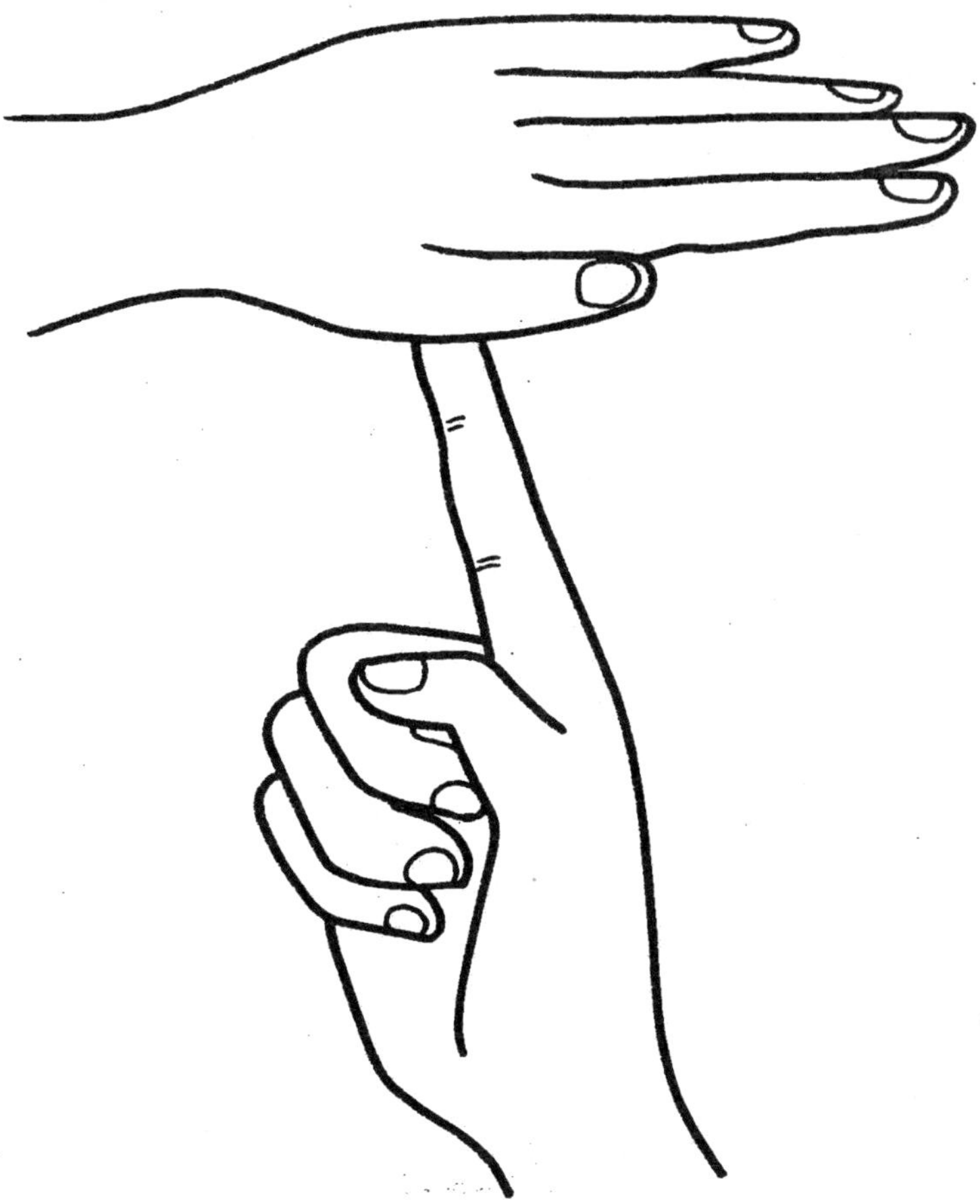

Sitātapatroṣṇīṣa

左の掌を覆せ、右の拳の頭指を伸べて左掌の心を拄え、傘の形にする。左の五指は衆生の五大、右の頭指は仏界の智、この生仏不二の傘蓋を以って衆生を覆護する義を表す。蓋の印。真言は、

ラン・シツタ　タハム　ダラ・ウシュ　シャ

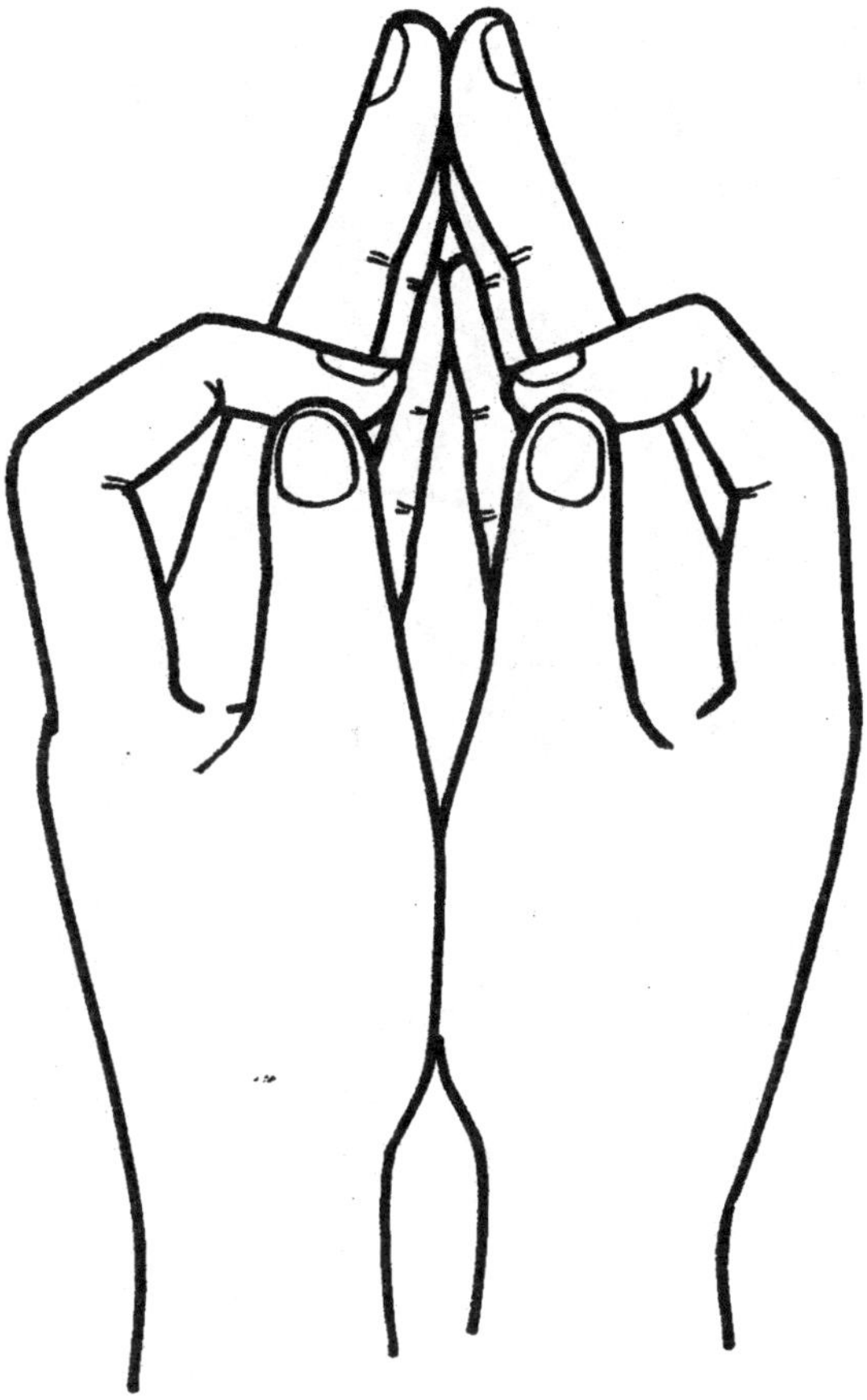

八大仏頂印二　勝仏頂大慧刀印

Jayoṣṇīsa　Mahā-jñāna-khaḍga-mudrā

卒都婆印四三頁に同じ。真言は、

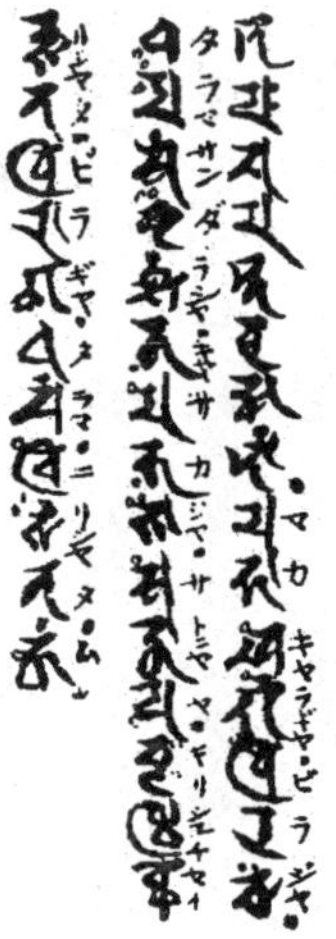

八大仏頂印三　最勝仏頂転法輪印

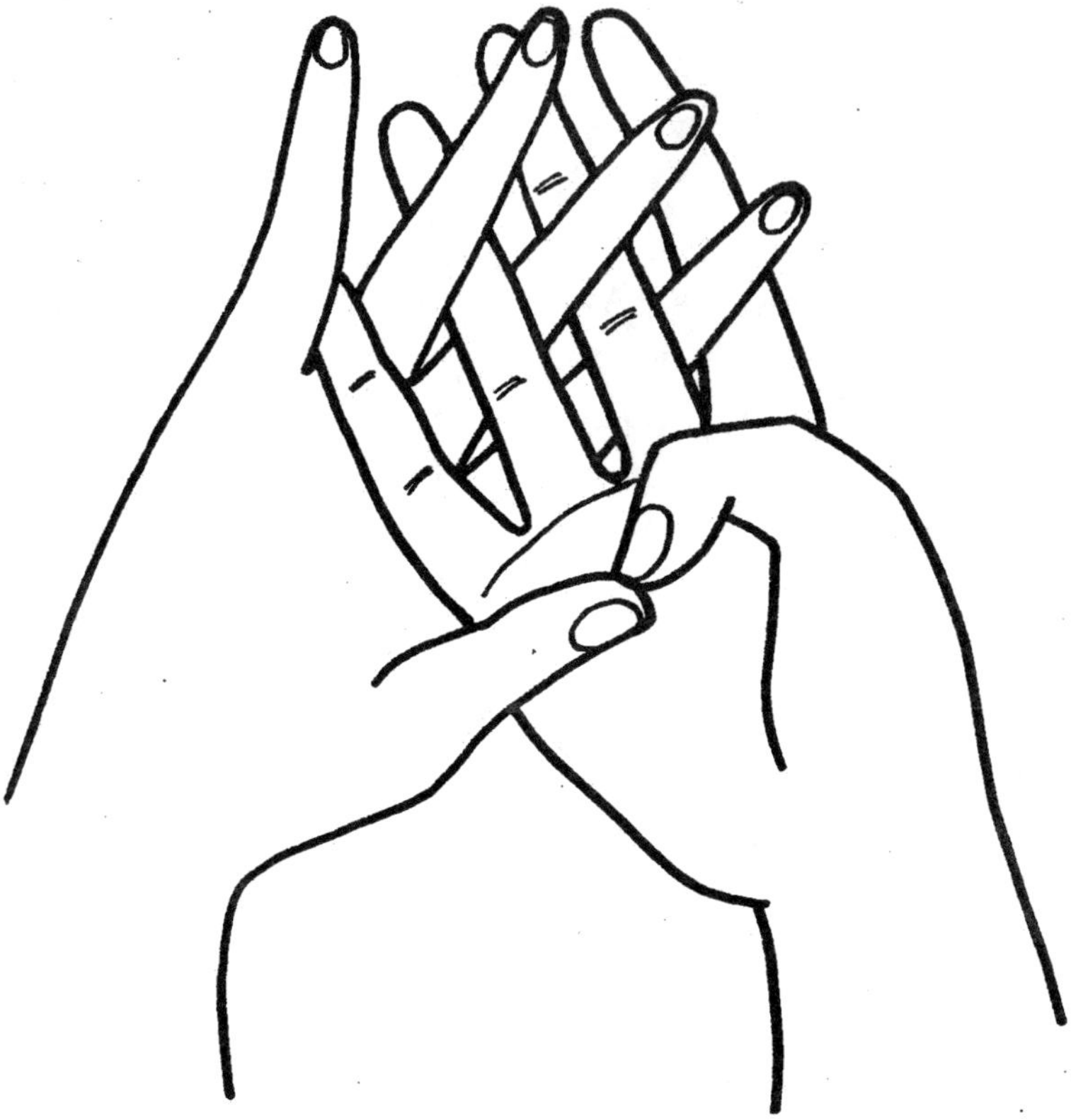

Vijayoṣṇīṣa　Dharmacakra-pravar-tana-mudrā

二手五指を舒べ、左を覆せ右を仰けて背を合わせ、小・無名・中・頭指の各々を交え鉤し、左の大指を右の掌中に越えさせて、右の大指と端を相い拄える。八指相い鉤するのは八輻金輪を示し、二大指は輪臍を表わす。左を外に向けるのは迷界の衆生が無始より本源に背く義、右の内に向くは悟界の仏が常に心源に向う義、八指叉えるのは仏が四摂を以って衆生を引摂する義、二大指合するのは生仏冥会を表わす。衆生を引摂救済するのは説法の徳の故に此の義がある。真言は、

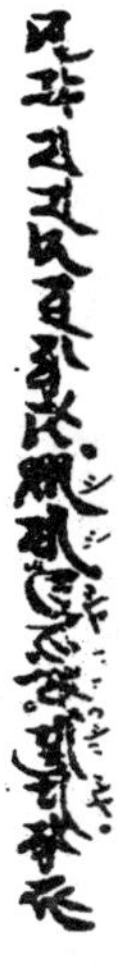

八大仏頂印四　光聚仏頂三鈷印

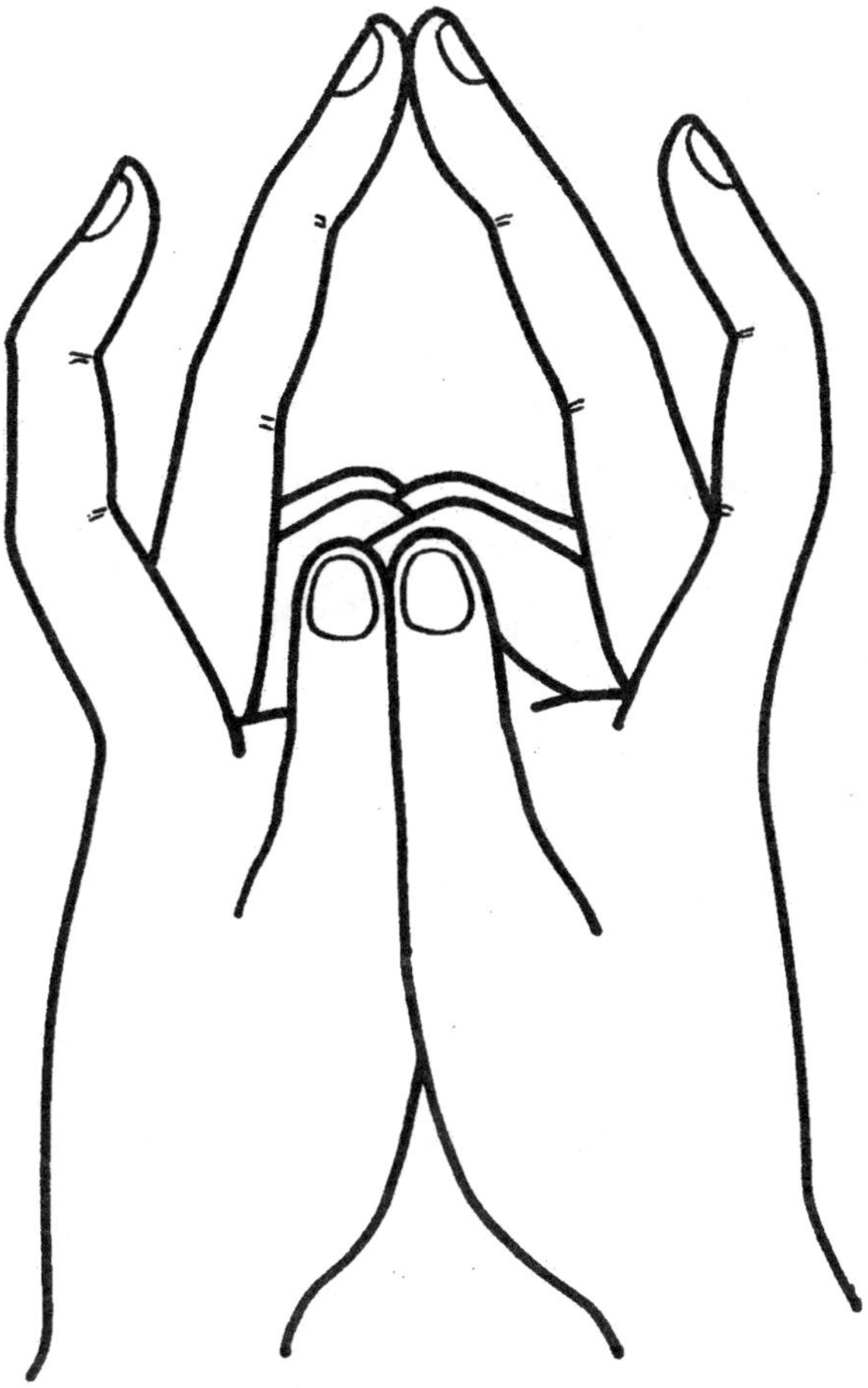

Tejo-rāśy-uṣṇīṣa

内縛三鈷印（被甲の印）、二手内縛して二中指を立て合わせ、二頭指を屈して鉤の如くして二中指の背に当てて相い着けず、三鈷杵の如くし、二大指を並べ竪てて二無名指を押す、とするが経軌には、虚心合掌して二無名・小指甲を合せて掌に入れ、二頭指を二中指の背に着け、二大指を並べ竪つとある。

真言は、

八大仏頂印五　除障仏頂

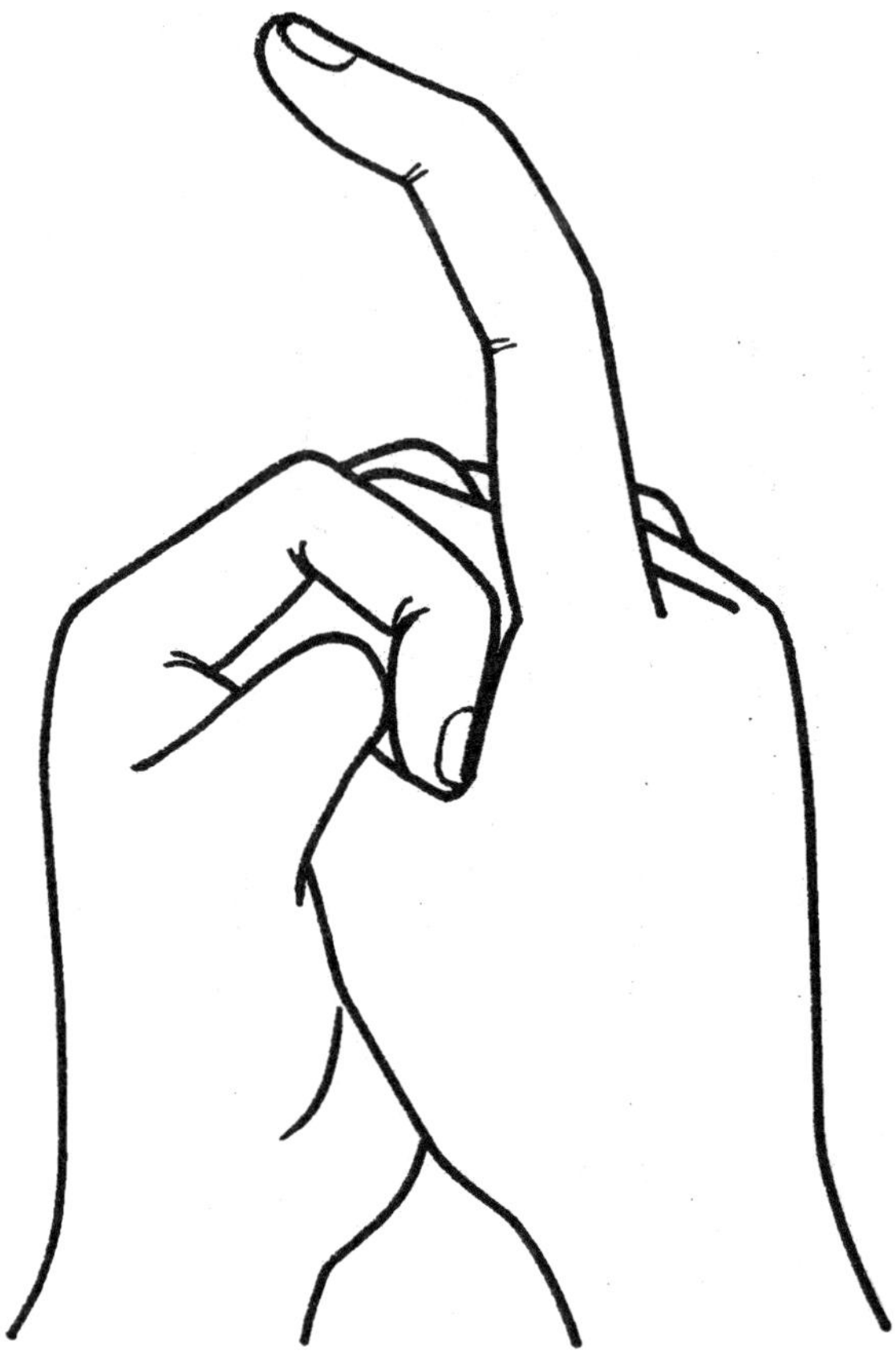

Vikiranosnisa

尊勝二、三〇頁に同じ。真言は、

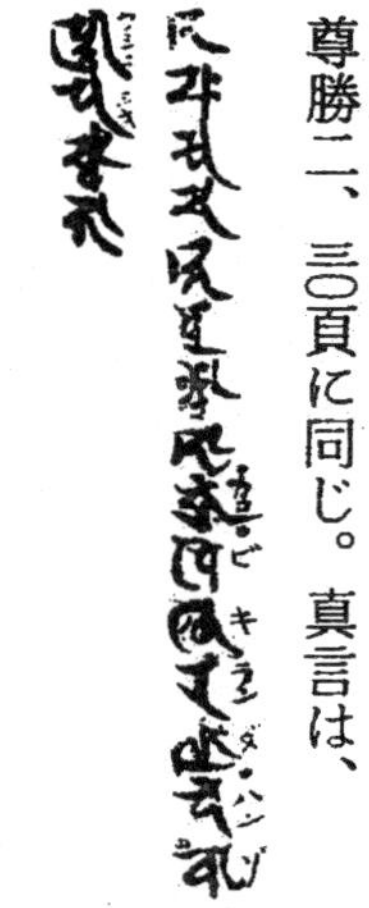

八大仏頂印六　広生仏頂

（はちだいぶっちょういん　こうしょうぶっちょう）

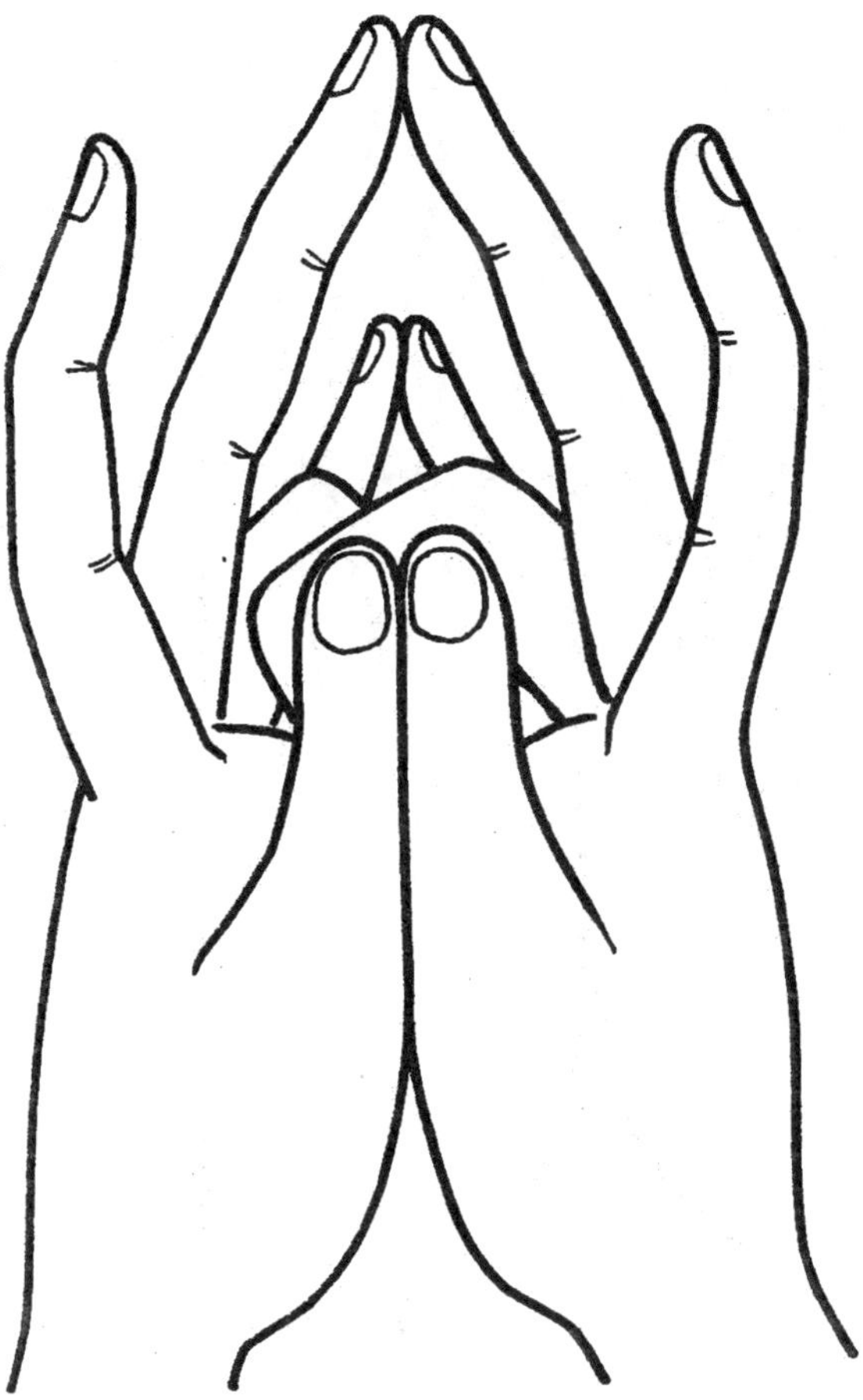

Mahoṣṇīṣa

内五鈷印六三頁に同じ。真言は、

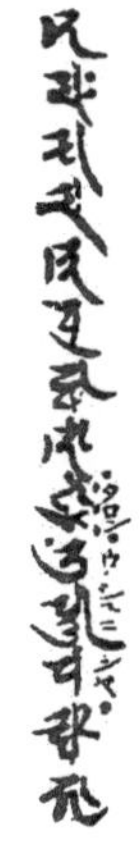

八大仏頂印七　発生仏頂蓮華印

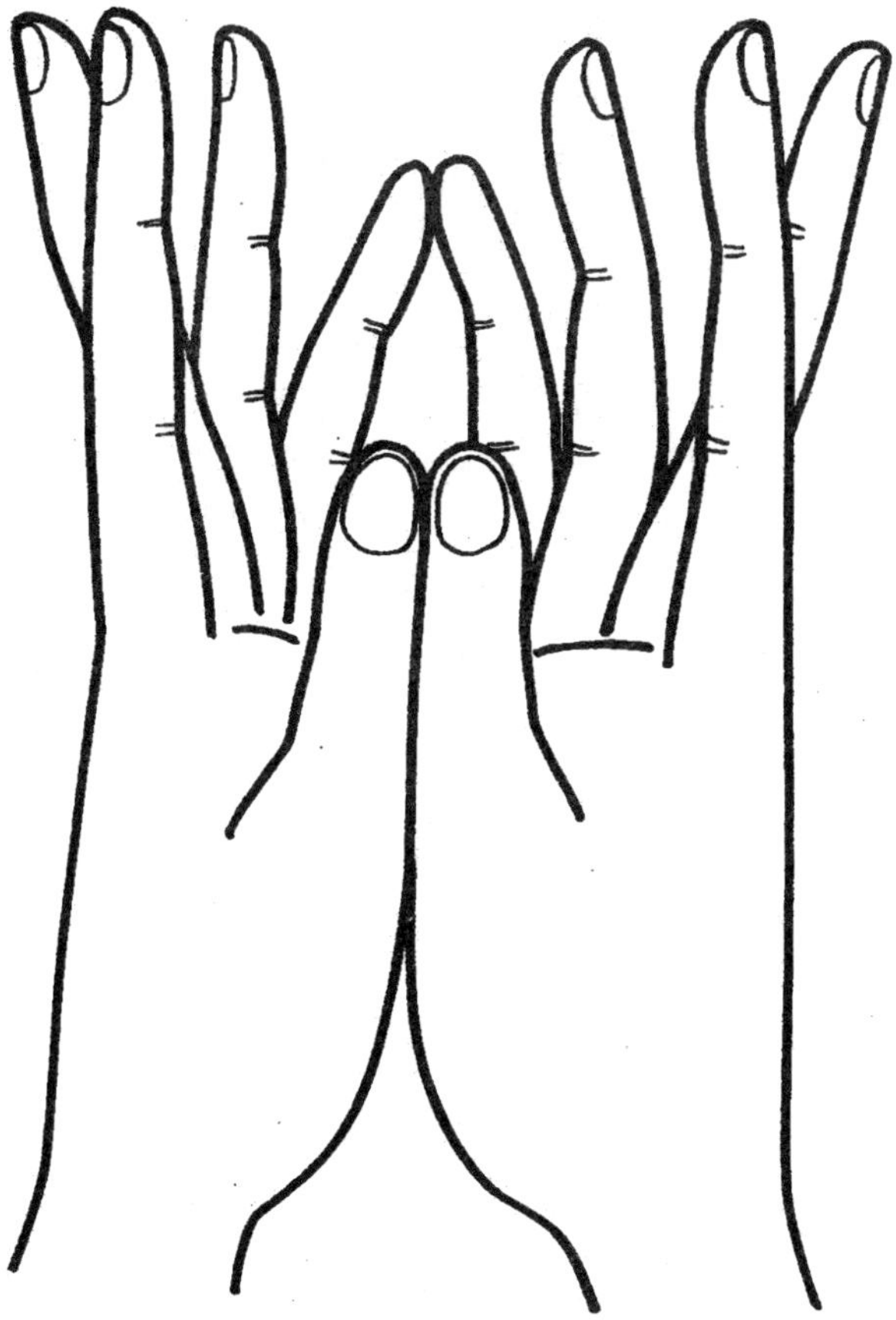

Abhyudgatoṣṇīṣa

八葉印二頁に同じ。真言は、

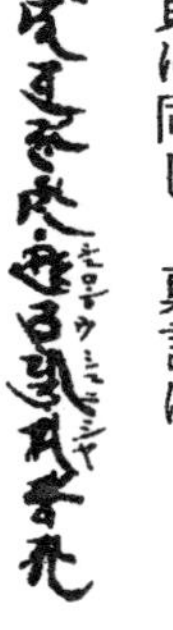

八大仏頂印八　無量声仏頂二明王印

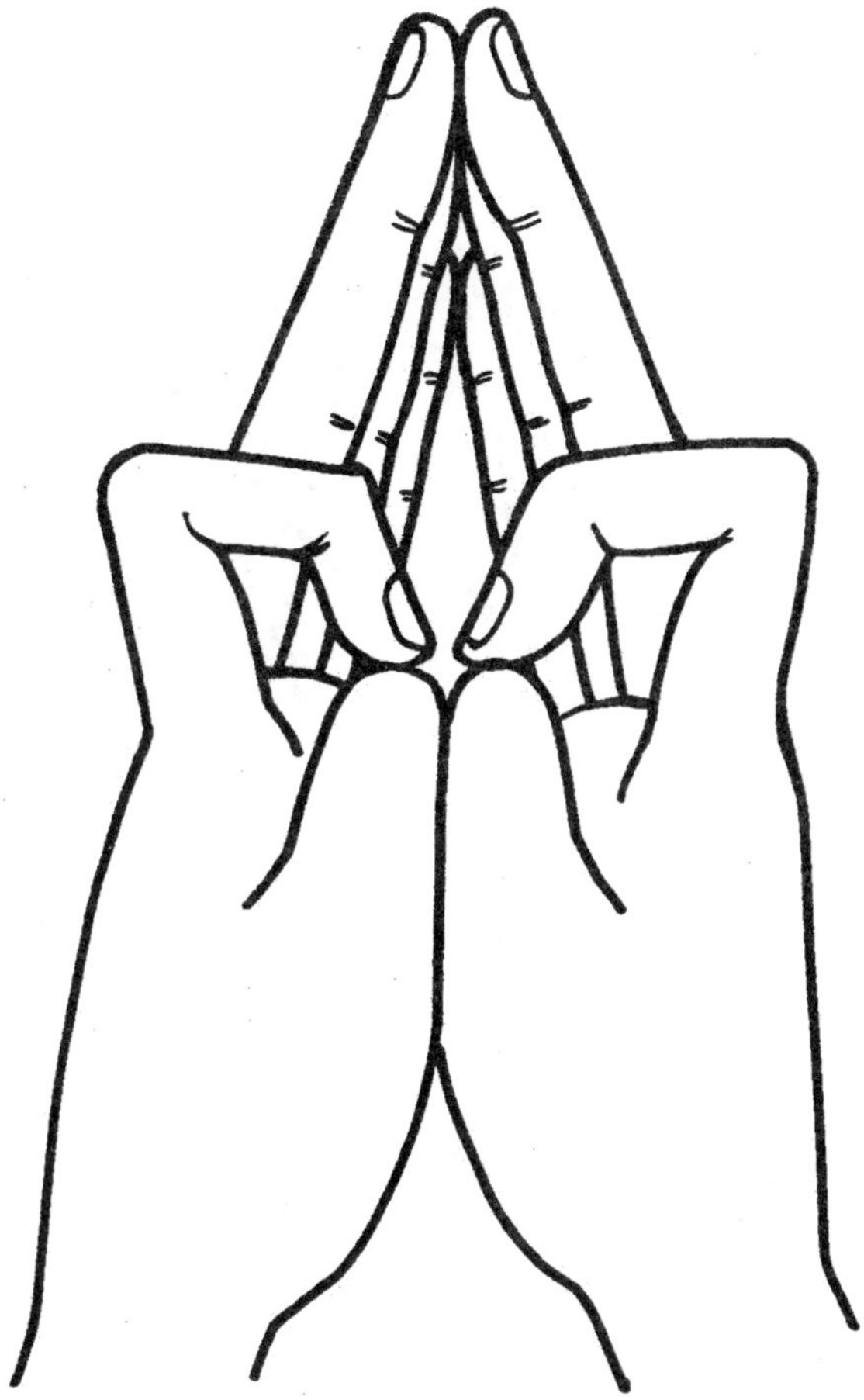

Ananta-svara-ghoṣoṣṇīṣa Śaṅkha-mudrā

商佉印・法螺印。虚心合掌して二大指を並べ屈し、二頭指を以ってこれを圧す。不動十四根本印中の商佉印とは異る。真言は、

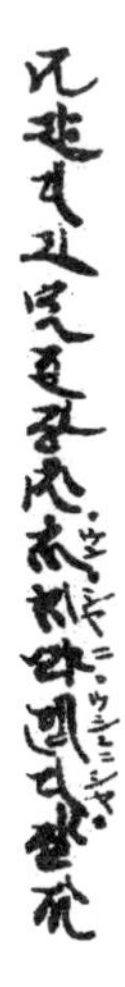

降三世大印（ごうざんぜだいいん）

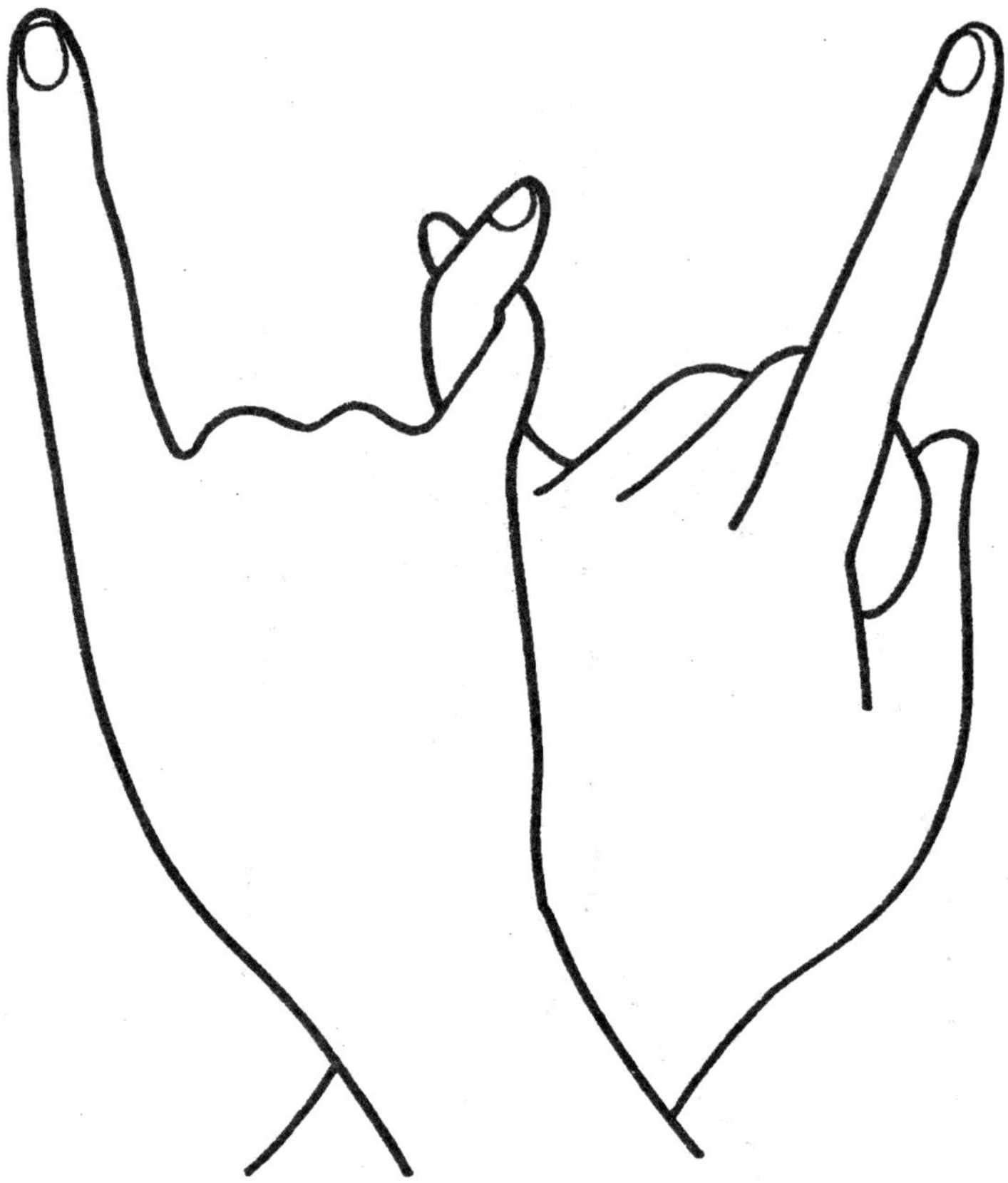

Trailokayavijaya Mahā-mudrā

二手忿怒拳にし、右手を上に左手を下にして背け、二小指を背け鉤結し、二頭指を背け竪てる。左に転じて辟除を成じ、右に旋して結界を成ずる。真言は、

不動剣印（ふどうけんいん）

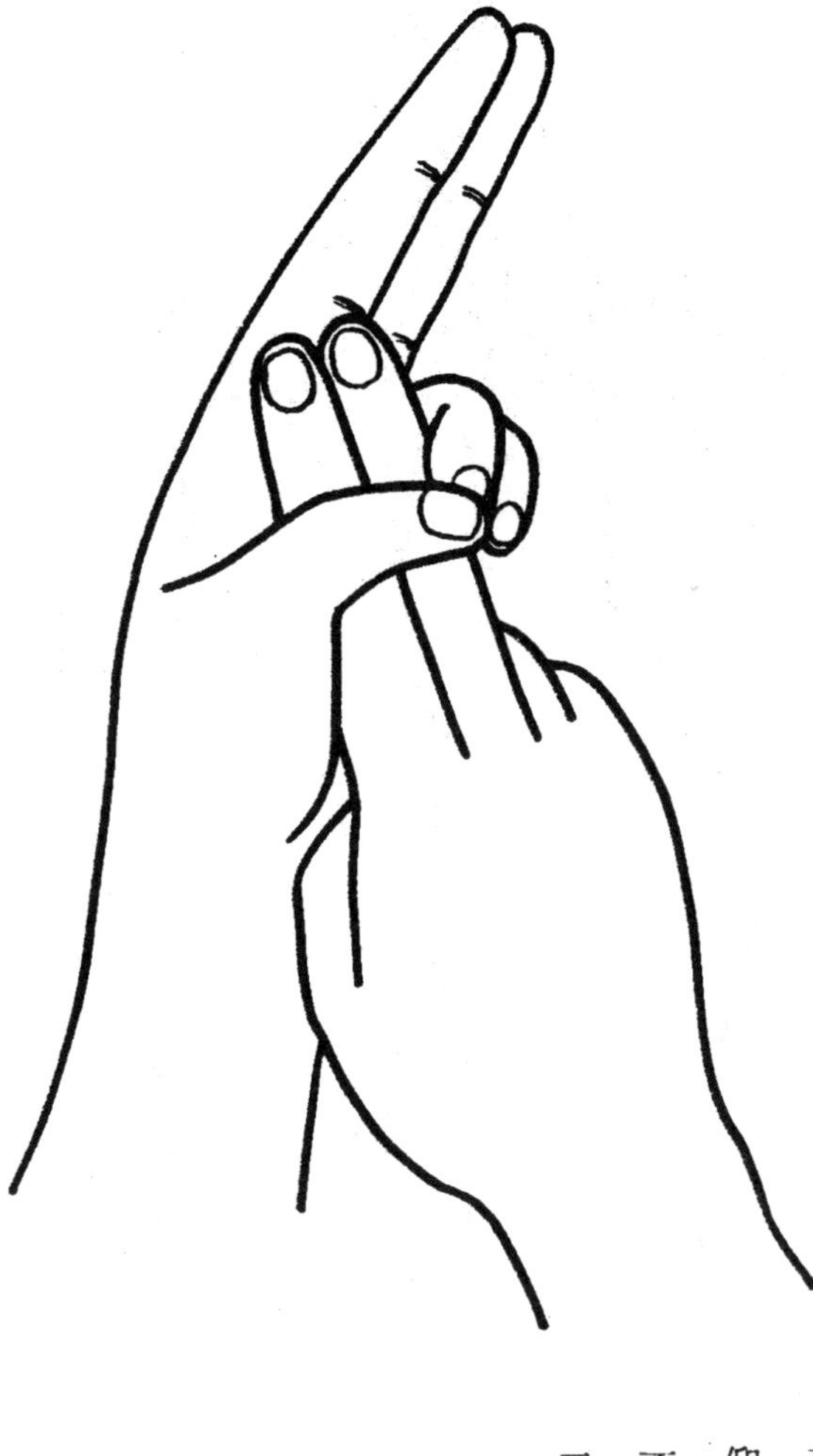

Acala Khaḍga-mudrā

左手の頭指中指を舒べ、大指を以って無名、小指の甲を押して刀鞘とし、右手も同じくして刀とし、左の鞘の手を仰げ右の刀の手を覆せて之れを納める。不動剣印二〇七頁、及び十四根本印中の十二渇誐印三三〇頁に同じ。真言は前に同じ。

尊勝仏頂　卒都婆印

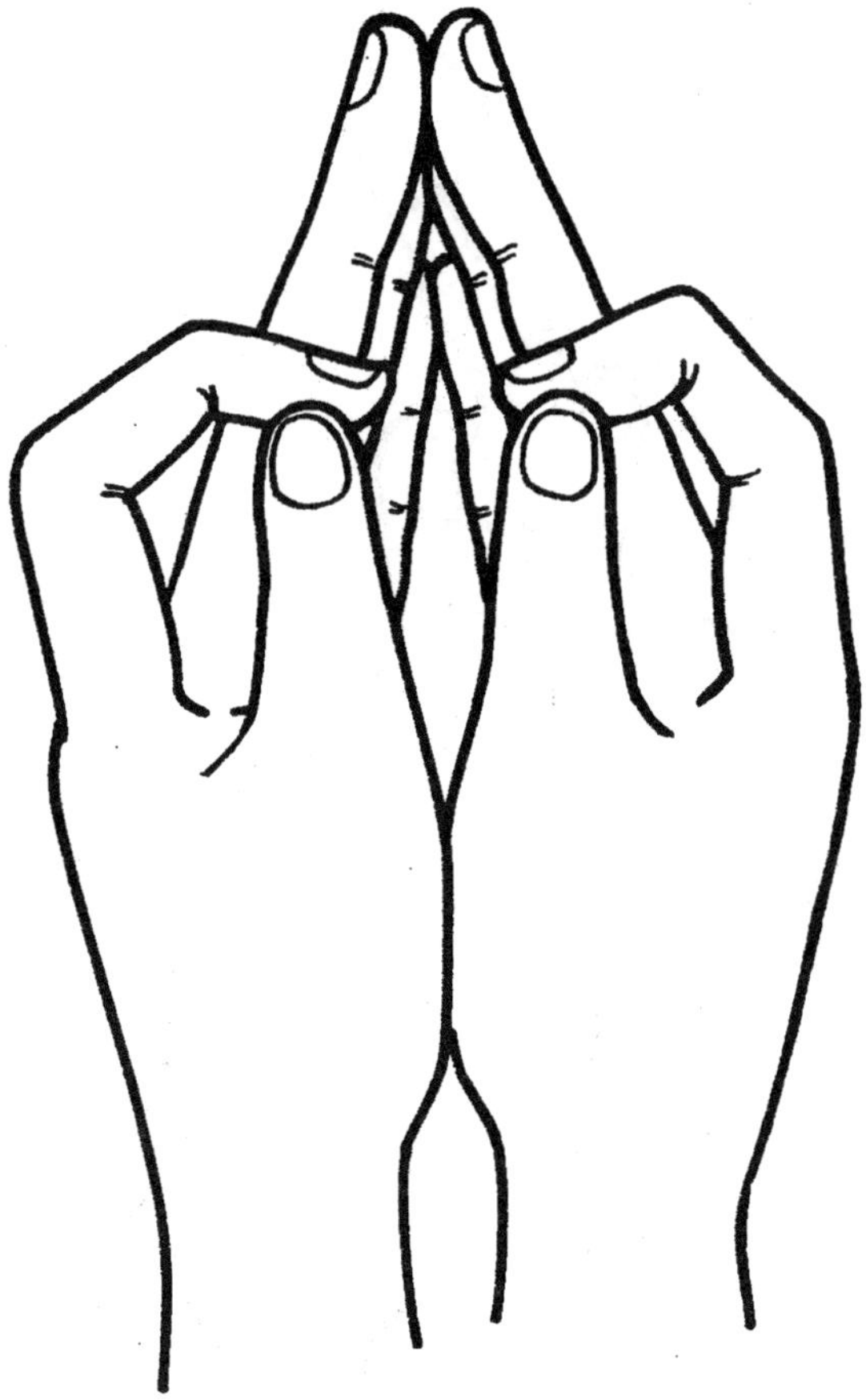

Stūpa-mudrā

二手虚心合掌し、二大指を並べ立てて二中指の本に寄せ、二頭指を屈して其の端に拄える。或いは未敷蓮華合掌、金剛合掌等を印母とする説有り。又二大指の開閉によって開塔印・閉塔印の別がある。又無所不至印・大恵刀印・恵刀印・大日剣印・塔印・大卒都婆印等、此の印の異名は頗る多い。真言は、二九頁に同じ。

如法尊勝　智拳印

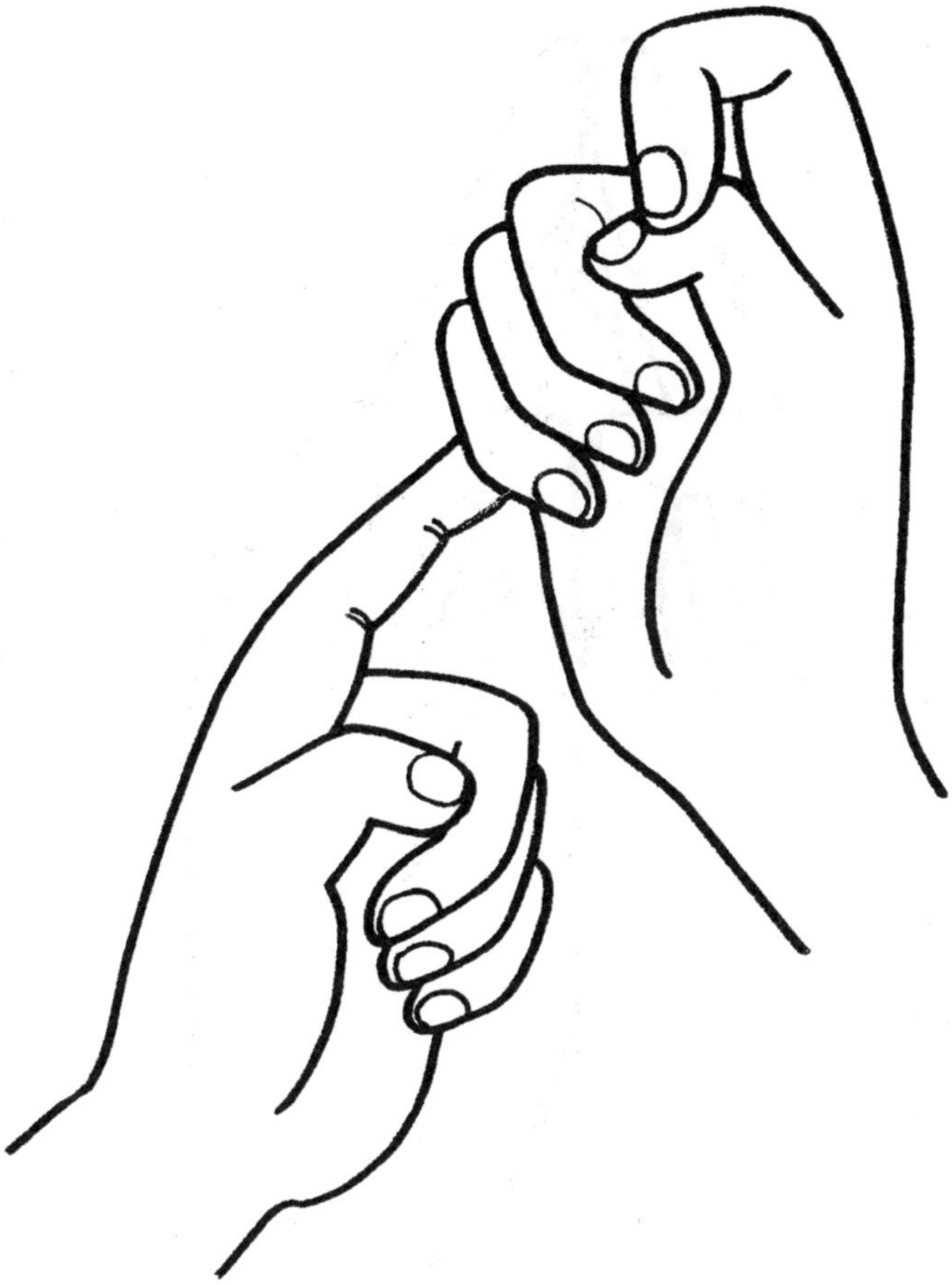

Tathā-dharma-vijaya　Jñāna-mustimudrā

智拳印三六頁に同じ。真言は前に同じ。

尊勝仏頂　尊勝空印

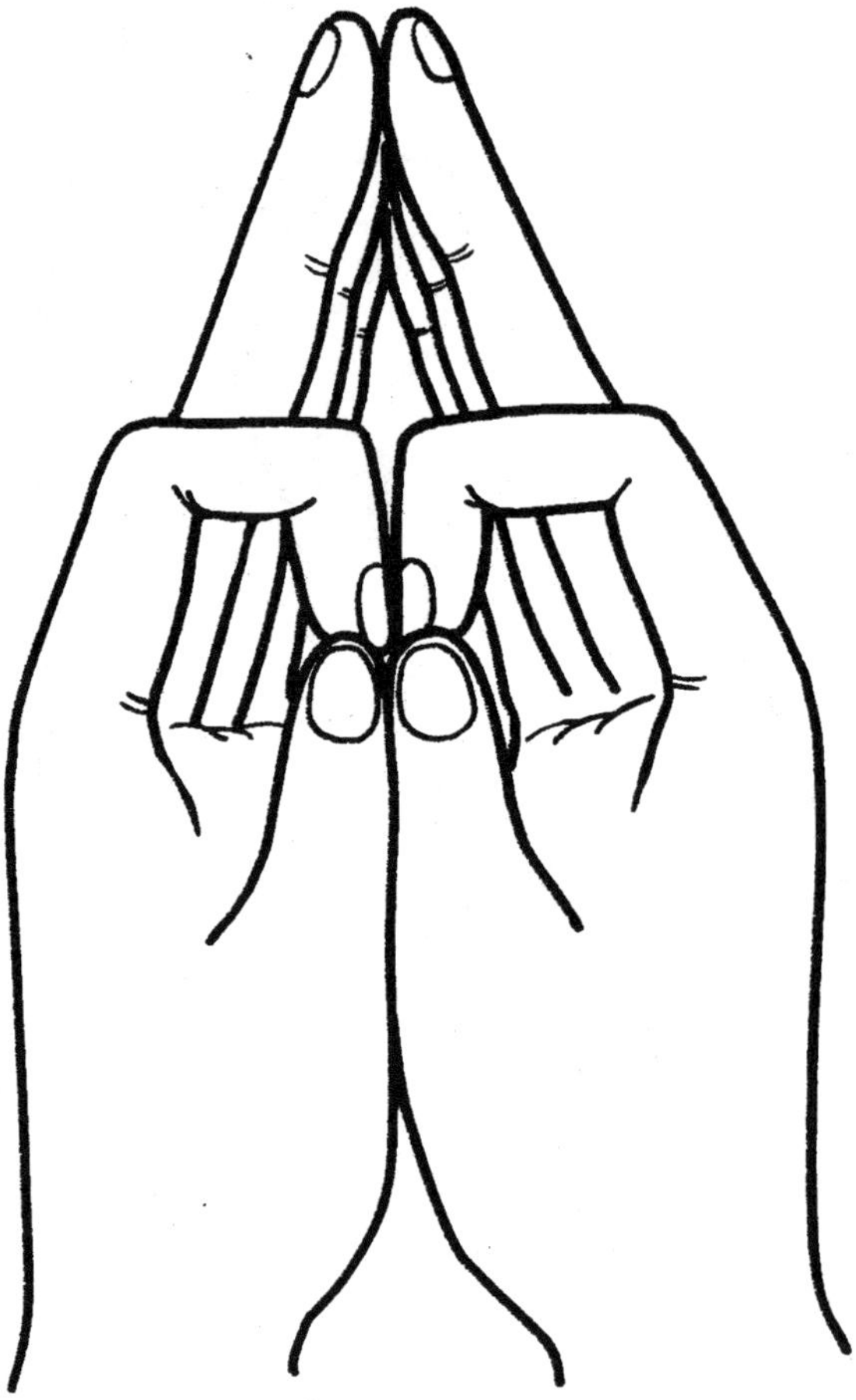

Ajita-mudrā

金輪宝瓶印二五頁、尊勝空印二九頁に同じ。

真言は前に同じ。

光明真言　五色光印

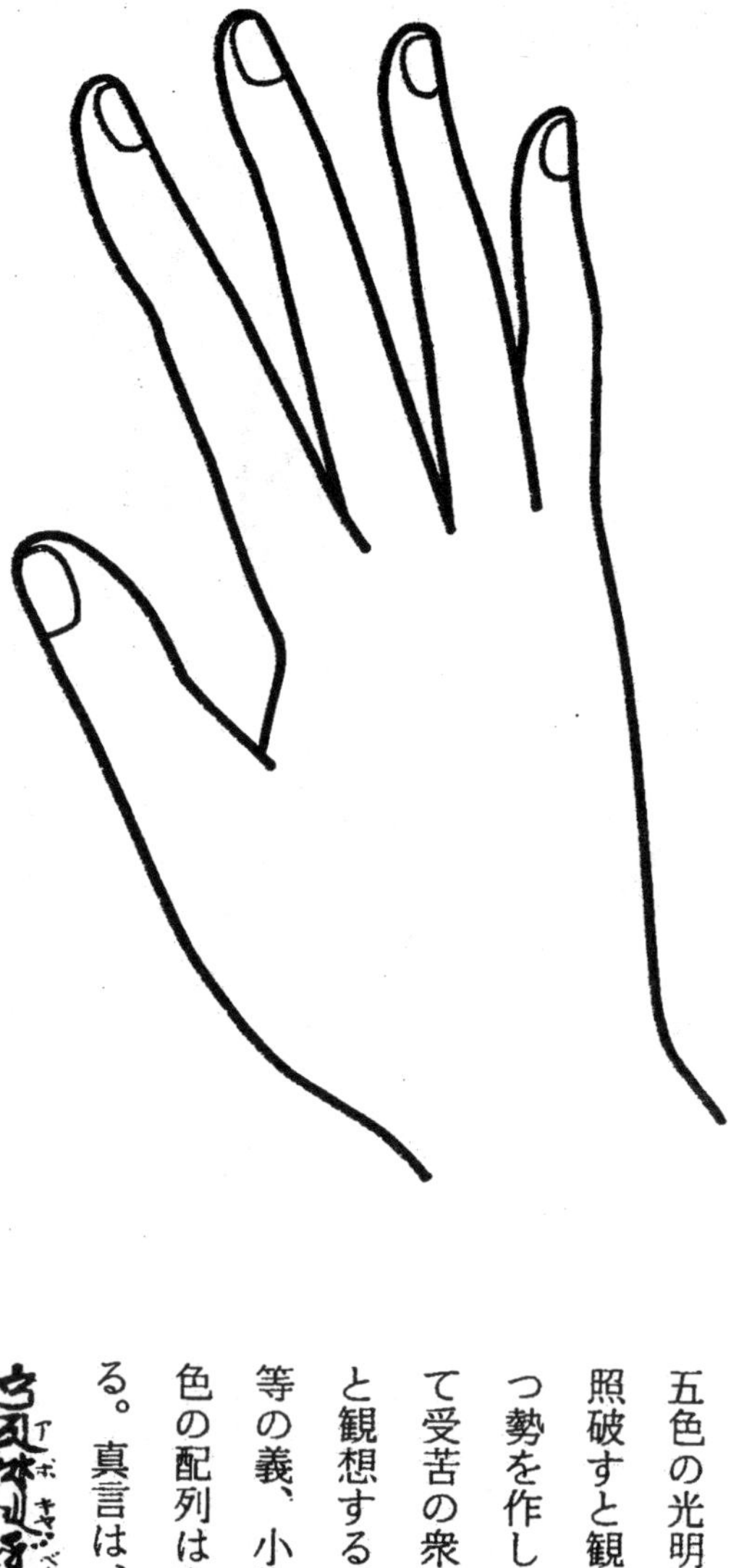

Prabhāsa-mantra

左の手を金剛拳にして腰に按じ、右手を開いて五指を舒べて外に向ける。五指を少し離して立て、指の頭より各々五色の光明を放ち五道の衆生の罪暗を照破すと観じ、印を下に向けて物を打つ勢を作して、三途極苦の扉を打破して受苦の衆生を極楽浄土に到らしめると観想する。五指は五輪・五智・五仏等の義、小指より大指に至る五指と五色の配列は次の如く、黄白赤黒青である。真言は、

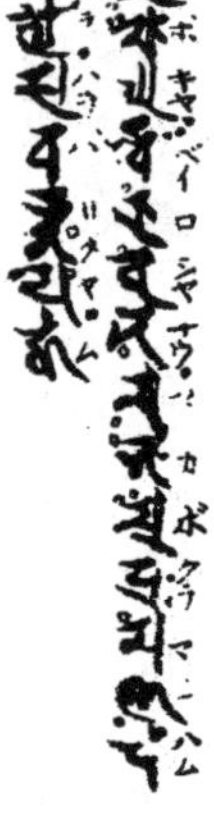

光明真言　五色光印二

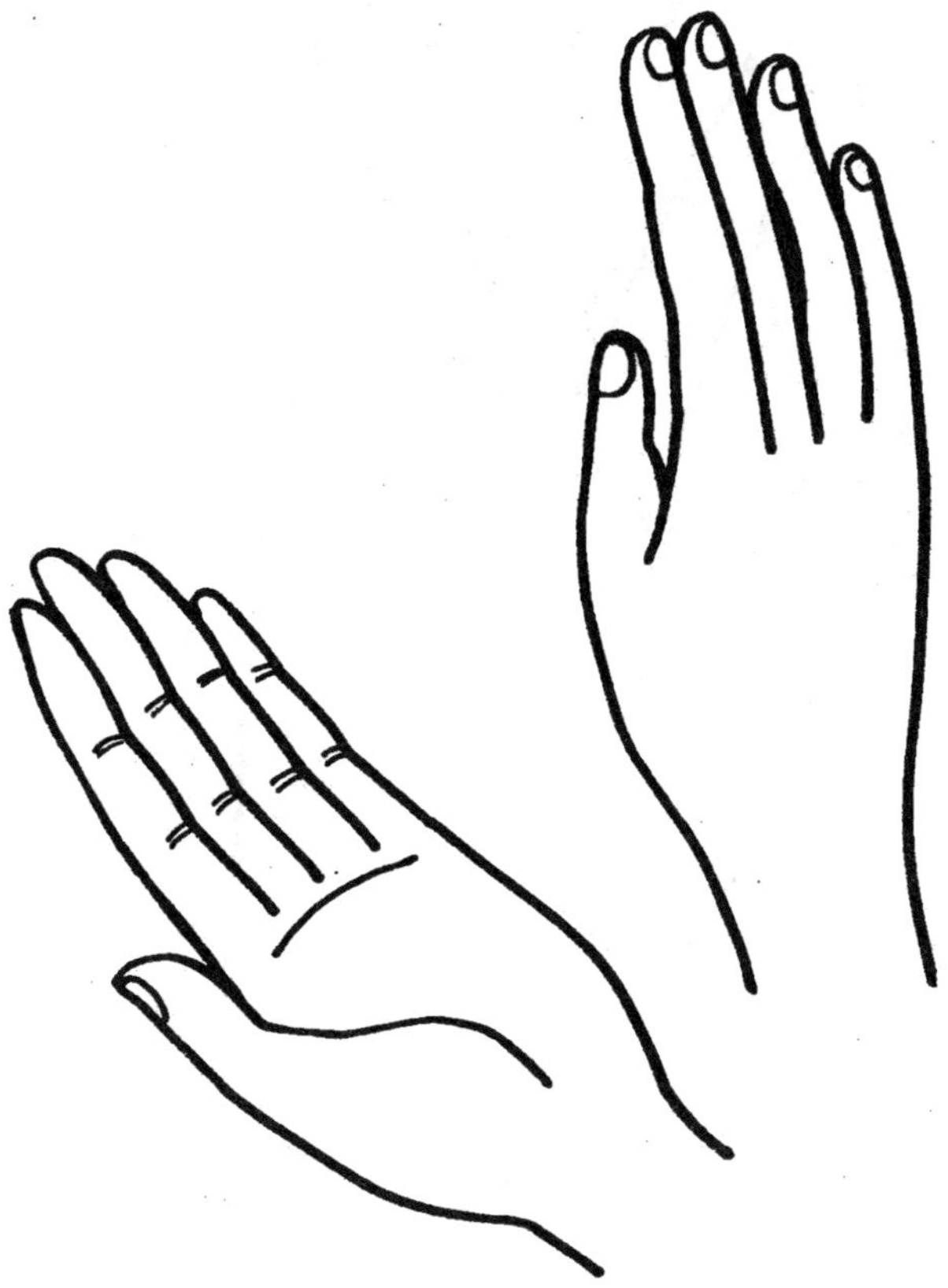

Prabhāsa-mantra

二手五指を舒べ、左手を左膝の上に置き下に向って垂れ下して与願の如くし、右手は右乳の前で外に向けて施無畏の如くする。左の五指は小より大指に至る順に地獄より人の五趣と観じ、右の五指は小より大指に至る順に天・声聞・縁覚・菩薩・仏又は五仏と観じて光明真言を誦じ、悪趣を転じて善趣に入れ、因を以って果に帰せしめると観想する。真言は前に同じ。

外五鈷印

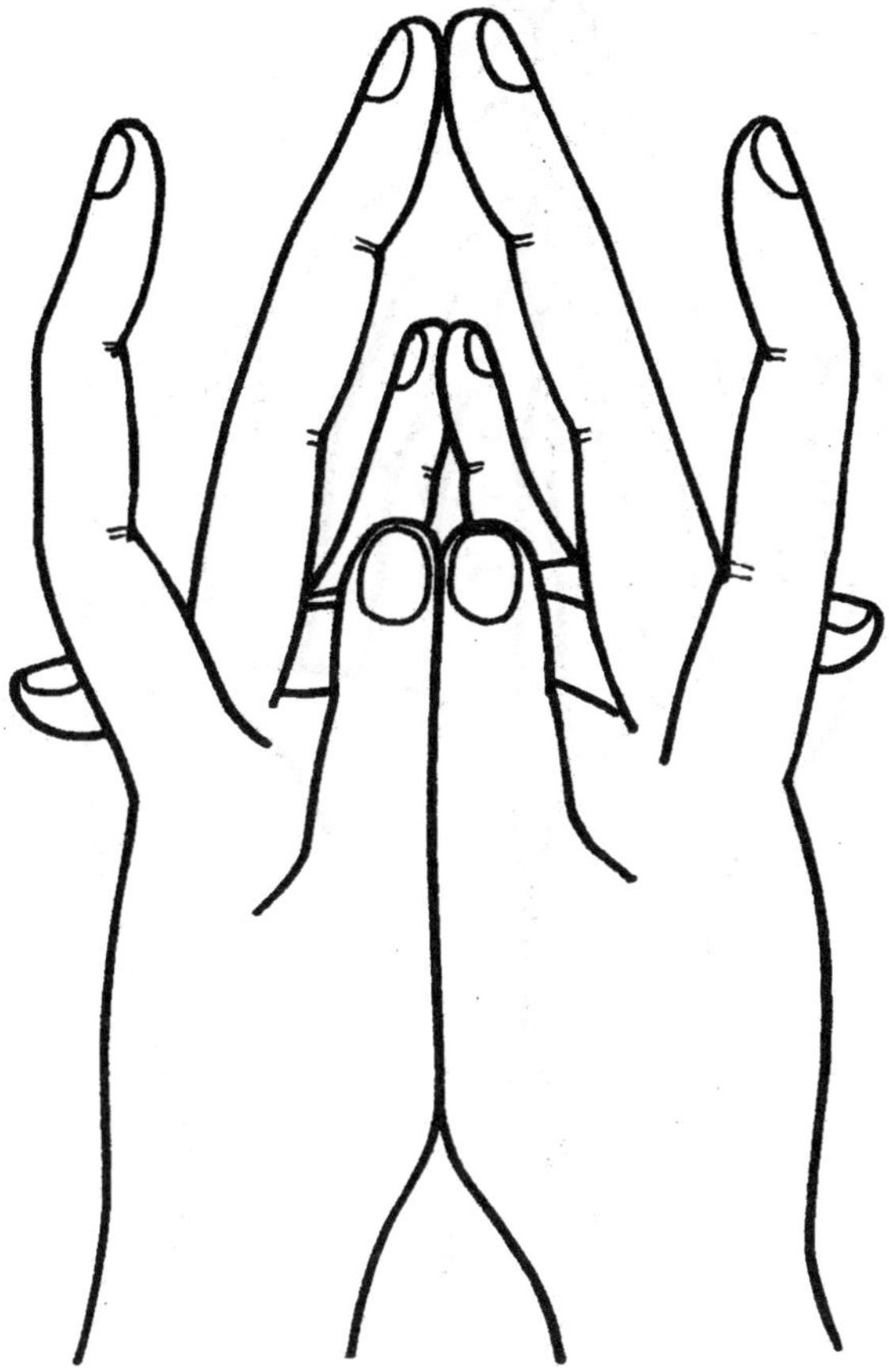

二手外縛して二中・大・小指の各々を直く合わせ竪て、二頭指を屈して鉤の如くして二中指の背の側に置いて相い着けず。五鈷杵を竪てた形にして五智金剛を表す。又五鈷印は大羯磨印・五峯印・五智印・五大印等とも名づけ、外五鈷印の外に内五鈷印・半五鈷印・内縛都五鈷印・外縛都五鈷印等がある。又外五鈷印には外縛五鈷印・智塔印・大卒都婆印・十真如印等の異名があり、理趣経金剛薩埵印七〇頁の様な印相もある。真言は前に同じ。

後七日

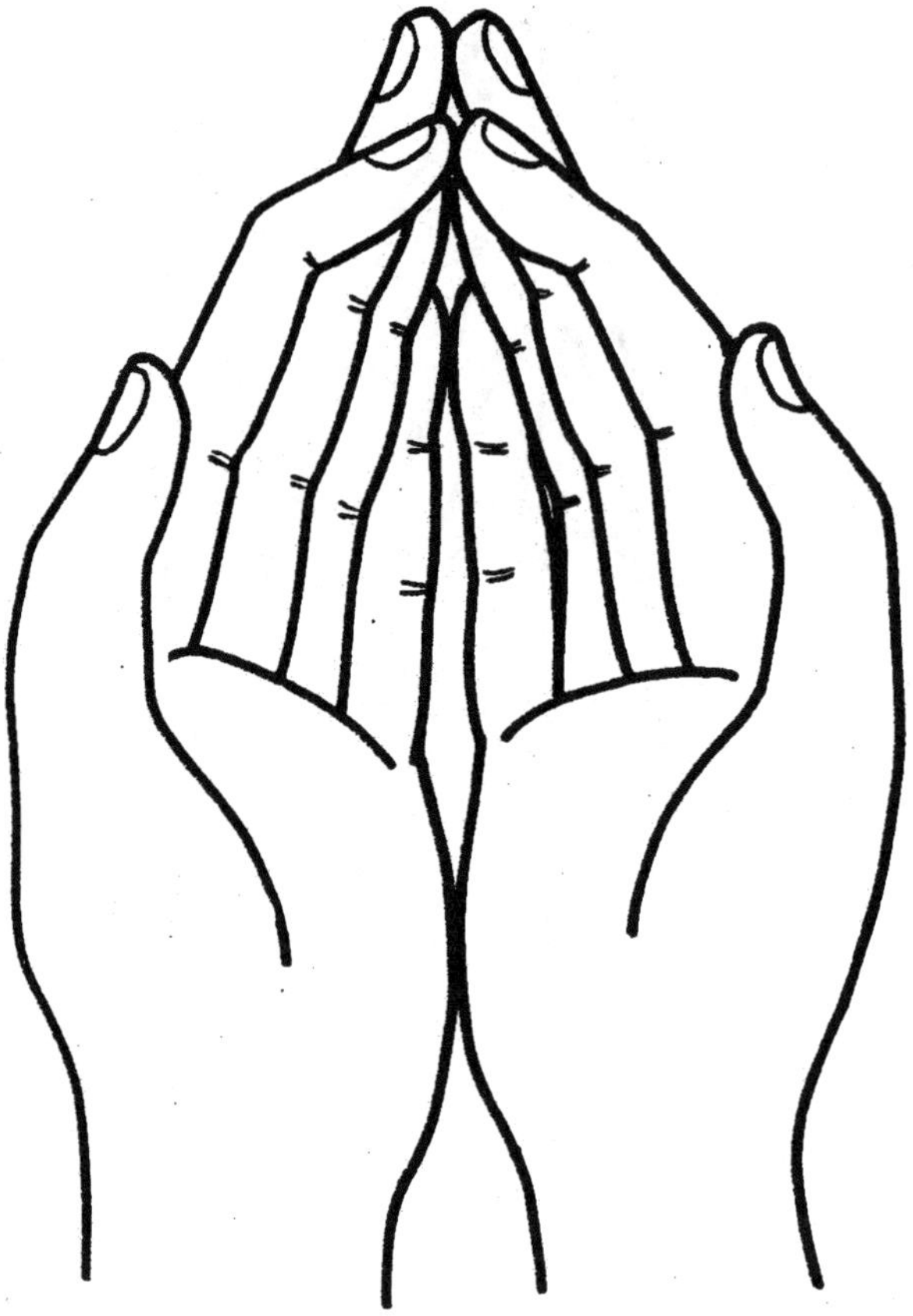

二手、二小・無名・中・頭指の頭を合わせて円くし、二大指を附けておおう如くする。鉢印。真言は前に同じ。

宝生印（ほうしょういん）

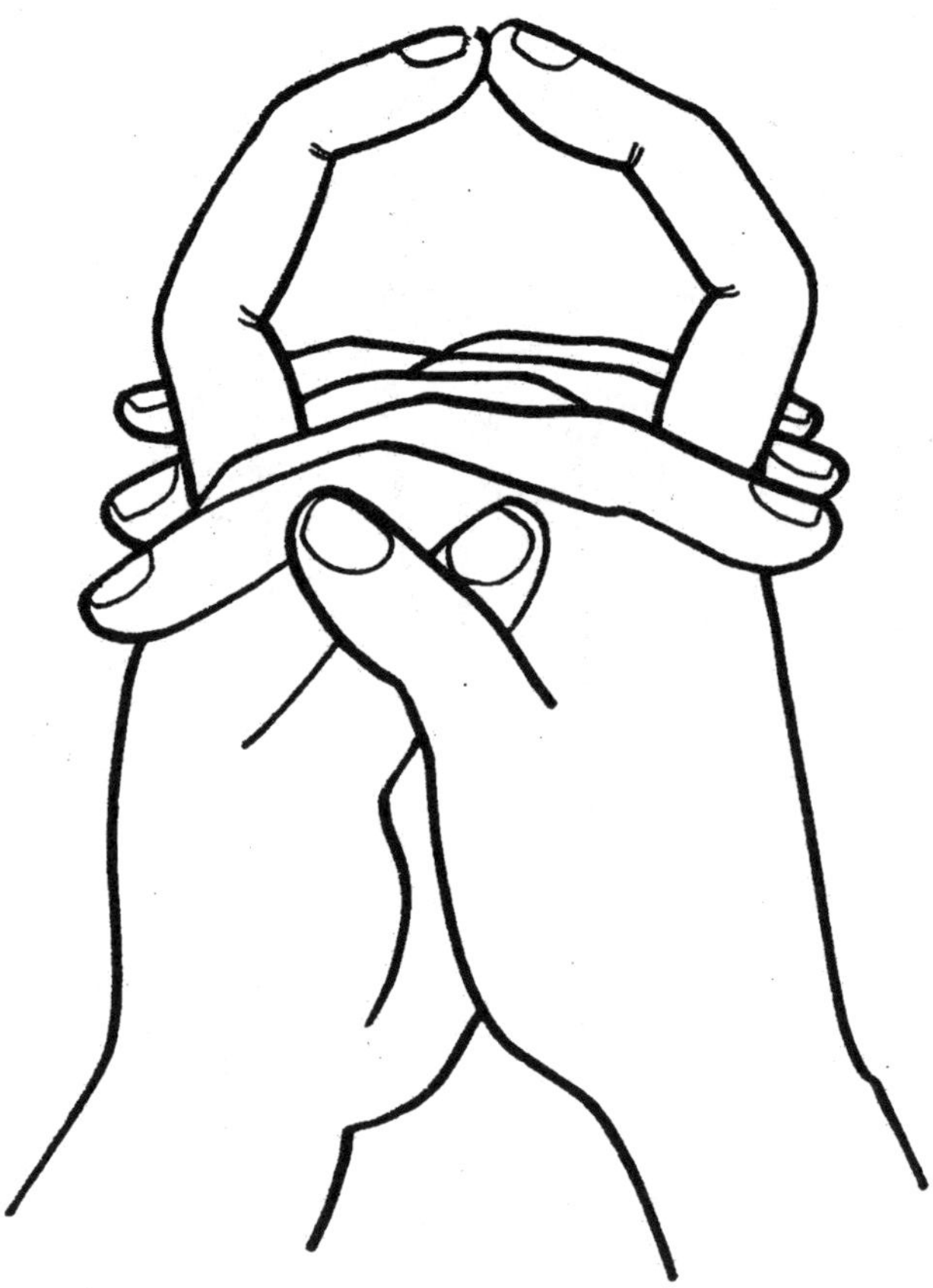

Ratnasambhava

二手外縛して二中指を竪て合わせ宝形の如くする。三昧耶会の宝生仏の印なり。真言は、

アラタンノウサンバムハタラク

宝菩薩印（ほうぼさついん）

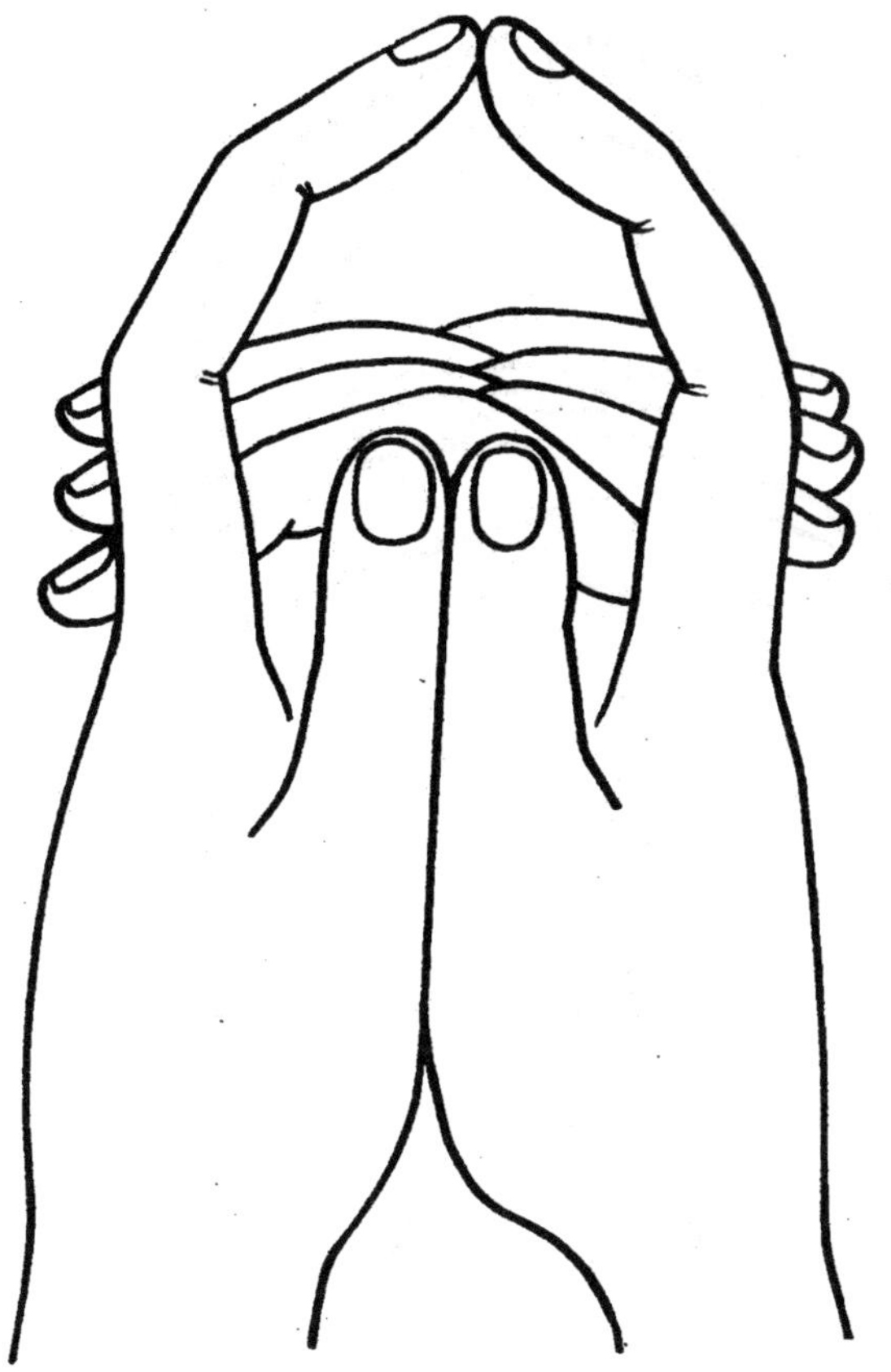

Ratna-bodhisattva-mudrā （Vajra-ratna）

二手外縛して二大指を並べ立て、二頭指を竪てて宝形にする。三昧耶会の金剛宝菩薩の印なり。真言は、

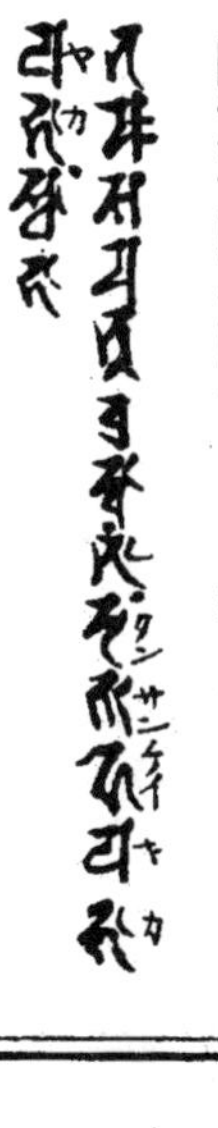

孔雀経（くじゃくきょう）

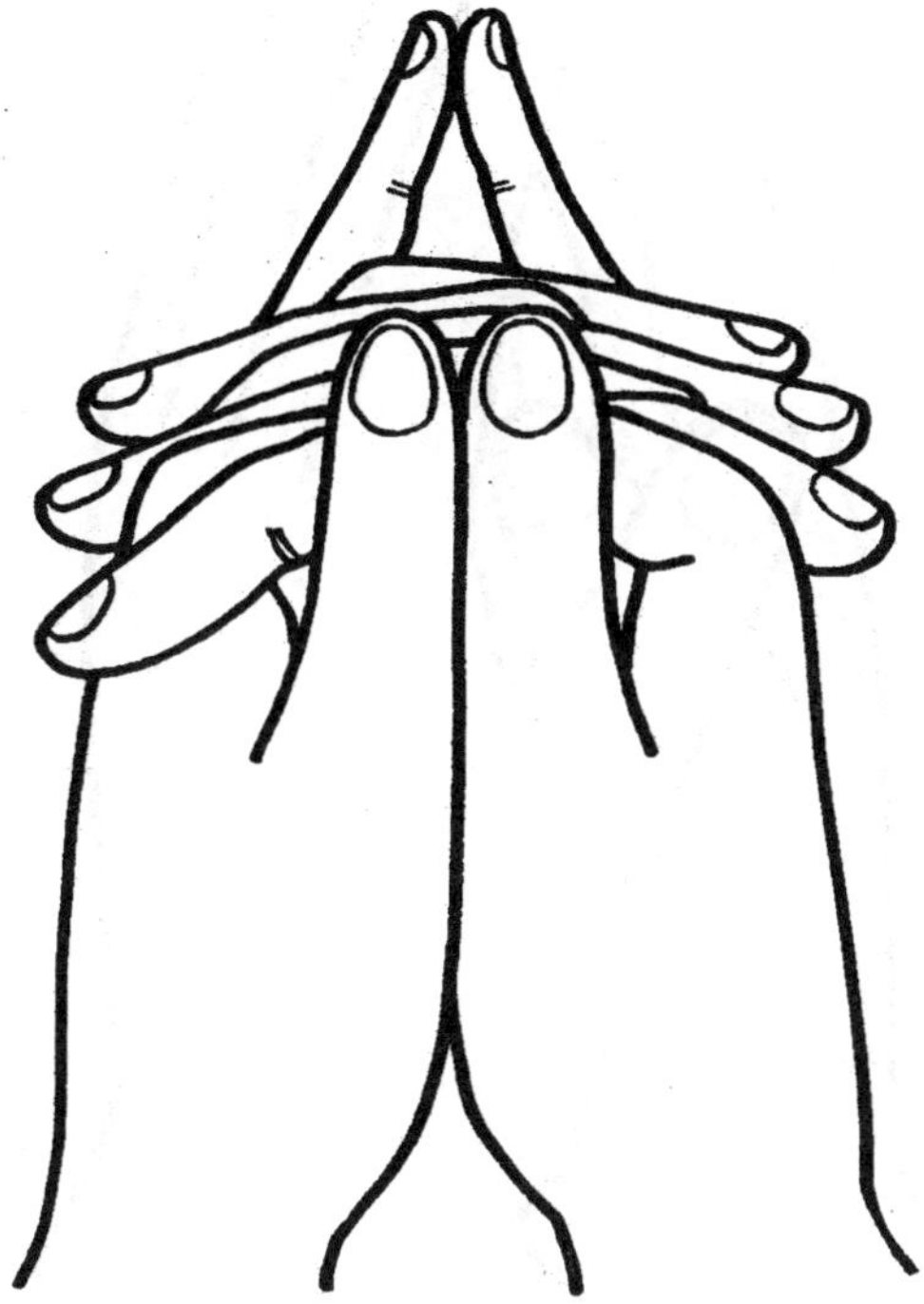

Mahāmāyūrī

外縛して二小・二大指を直く竪てて頭を相い拄える。二大指は孔雀の首、二小指は尾、余の六指は翼を表し、真言を唱えながら翼を動かす。不祥を払う義なり。真言は、

オン マユラ キランデイ

七仏普印（しちぶつふいん）

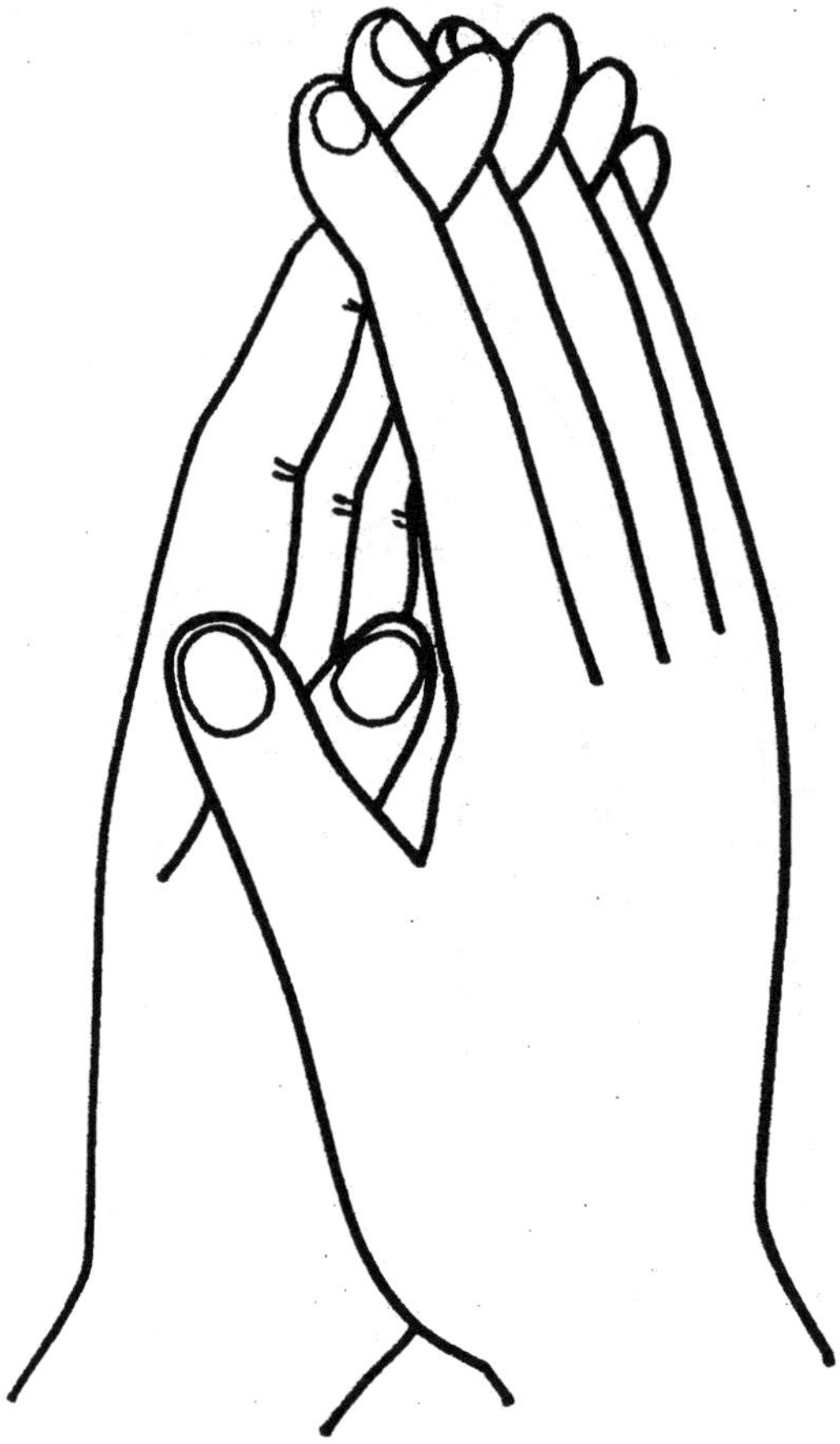

金剛合掌なり。真言は、

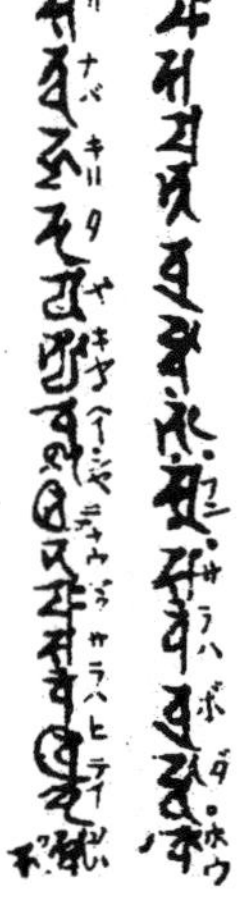

慈氏金剛掌旋転（じしこんごうしょうせんてん）

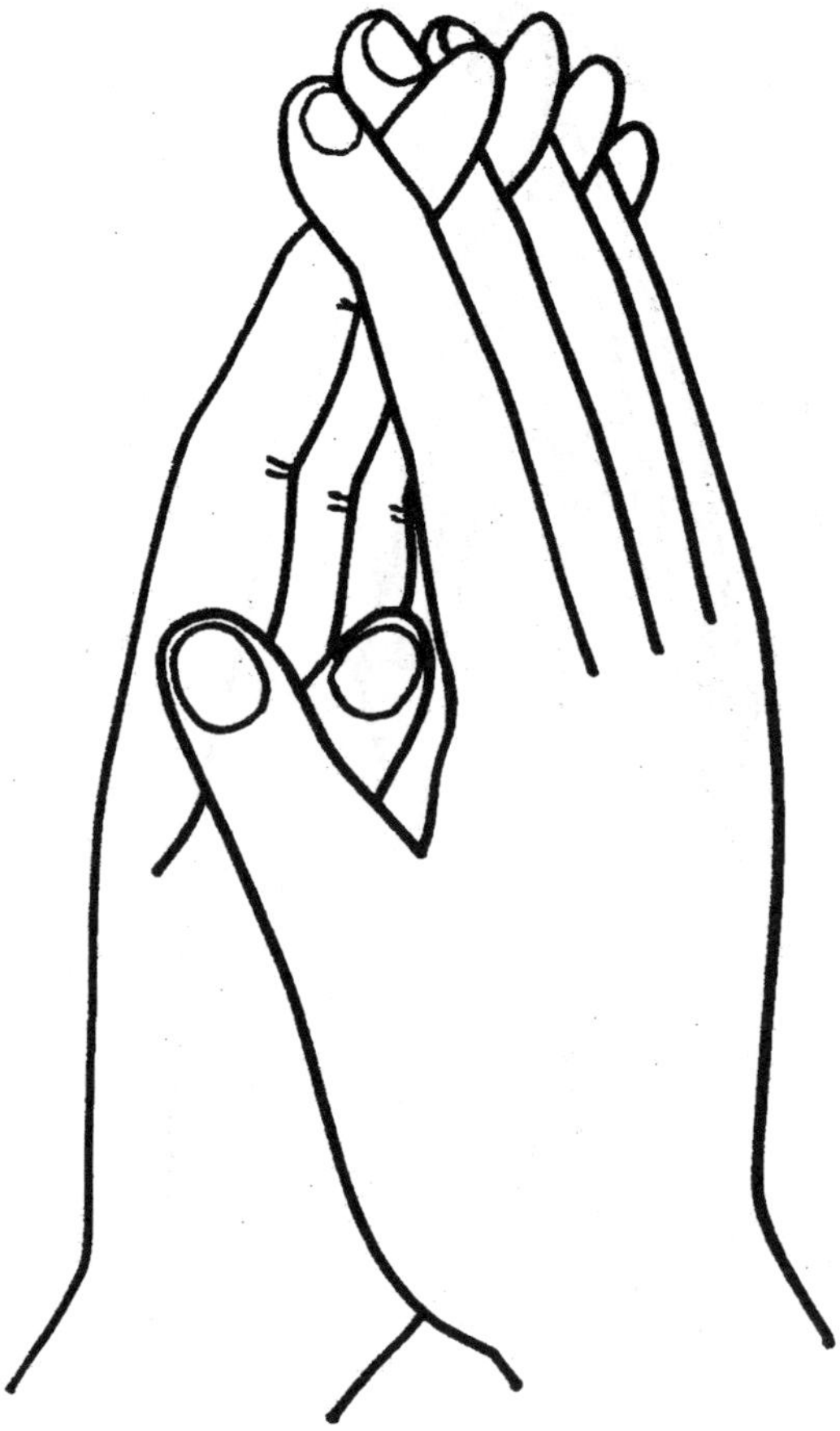

Maitreya

金剛合掌をしたまま右を覆せ左を仰げて左に転ず。次に左を覆せ右を仰げて右に転ずる。如来神通の力を以って迅速に加持することを表す。真言は、

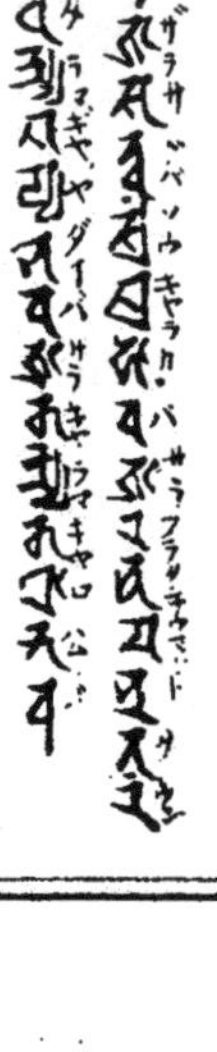

天鼓雷印(てんくらいいん)

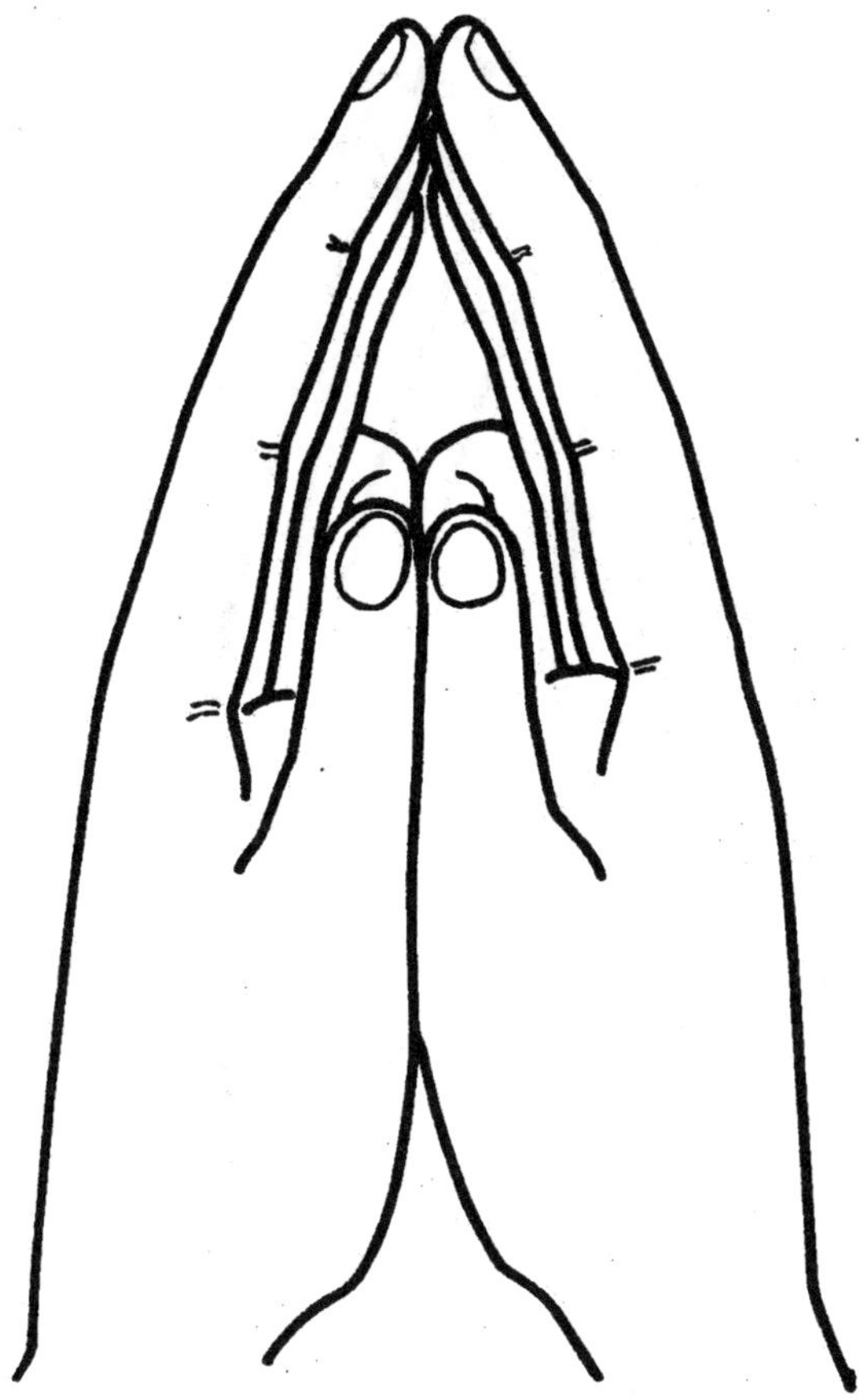

Divyadundubhi-meghanirghoṣa

天鼓雷音仏。虚心合掌して二小指を掌中に入れる。真言は、

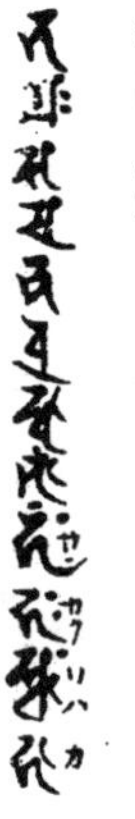

縁覚

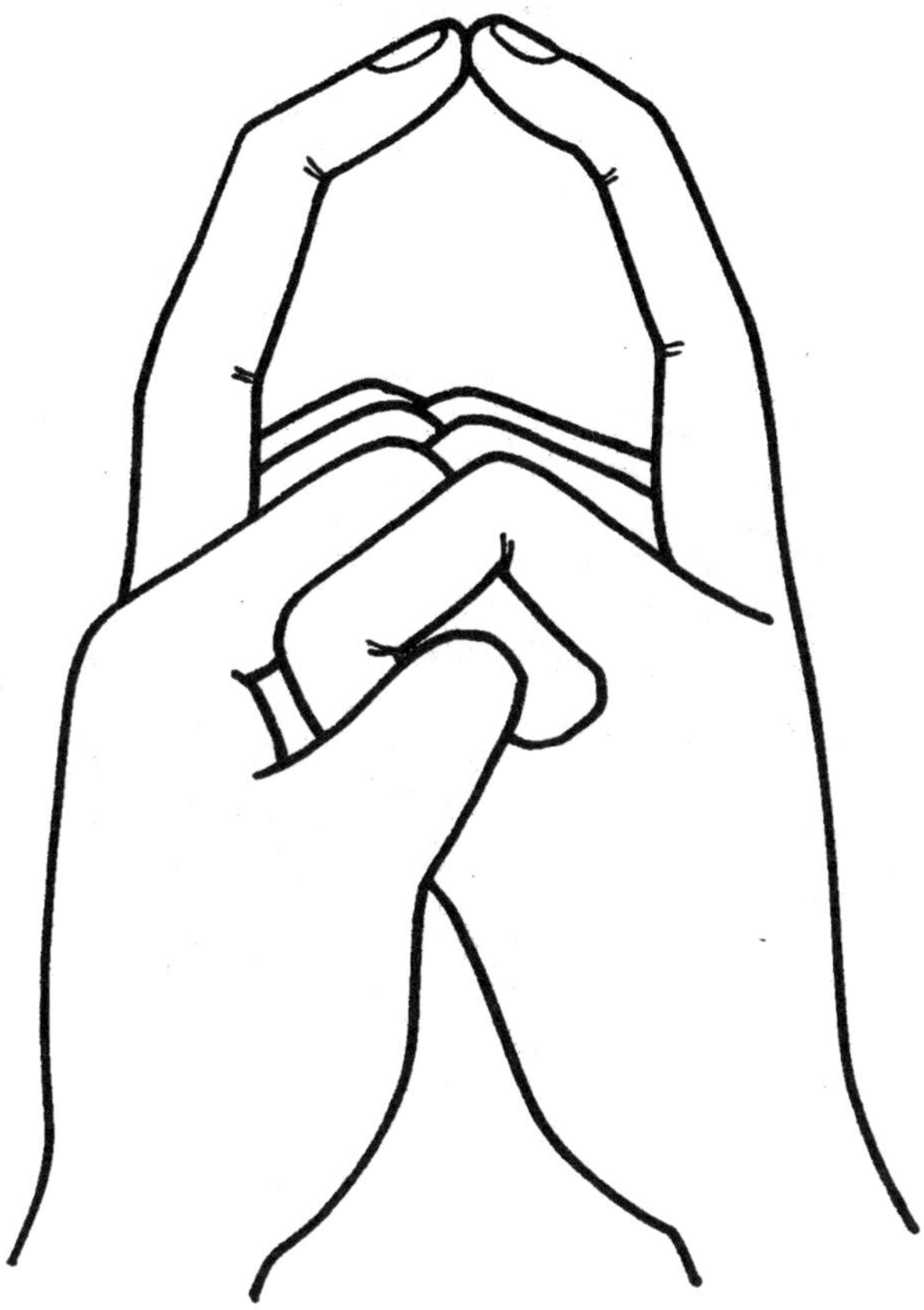

Pratyeka-buddha

内縛して二中指を竪て環の如くする。錫杖の形である。

声聞梵篋印

しょうもんぼんきょういん

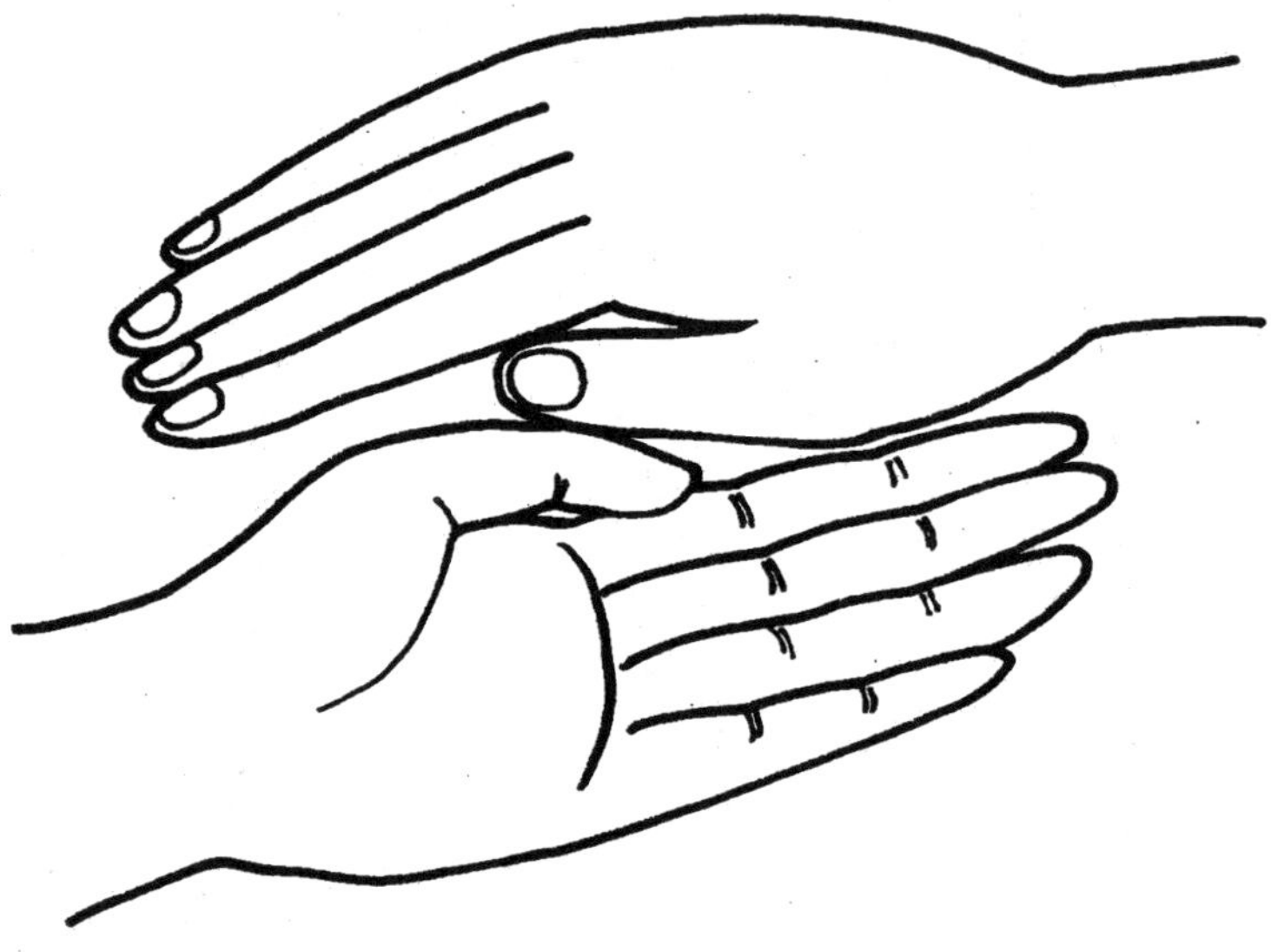

Śrāvaka

梵篋印五八頁に同じ。

仁王経根本印（にんのうきょうこんぽんいん） 経台印（きょうだいいん）と名づく

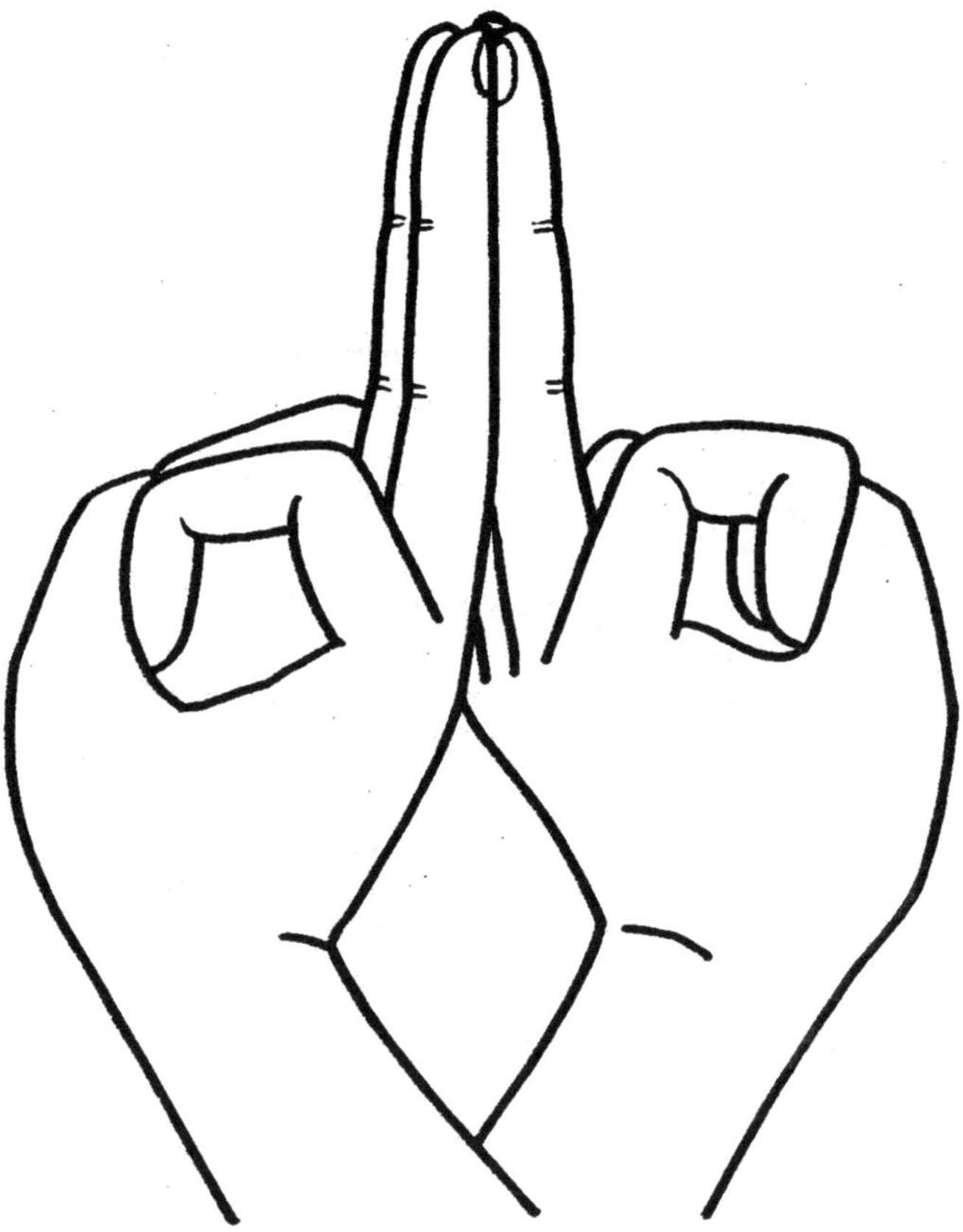

Kāruṇika-rāja-sūtra　Mūla-mudrā

二手背を合わせ、二頭・小指を屈し、二大指を以って二頭・小指の甲の上を押す。二中・無名指の背を合わせて直く立つ。中・無名指は経台を表す。般若波羅蜜多根本印・般若無尽蔵・般若眼・般若根本・金剛般若心等とも名づける。真言は、

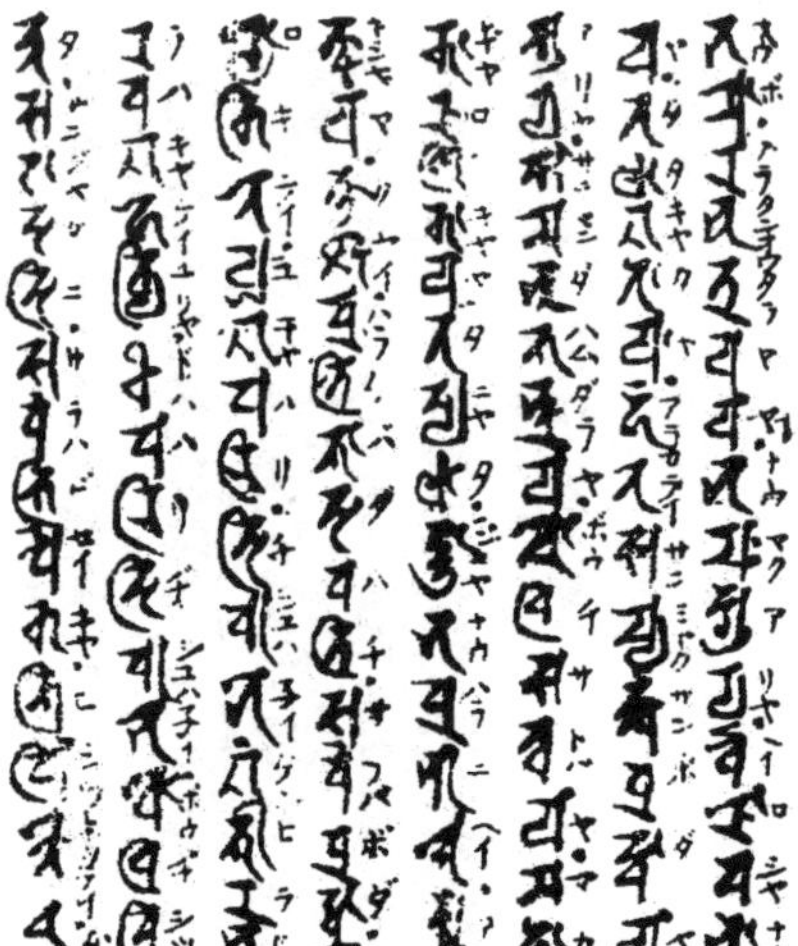

梵篋印（ぼんきょういん）

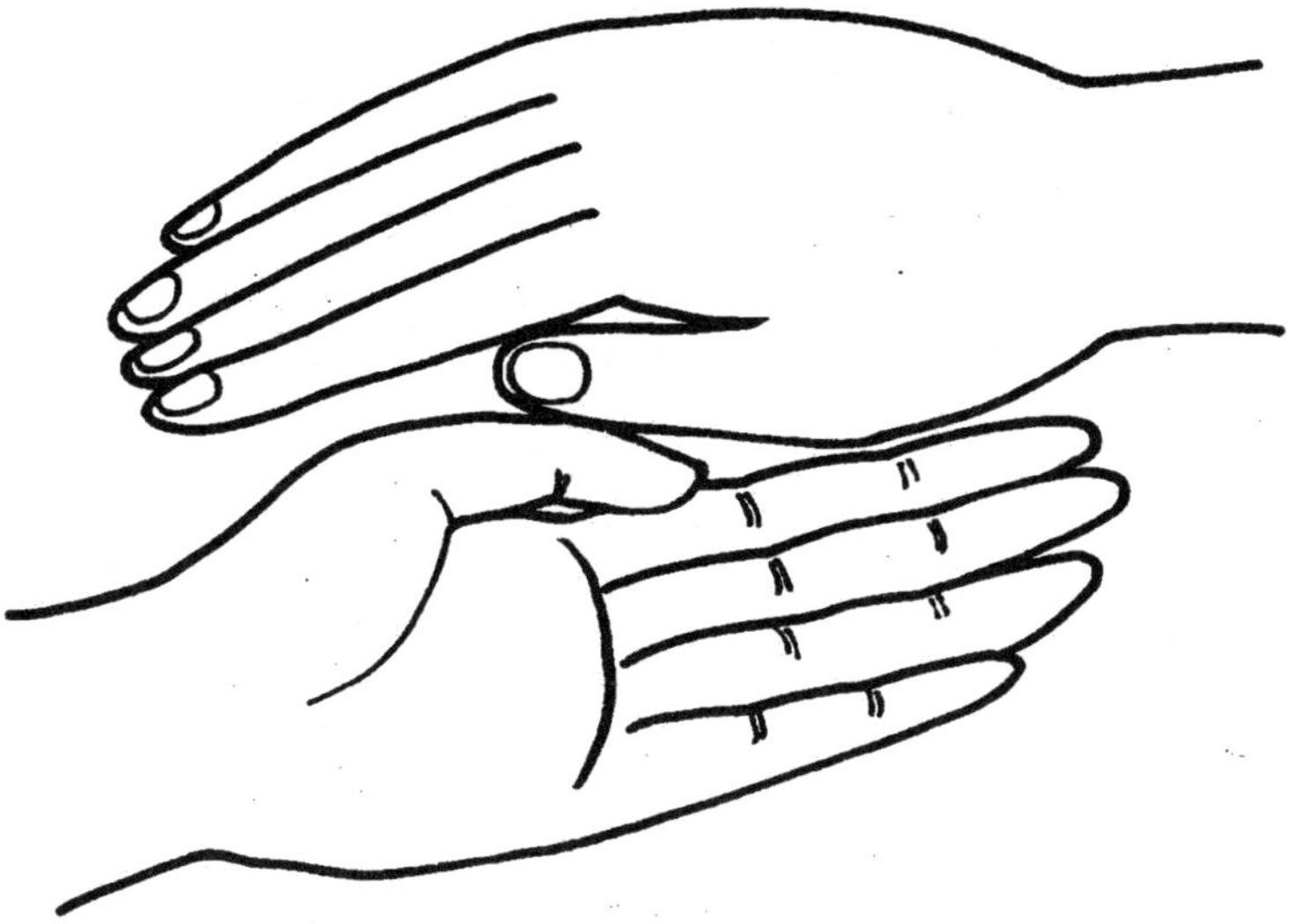

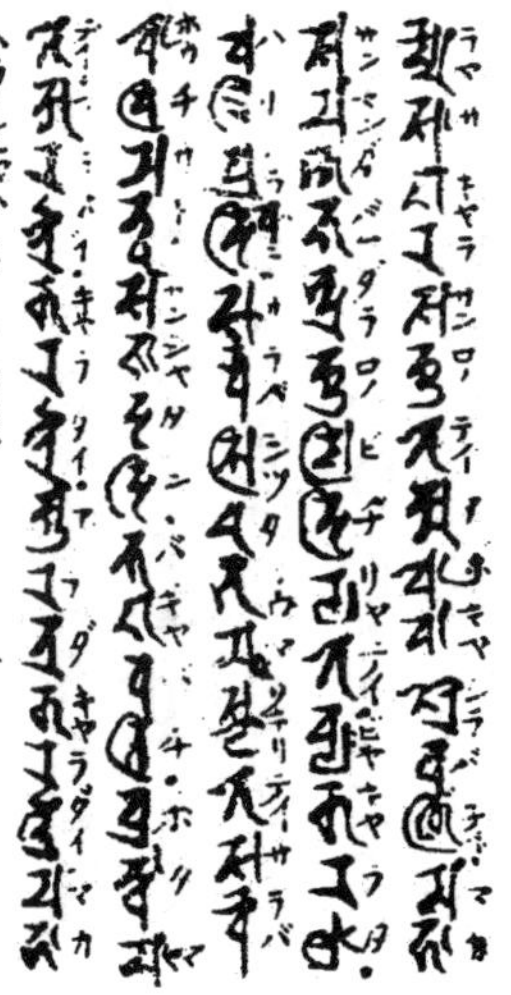

二手五指を舒べ、左は仰げ右は覆せ左右相い合わせ両手共に掌を少し屈する。

真言は前に同じ。

請雨経智吉祥印

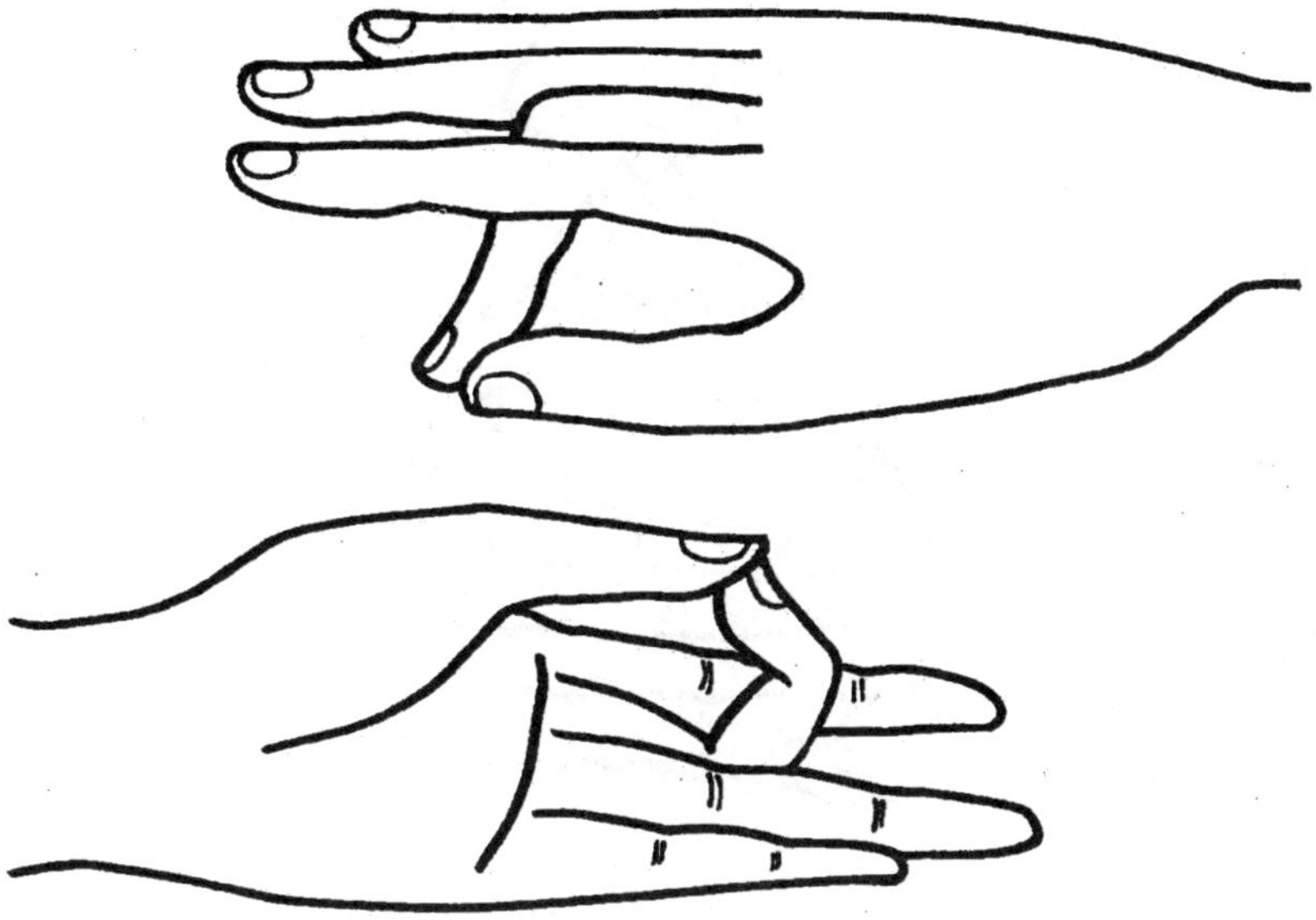

Mahā-megha-sūtra Jñāna-mudrā

智吉祥印七頁に同じ。真言は、

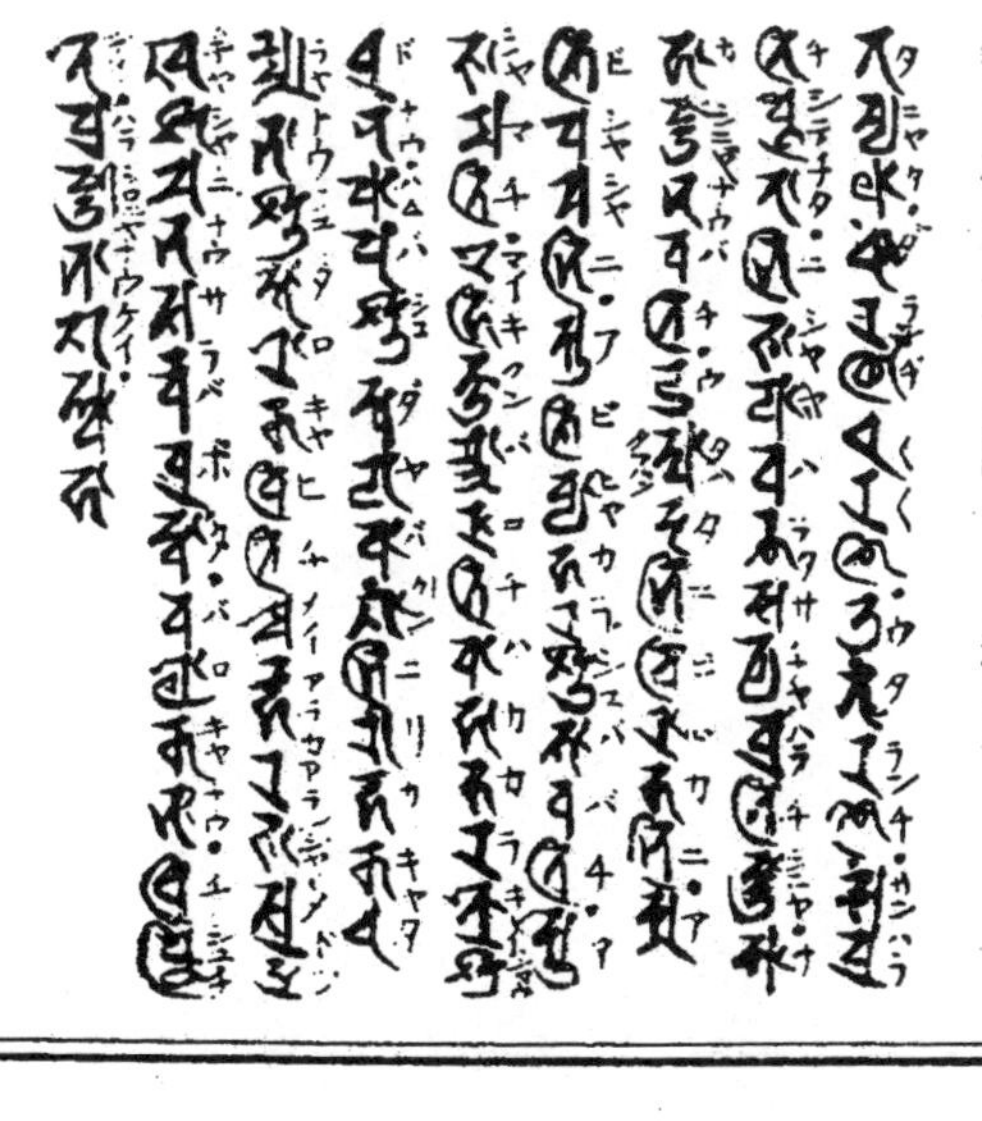

鉢（はち）印（いん）

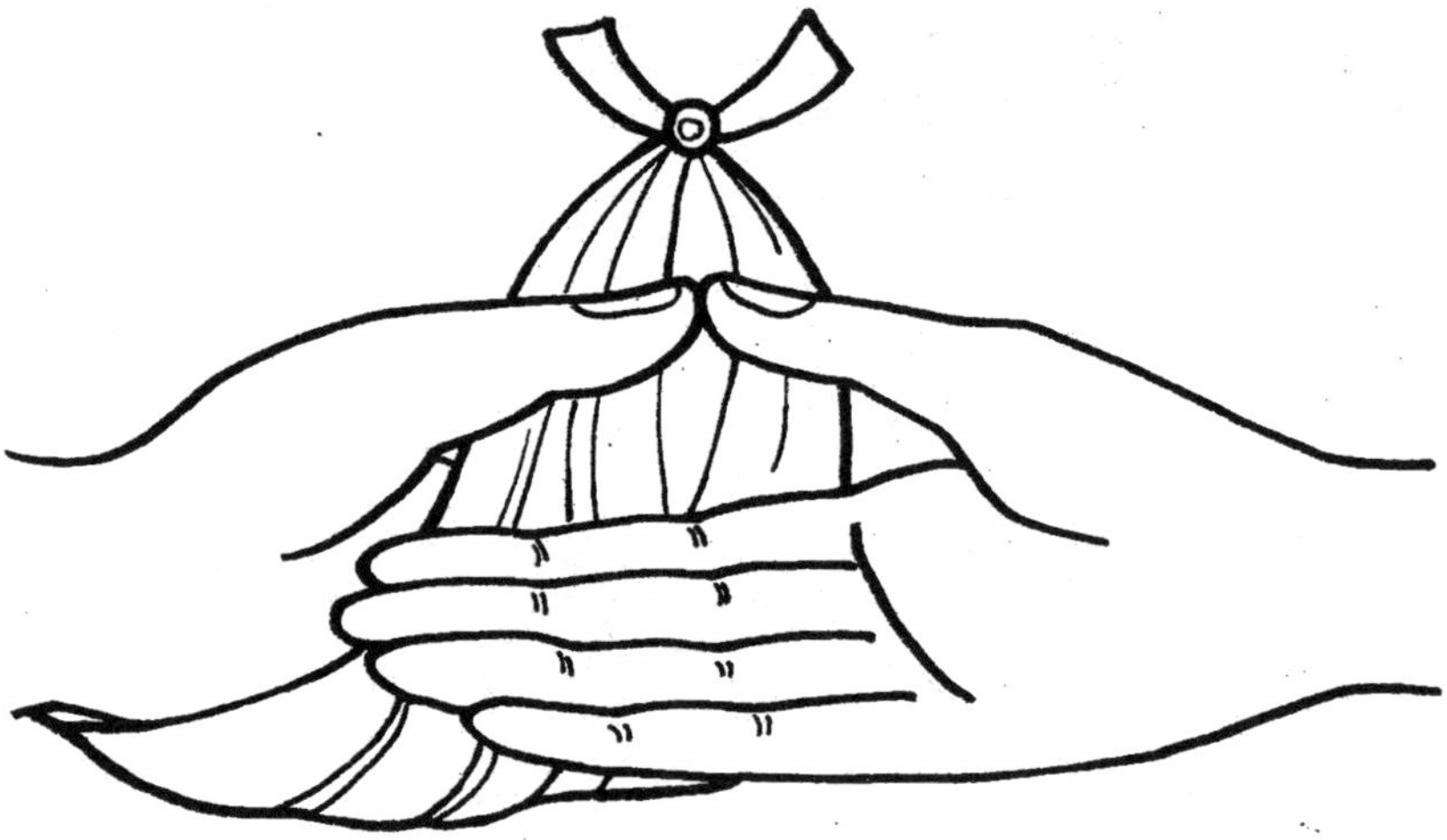

Pātra-mudrā

釈迦鉢印六頁に同じ。真言は、

聖観音

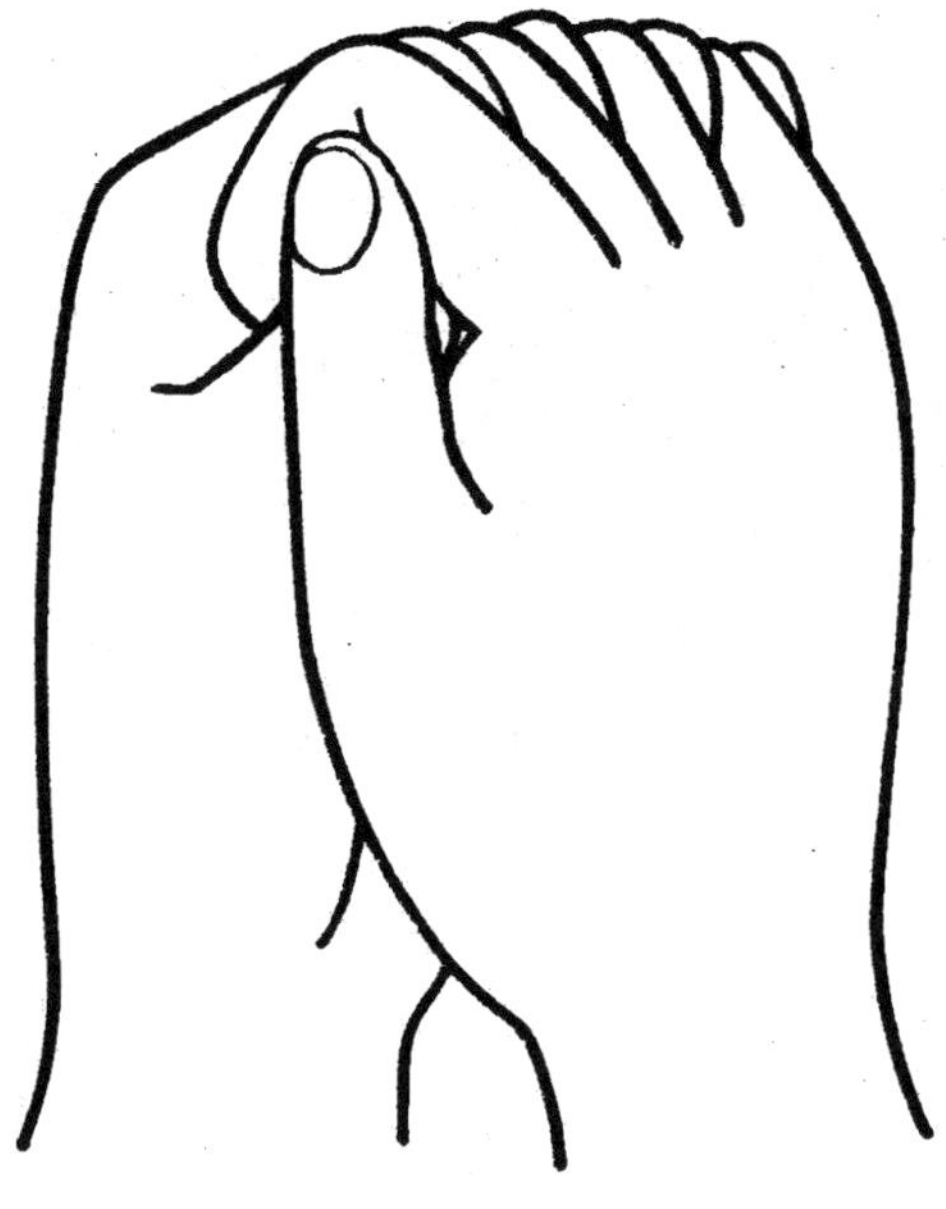

Ārya-avalokiteśvara

観音印四頁に同じ。真言は前に同じ。

聖観音 二

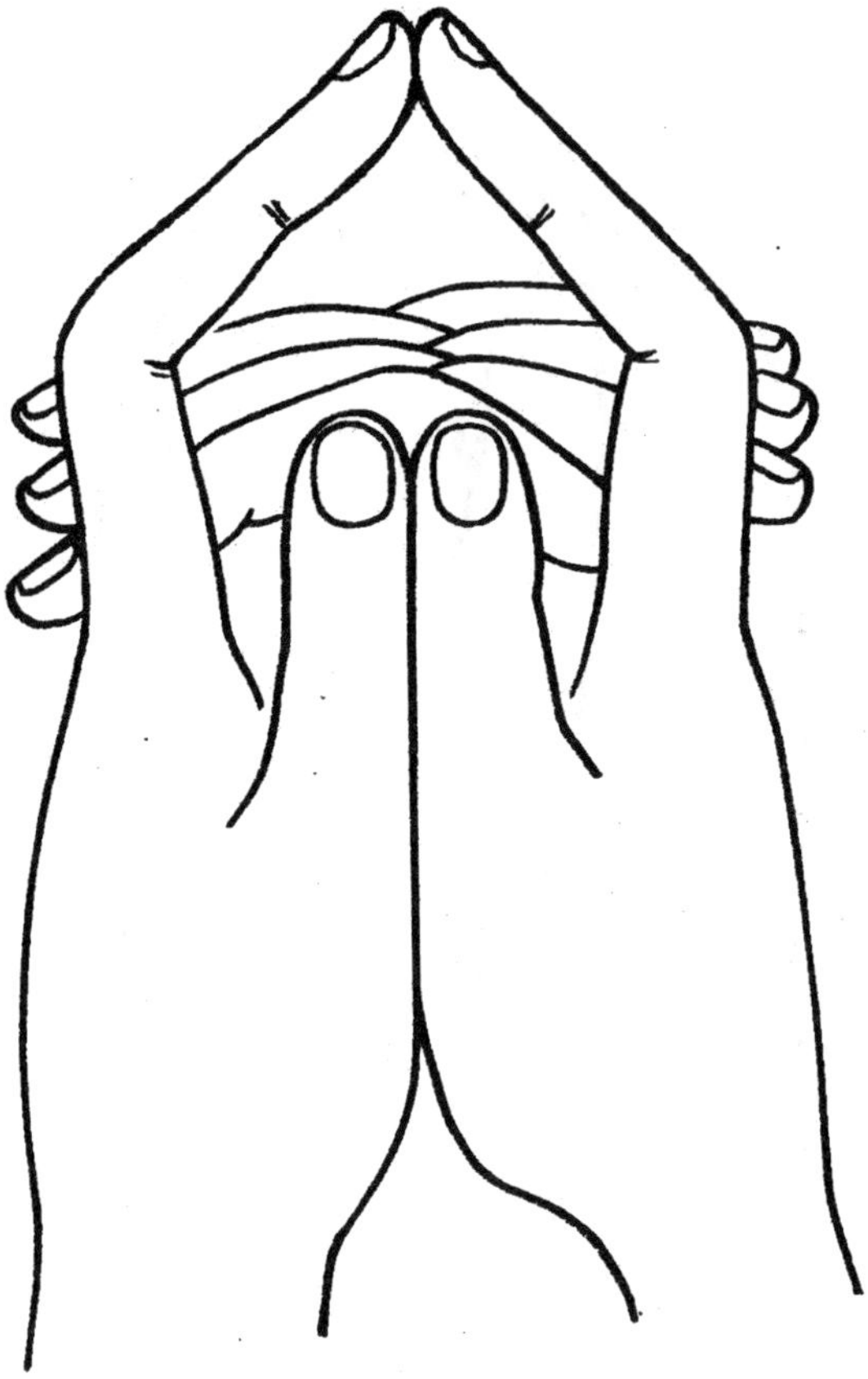

Ārya-avalokiteśvara

外縛して二大指を並べ竪て、二頭指を竪てて屈し蓮葉の如くする。金剛法菩薩の三昧耶会の印なり。真言は前に同じ。

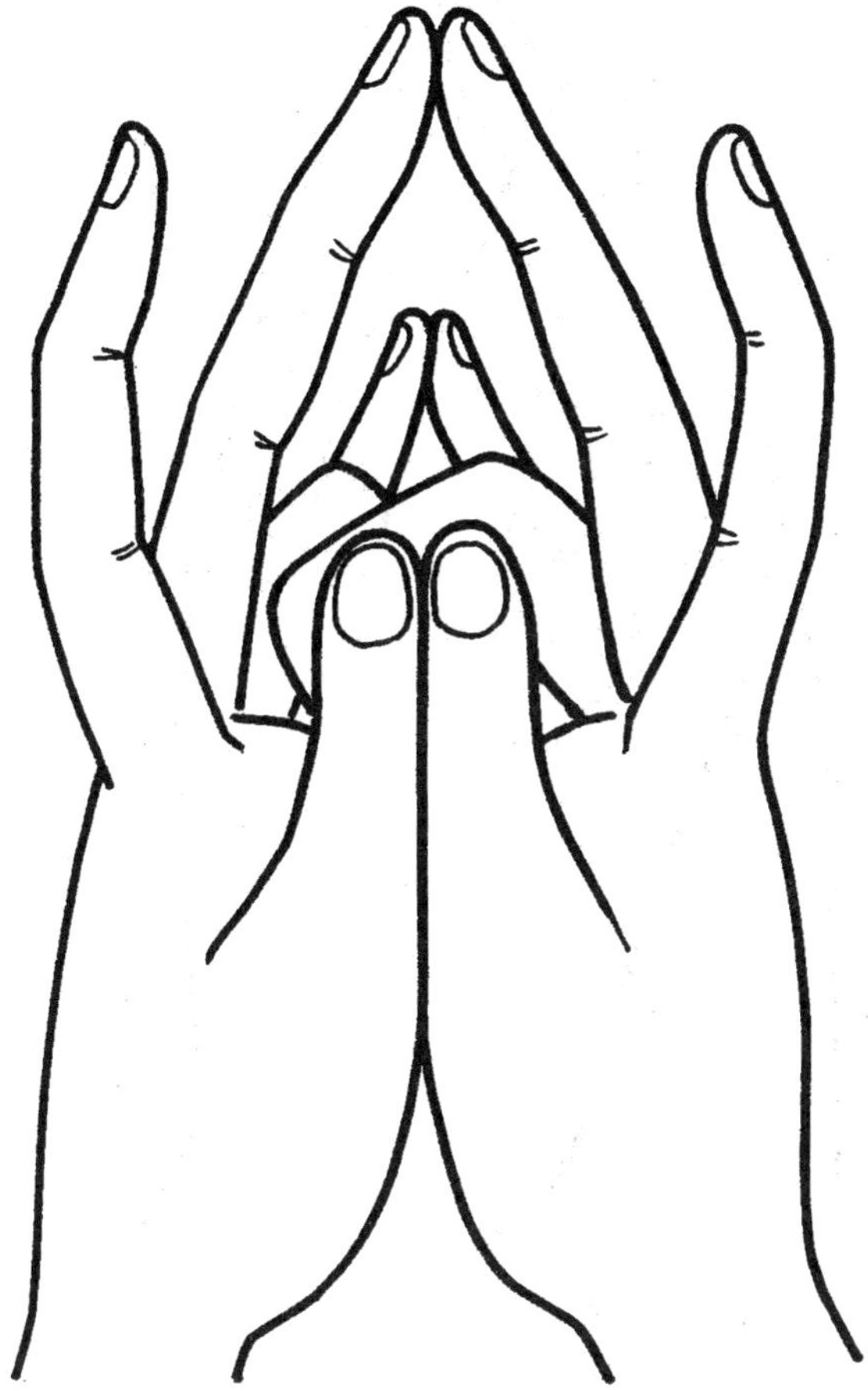

金剛手内五鈷印（こんごうしゅないごこいん）

Vajrapāṇi

二手内縛し、二中・小・大指各々直く竪て合わせ、二頭指を屈して鉤の如くし、二中指の背の側に置いて相い着けず。真言は、

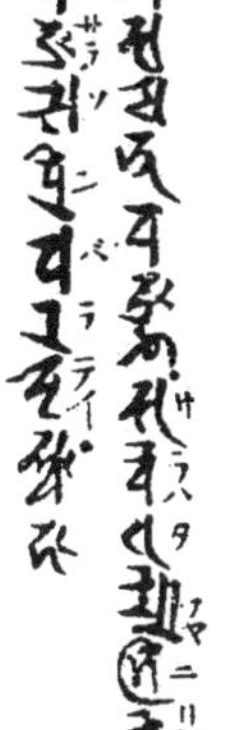

輪蓋竜王金剛合掌

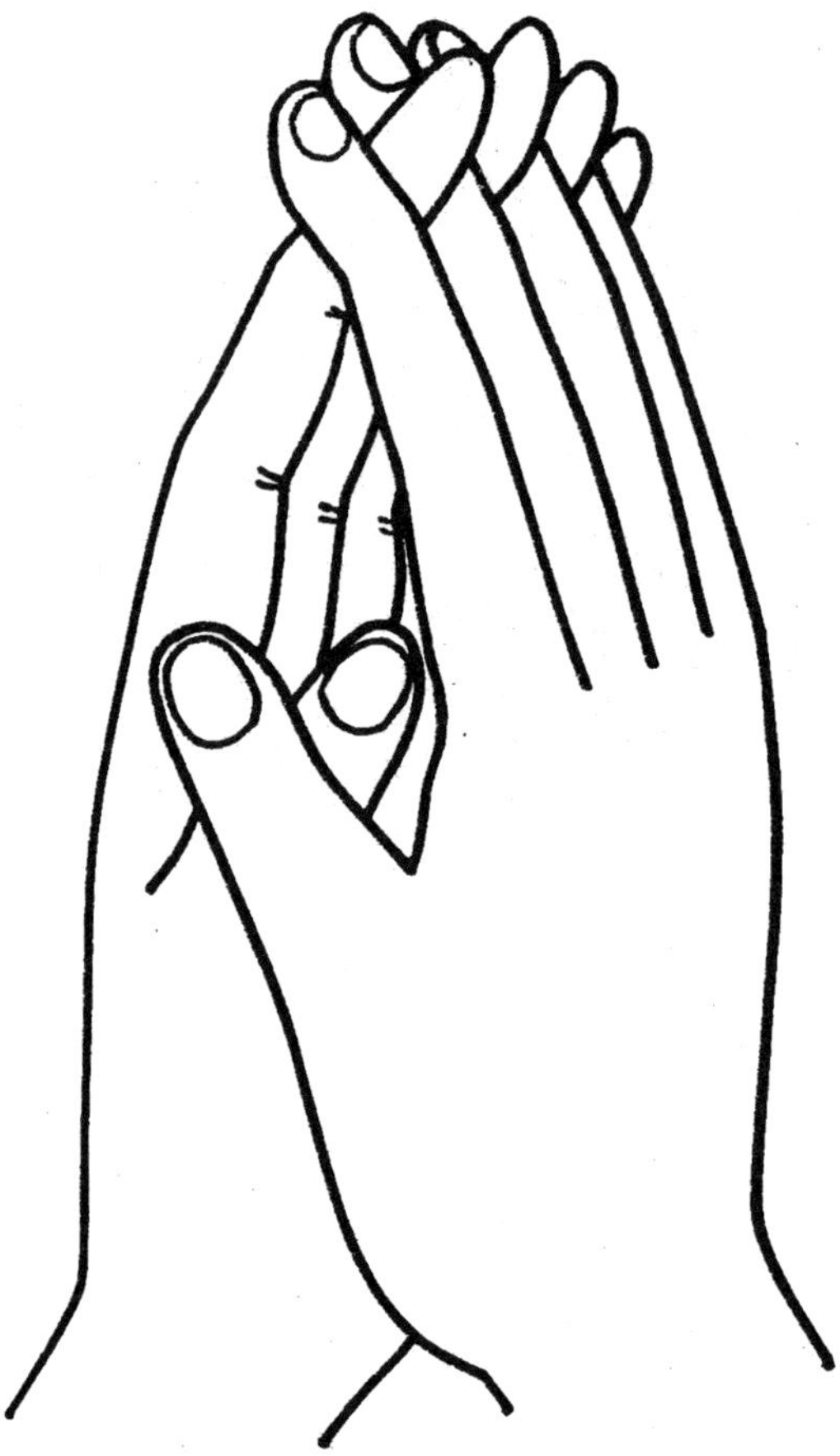

金剛合掌。真言は、

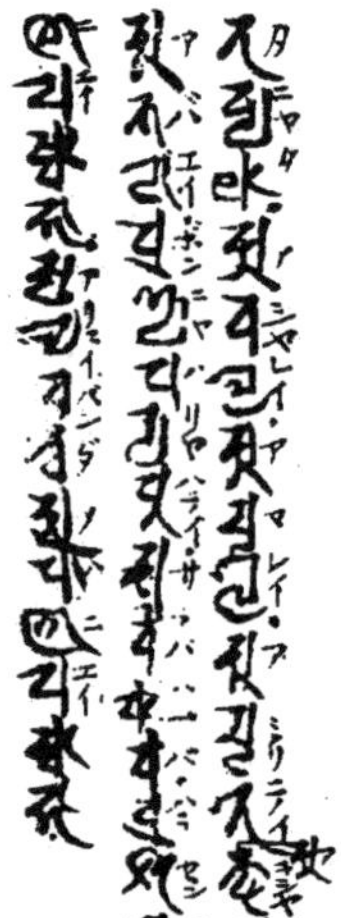

難陀抜難陀二竜王

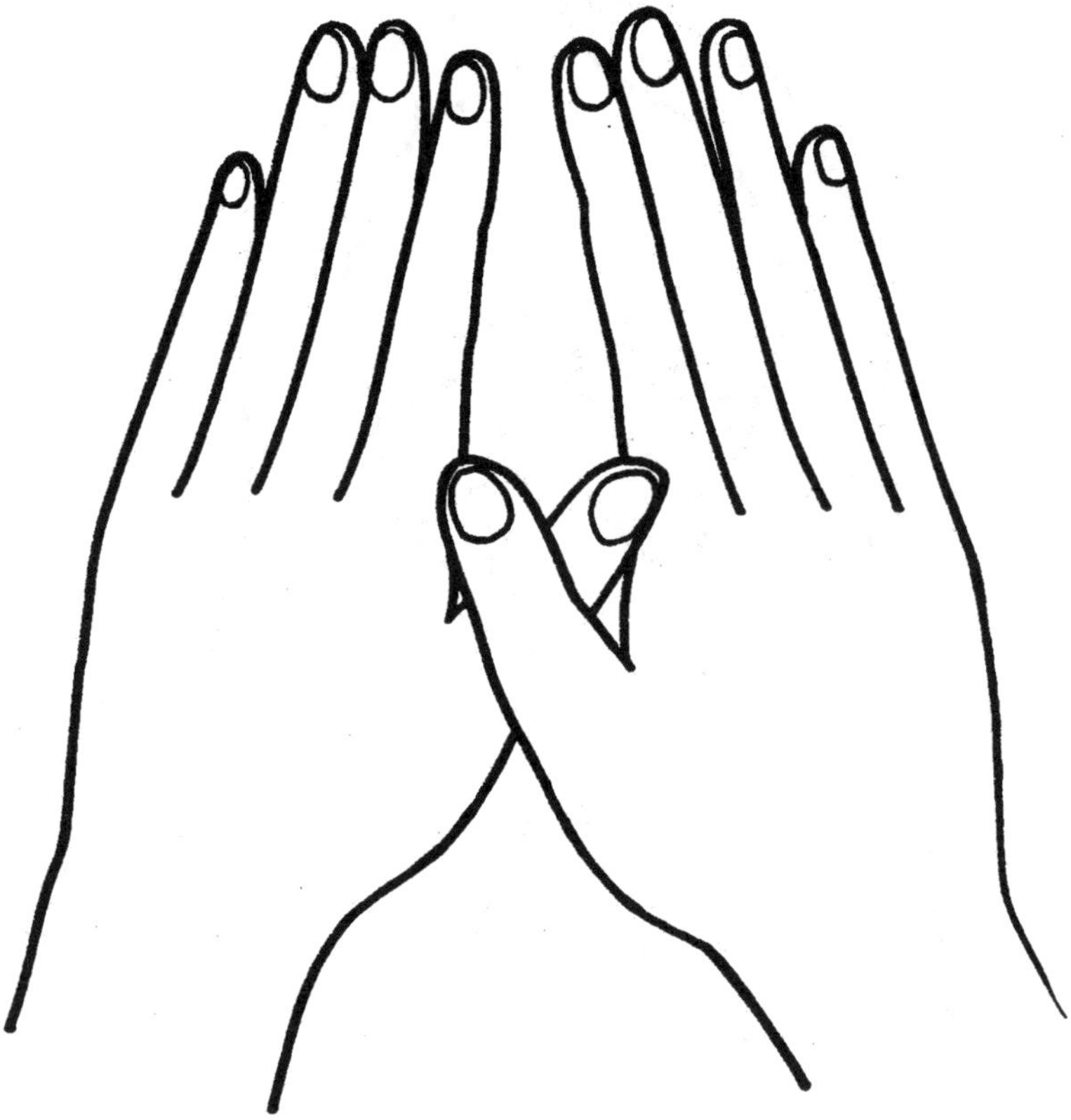

Nanda, Upananda Nāgarāja

二手十指を舒べ覆せて二大指を相い絞う。右大指を左の上に加えれば難陀竜王印、左を右の上に加えれば抜難陀竜王印。九頭竜印・諸竜印・一切竜印等と名づける。真言は、

竜王（りゅうおう）

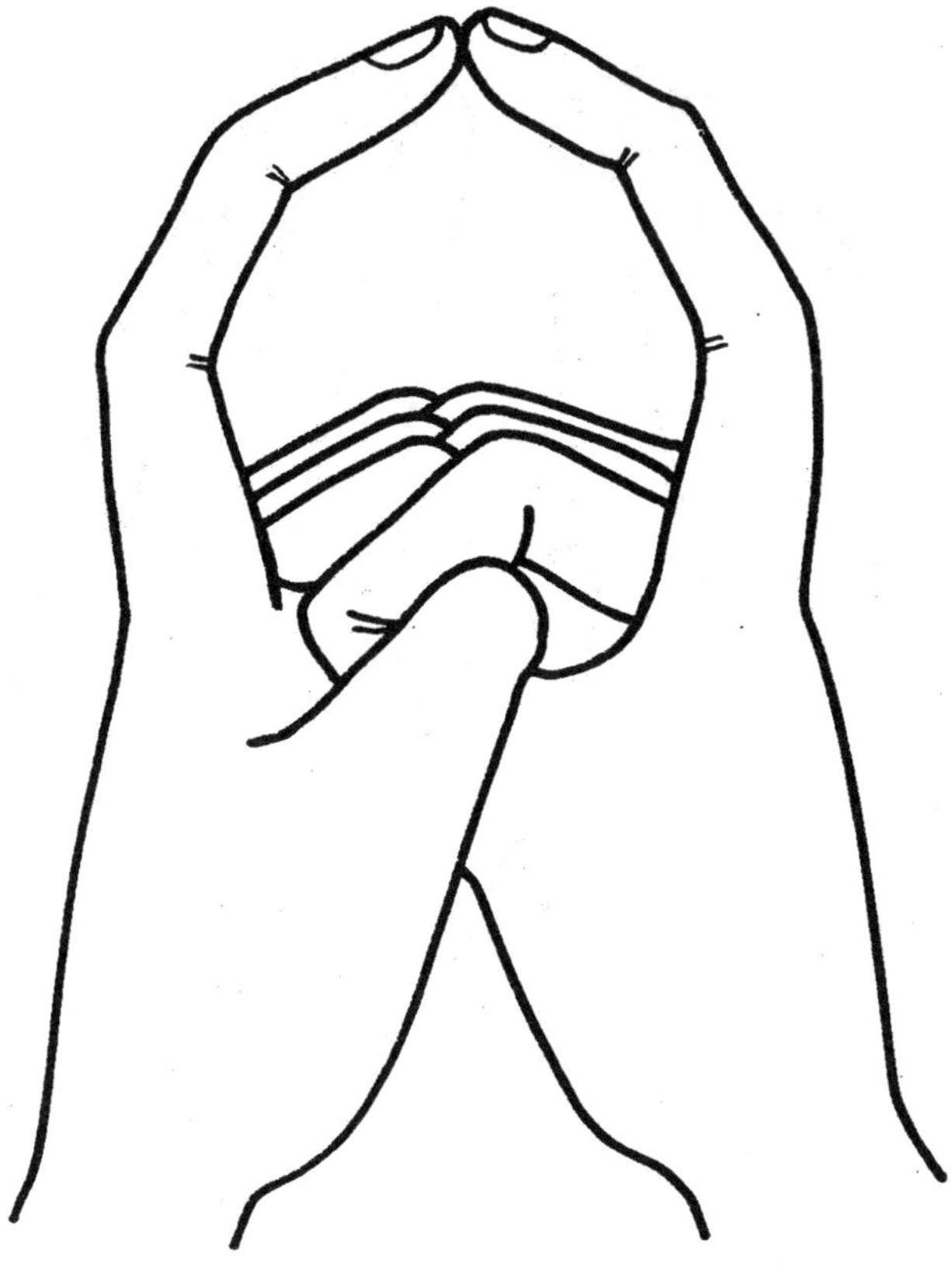

水天（竜索印）二五七頁、十二天（水天二）二七〇頁と同じ。真言は、

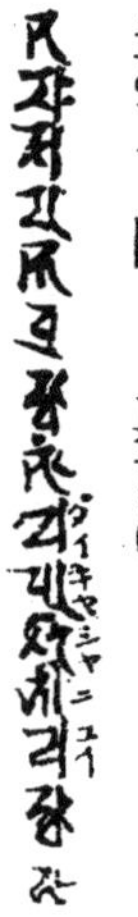

ダイキャシャニエイ

釈迦智吉祥印

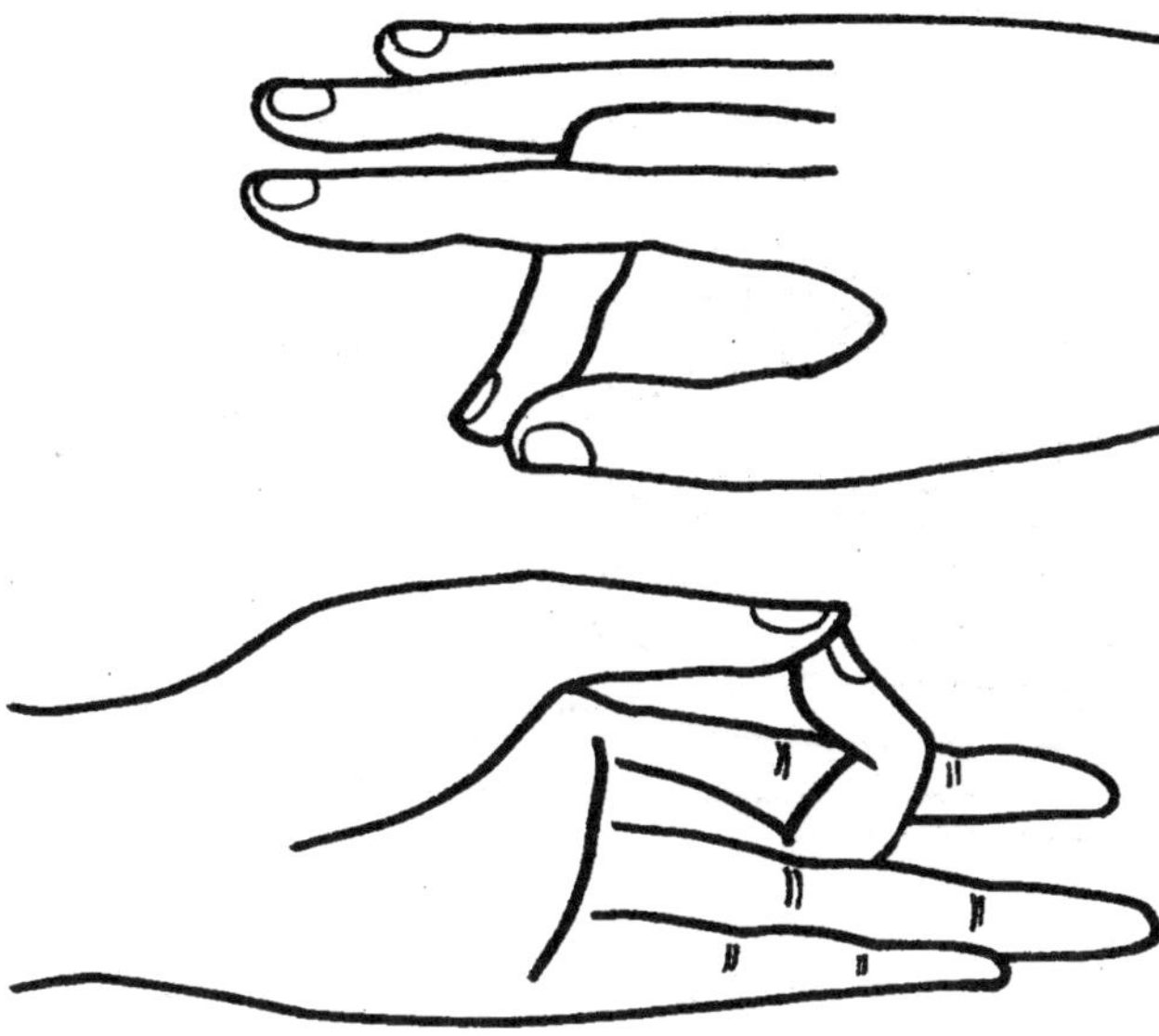

Śākyamuni Jñāna-śrī-mudrā

智吉祥印七頁に同じ。

多宝法界定印

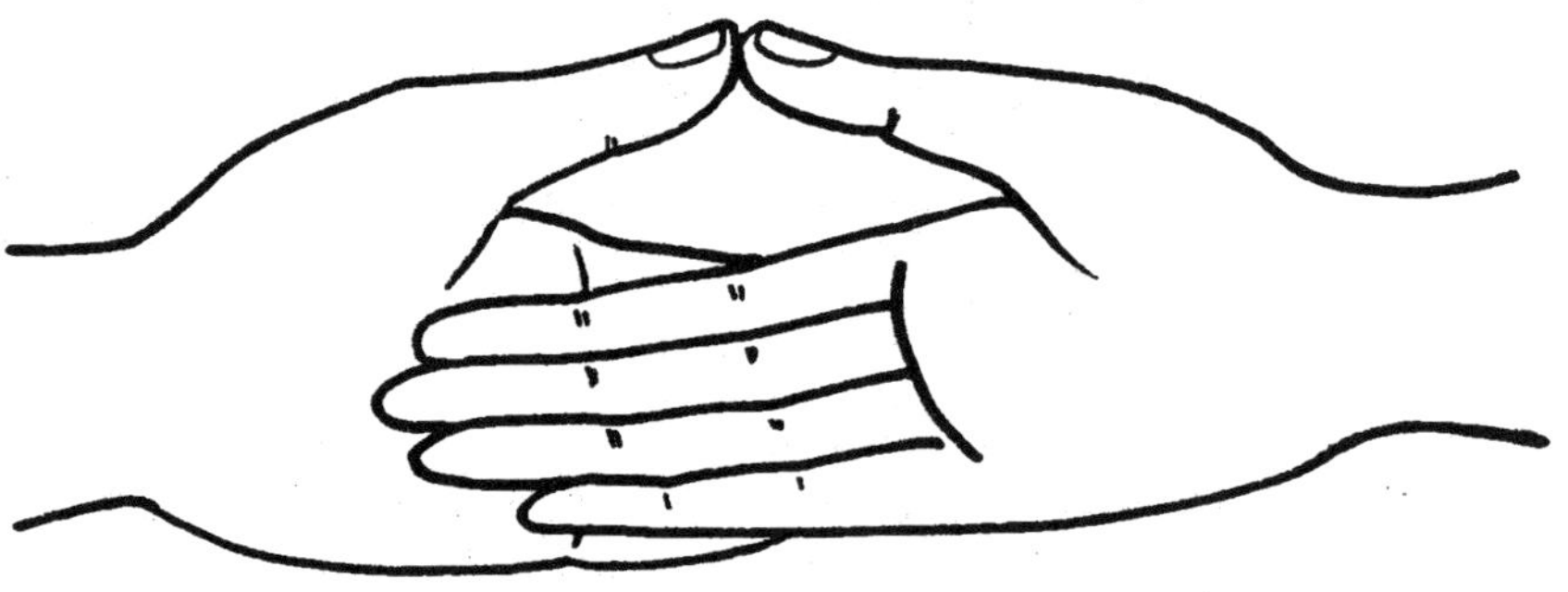

Prabhūta-ratna Dharmadhātu-dhyāna-mudrā

法界定印九頁に同じ。真言は、

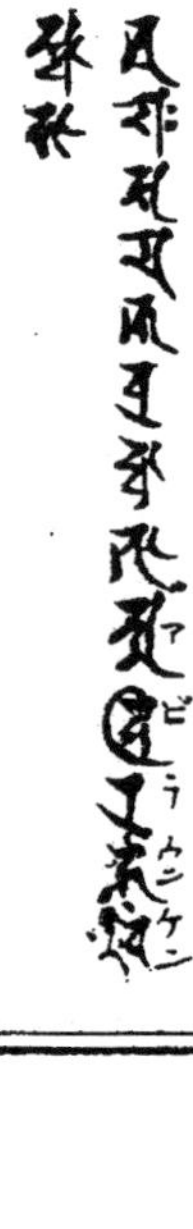

無量寿命決定如来普印

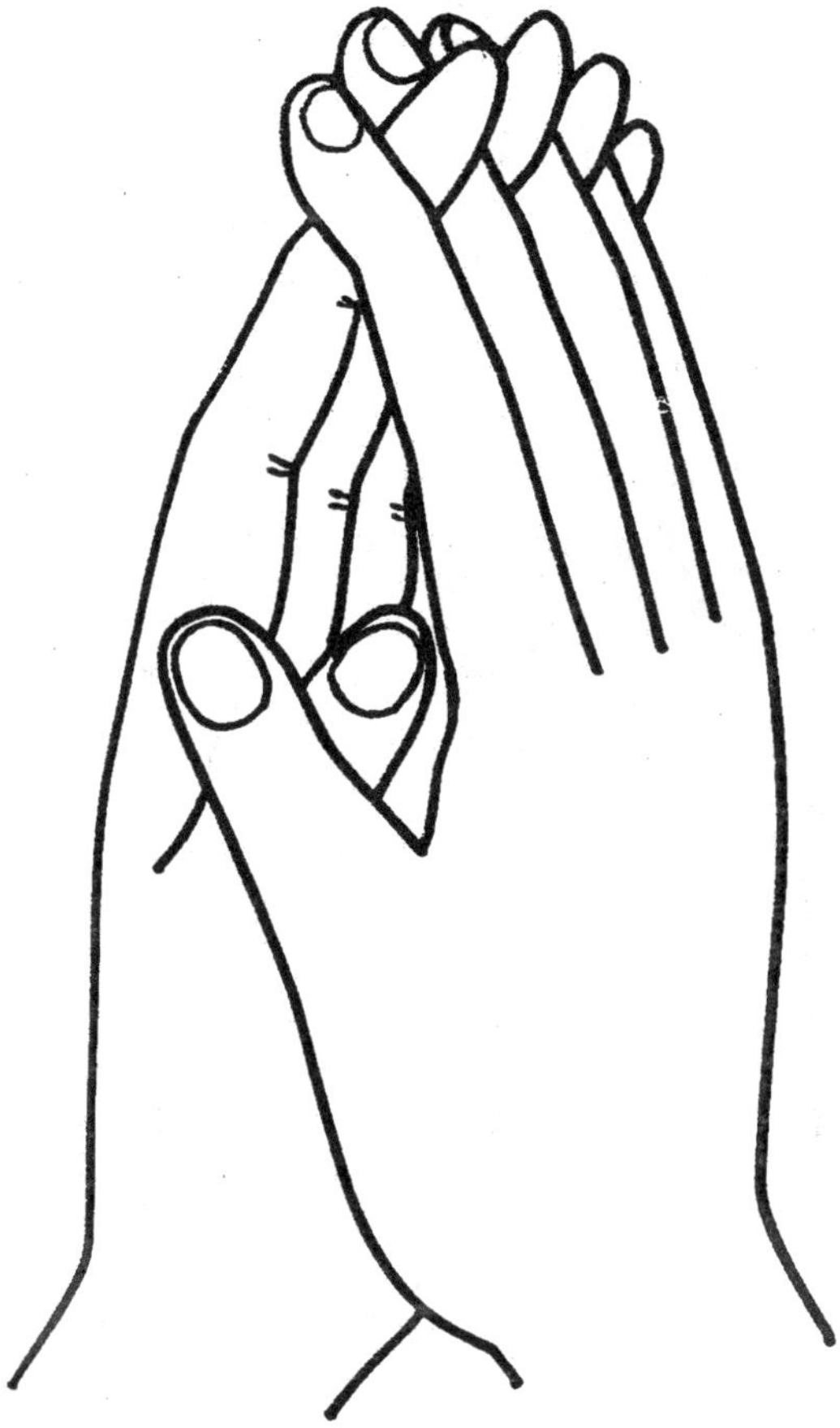

Amitāyus

金剛合掌。真言は、

理趣経金剛薩埵（りしゅきょうこんごうさった）

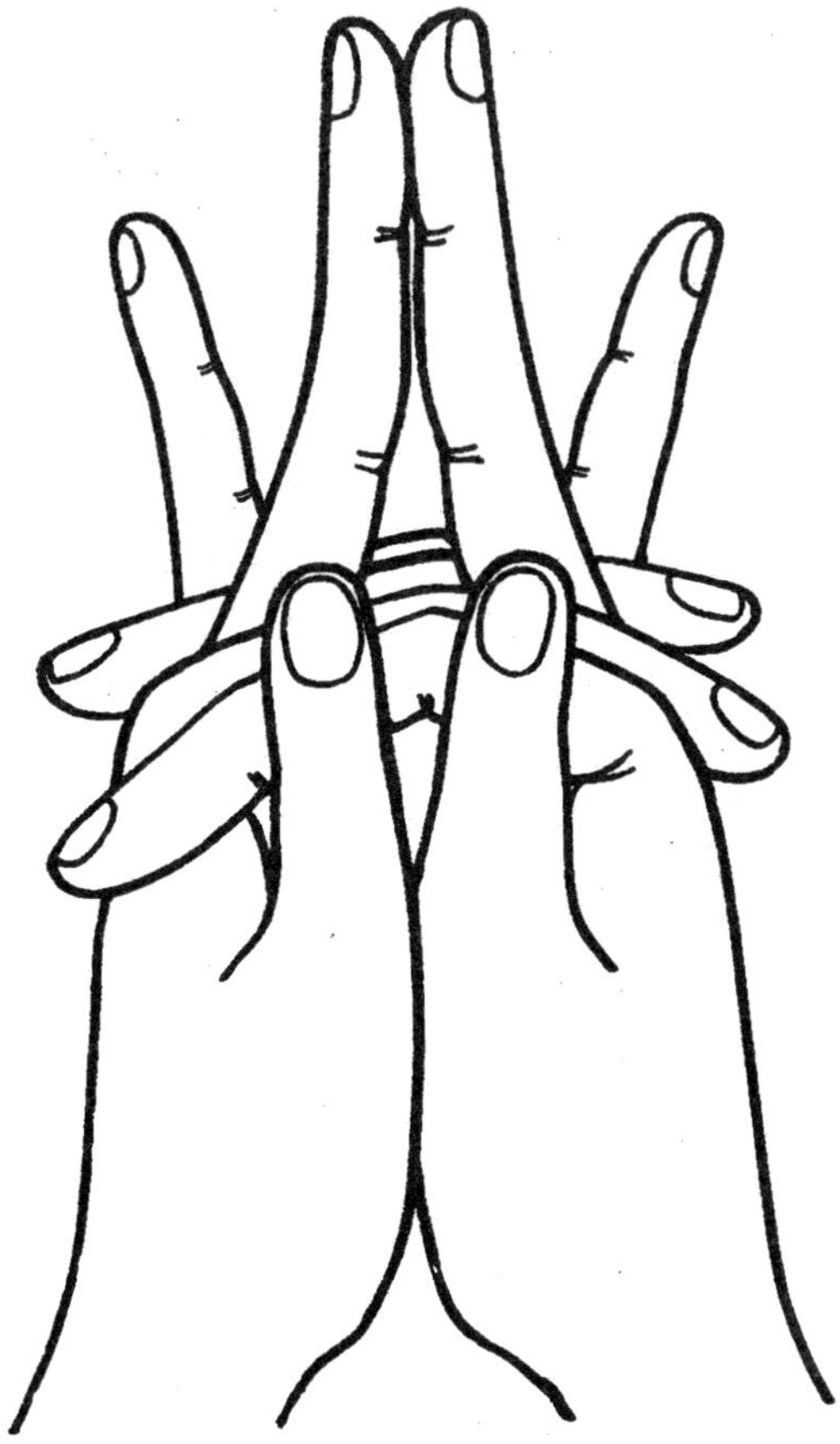

Prajñāpāramitā-naya-sūtra
Vajrasattva

二手外縛して二中指を竪て合わせて針の如くし、二小・大指各々を開き立てる。三昧耶会の金剛薩埵の印。外五鈷印、四七頁を参照。真言は前に同じ。

理趣経惣印（りしゅきょうそういん）

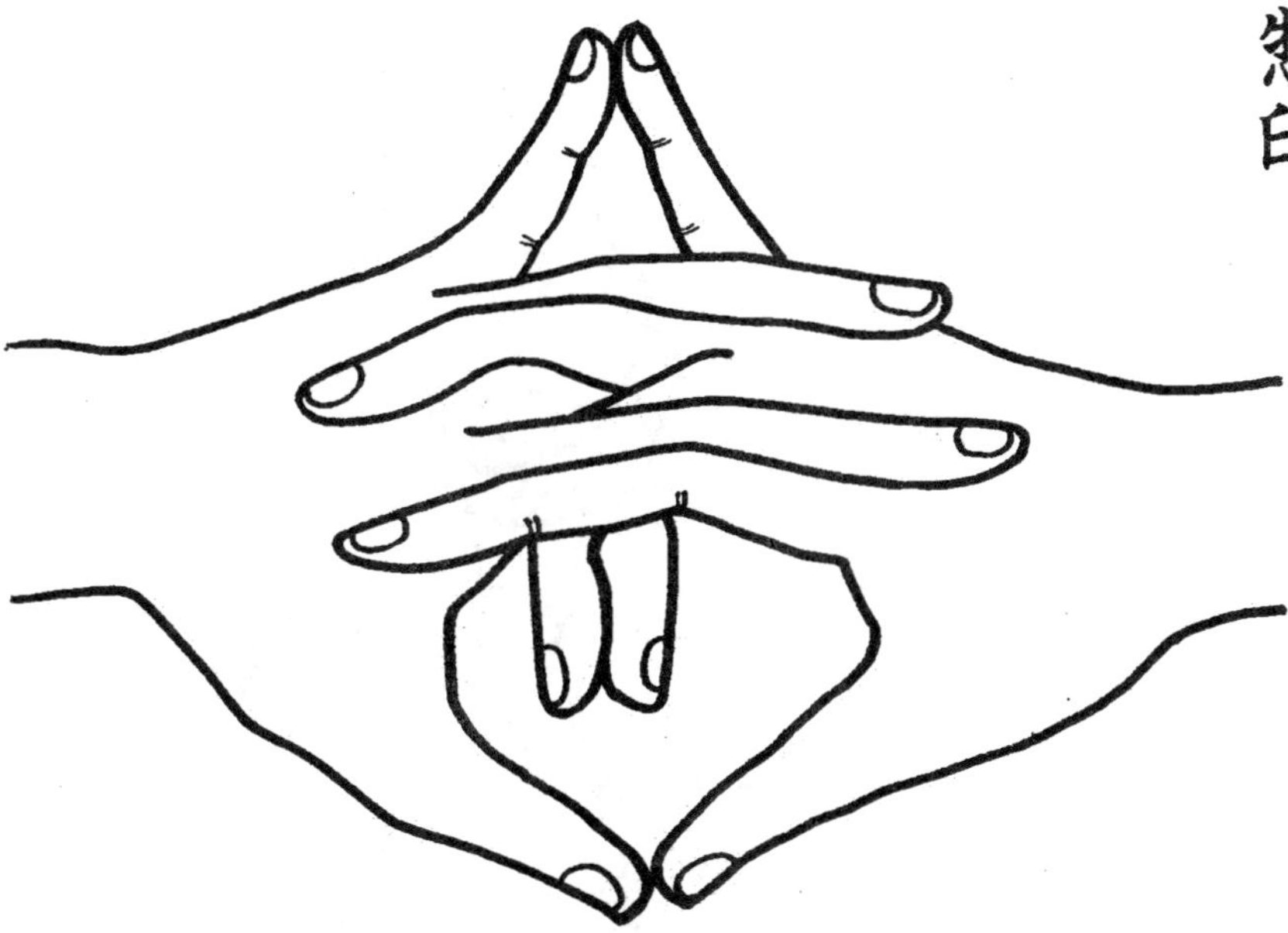

Prajñāpāramitā-naya-sūtra

二手外縛して二大・小指を竪てて各々頭を相い拄え、二中指を交えて掌に入れ、指の面を相い合わす。弓に箭を番（つが）えた形にして、二大・小指は浄菩提心独股の弓、二中指は定慧不二の智箭又は同体大悲の箭を表す。又極善三昧耶・喜悦三昧耶印・悦喜三昧耶印・喜三昧耶印・極喜三昧耶理趣印・大三昧耶真実印・素羅多大誓真実印・大誓真実契・大楽金剛不空三昧耶随心印・一切諸仏如来安楽悦意歓喜三昧耶印・普賢菩薩三昧耶印・大慾印・大独股印等と名づける。

理趣経段々印初段（りしゅきょうだんだんいんしょだん）

金剛薩埵初集会（こんごうさったしょしゅうえ）

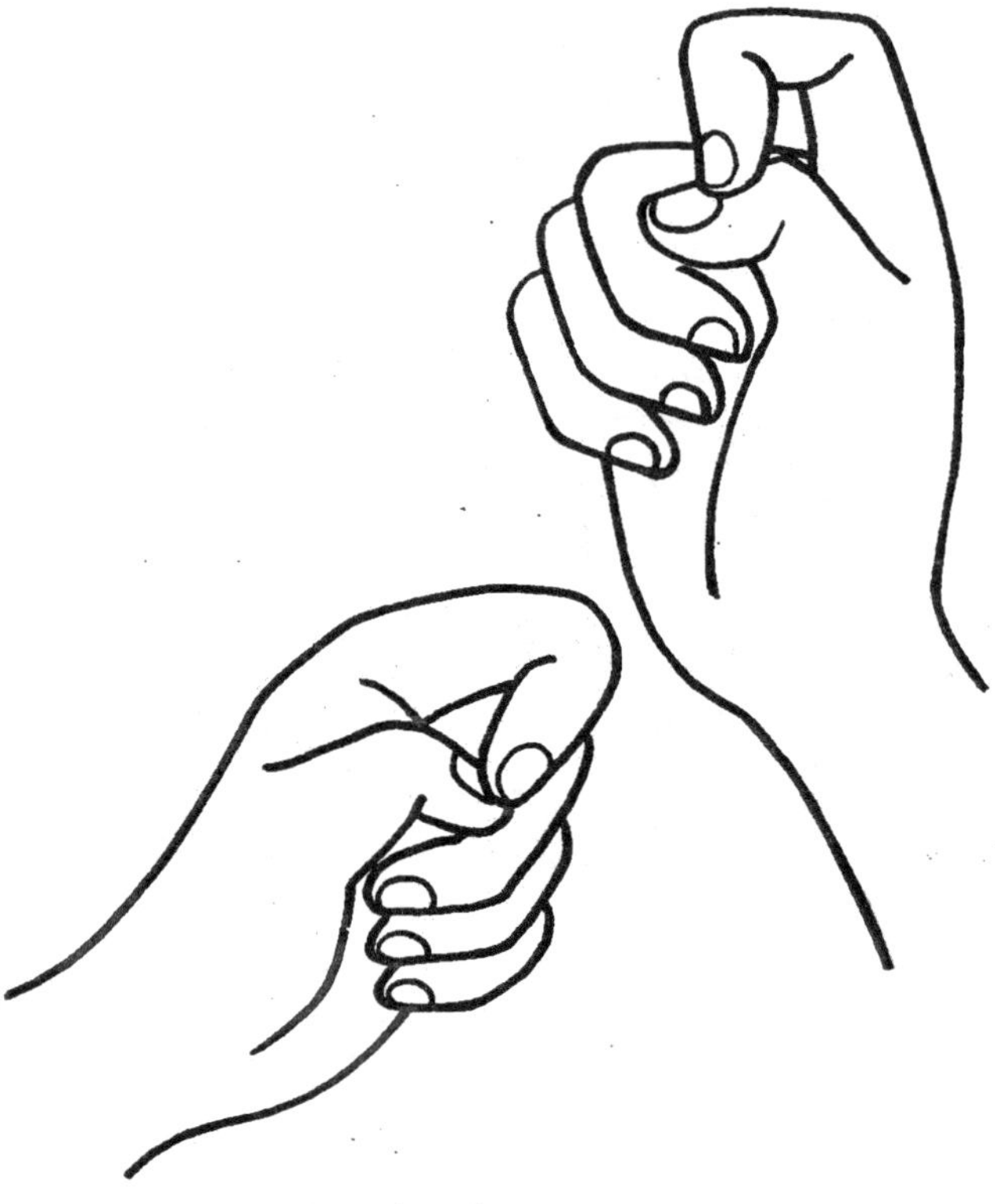

Vajrasattva-varga

二手各々金剛拳にし、右拳は仰げて右の胸に当て、左拳は覆せて左の腰に安ずる。金剛薩埵鈴智杵印なり。右拳を三度上下する、或いは五指を開いて三度上下し杵を弄する如くする等とするが、右手抽擲の有無は諸説一通りではない。真言は、

バザラサトバマカ　サンマヤ

段々印はみなこの真言に通じる。

理趣経二段　毘盧遮那理趣会段

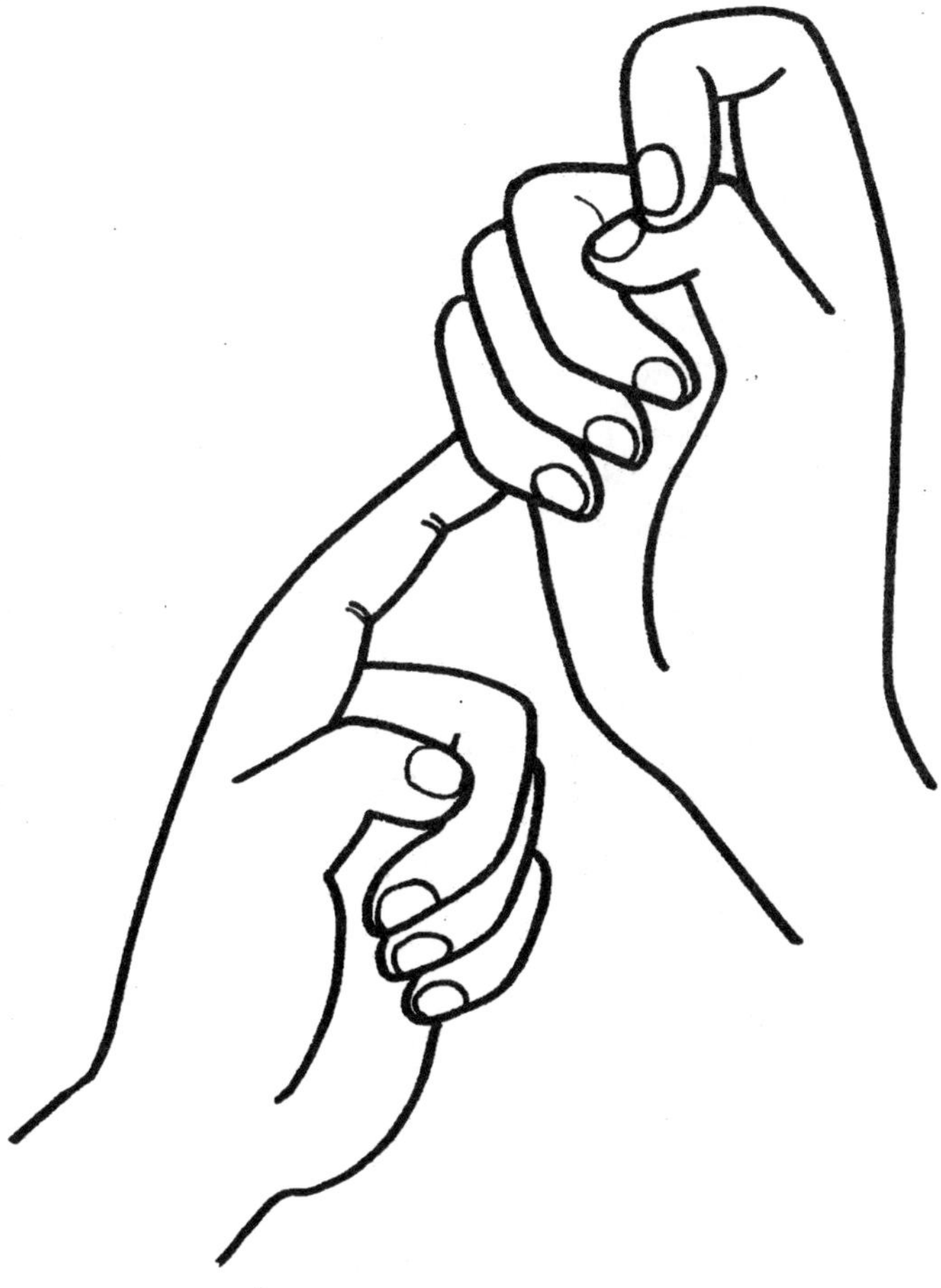

智拳印二六頁に同じ。真言は前に同じ。

理趣経二段　毘盧遮那理趣会段二
或は如来拳印

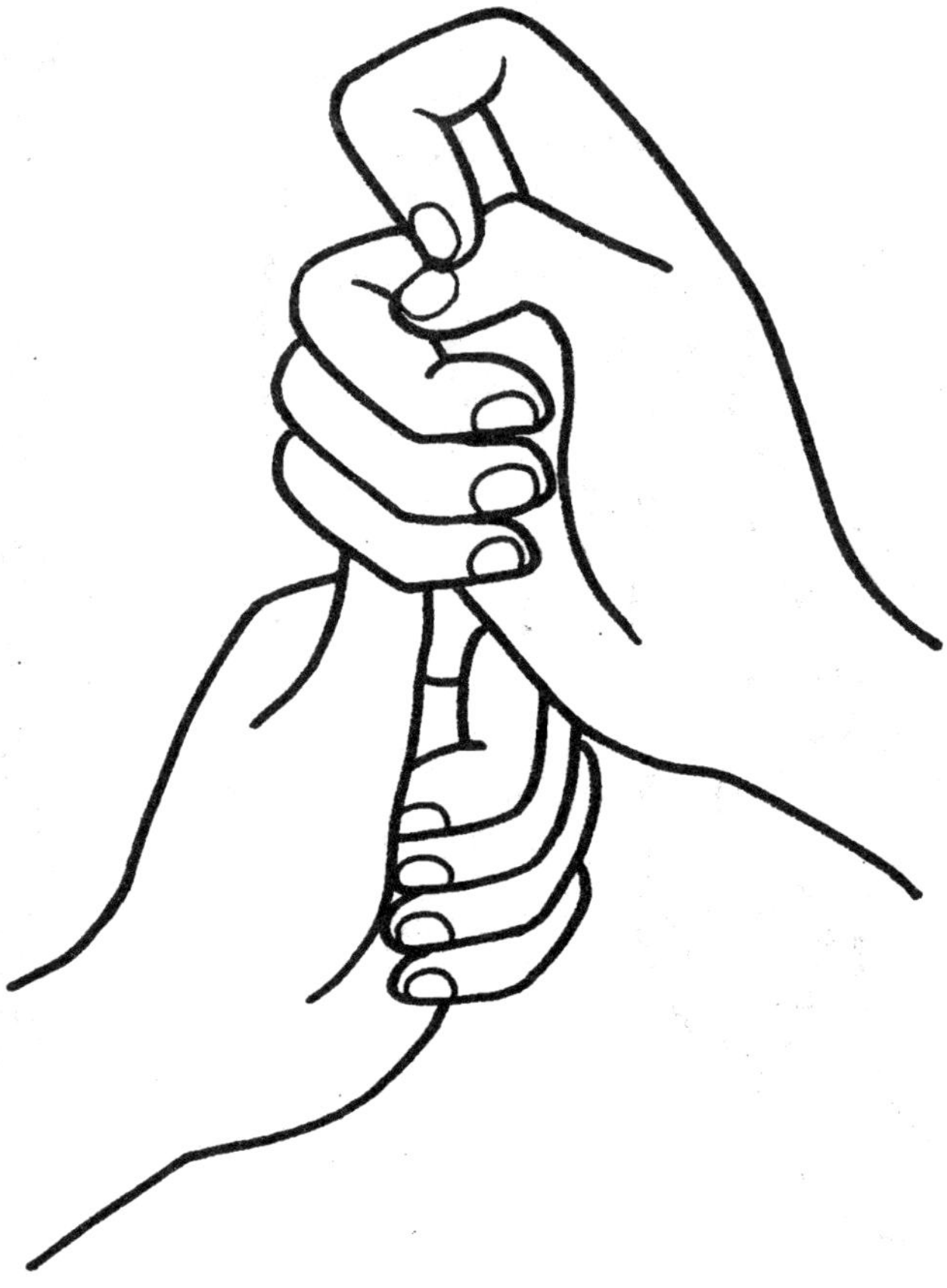

Vairocana-varga

左手四指を握り拳にして、大指を直く竪て、右手を金剛拳にして左手大指の甲を握る。左手は蓮華拳にして蓮華部・理であり、右手は金剛部・智の故に二拳合して理智不二を如来と名づける。又理智不二印・両部不二印とも名づける。真言は前に同じ。

理趣経三段 降三世

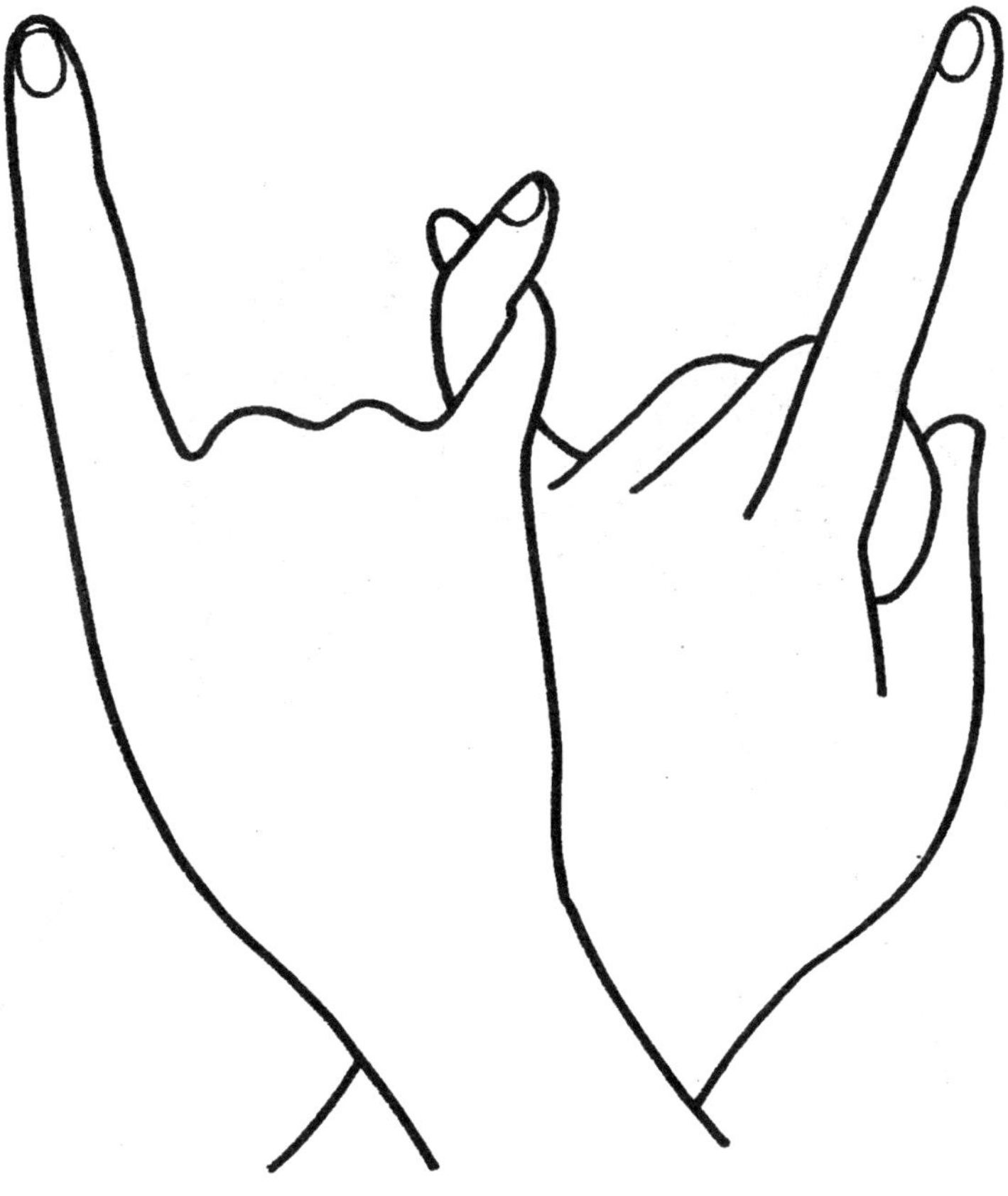

Trailokyavijaya-varga

降三世大印四〇頁に同じ。

理趣経四段　観自在菩薩

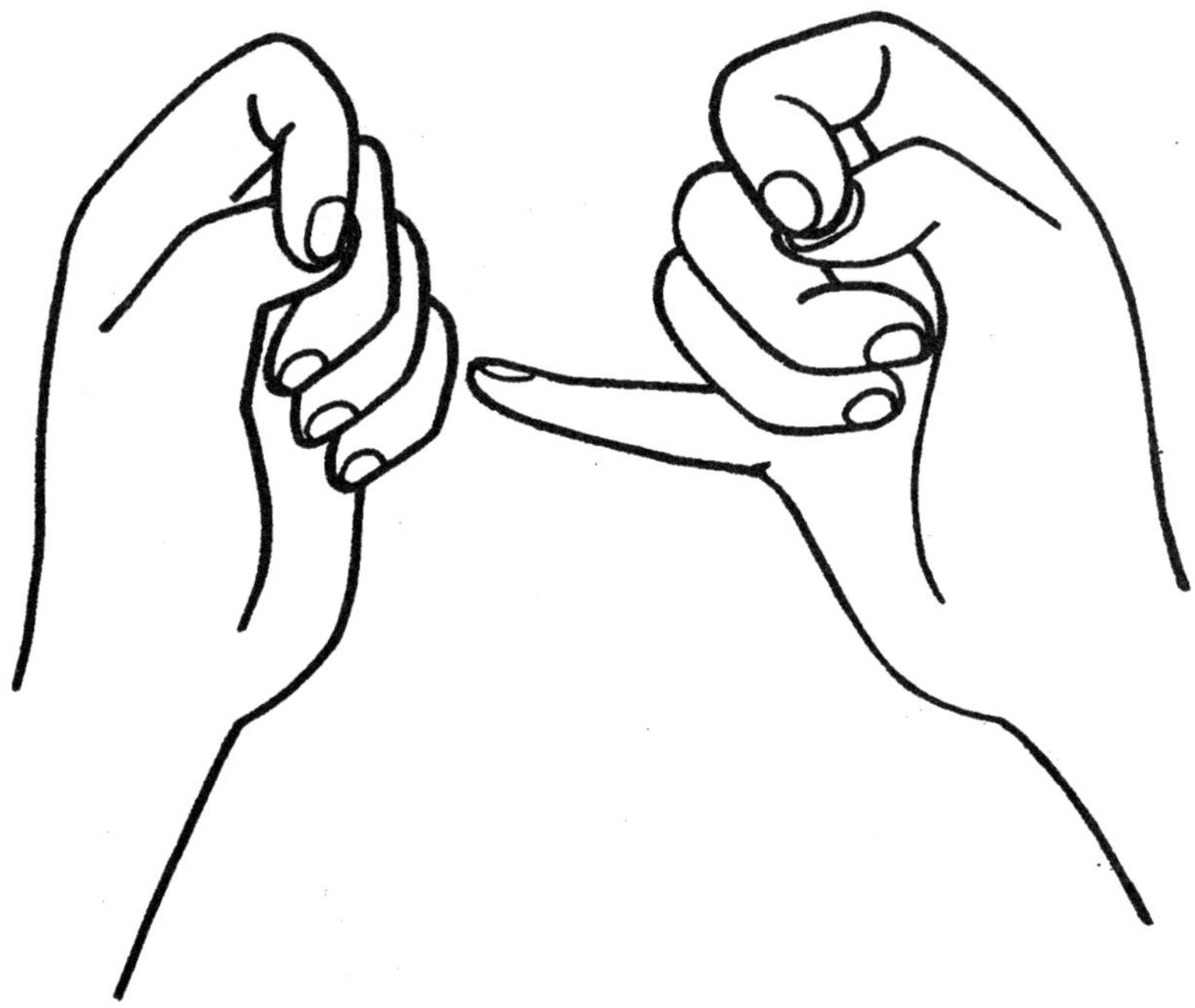

Avalokiteśvara-varga

二手各々金剛拳にし、左拳を仰げて左の乳の程に当て、右拳を覆せて小指を立て伸べ、爪甲を以って左の五指を小指より次第に開き、左の掌を三度内に向って掻く。比の時、初めは中指、次は無名指、後は小指の通りを掻く。左手は衆生界にして、衆生の心蓮を開く意である。

理趣経五段　虚空蔵菩薩

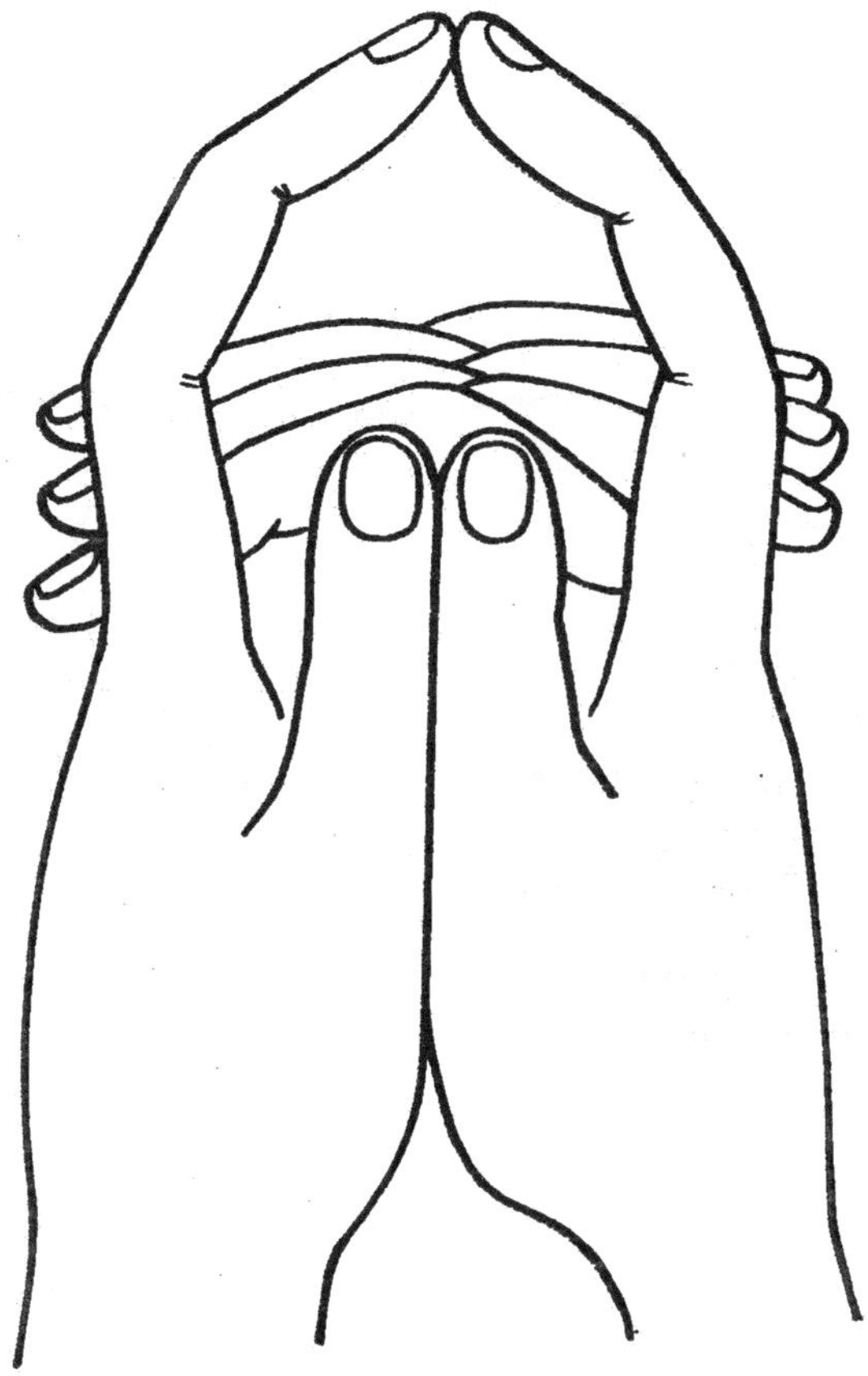

Ākāśagarbha-varga

宝菩薩五〇頁・虚空蔵三昧耶印一五五頁に同じ。二手外縛し、二頭指宝形にし、二大指並べ立てて頂上に安ずる。

理趣経六段　金剛拳菩薩

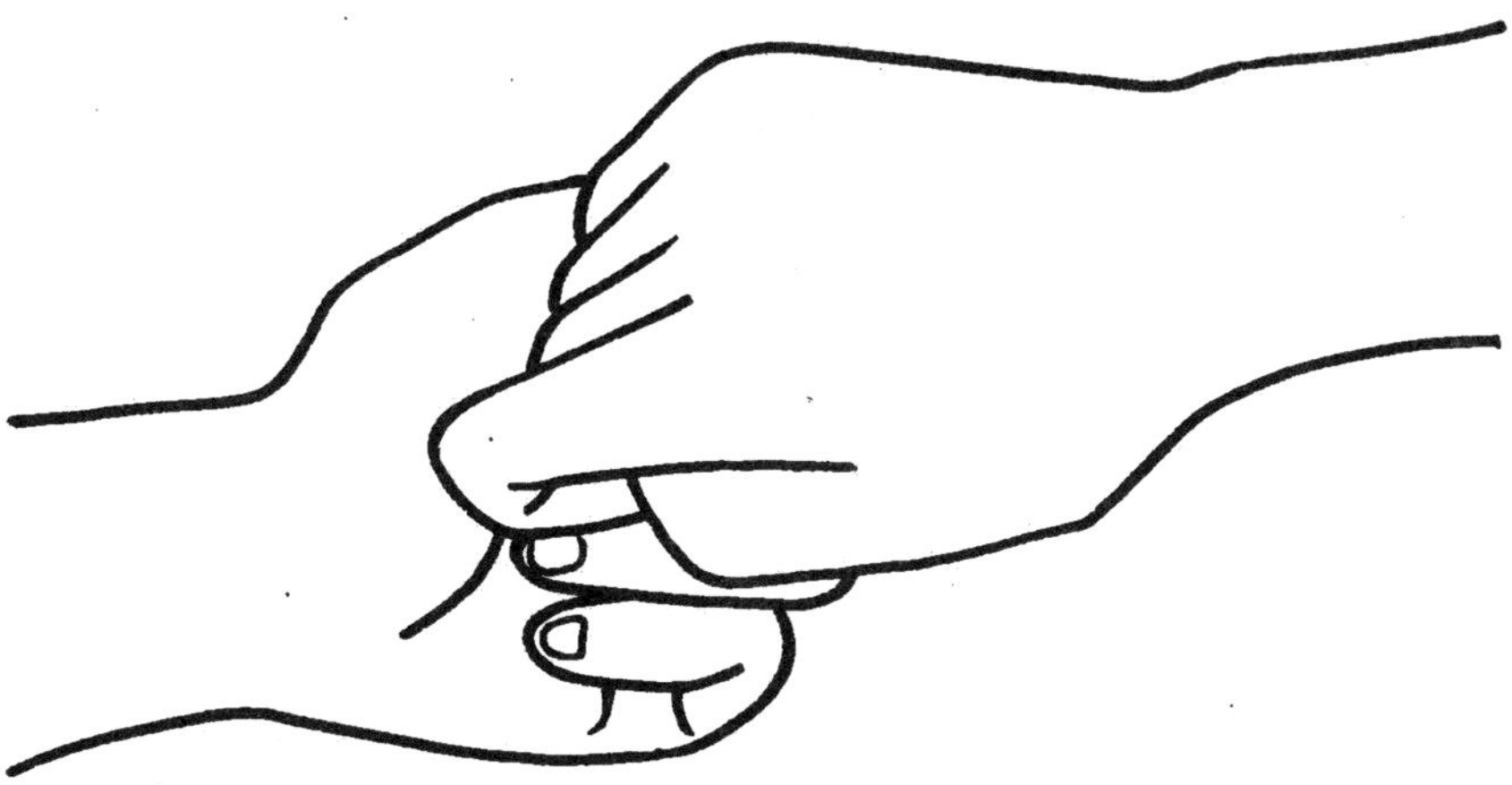

Vajramuṣṭi-varga

二手金剛拳にし、左拳を仰げて臍下に置き、右拳を覆せてその上に重ねる。拳菩薩の羯磨印にして不空成就印とも云う。

理趣経七段　文殊師利菩薩一

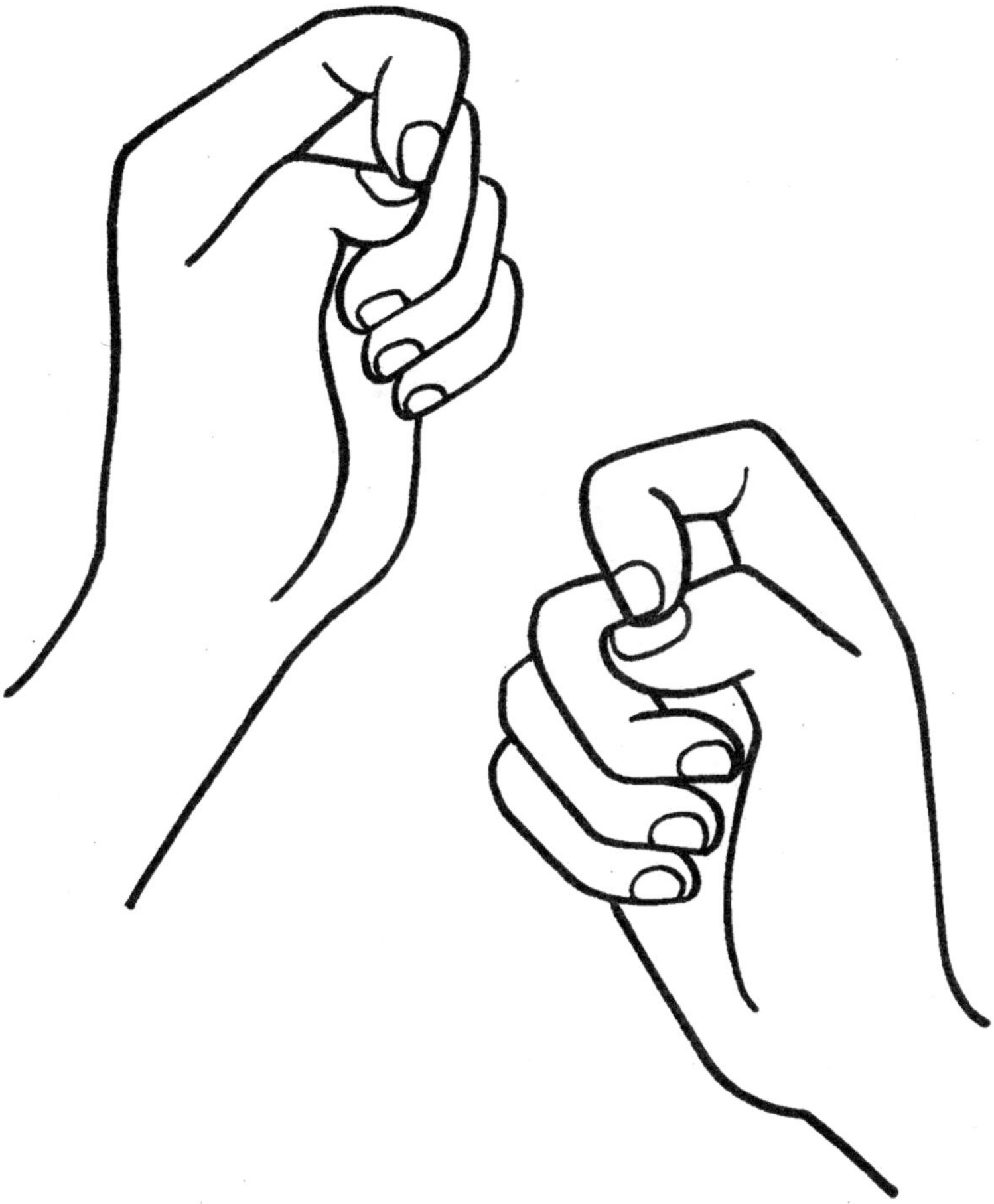

Mañjuśrī-varga

二手金剛拳にし、左拳を左膝上に安じて梵篋を持つ如くし、右拳を右膝上に立てて剣を持つ如くにする。

理趣経七段　文殊師利菩薩二

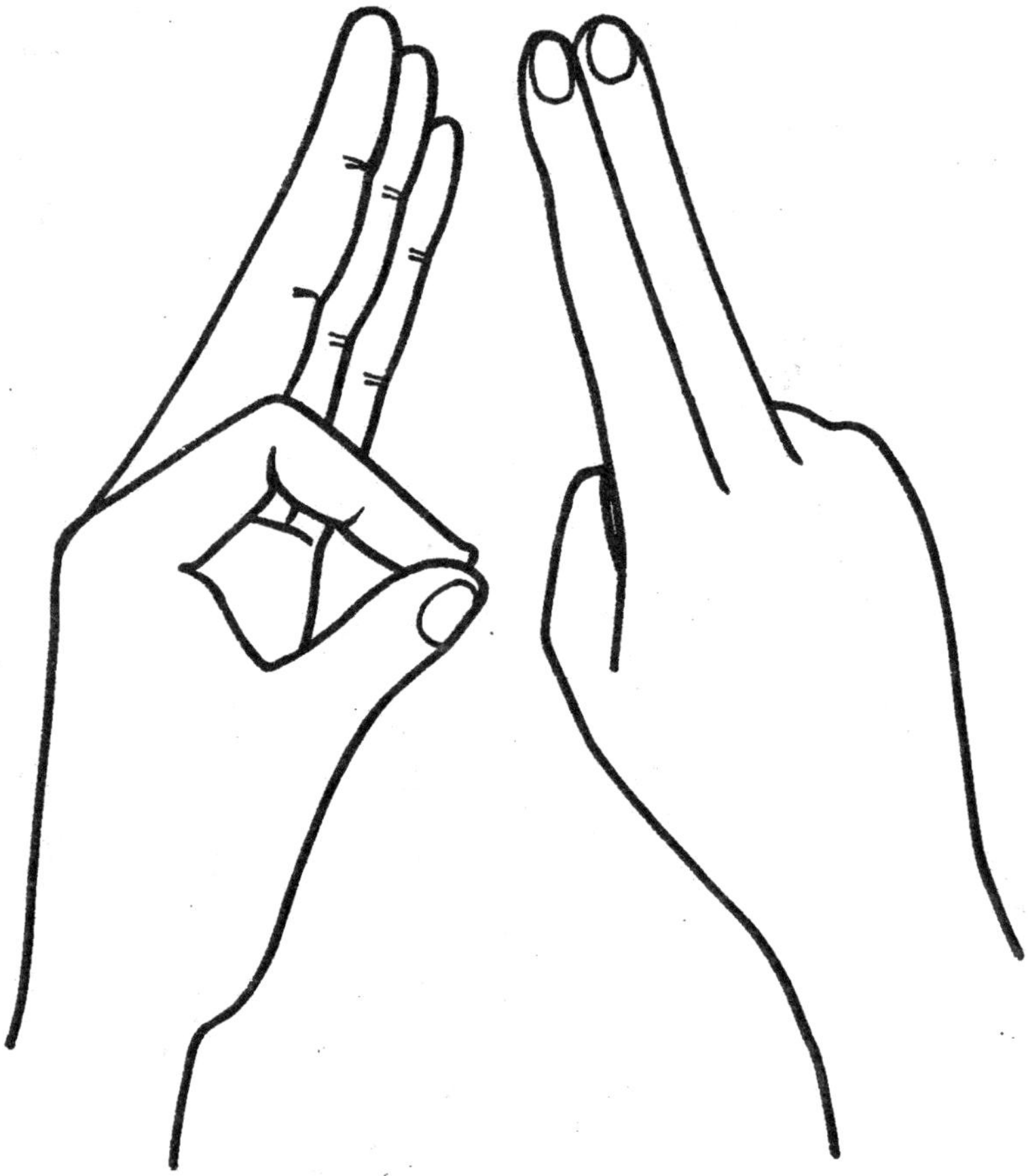

Mañjuśrī-varga

左手花印、即ち大・頭指相い捻じ、余の三指を舒べ立てて花を持つと観じて心に当て、右手剣印、即ち大指を以って小・無名指の甲を押し、頭・中指を直く立てる。右の剣を以って左の花の茎を切ること三度、此れは凡夫の隔執を切る義である。

理趣経八段 纔発意菩薩

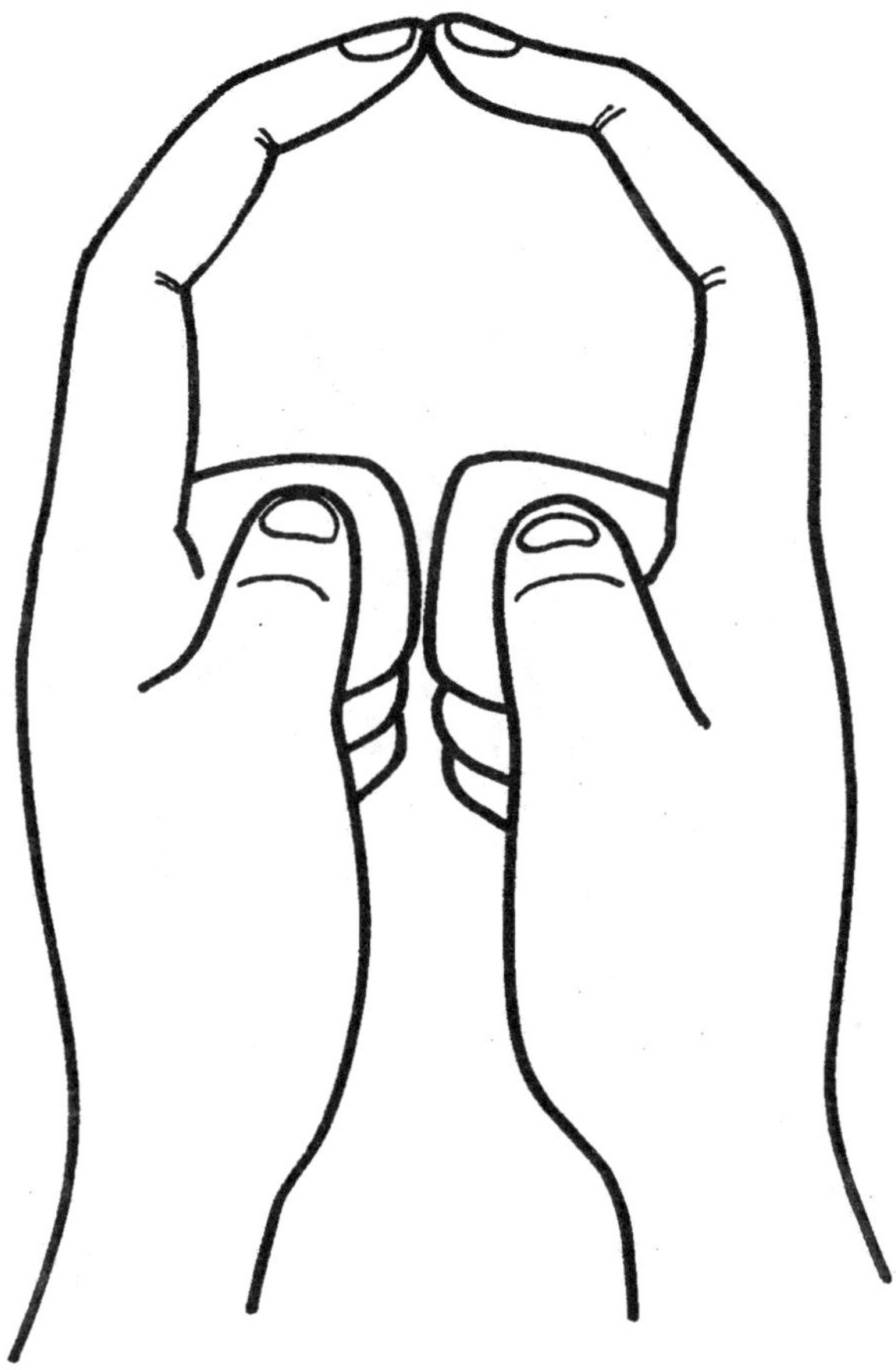

Sahacittotpāda-dharma-cakra-prava=rtin-varga

二手金剛拳にし、二拳相い向えて合わせ、二頭指円かに立て合わせ、二大指並べ立てて二中指の中節を押す。金剛輪印なり。二頭指円形は一輪にしてこれに余の輻輪を摂すと観ずる。

理趣経九段　虚空庫菩薩一

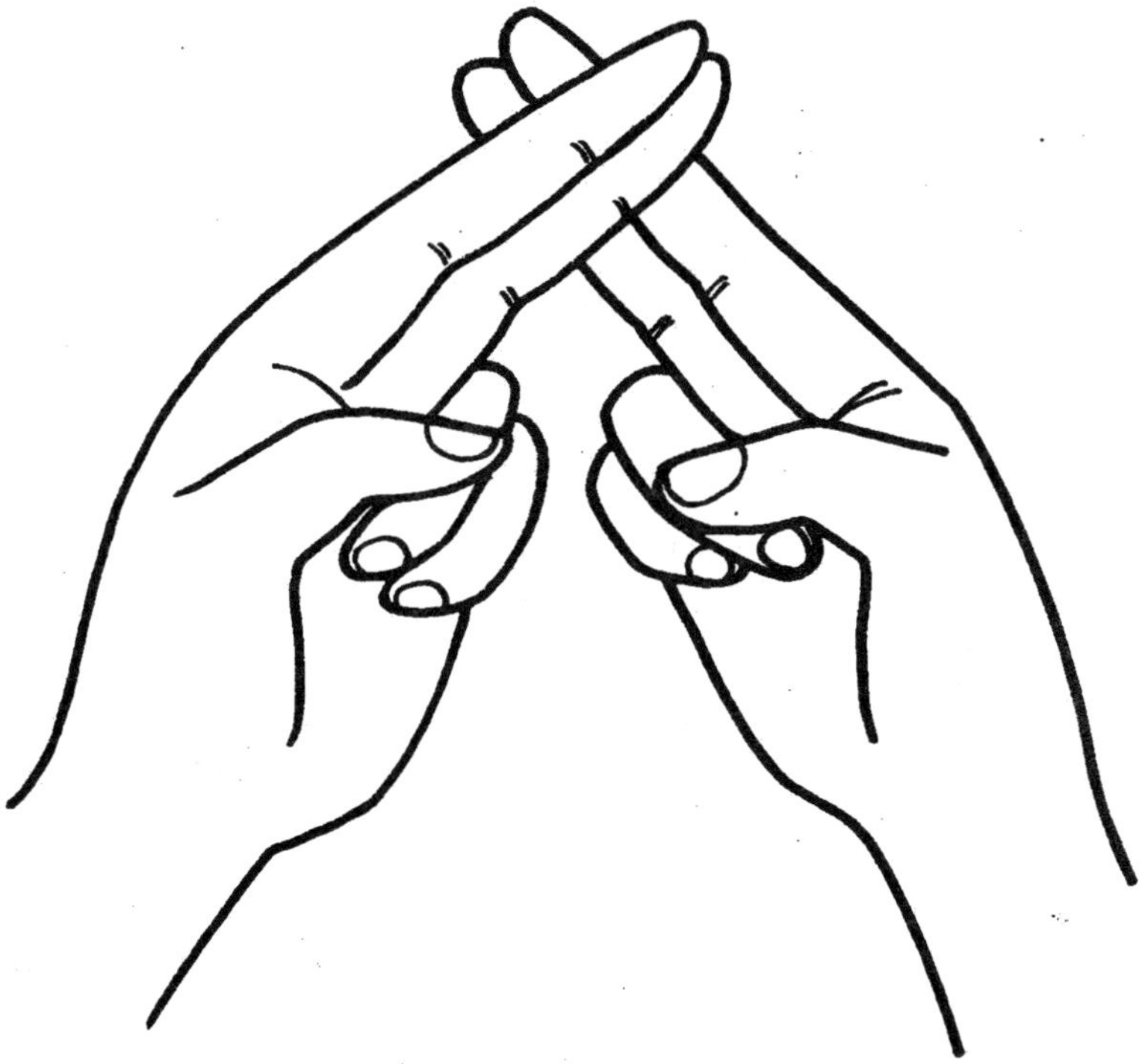

Gagana-gañja-varga

二手剣印にして左を内、右を外にし、互いに胸を抱く如くし、胸の前で一度舞し、また交えて頂に安ずる。

理趣経九段　虚空庫菩薩二

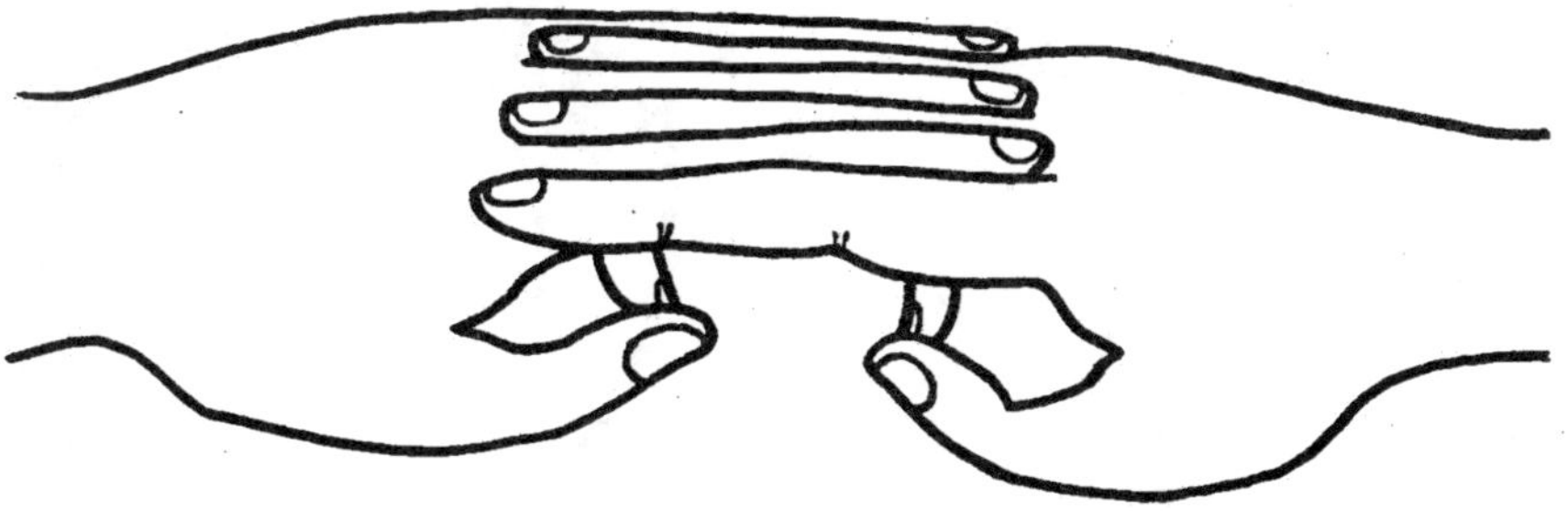

Gagana-gañja-varga

二手の大指各々小指の甲を捻じ、余の六指を舒べ立てて互いに交叉し、印を覆せて右に三度転ずる。金剛界三昧耶会の金剛業菩薩の印なり。

理趣経十段　摧一切魔菩薩

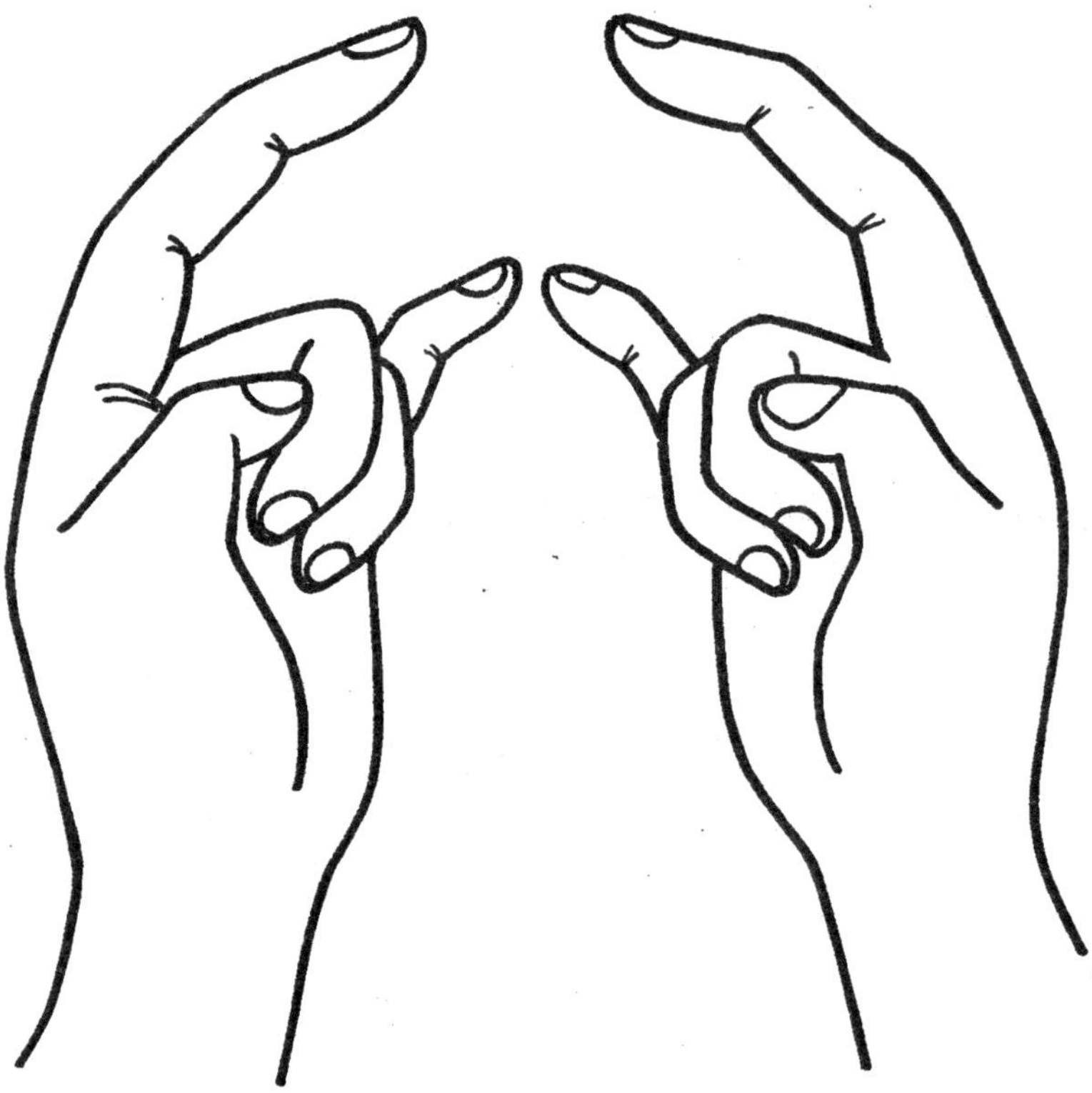

Sarvamāra-pramardin-varga

二手金剛拳にし、二頭・小指を立てて微しく屈して、左右相い対して口の両辺に当てる。金剛夜叉、金剛界羯磨会の金剛牙菩薩の印なり。

理趣経十一段　降三世教令輪

Trailokavijaya-varga

普賢印。金剛合掌なり。

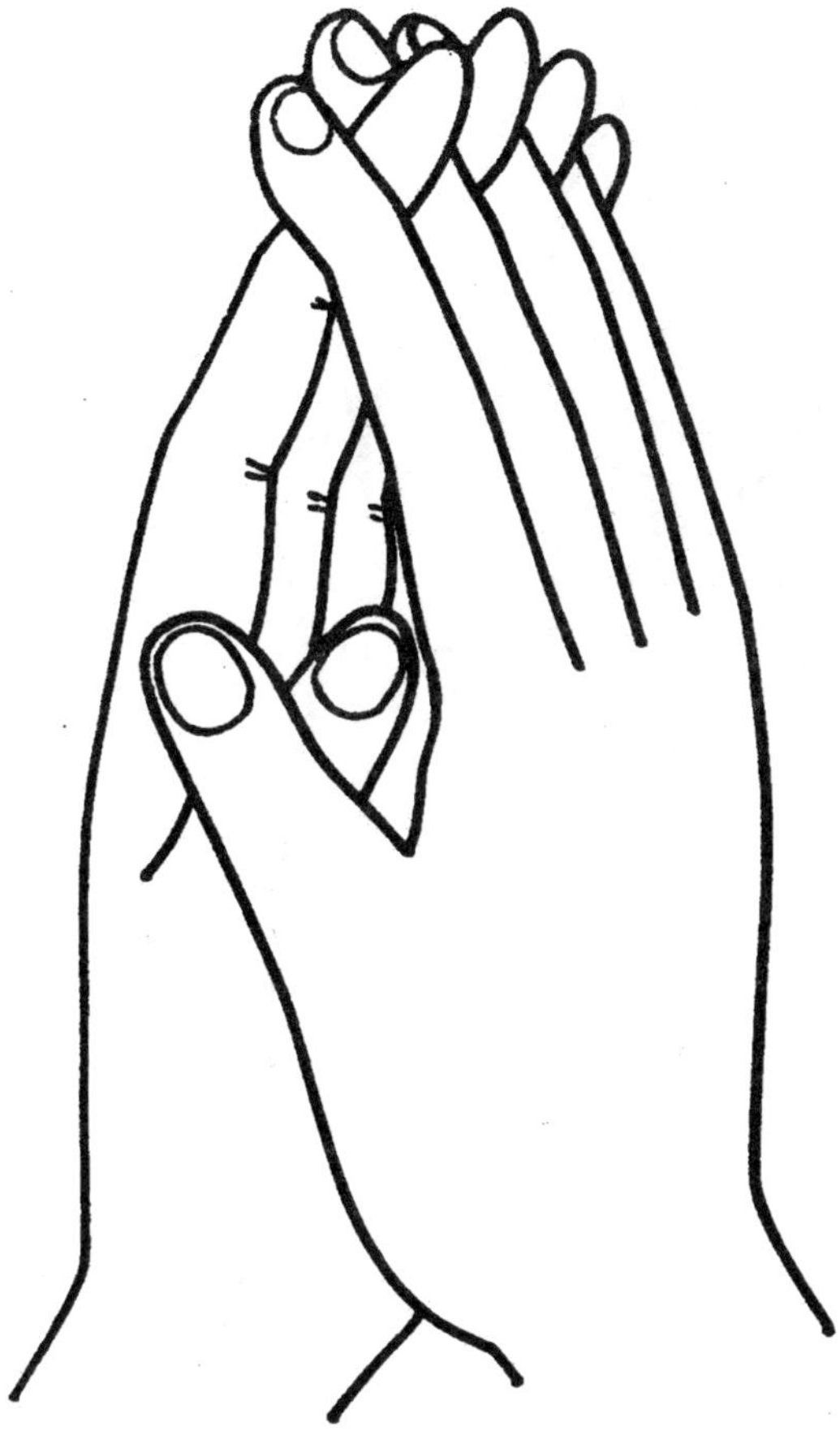

理趣経十二段　外金剛会

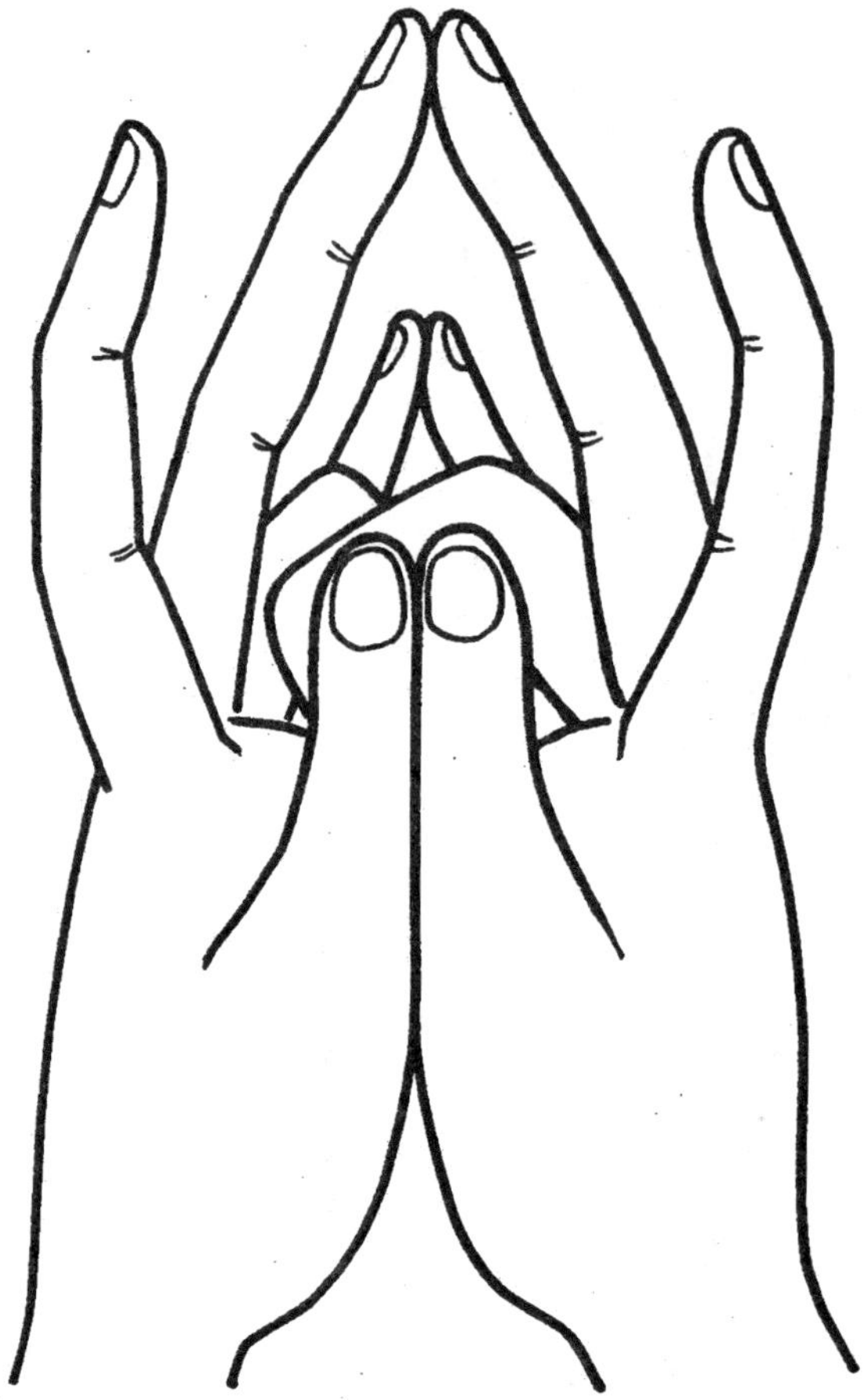

Bāhya-vajra-maṇḍala-varga

内五鈷印、六三頁に同じ。

理趣経十三段　七母天

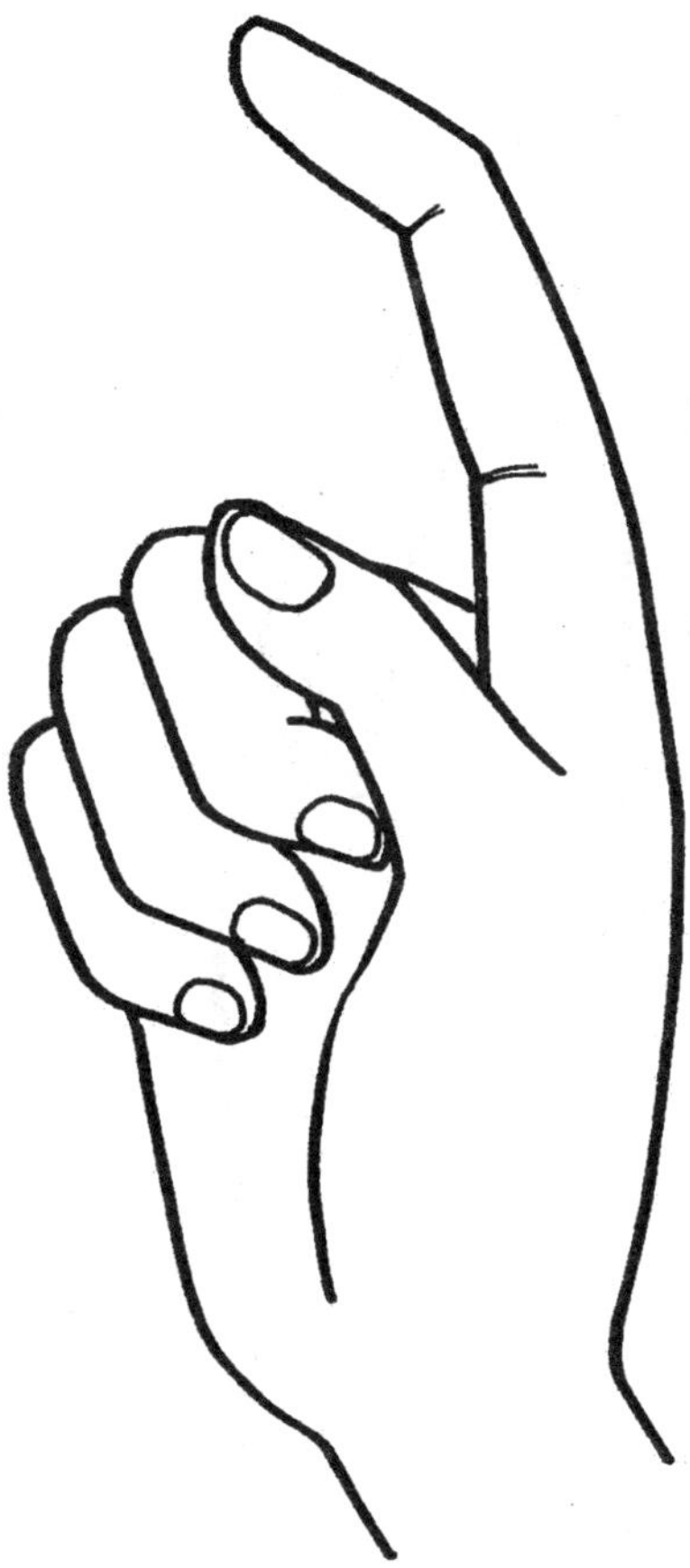

Sapta-mātṛkā-varga

左拳は腰に安じ、右拳は蓮華拳にして頭指を立てて鉤し、三度来去する。有情を鉤召して仏道に引入する義を表す。

理趣経十四段　三兄弟

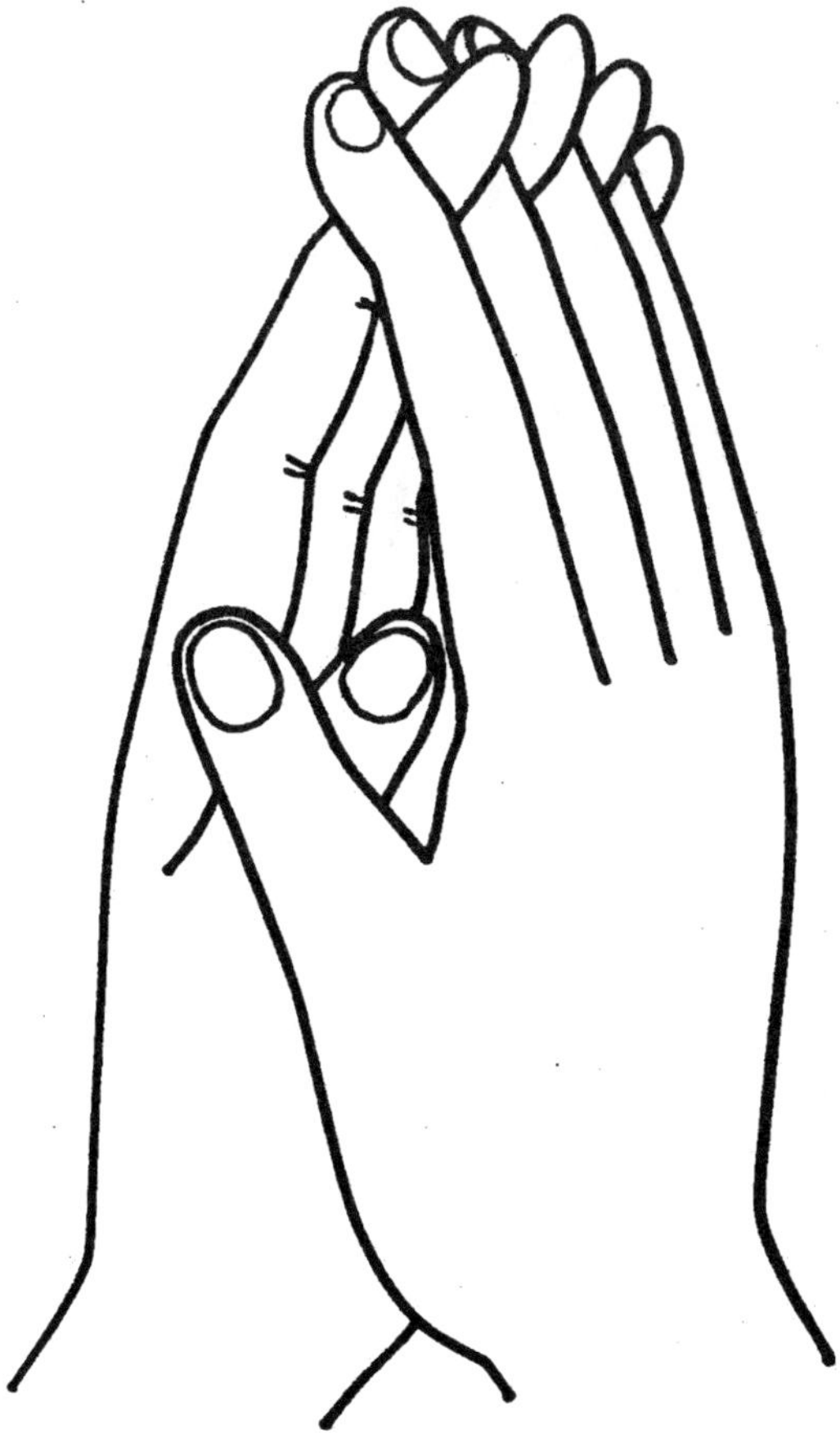

Bhrātṛ-traya-varga

金剛合掌。

理趣経十五段　四姉妹

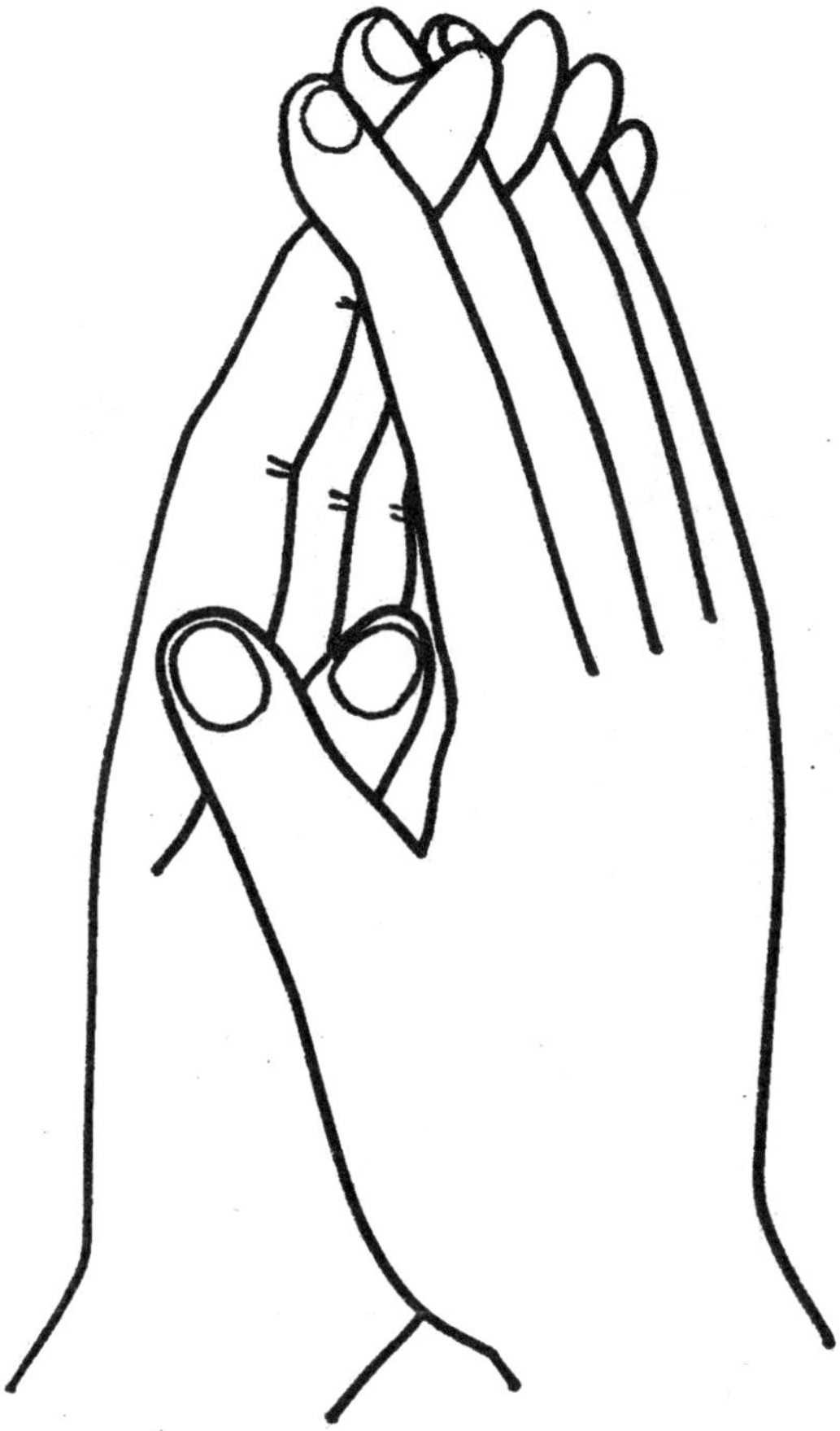

Catur-bhagini-varga
金剛合掌。

理趣経十六段
五部曼荼羅　外五鈷印

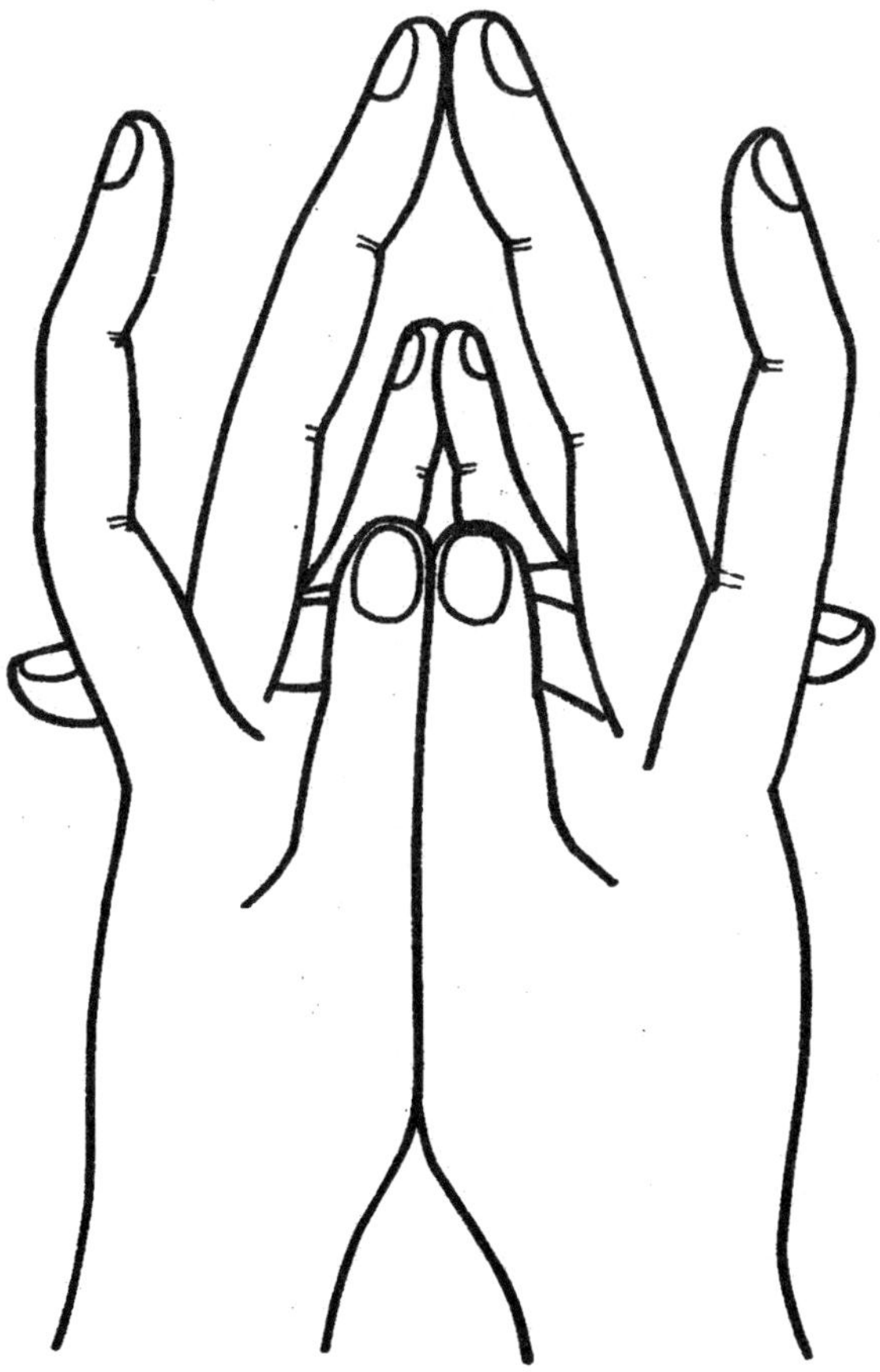

Pañca-kula-maṇḍala-varga

外五鈷印四七頁に同じ。

理趣経十七段

金剛薩埵五秘密

大独鈷印

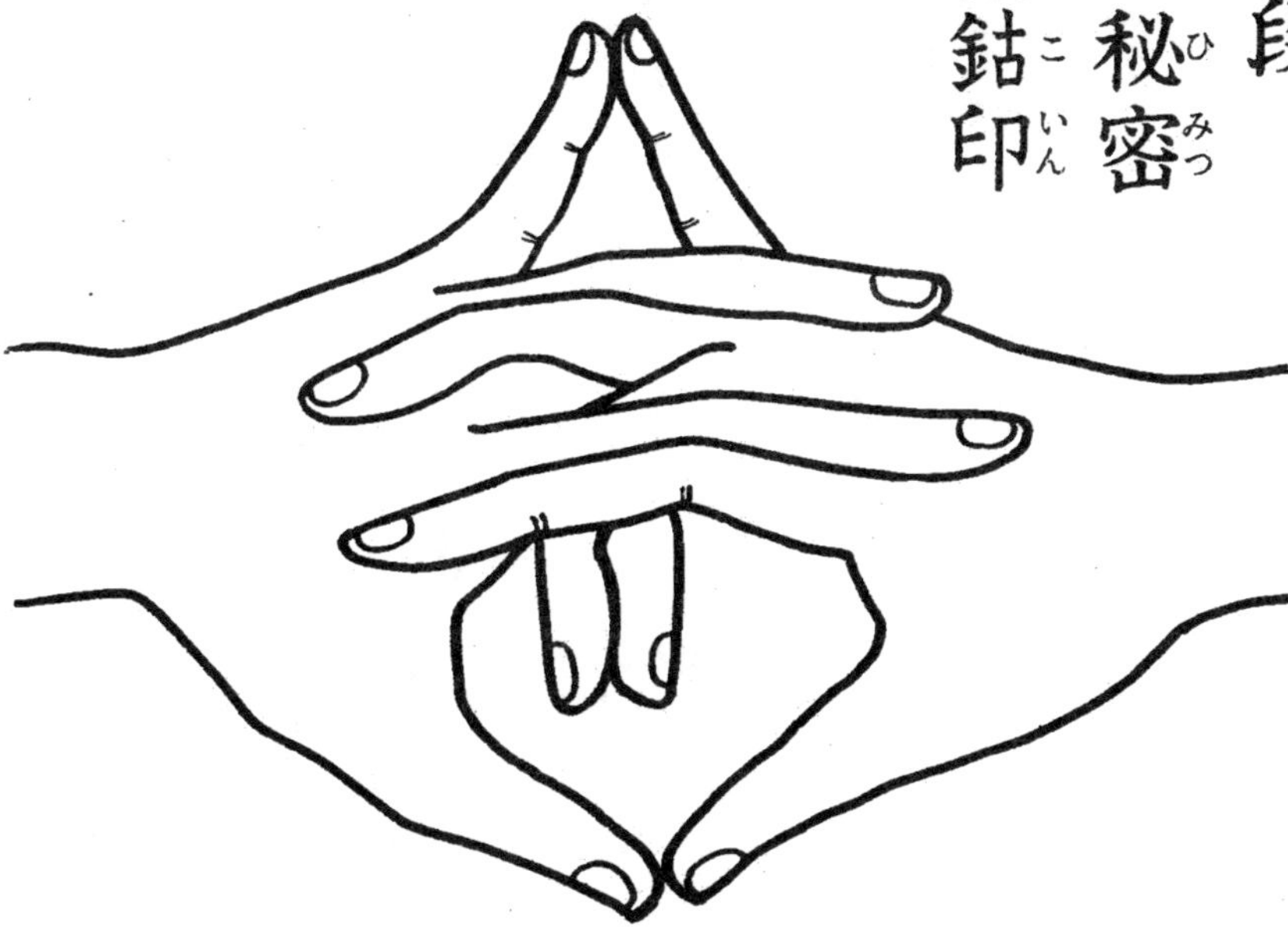

Vajrasattva-pañcaguhya-varga

大独鈷印、極喜三昧耶印なり。七二頁理趣経惣印に同じ。

六字経（ろくじきょう）

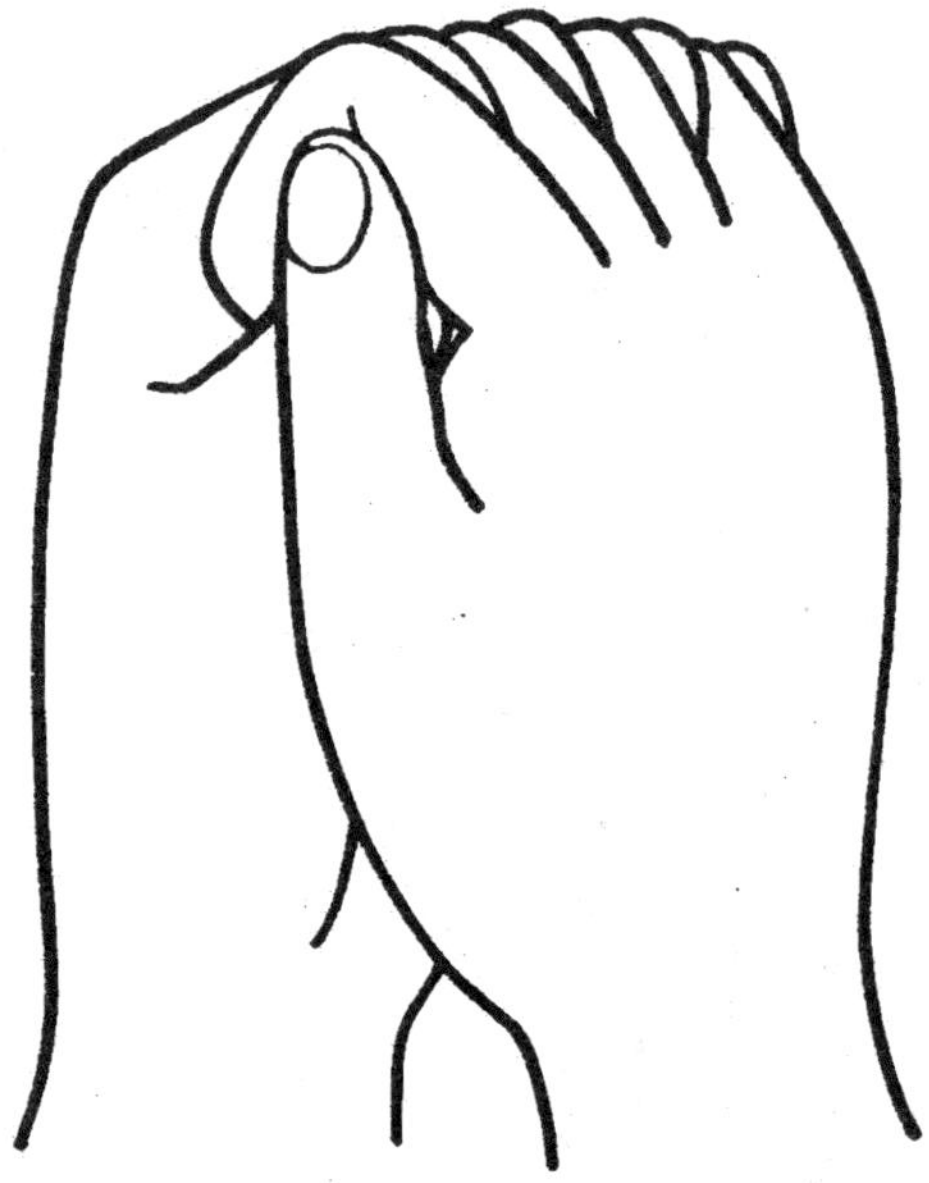

Ṣaḍakṣara-sūtra

蓮華部鉤召印。観音印四頁に同じ。真言は、

（バラダバザラキリク）

六字経　観宿伝印

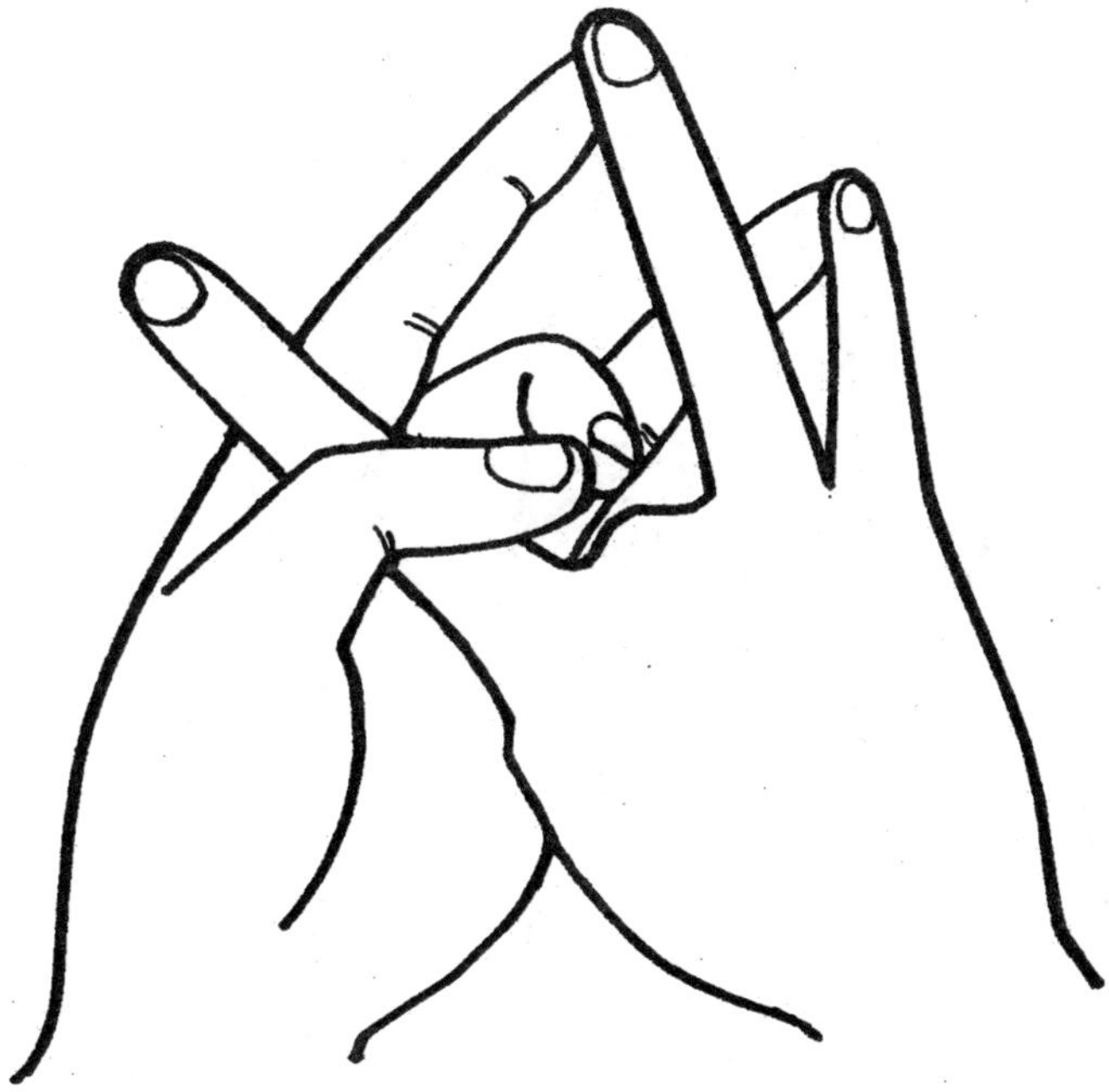

Ṣaḍakṣara-sūtra

二手各々大指を以って中指の頭を捻じ左を仰げて右を覆せ、右頭指を左の大・中指の間に入れ、左小指を右の大・中指の間に入れ、右小指は左無名指を捻じ、右無名指は左頭指を捻ずる。此の印を六字経法の本尊である六字明王の根本印とし、又は輪印・陰陽反閉印とも名づける。真言は前に同じ。

六字経　明仙伝印

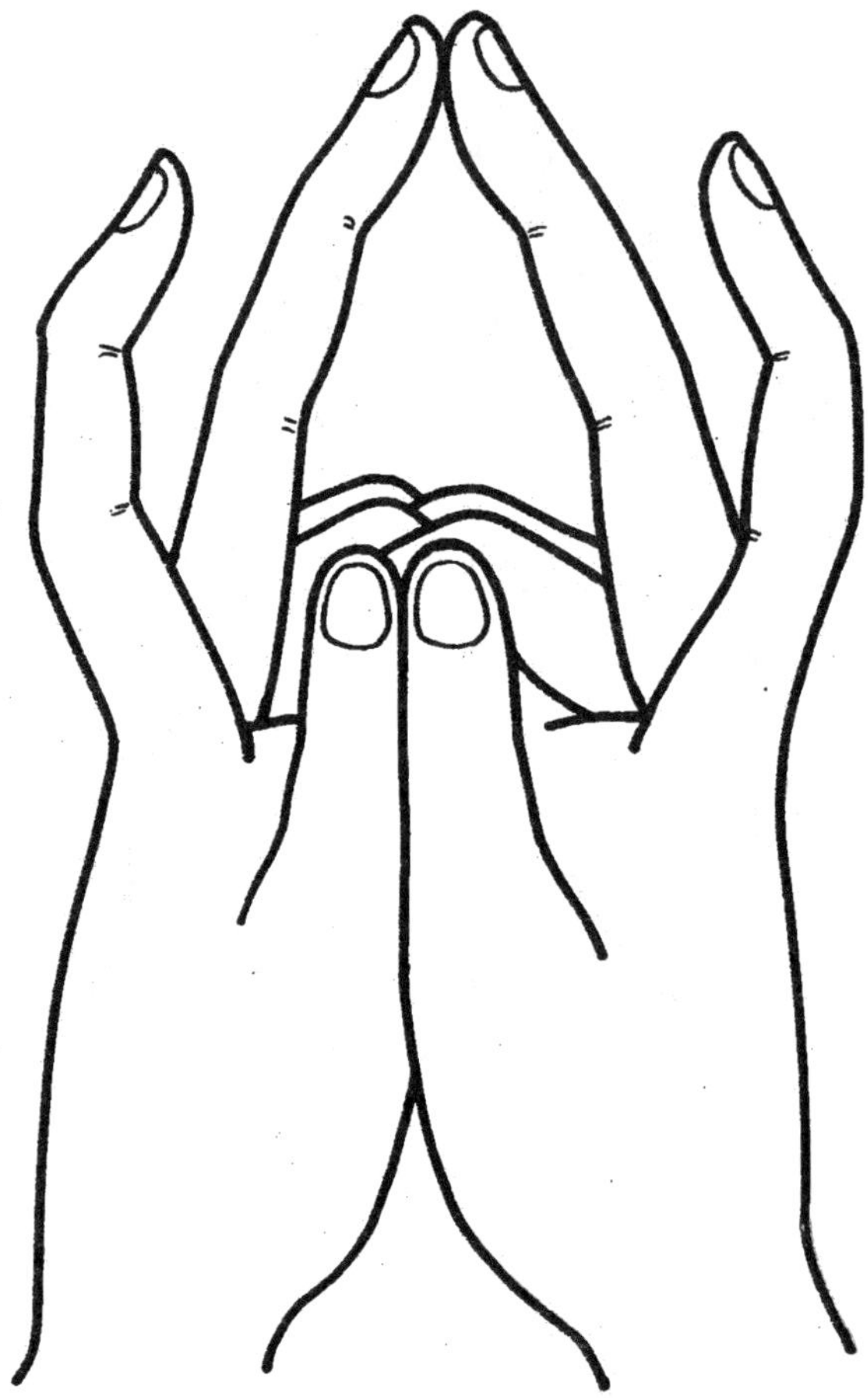

Ṣaḍakṣara-sūtra

内縛三鈷印、二三五頁に同じ。被甲の印なり。真言は前に同じ。

聖観音心印

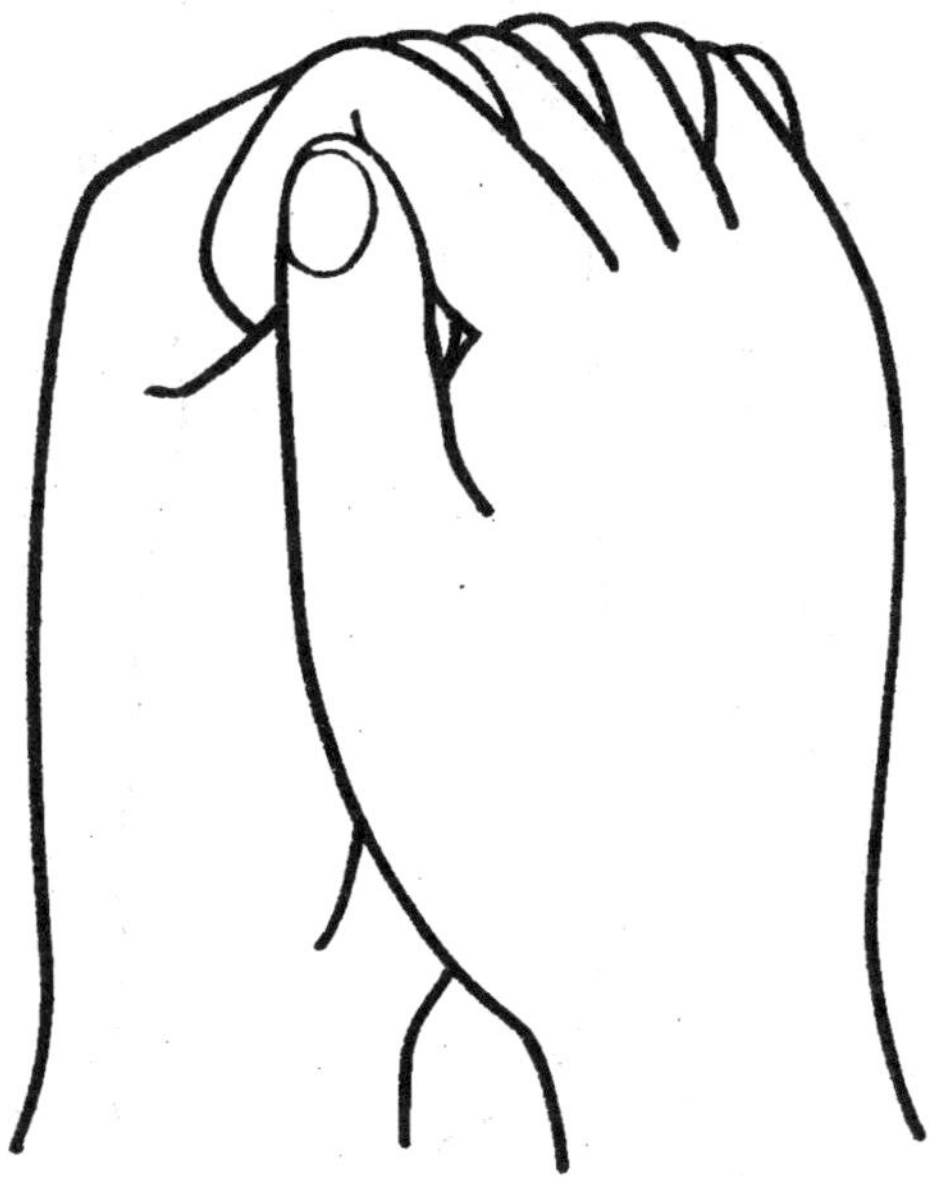

Ārya-avalokiteśvara Citta-mudrā

観音印四頁に同じ。真言は、

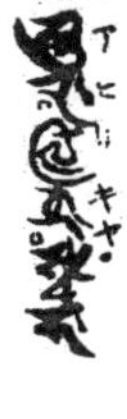

聖観音二

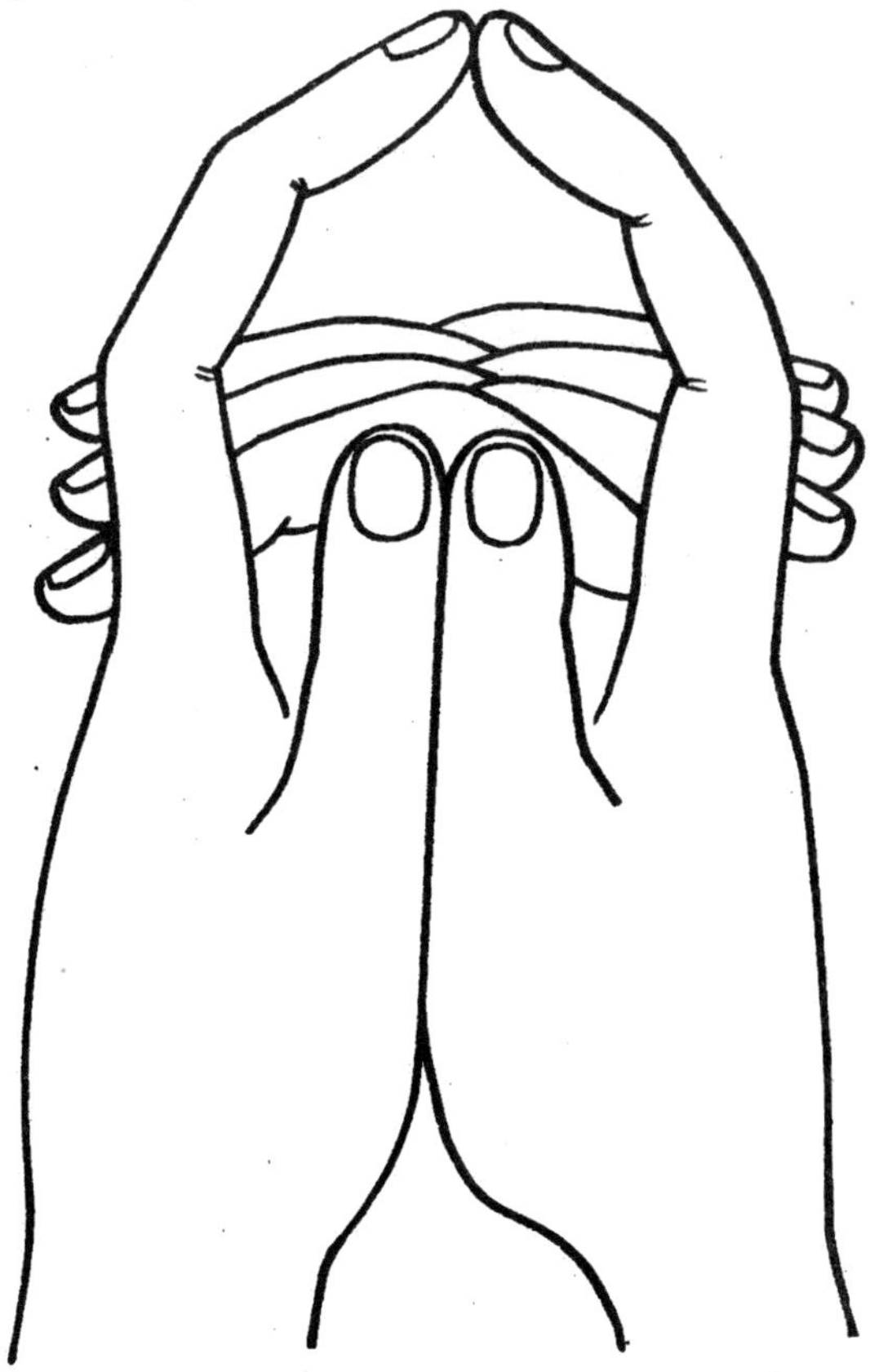

Ārya-avalokiteśvara

聖観音二・六三頁に同じ。

大日剣印（だいにちけんいん）

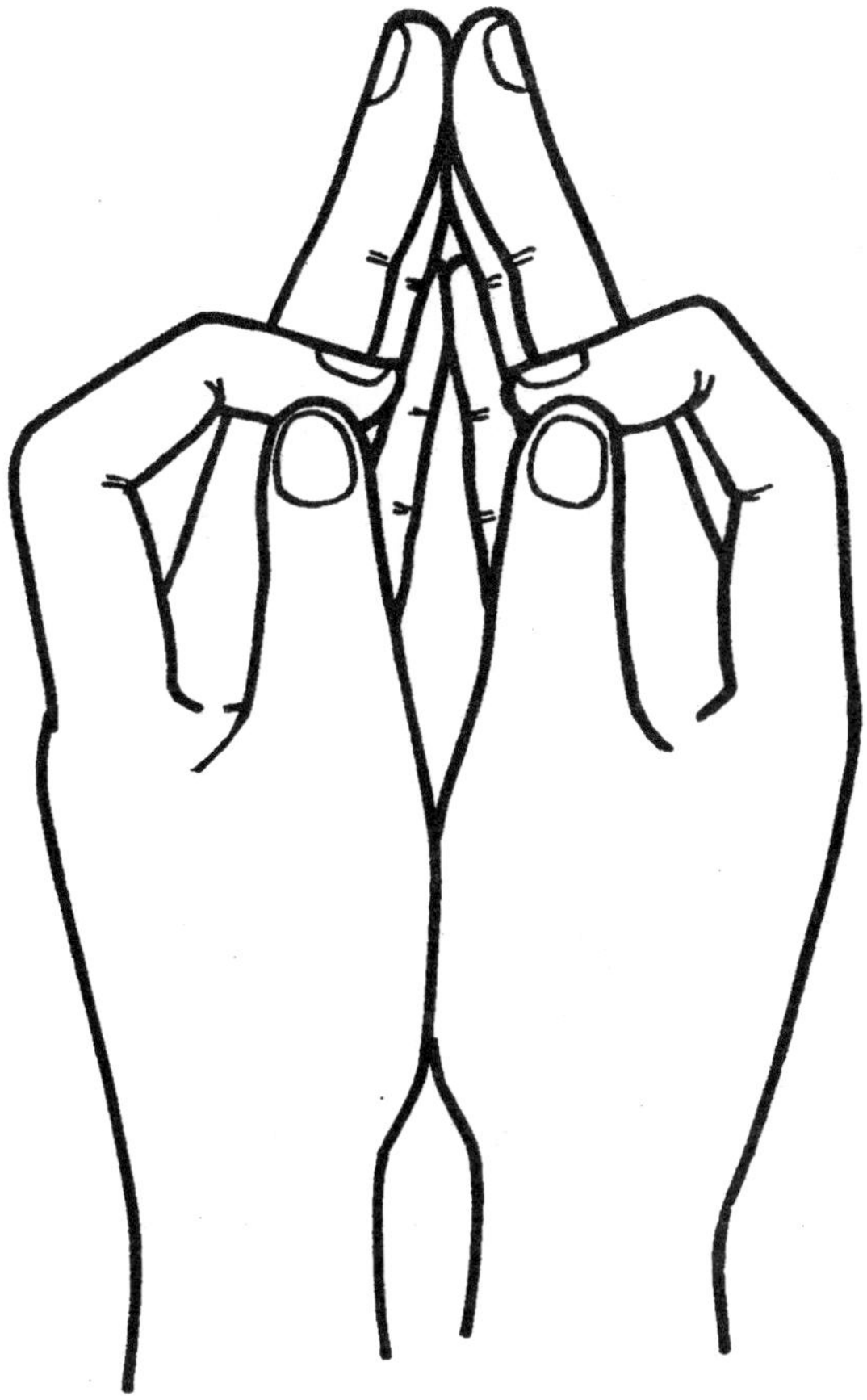

Vairocana-khaḍga-mudrā

卒都婆印四三頁に同じ。但し開塔印なり。

真言は、

ナウマク・サンマンダボダナン・アビラウンケン

千手八葉印

せんじゅはちよういん

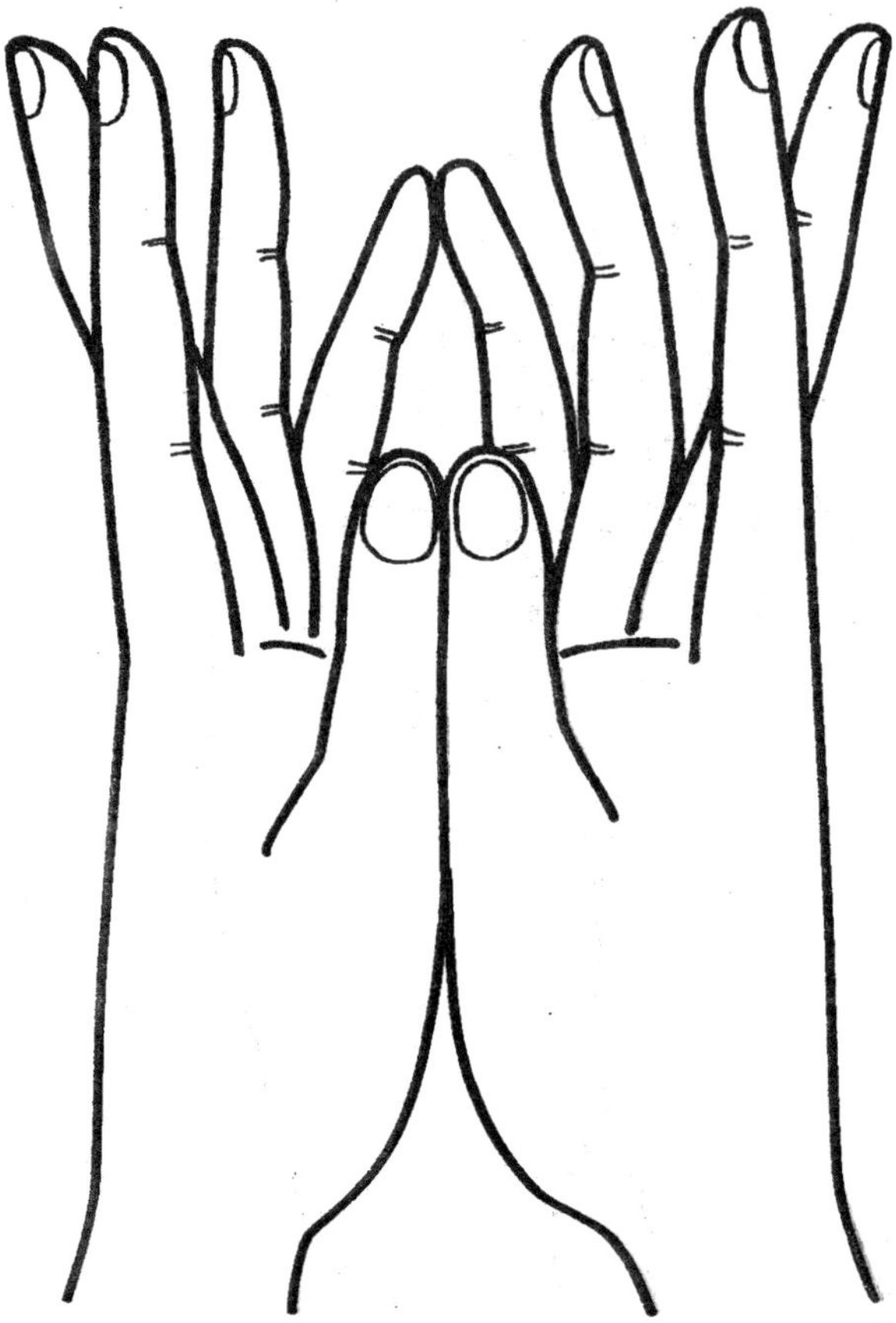

Sahasrabhujāvalokiteśvara Aṣṭa-da-la-mudrā

八葉印二頁に同じ。真言は、

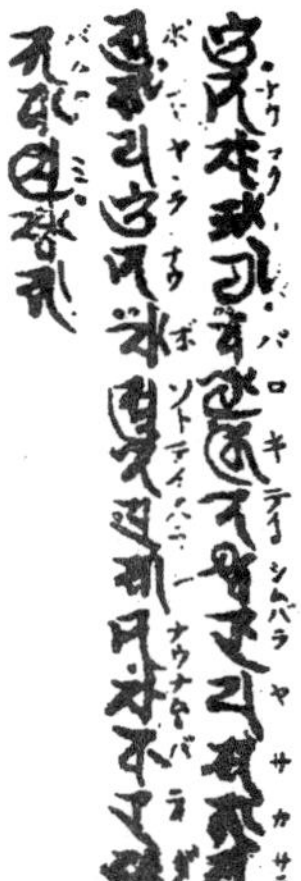

千手根本印（せんじゅこんぽんいん）

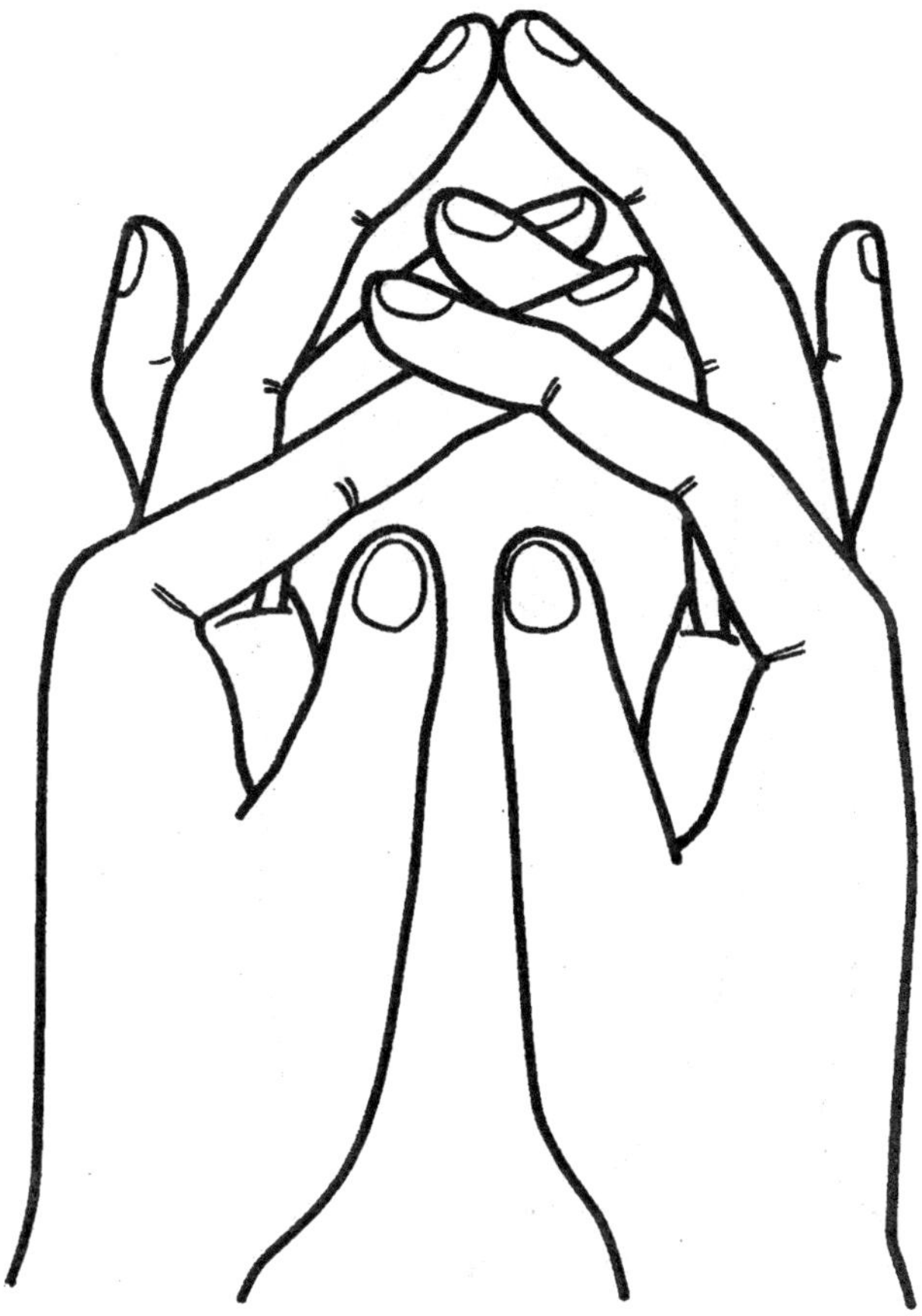

Sahasrabhujāvalokiteśvara Mūla-mudrā

二手金剛合掌して手背を少し曲げて相い離し、二中指を相い合し、二大・小指を開いて直く竪てる。又蓮華五股印・九山八海印・補陀落九峰印とも名づける。真言は前に同じ。

馬頭（ばとう）

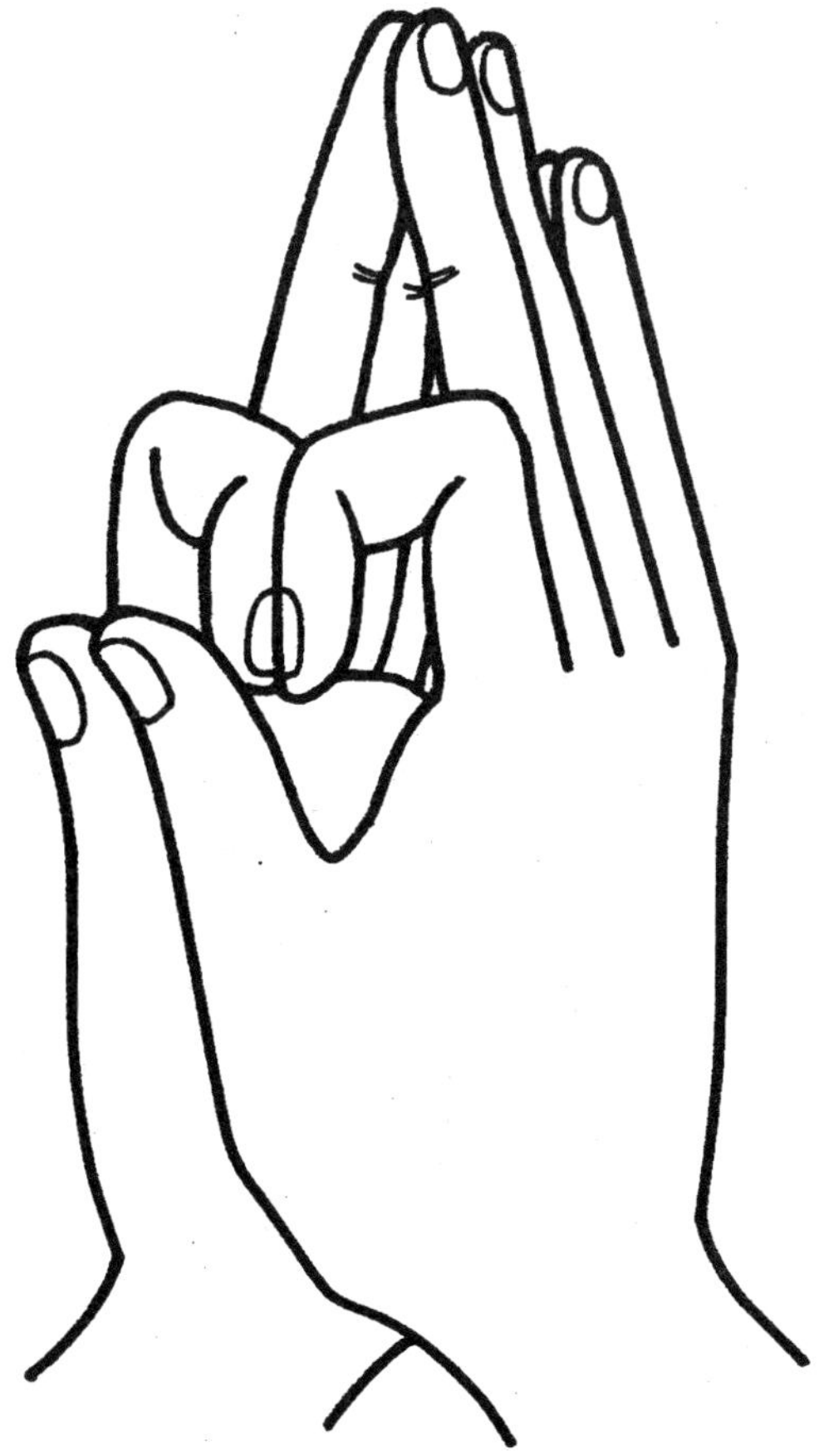

Hayagriva

二手虚心合掌（或いは蓮華合掌）して二頭指を屈して甲を合わせ、二大指の下に置いて麦粒程を離し、二大指は並べてその甲を稍仰げる。真言は、

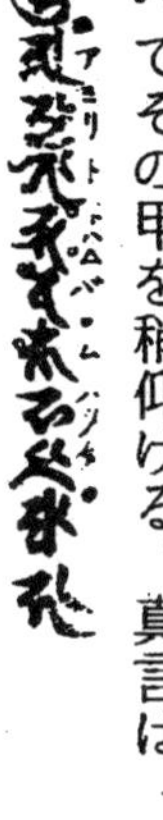

馬頭二

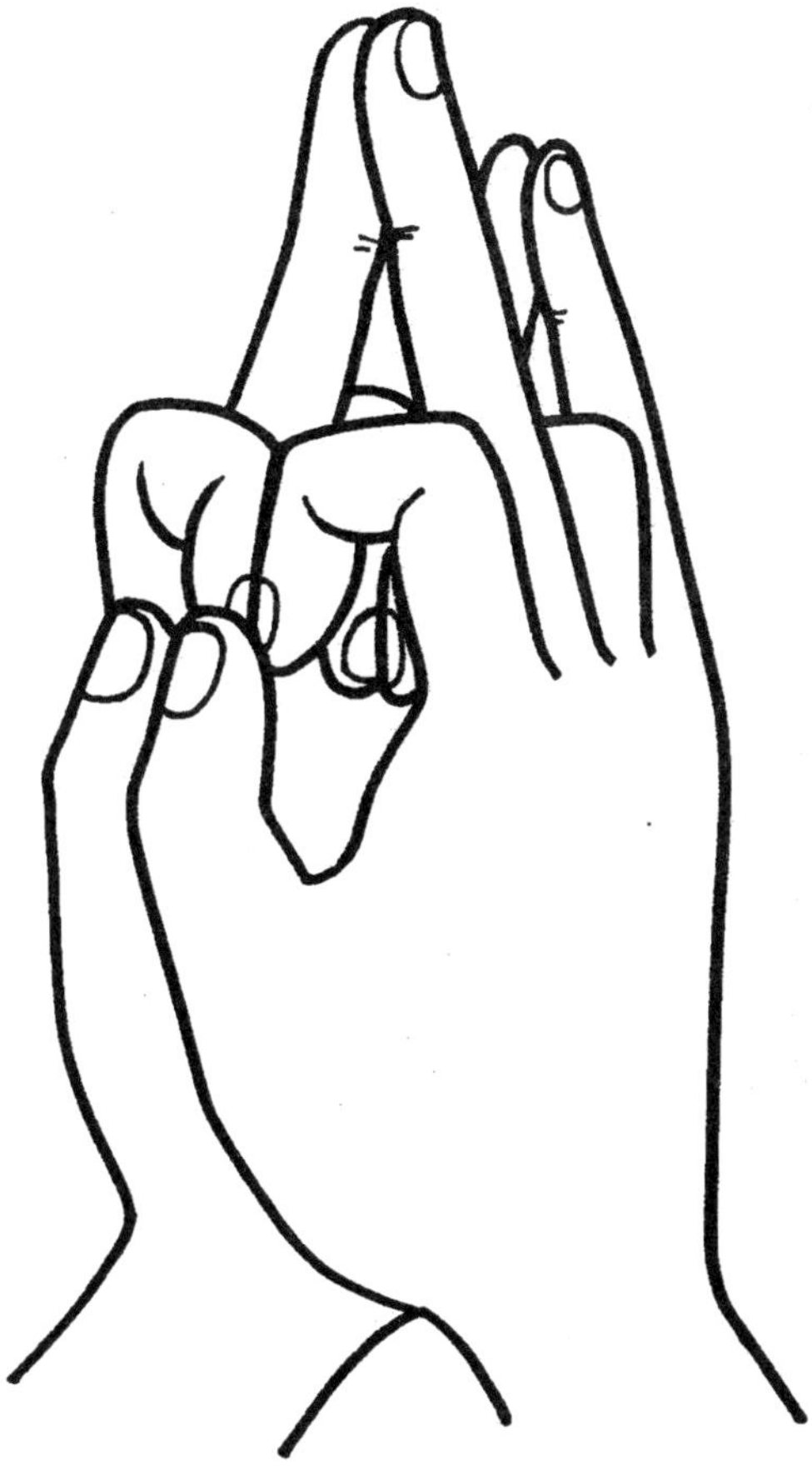

Hayagriva

二手虚心合掌し、二頭・無名指を屈して甲を合わせ、掌中に入れ、二大指を稍屈する。前の馬頭印とは無名指の違いのみ。此の印は三昧耶形を表わし、二小指は耳、二無名指は目、二中指は鼻、二頭・大指の間は口を表わす。又蓮華合掌は観音の大悲三昧、無名指は大悲の甘露水、頭指は大願の風を以って甘露の法水を灑ぎ、衆生の蔵識中の雑染の種子を洗う義、大指は大空三昧を以って雑染の種子を呑尽する義なり。真言は前に同じ。

馬頭三　摂毒印一

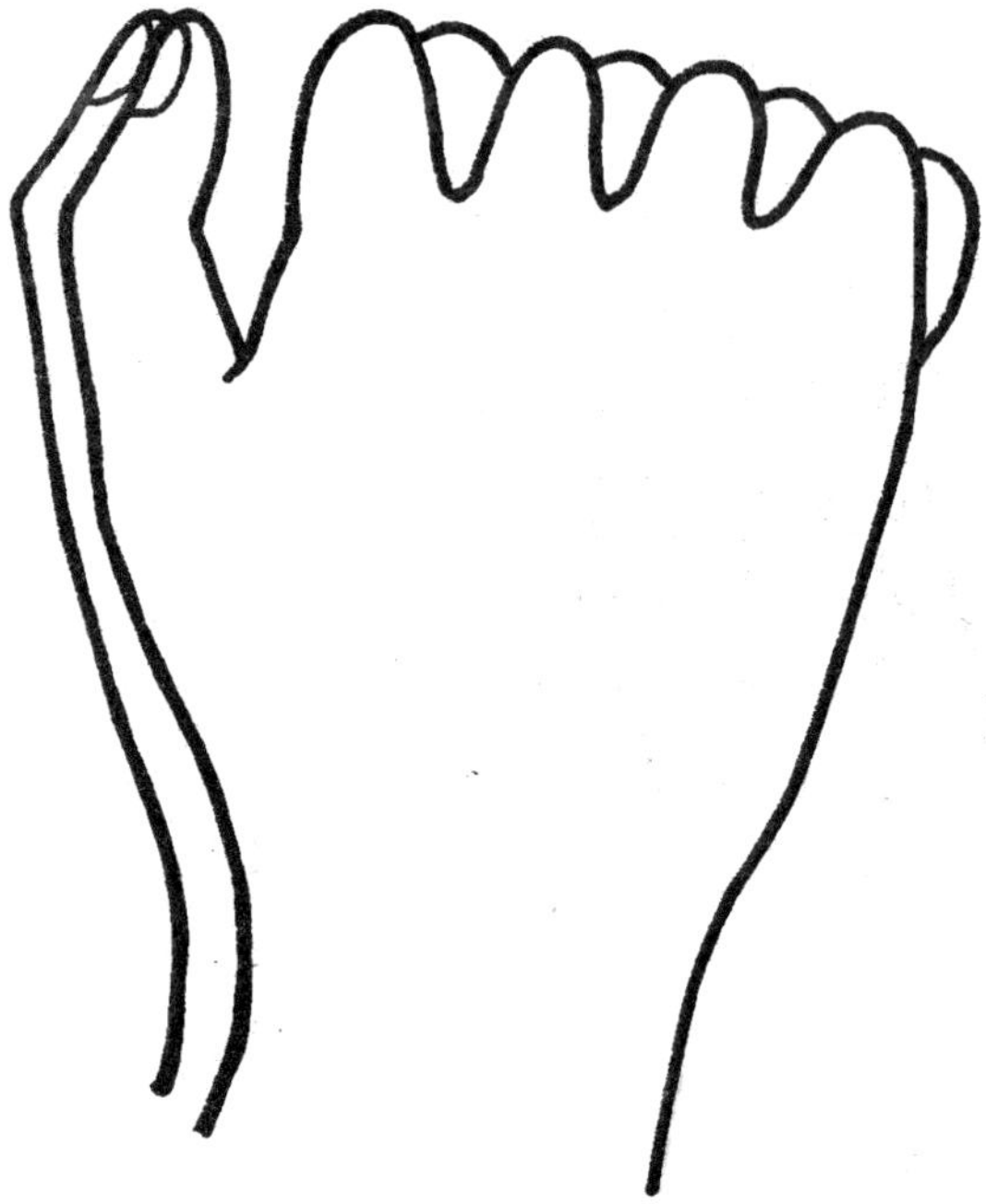

Hayagrīva Viṣa-pāna-mudrā

内縛して二大指を竪て、二中指の中節の上を押す。又は内縛して二大指を竪ててその上節をやや屈する。摂一切諸毒印と名づける。真言は前に同じ。

馬頭四　摂毒印二

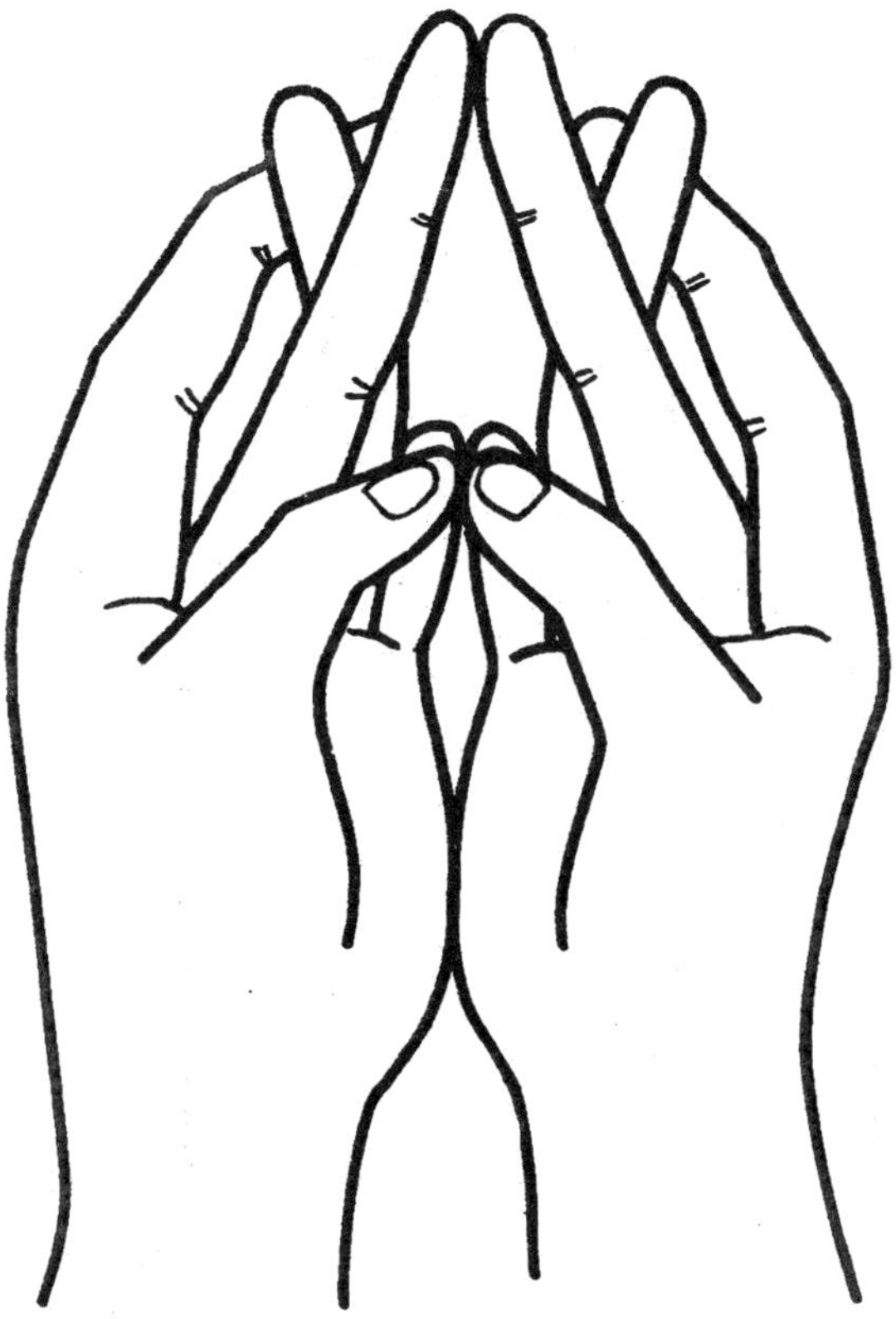

Hayagrīva Viṣa-pāna-mudrā

金剛合掌して二中指を竪て合わせ、二頭指を以って各々二無名指を鉤してその頭指を以って中指の上節を押し、小指を並べ竪てて掌中に入れ、二大指を並べ竪てて小指と聚め、悪業煩悩不祥厄難を噉食すと観想し、大指を以って三度噉む。又悪難噉食印と名づける。

真言は前に同じ。

十(じゅう)一(いち)面(めん)根(こん)本(ぽん)印(いん)

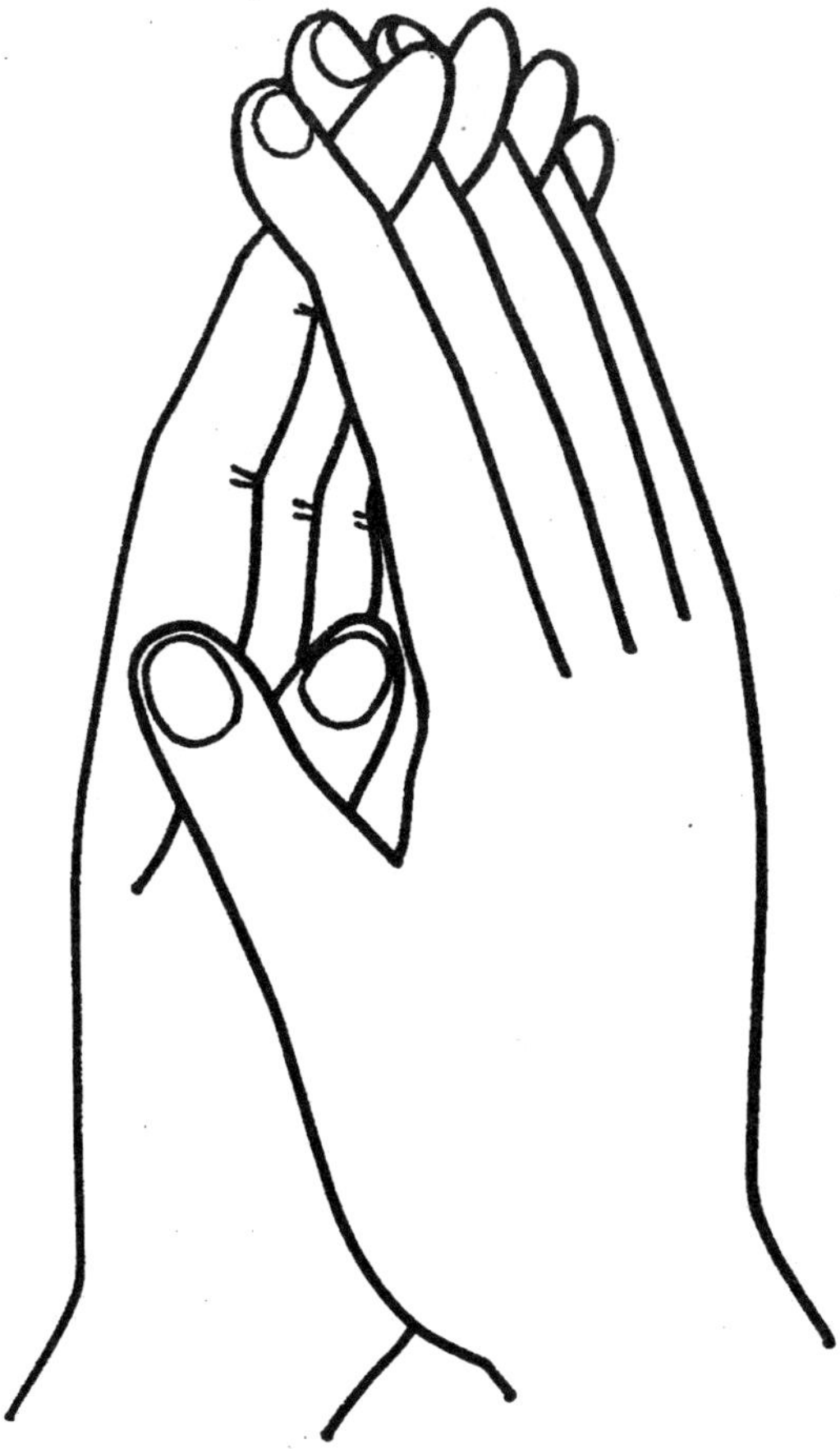

Ekadaṣmukhāvalokiteśvara Mūla-mudrā

金剛合掌の十指を深く交えて頂に挙げる。十指を十面とし、自己の面を加えて十一面と観ずる。行者が直ちに十一面観音の身と成る義なり。真言は、

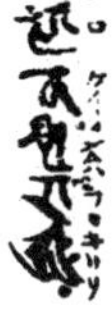

准胝（じゅんでい）第一根本契（こんぽんげい）

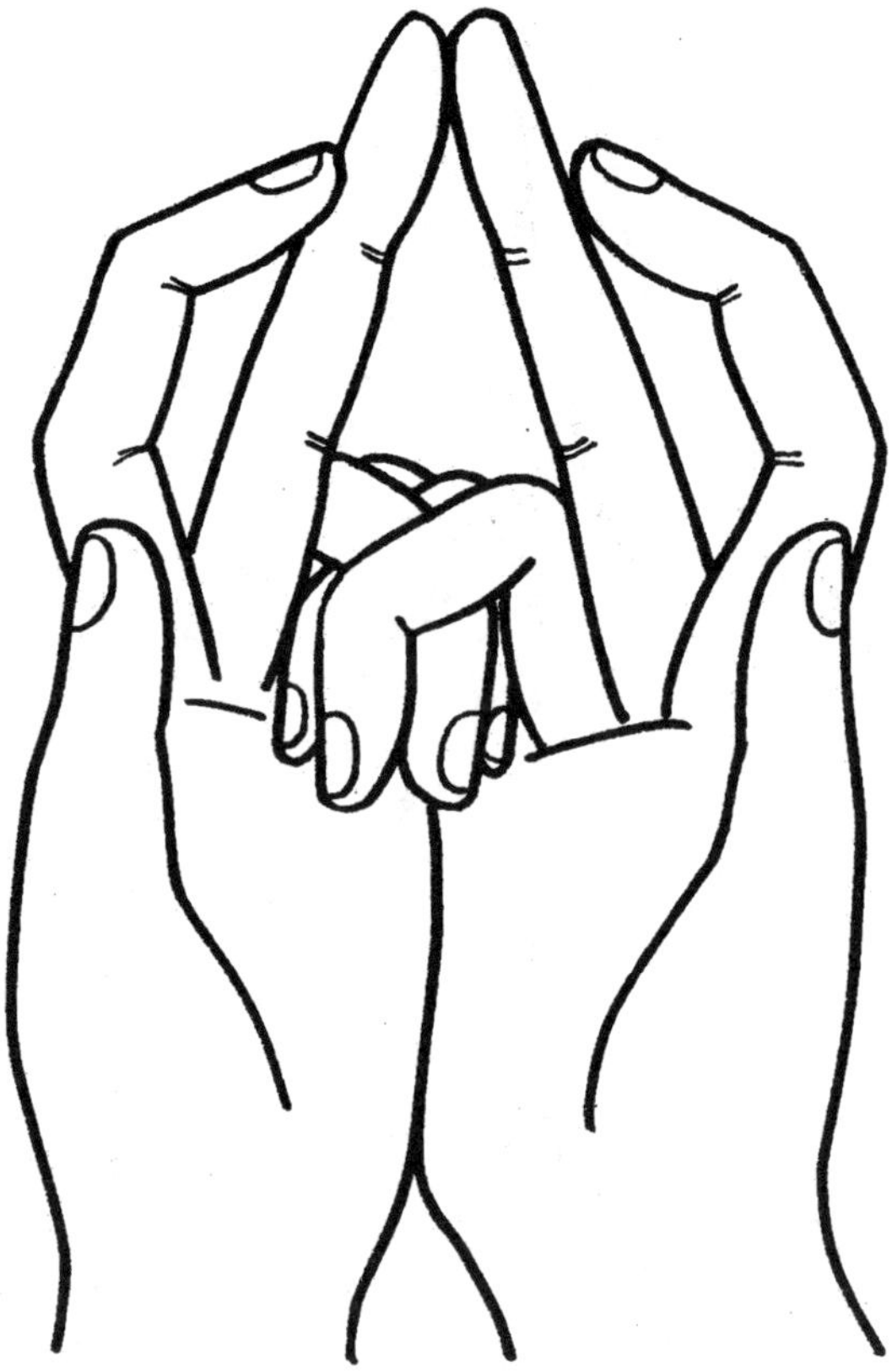

Cundhī Saptākoṭi-buddhabhagavatī

Mūla-mudrā

二小・無名指を内に相い叉え、二中指を直く竪てて頭を相い着け二頭指の頭を二中指の上節の側に附け二大指を各各二頭指の側に附ける。これを三股印と名づける。三股は面上の三目、即ち仏・蓮・金の三部を表す。又は大・頭・中・無名・小指を次第に法界体性・大円鏡・平等性・妙観察・成所作智の五智に配する。真言は、

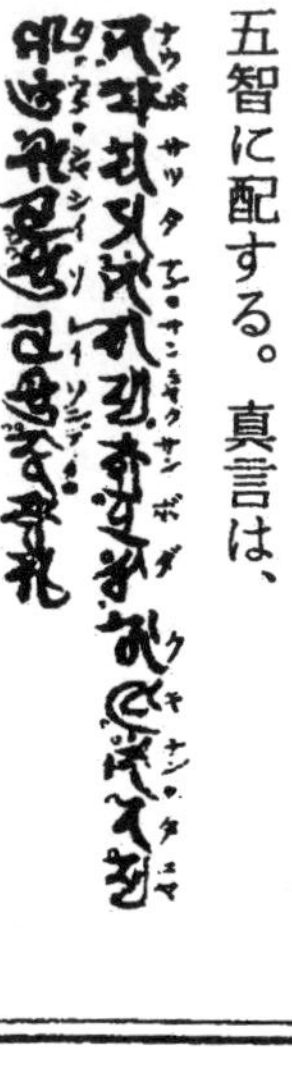

准胝 第二根本契

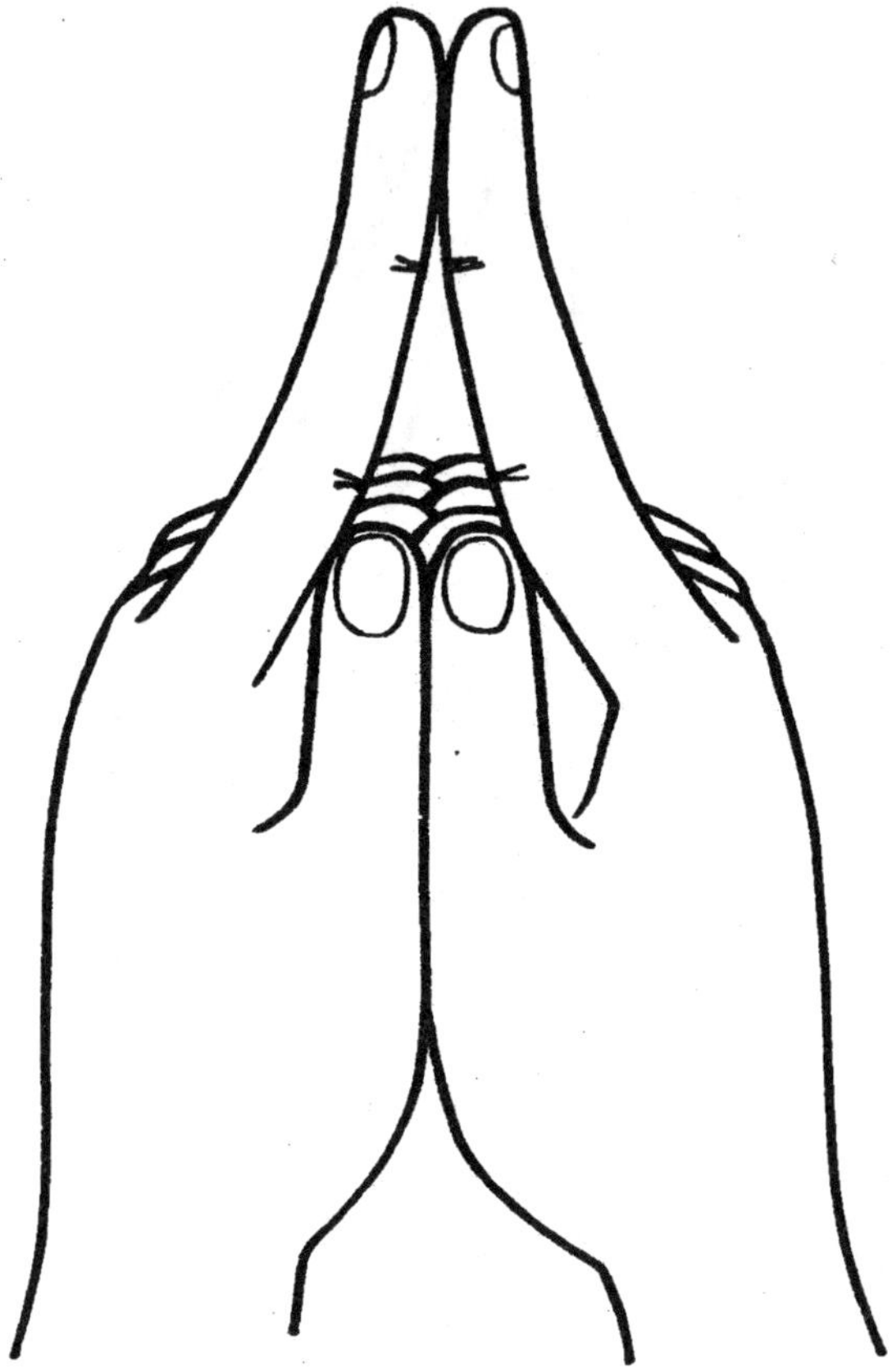

Cundhī Sapatakoṭi-buddhabhagavatī Mūla-mudrā

二手内縛し、二頭・大指を並べて直く竪てる。これを甲冑印と名づける。真言は前に同じ。

如意輪根本印（にょいりんこんぽんいん）

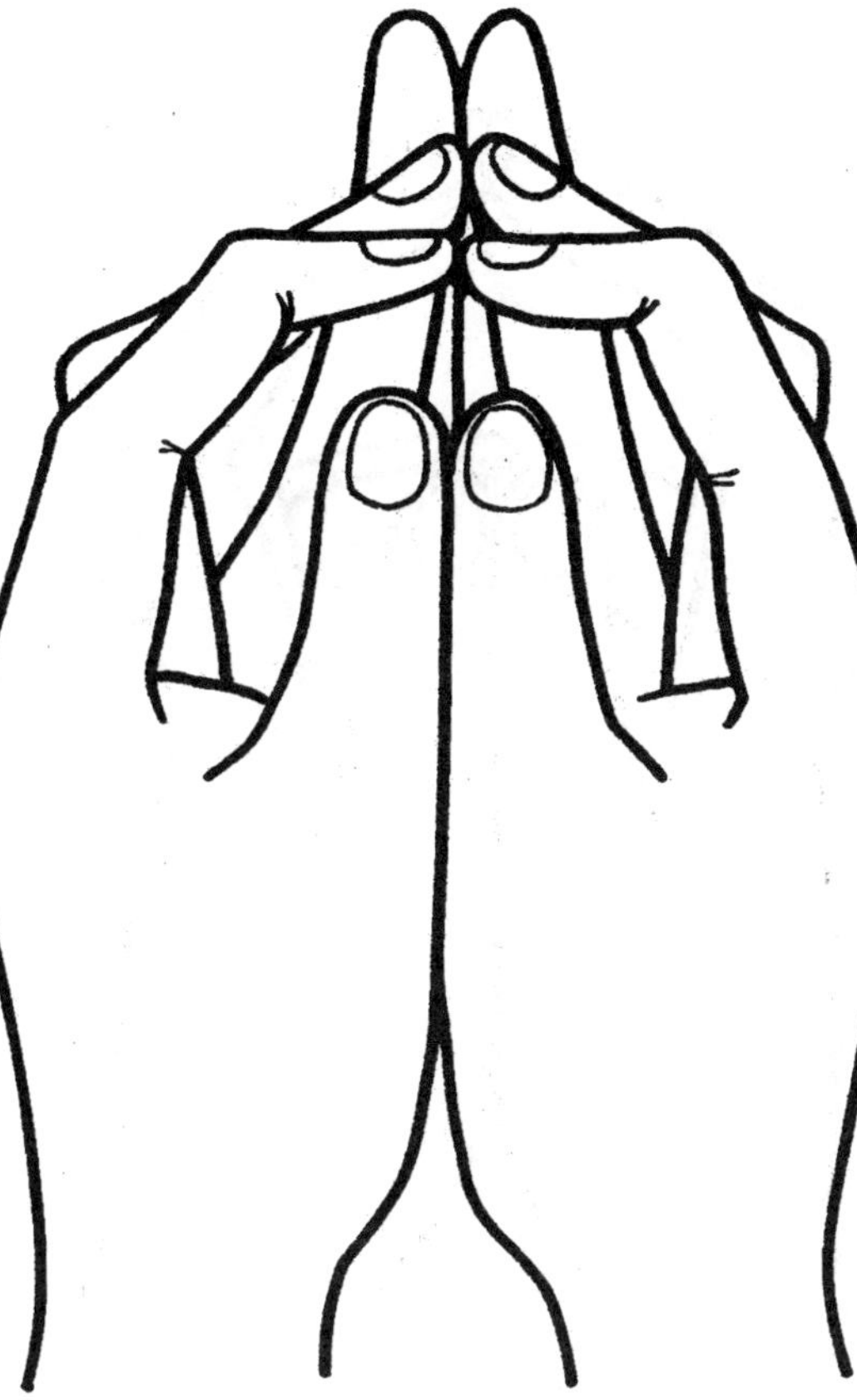

Cintāmaṇi-cakra Mūla-mudrā

二手虚心合掌して二頭指を屈して宝形にし、二中指を屈して蓮葉の如くし、余の指は直く合せ竪てて幢の如くにする。これは幢上に蓮華、その上に宝珠のある形を表す。二中指蓮葉は、中指火大の故に、火大赤色の故に紅蓮華を表し、二頭指宝形は、如意輪は蓮華部の宝菩薩の故に本尊如意輪の形相を示す。如意宝を幢上に置くことは自証上の化他を表す。真言は、

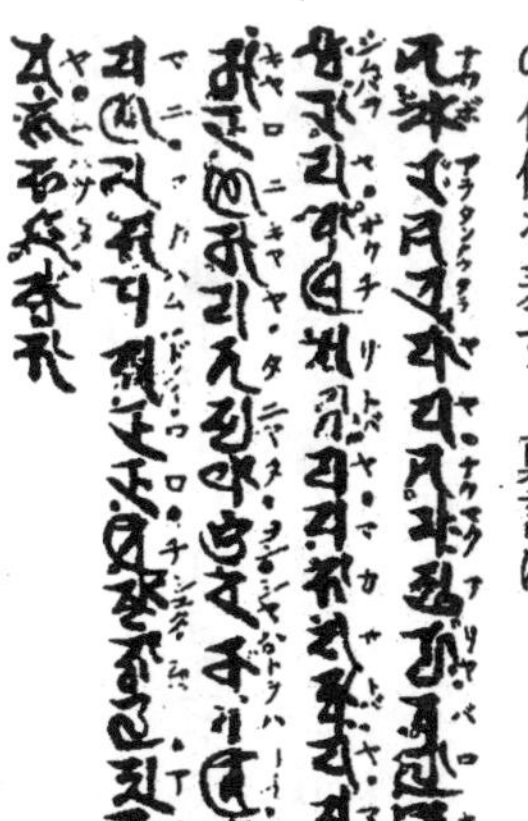

如意輪心印（にょいりんしんいん）

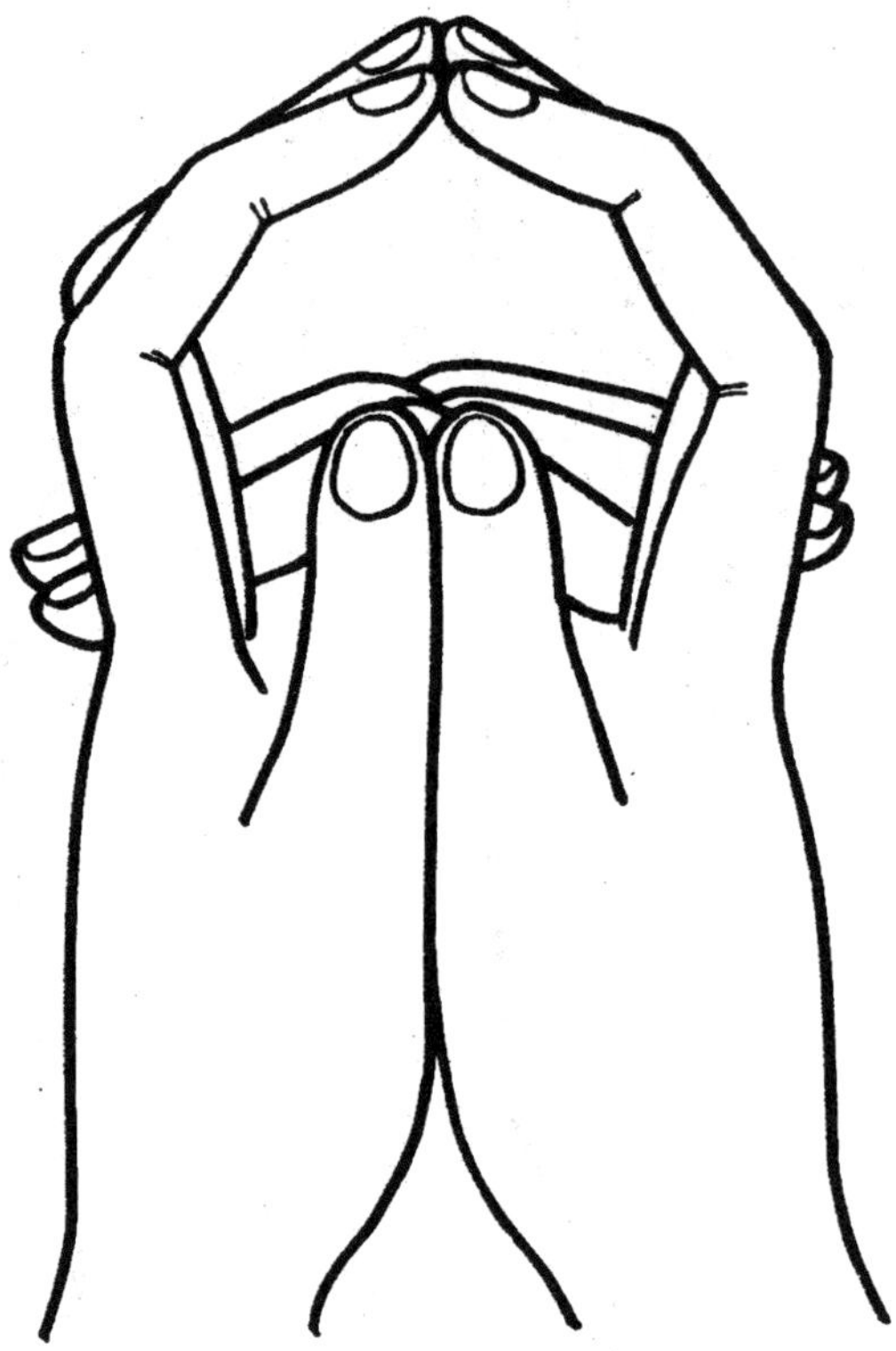

Cintāmaṇi-cakra Citta-mudrā

前の根本印に准じて、二無名・小指を外に相い縛す。此れは自証を表す。此の印は無名指を輪と観じ、一印に蓮華宝珠・輪があり、最も深秘なりとする。

真言は、

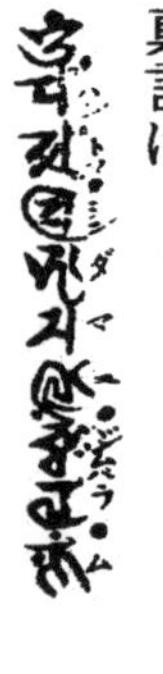

如意輪随心印（にょいりんずいしんいん）

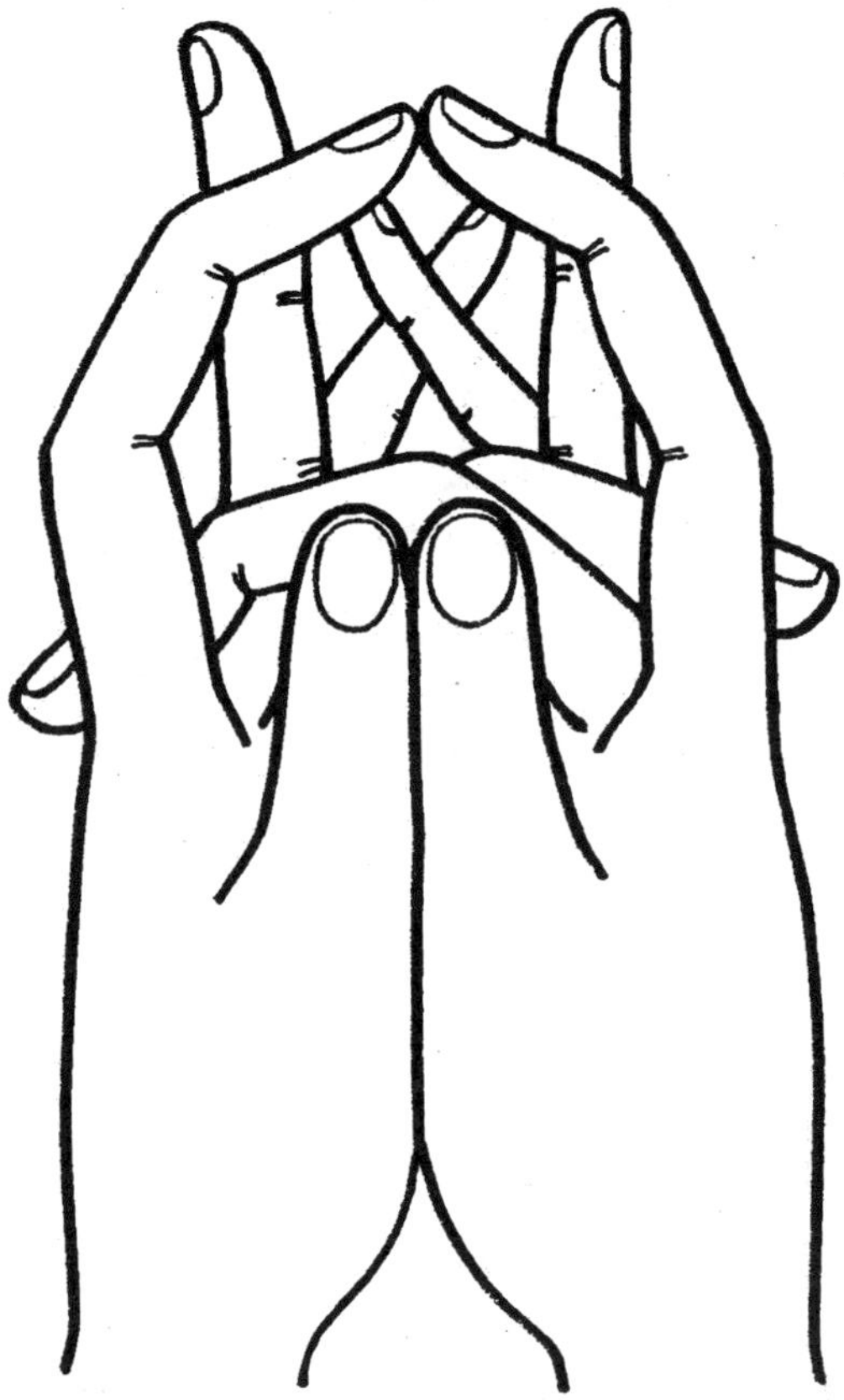

Cintāmaṇi-cakra Anucitta-mudrā

前の根本印に准じて中指を外縛し、小指横に竪てて相い交える。又は、二手外縛して、二頭指を竪てて頭を着け宝形とし、二大・無名指各々を並べて直く舒べ竪てて幢の如くし、二小指を相い交え竪てる。これは自証（心印）より化他の心（心中心印）を発生する義。衆生の心に随応して化益する義（随心印）を表す。真言は、

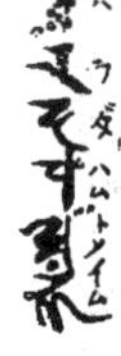

蓮華三昧耶印

（れんげさまやいん）

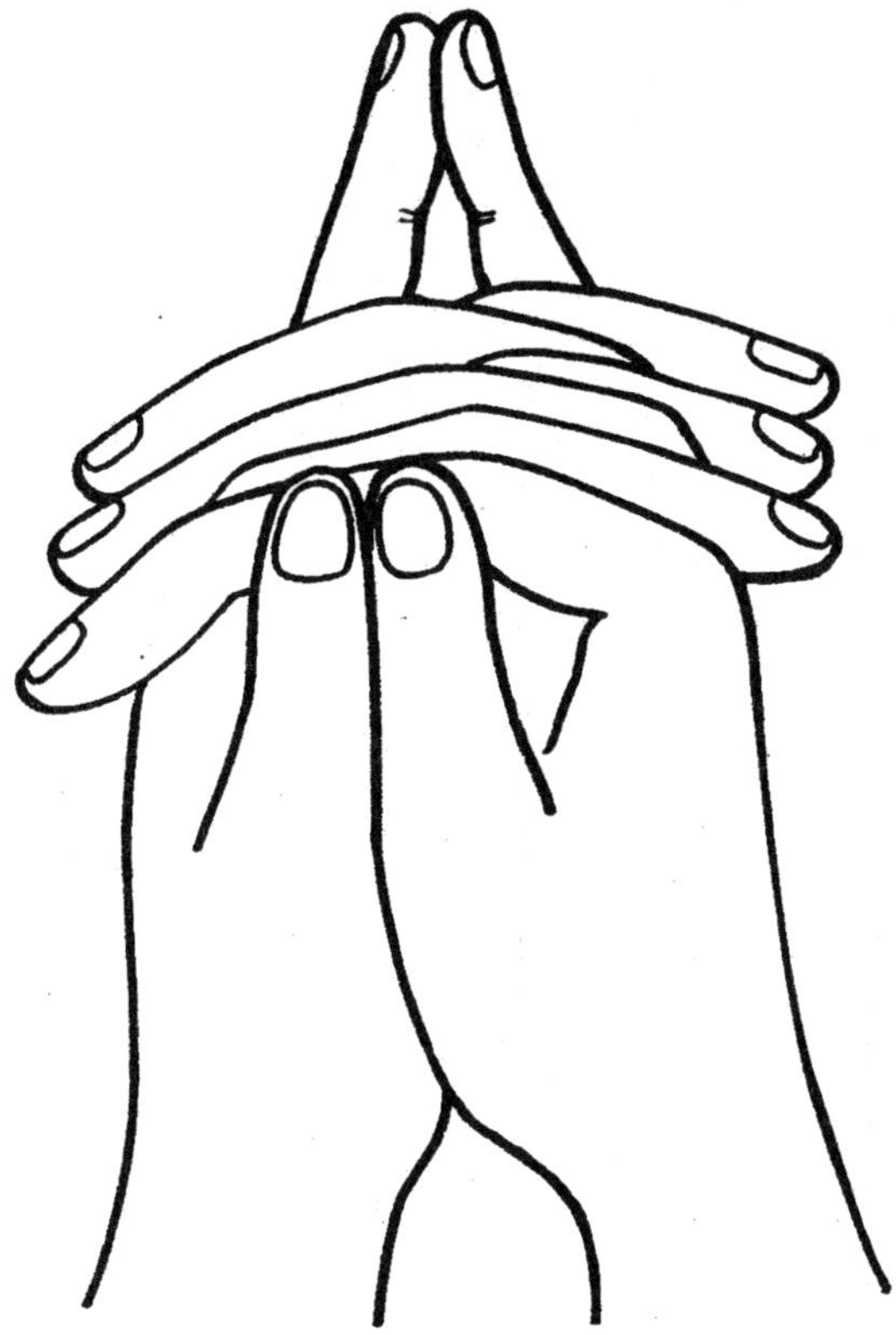

Padma-samaya-mudrā

二手外縛して二大・二小指竪て合わせて口の上に置く。頭・中・無名指の六指と二大・小指の各々合するのを合わせて八葉とする八葉印なり。真言は、

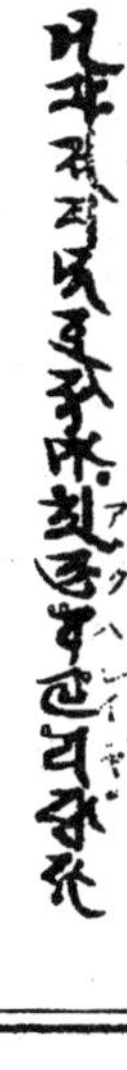

如意輪塔印（にょいりんとういん）

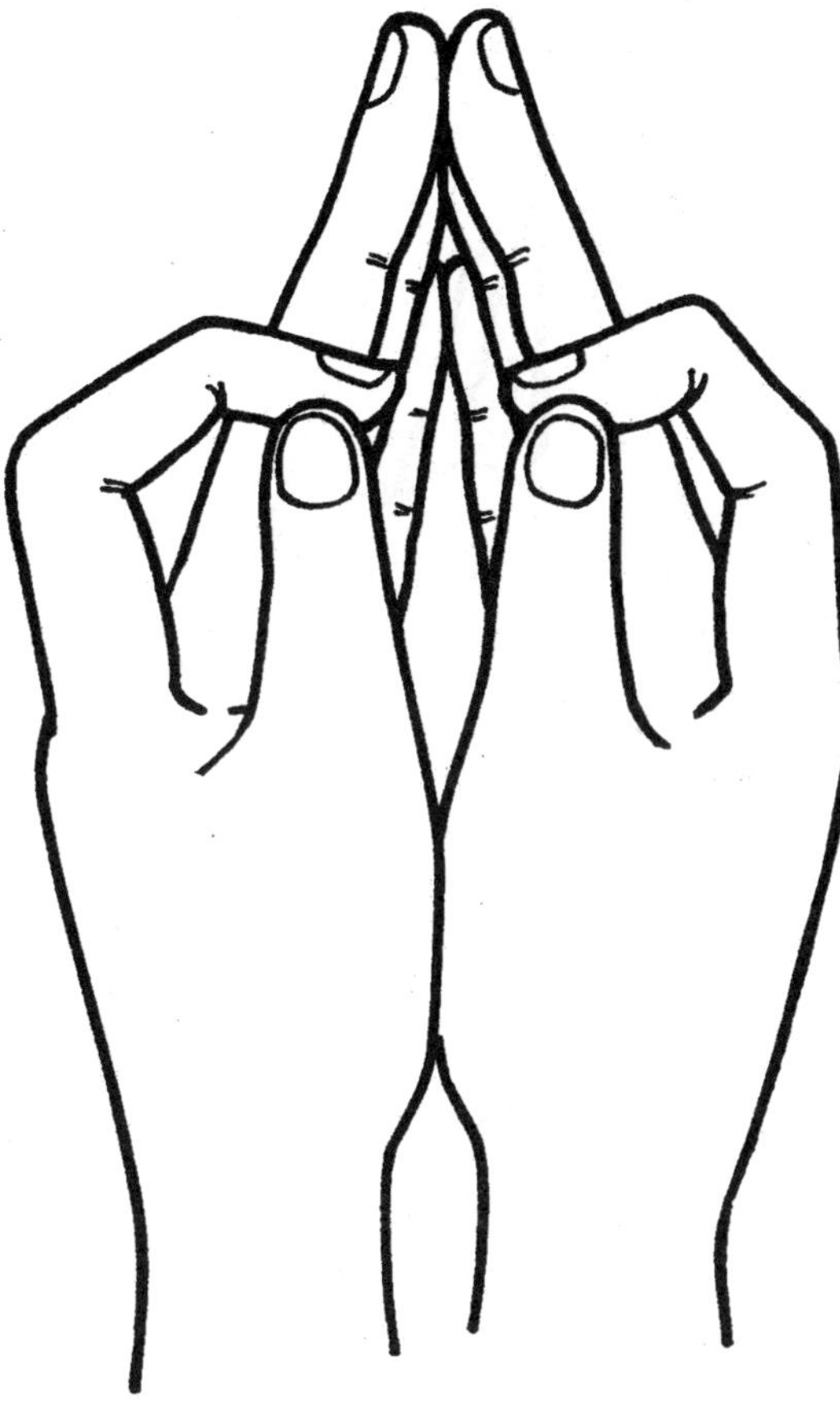

Stūpa-mudrā

卒都婆印四三頁に同じ。真言は前に同じ。

不空羂索（ふくうけんじゃく）

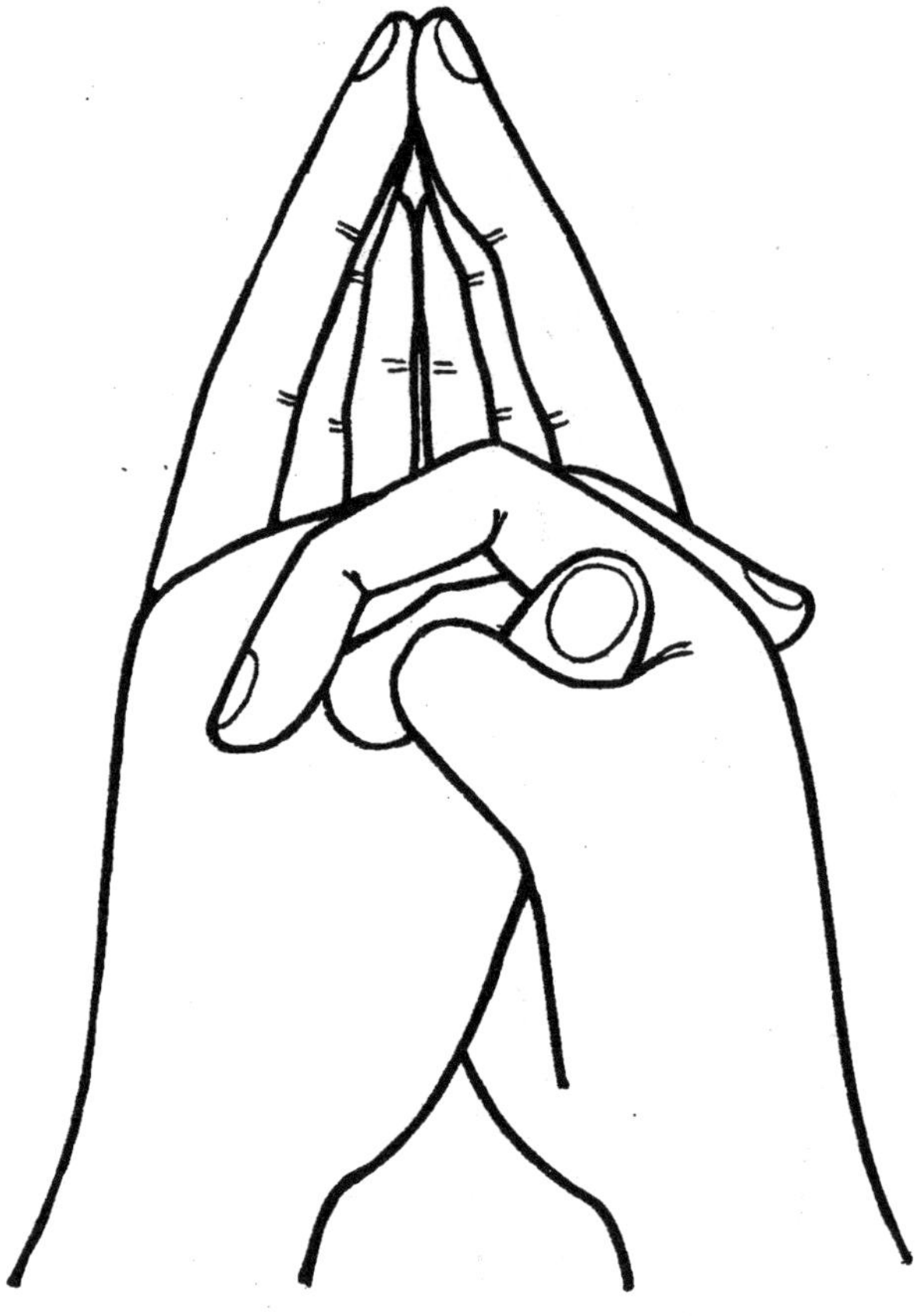

Amogha-paśa

二手蓮華合掌して、二頭・大指を外縛し、右大指を左の大・頭指の間（虎口）に入れる。蓮華羂索印と名づける。蓮華合掌は蓮華部の本表示、本有自性の蓮華を表し、大・頭四指を縛するのは索を表し、索の端に蓮華ありと観ずる。索は本誓を表し、四種の索を以って、世間の漁夫の魚を釣る如くに、極悪の衆生を済度する。真言は、

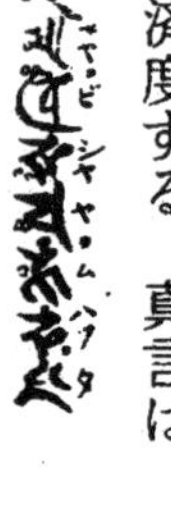

一一二

灌頂密印

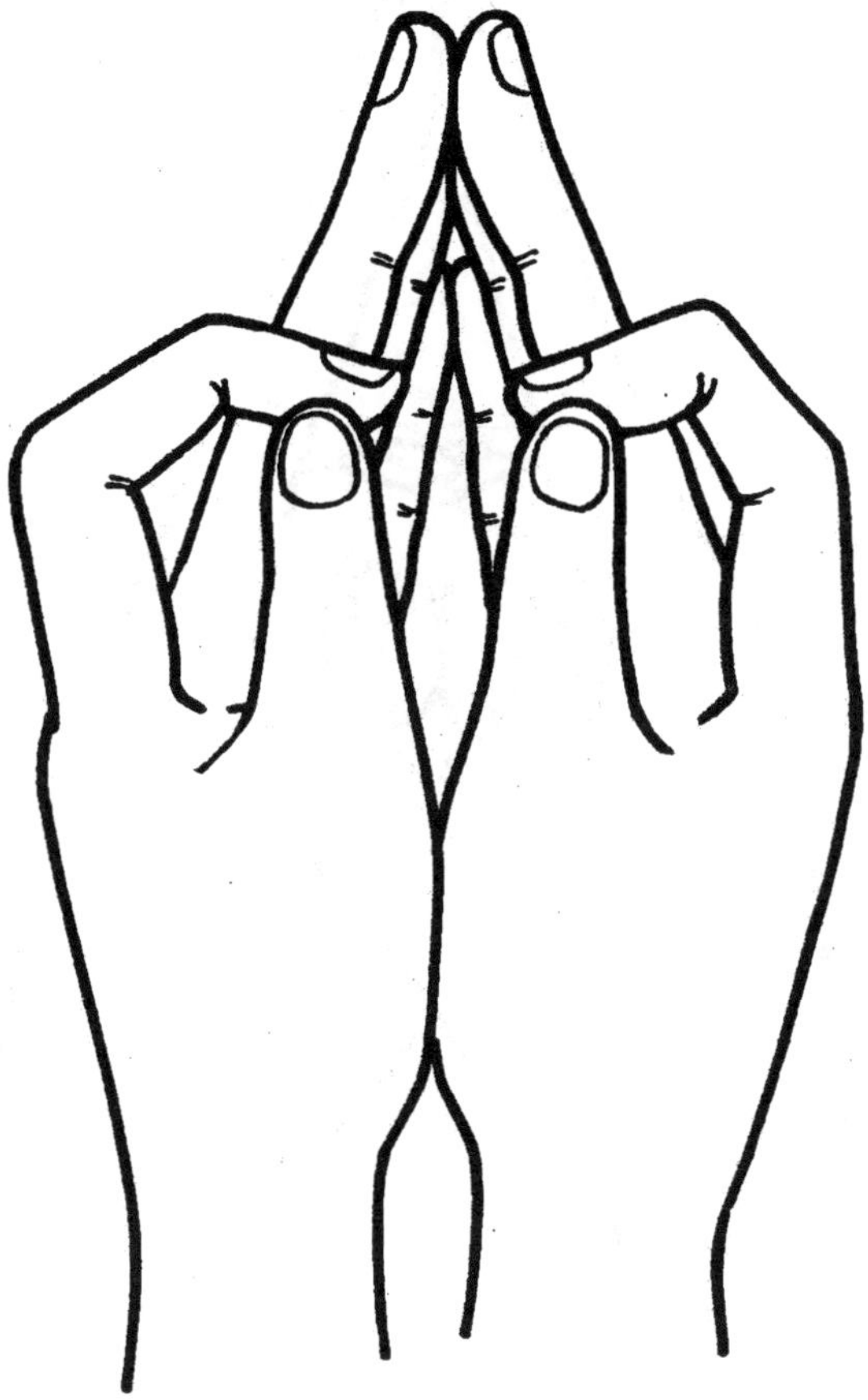

Abiśeka-guhya-mudrā

卒都婆印四三頁に同じ。真言は前に同じ。

不動独鈷印

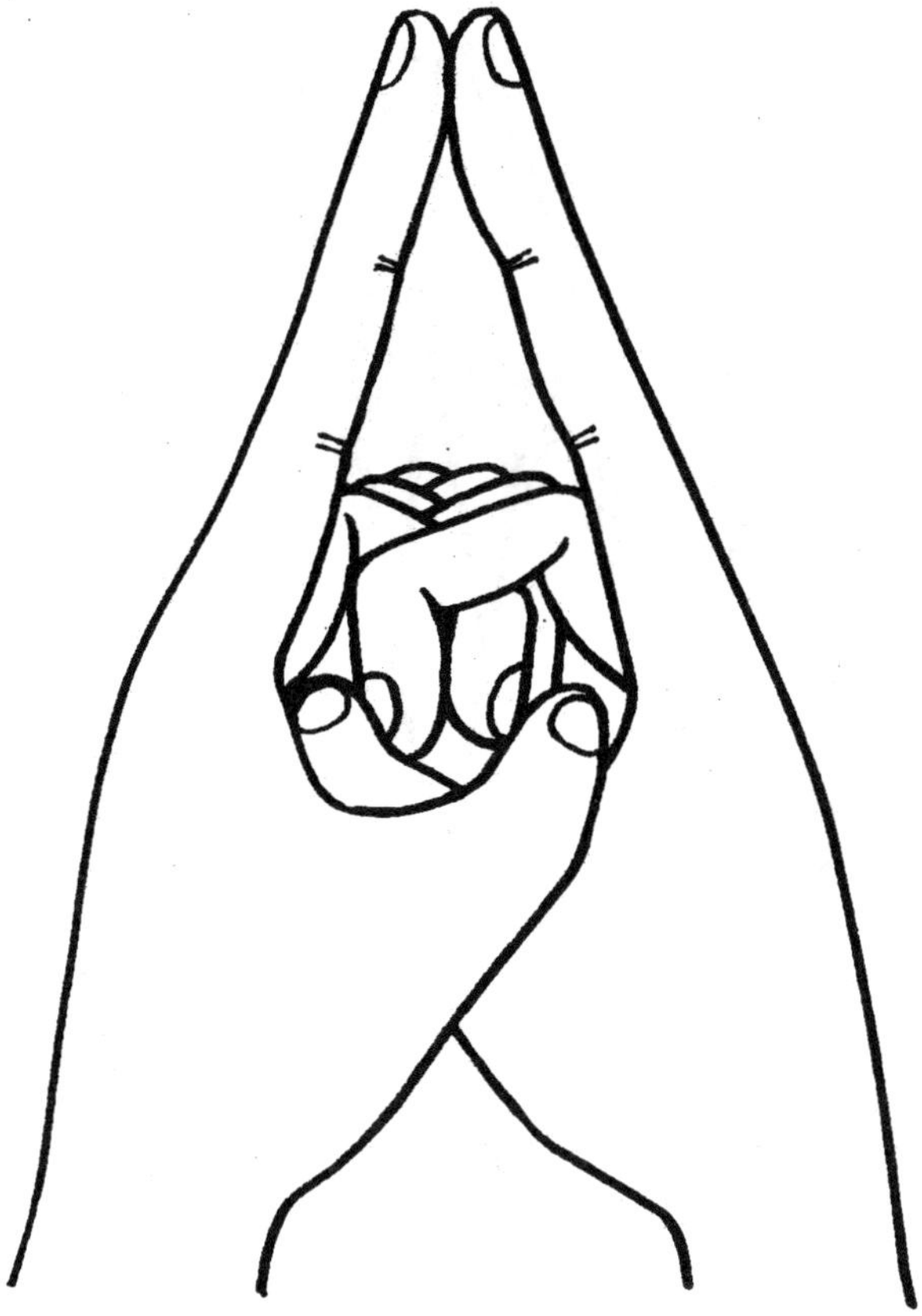

Acala

不動根本印二〇六頁に同じ。二手内縛して二大指を二無名指の側に住め、二中指の頭を二大指の面に住め、二頭指を竪て合わせる。

白衣（びゃくえ）

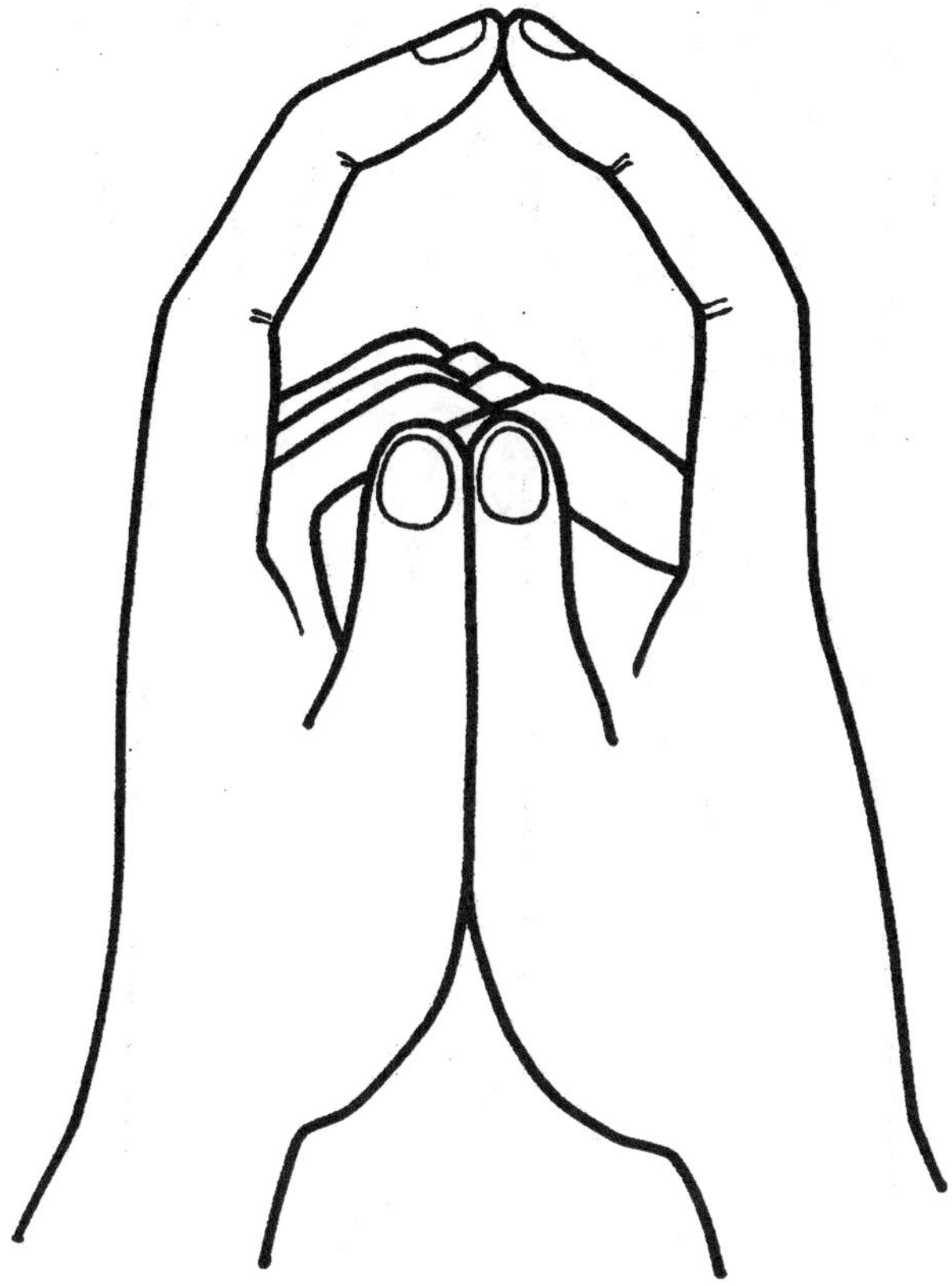

Pāṇḍaravāsinī

二手内縛して二頭指を竪て、頭を相い拄えて円かならしめ、二大指を並べ竪てる。二頭指は蓮華葉、二大指は菩薩の身にして蓮花中に処在する形を表す。

真言は、

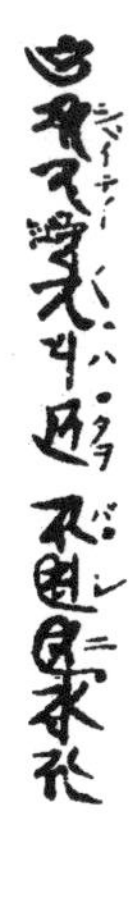

葉衣八葉印（ようえはちよういん）

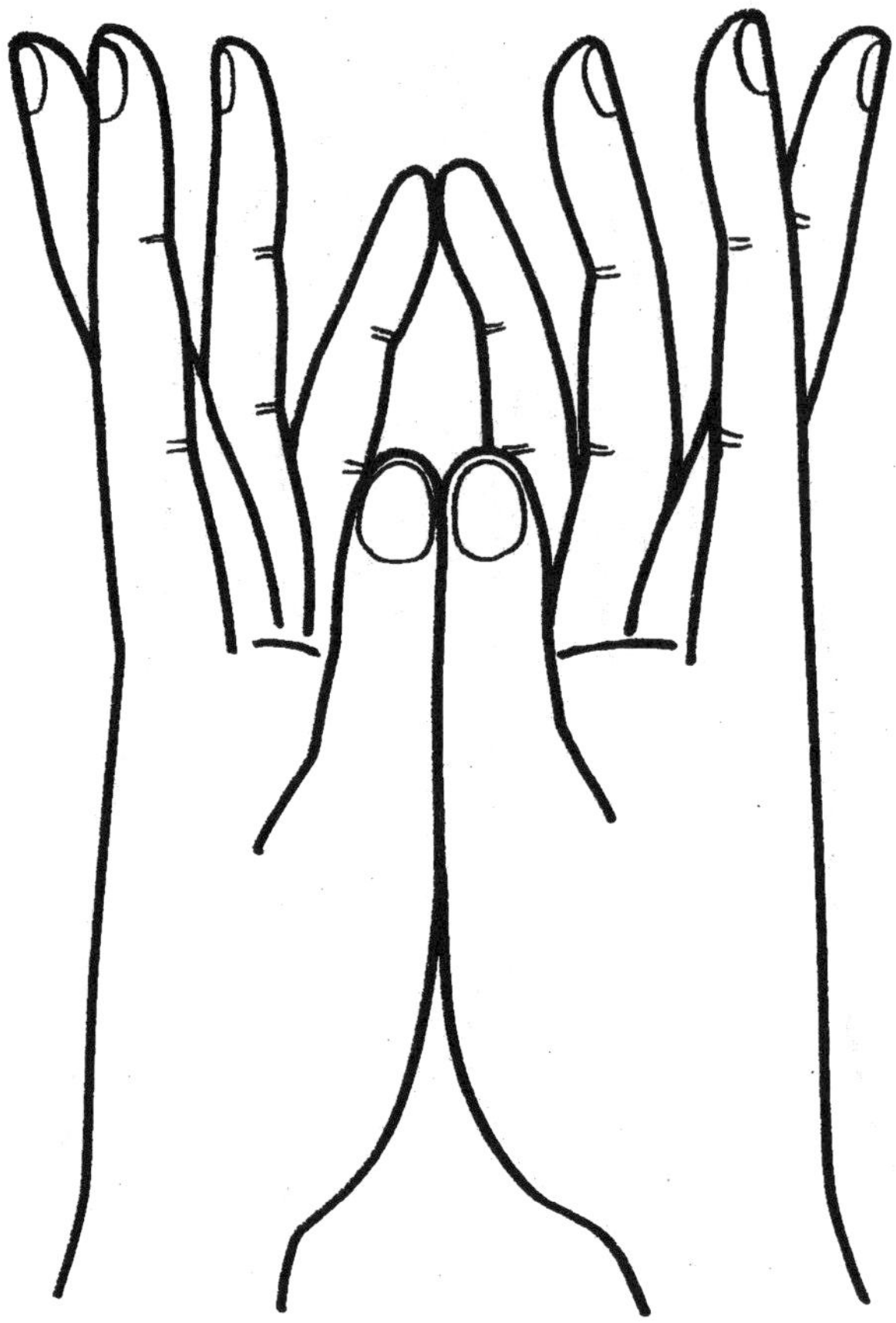

Parṇaśabarī Aṣṭadala-mudrā

八葉印二二頁に同じ。真言は、

ハラグギャバリ・ムハッタ

大勢至

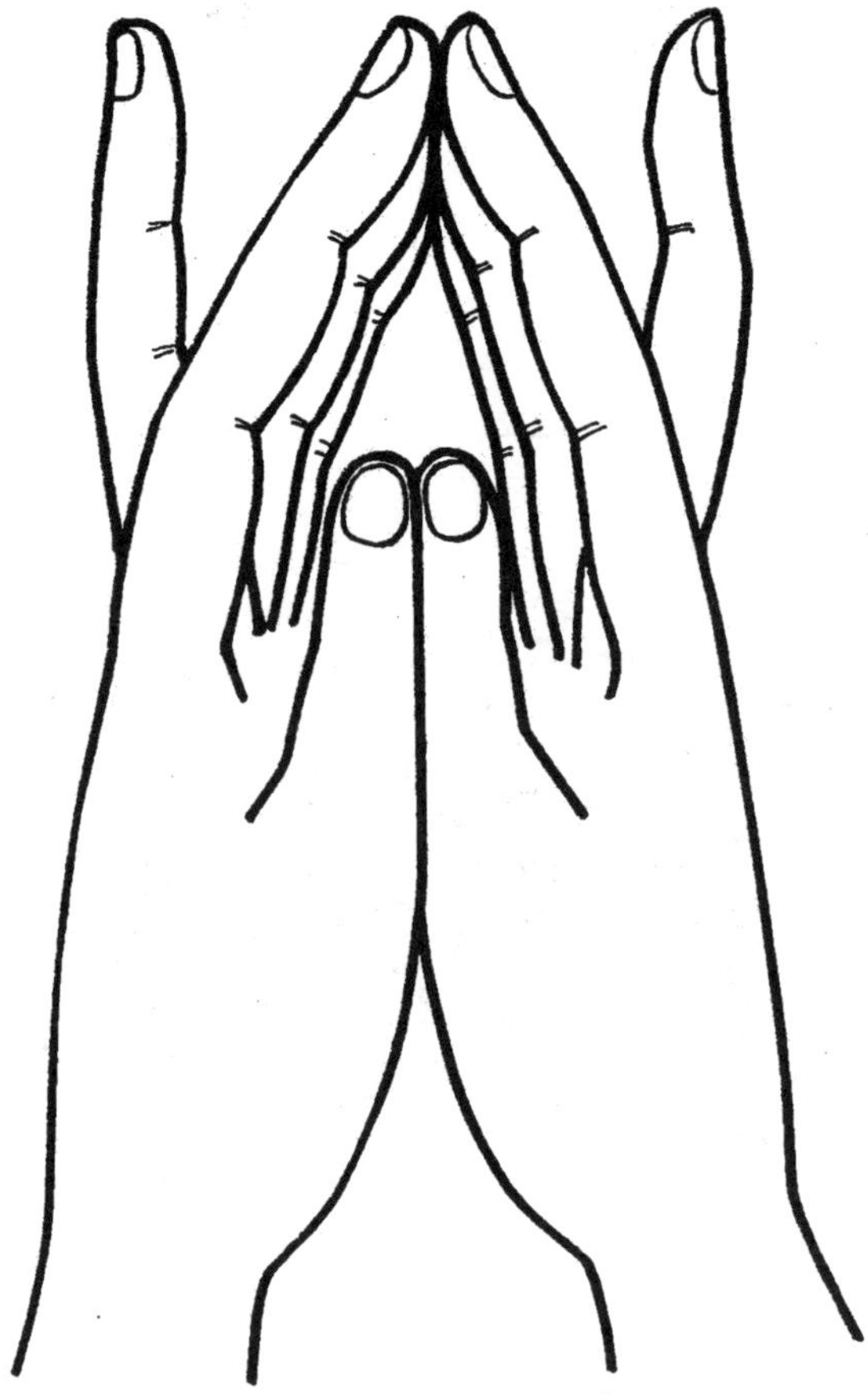

Mahāsthāmaprāpta

勢至印五頁に同じ。真言は、

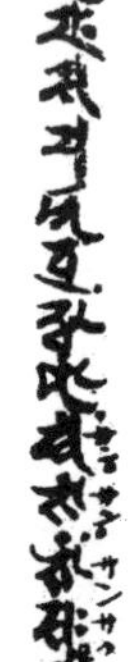

延（えん）命（めい）

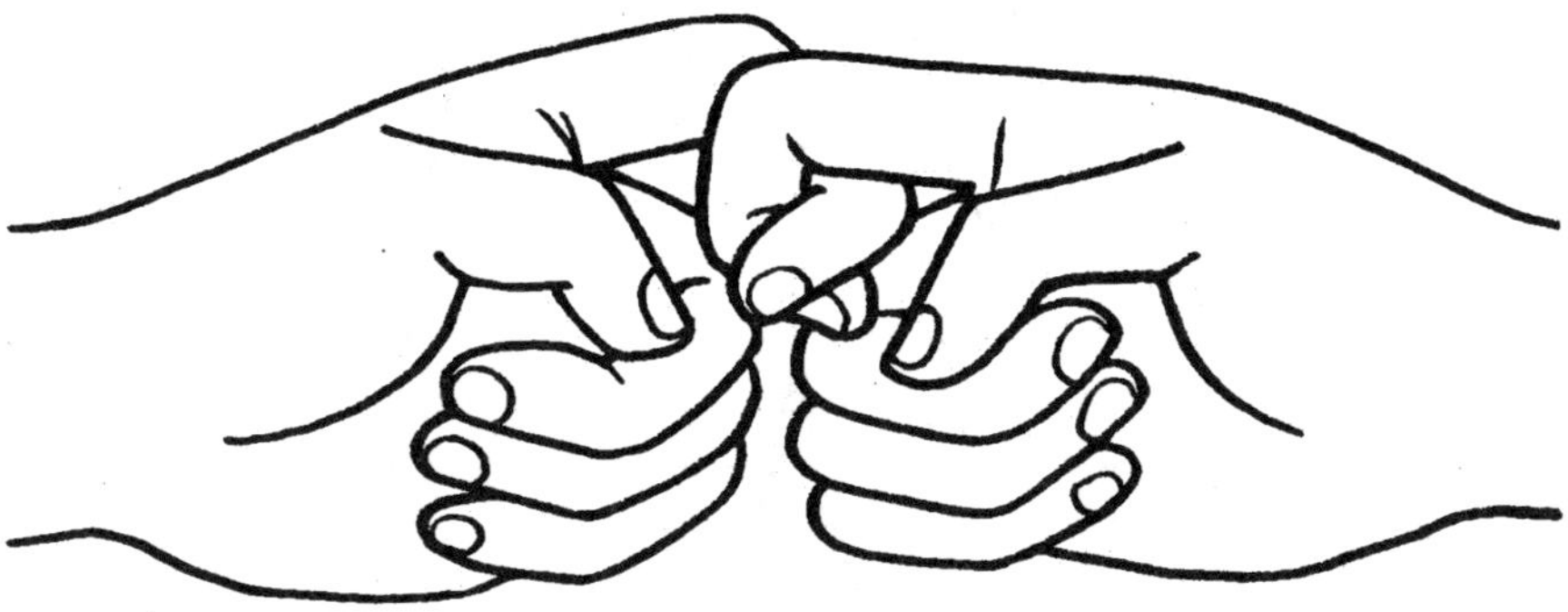

Āyuṣī

二手各々金剛拳にして二頭指を舒べ、右を以って左を押して相い鉤結して頂上に置く。左頭（風）指は凡夫生滅の息風、右頭（風）指は仏界金剛不壊の命風にして、此れを鉤結するのは、衆生分段の命風をして、如来常住の第一命に和合せしめて本不生際に入ることを表し、生仏一如の金剛寿命にして延命を成就する。真言は、

トンバサラヨク

普賢延命

ふげんえんめい

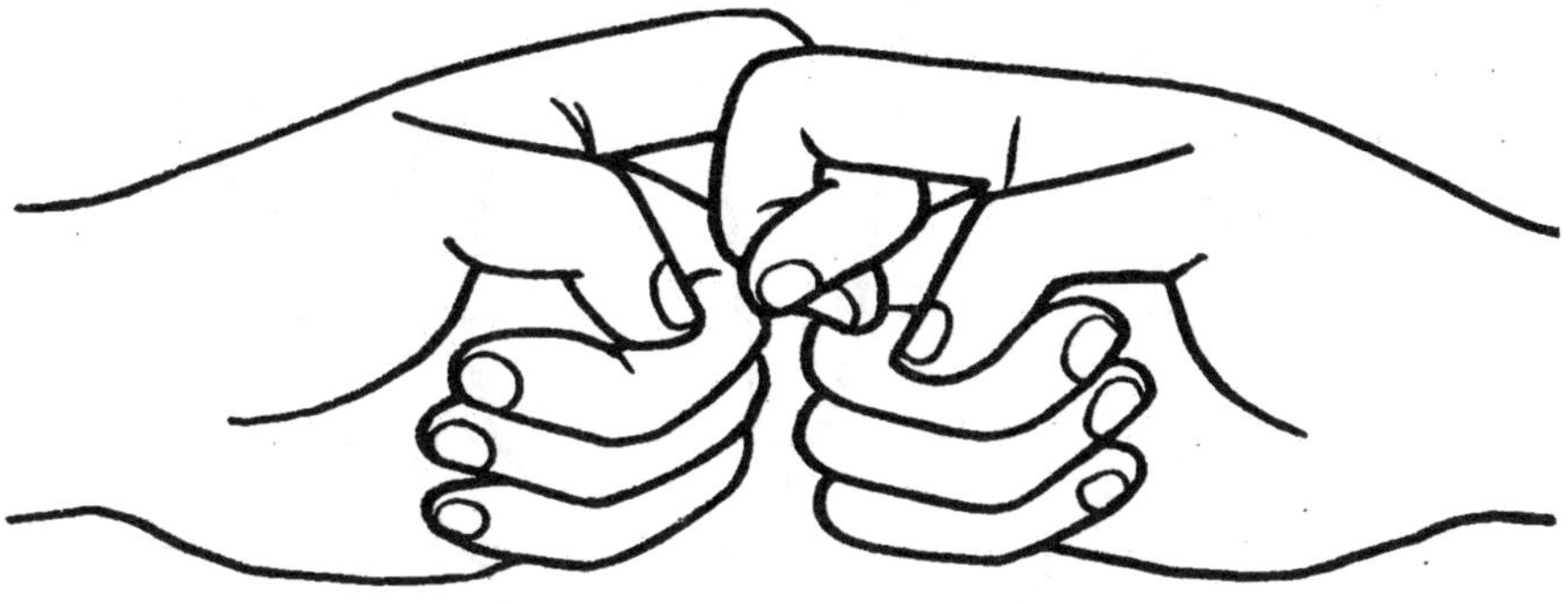

Samantabhadrāyus

延命、前頁に同じ。真言は、

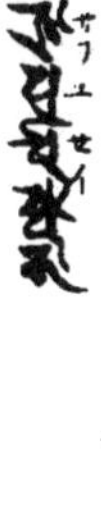

持国天（じこくてん）

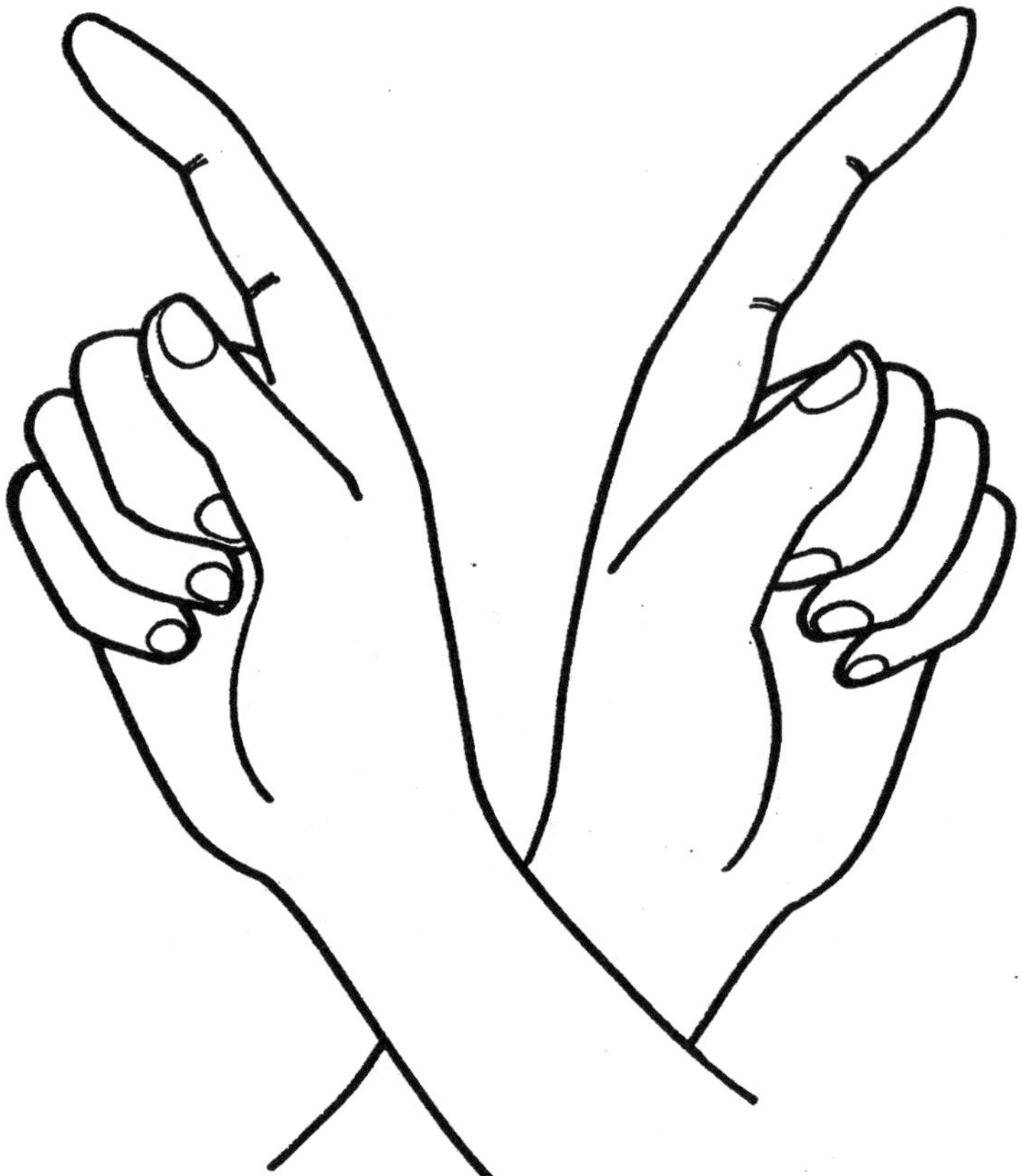

Dhṛtarāṣṭra

二拳頭指を竪てて少し曲げ、大指を舒べて頭指に着けず、両腕交叉して鉤の如くする。即ち降三世印の如くして小指を鉤せず。真言は、

増長天（ぞうじょうてん）

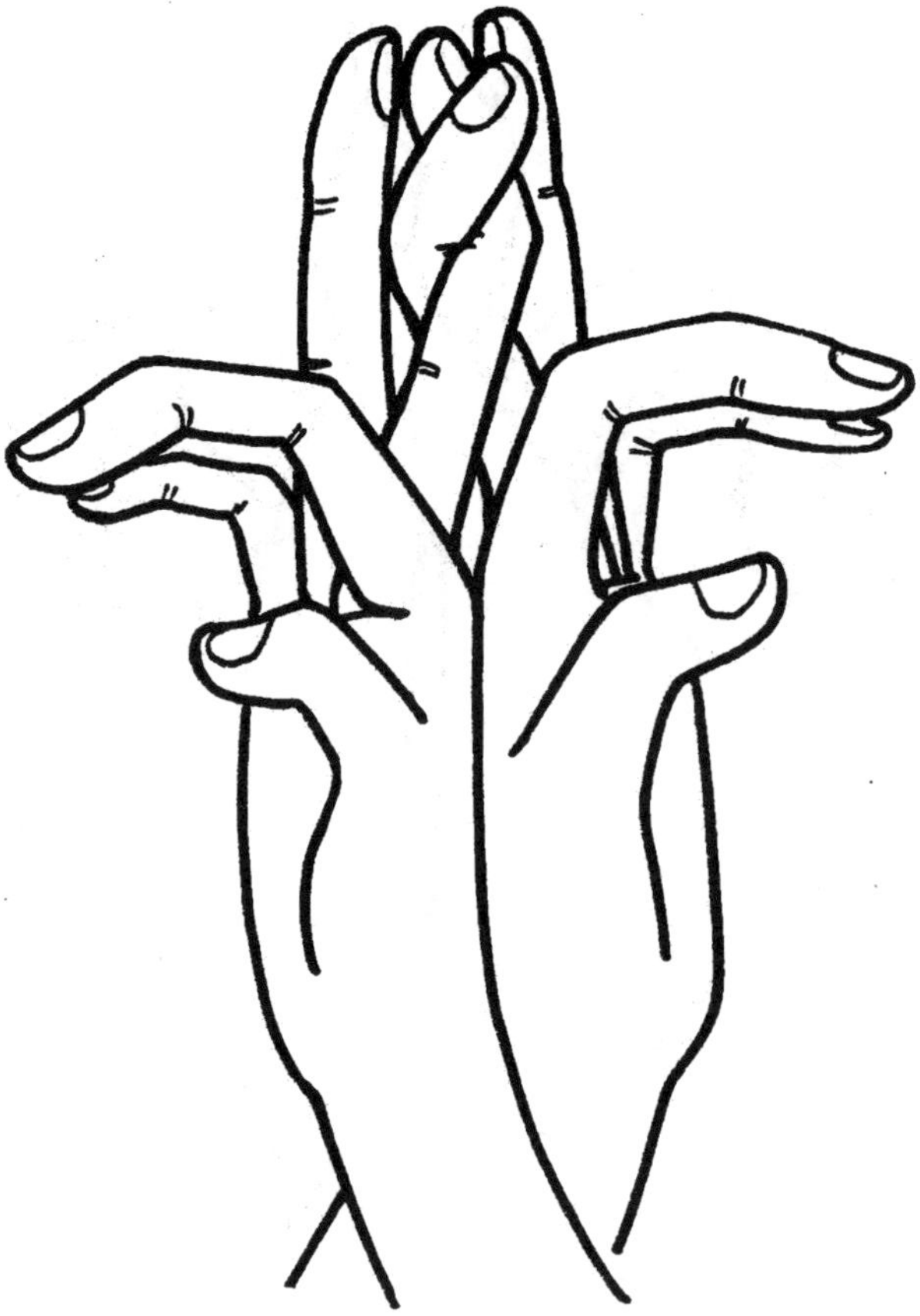

Virūḍhaka

左腕を側（そば）め、右腕を左腕の上に側め着けて二手の背を合わせ、二中指を鉤して索の如くし、二小・頭・大指を曲げて二無名指を直く舒べる。真言は、

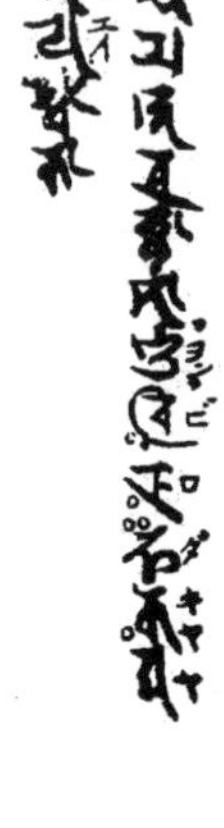

広目天（こうもくてん）

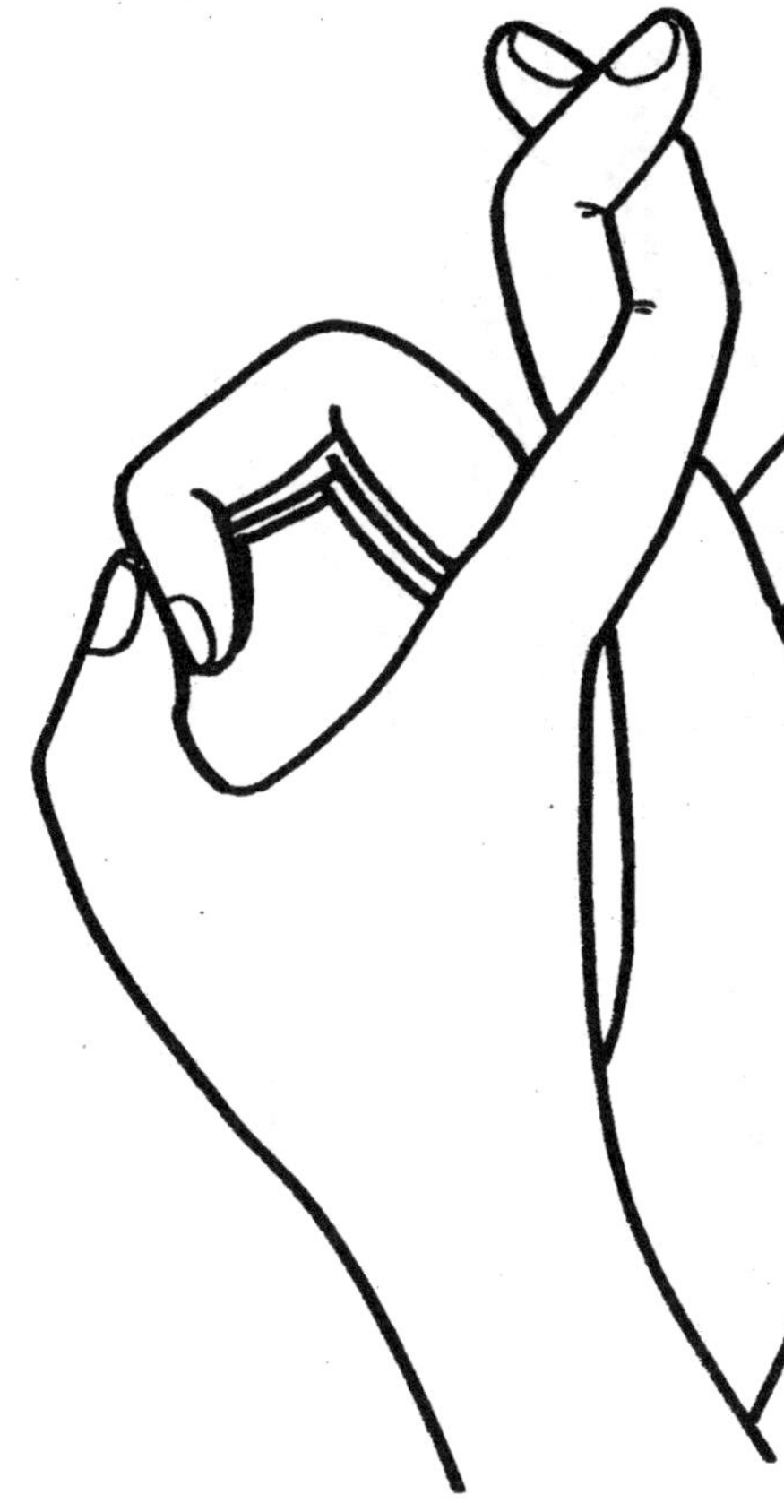

Virūpākṣa

左腕を側め、右腕を左腕の上に側め着けて二手の背を合わせ、二手の中・無名・小指を掌中に屈し、二大指の頭を以って中指の甲を押し、二頭指を交えて索の如くする。真言は、

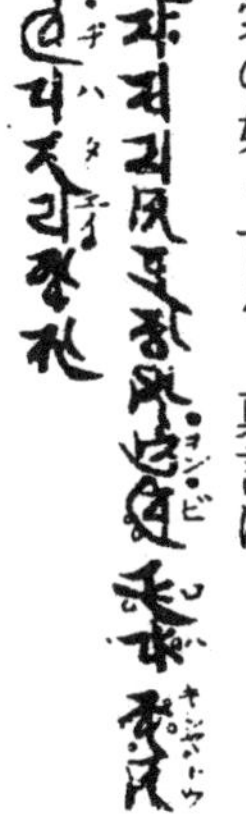

多聞天

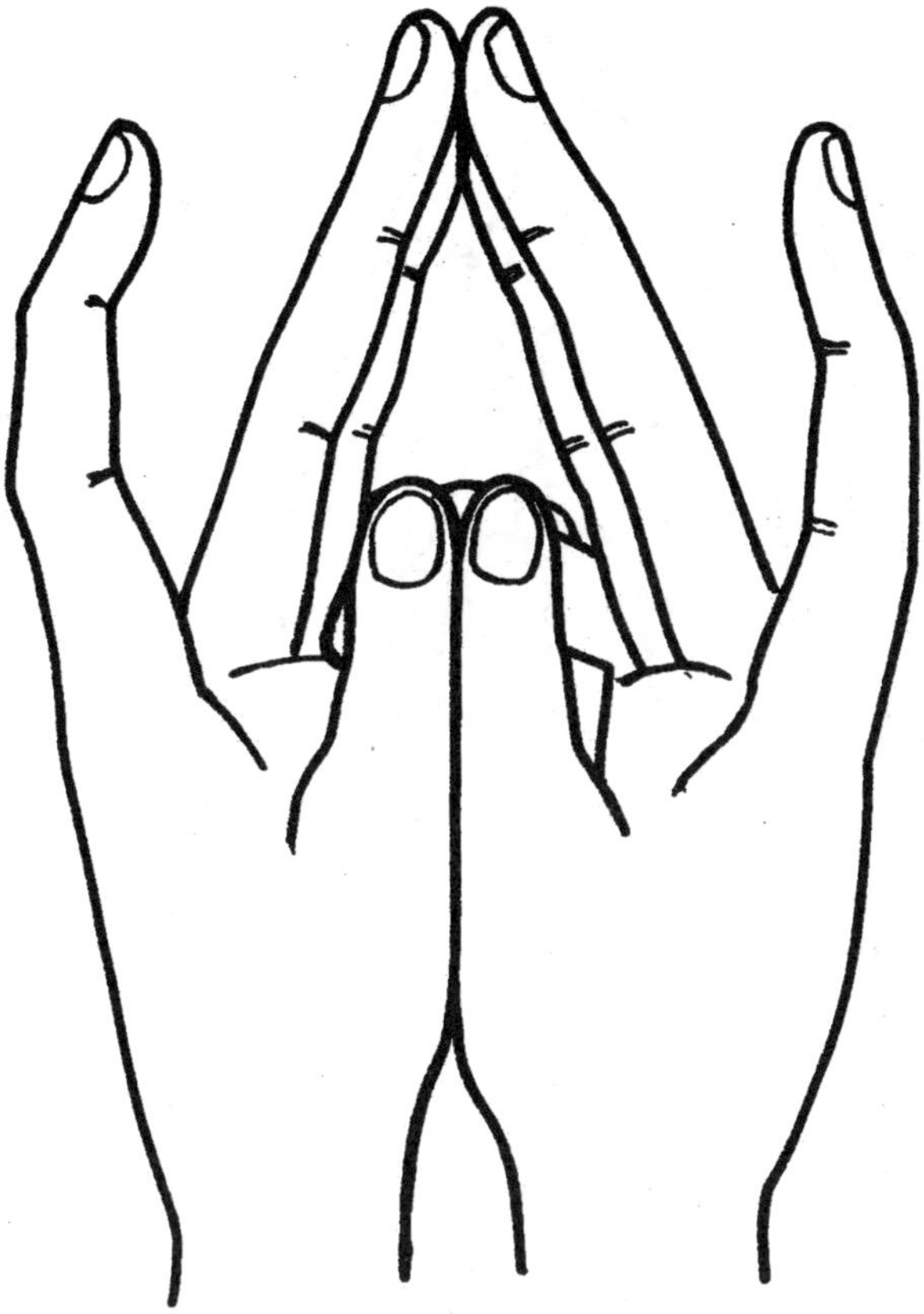

Vaiśravaṇa

虚心合掌し、二小指を掌中に入れて相い叉え、二大指並べ竪て、二中・無名指を竪て合わせ、二頭指を二中指の背に屈して一寸許り相い着けず。真言は、

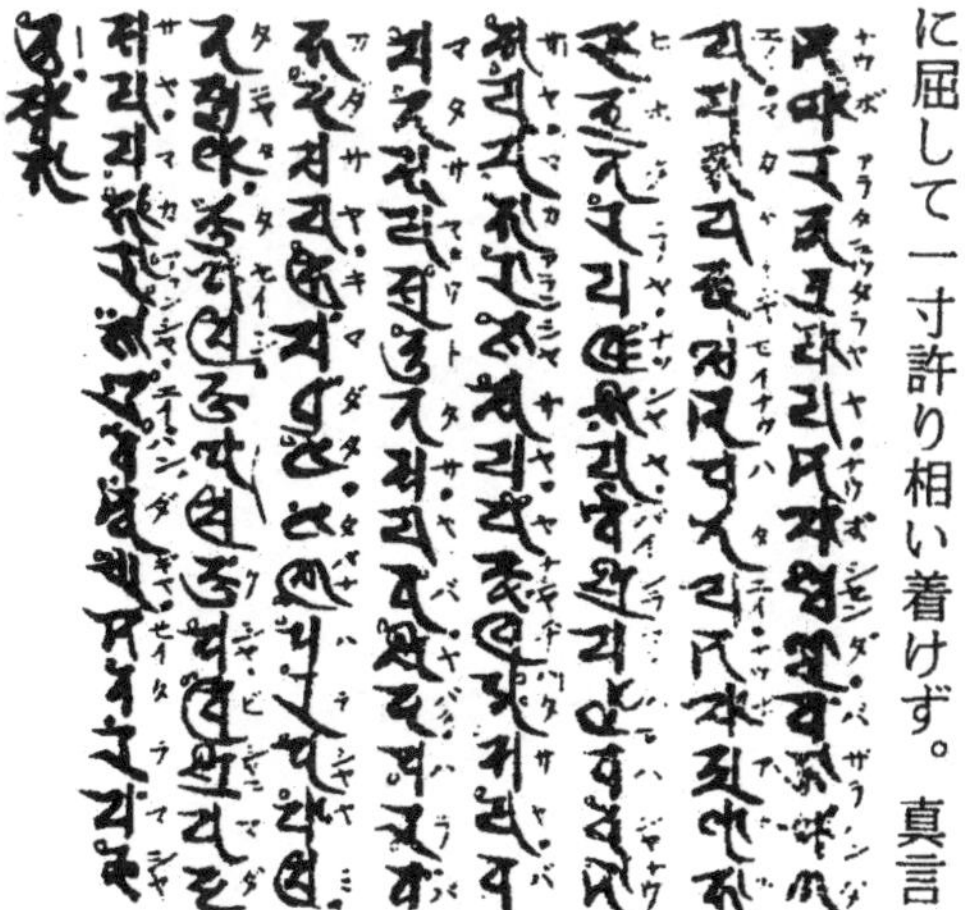

五秘密一　外五鈷印

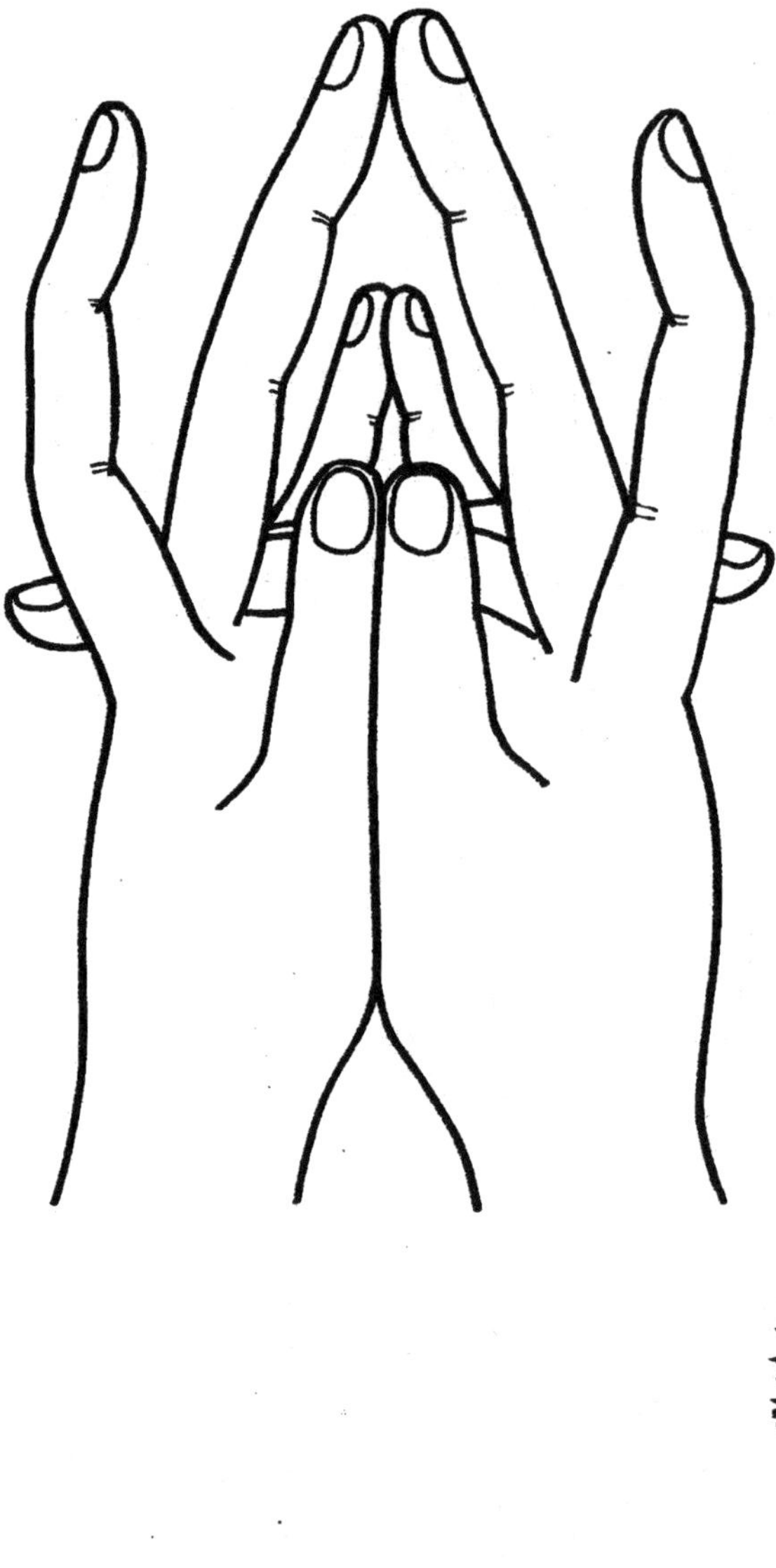

Pañca-guhya

外五鈷印四七頁に同じ。真言は、

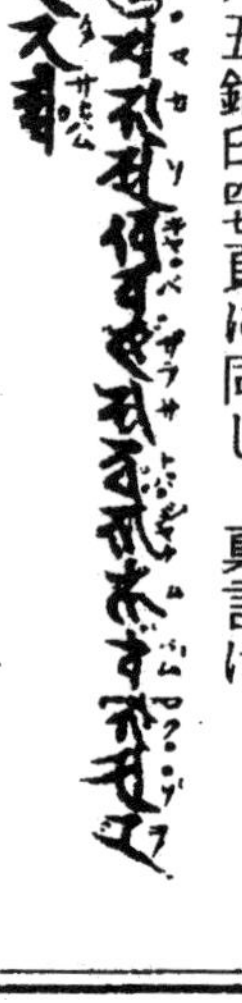

五秘密二（羯磨印）

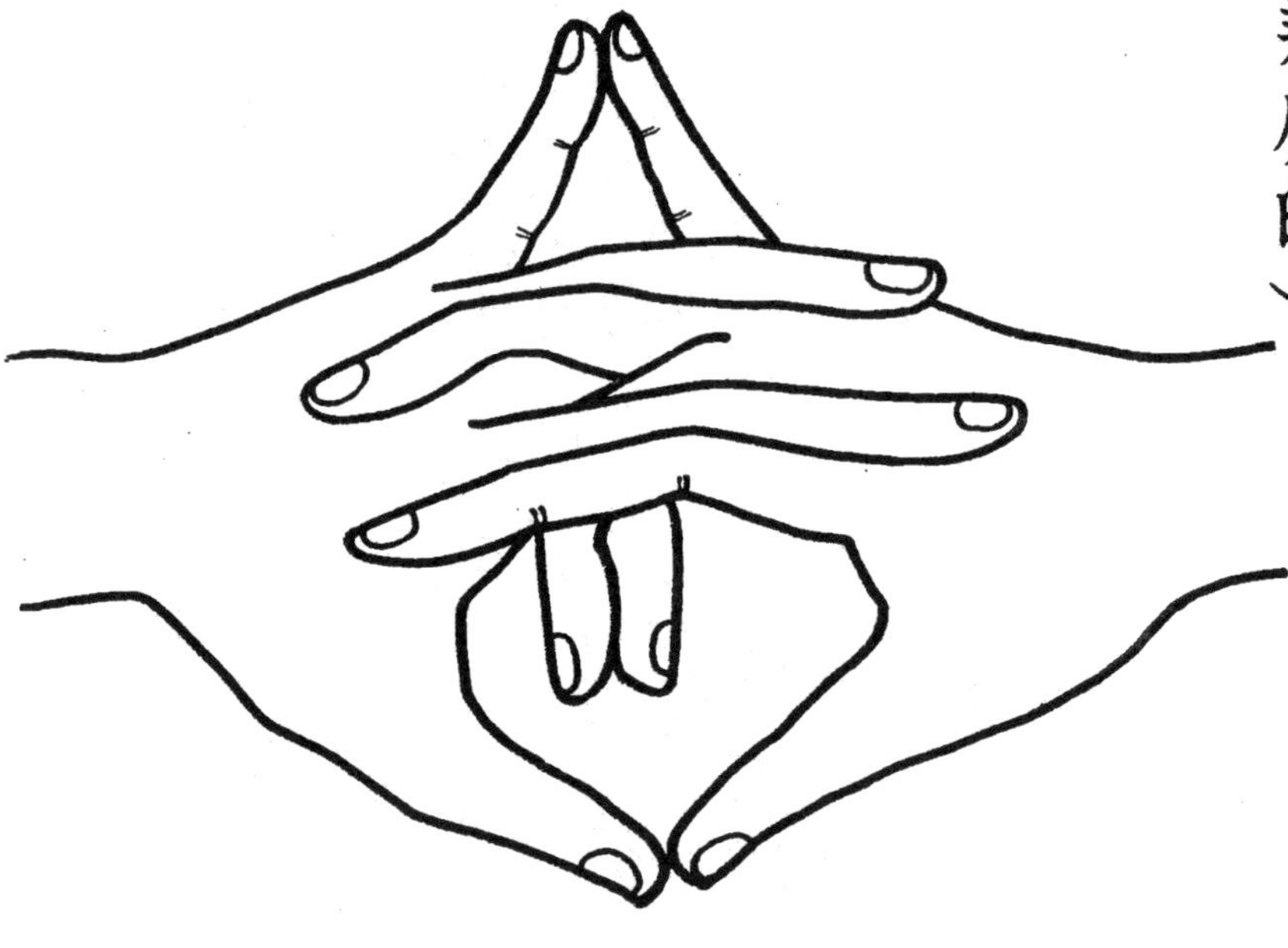

Pañca-guhya

極喜三昧耶、理趣経惣印七一頁に同じ。

真言は前に同じ。

金剛薩埵羯磨印（こんごうさったかつまいん）

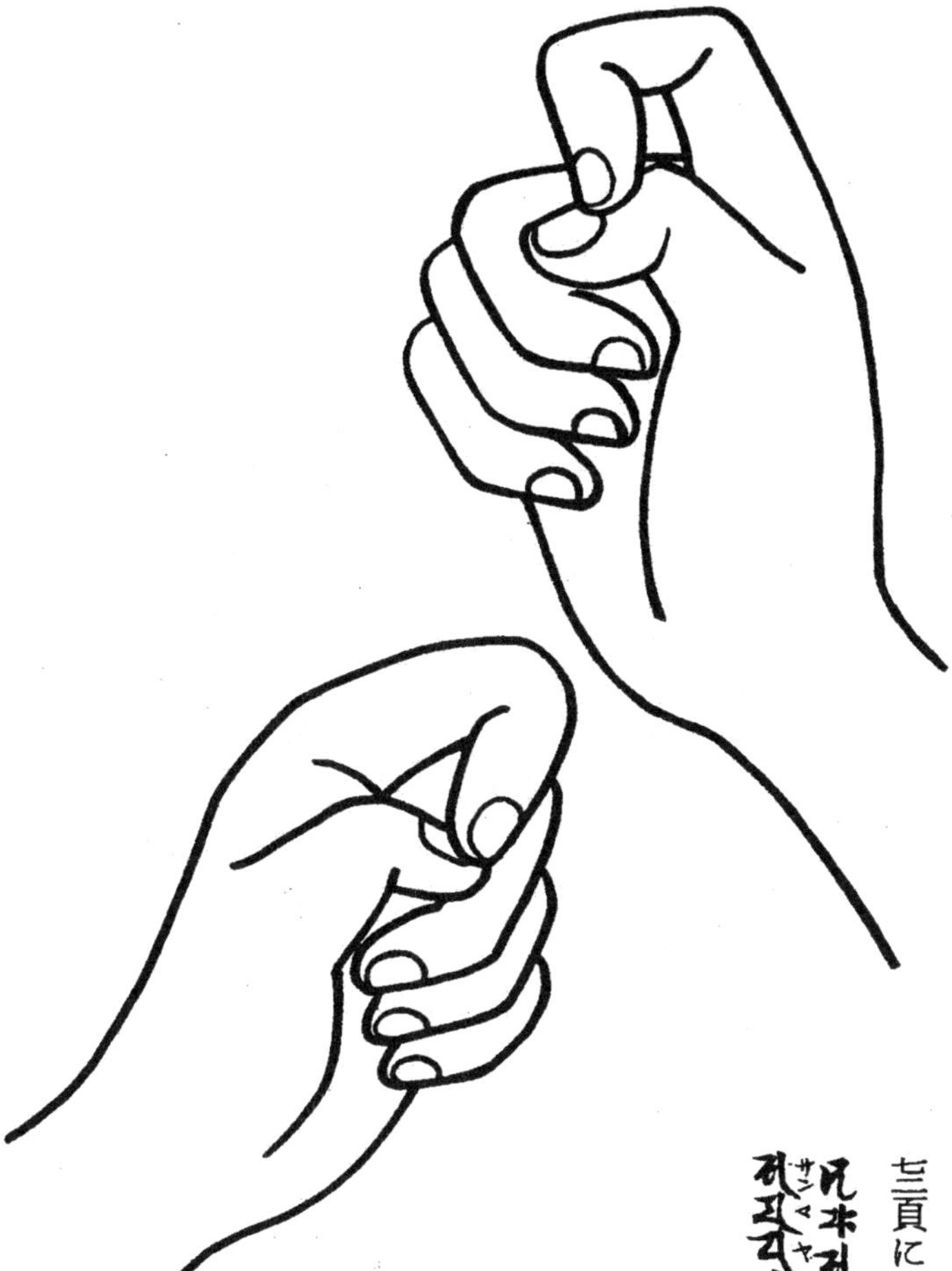

Vajrasattva Karma-mudrā

理趣経段々印初段金剛薩埵初集会の印七三頁に同じ。真言は、

バザラ サトバ マカ サンマヤ

欲金剛羯磨印

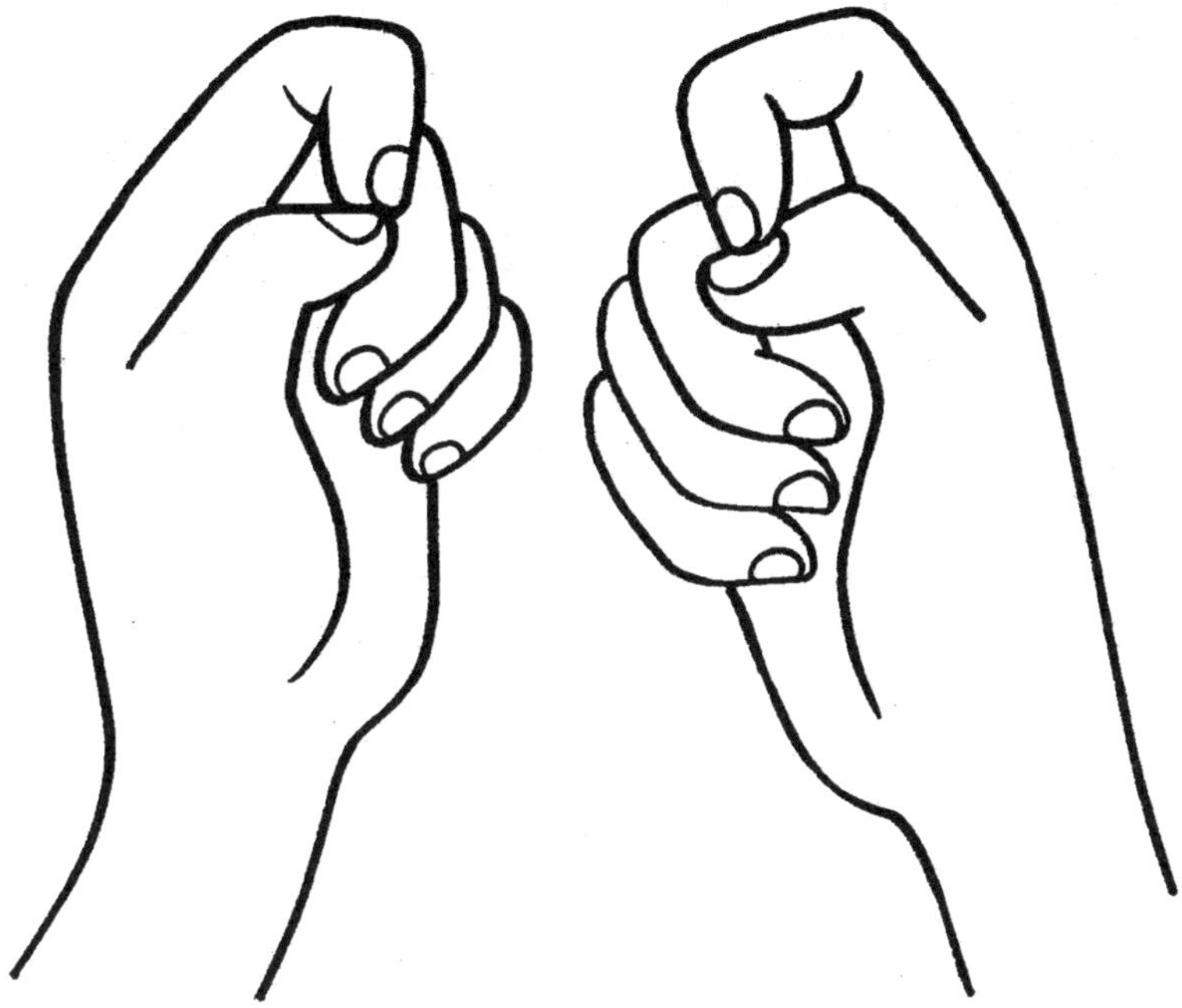

Iṣṭavajra Karma-mudrā

左拳は弓を執る勢、右拳は箭を引く勢を作す。羯磨会の金剛愛菩薩の印に同じ。真言は前に同じ。

計里計羅羯磨印

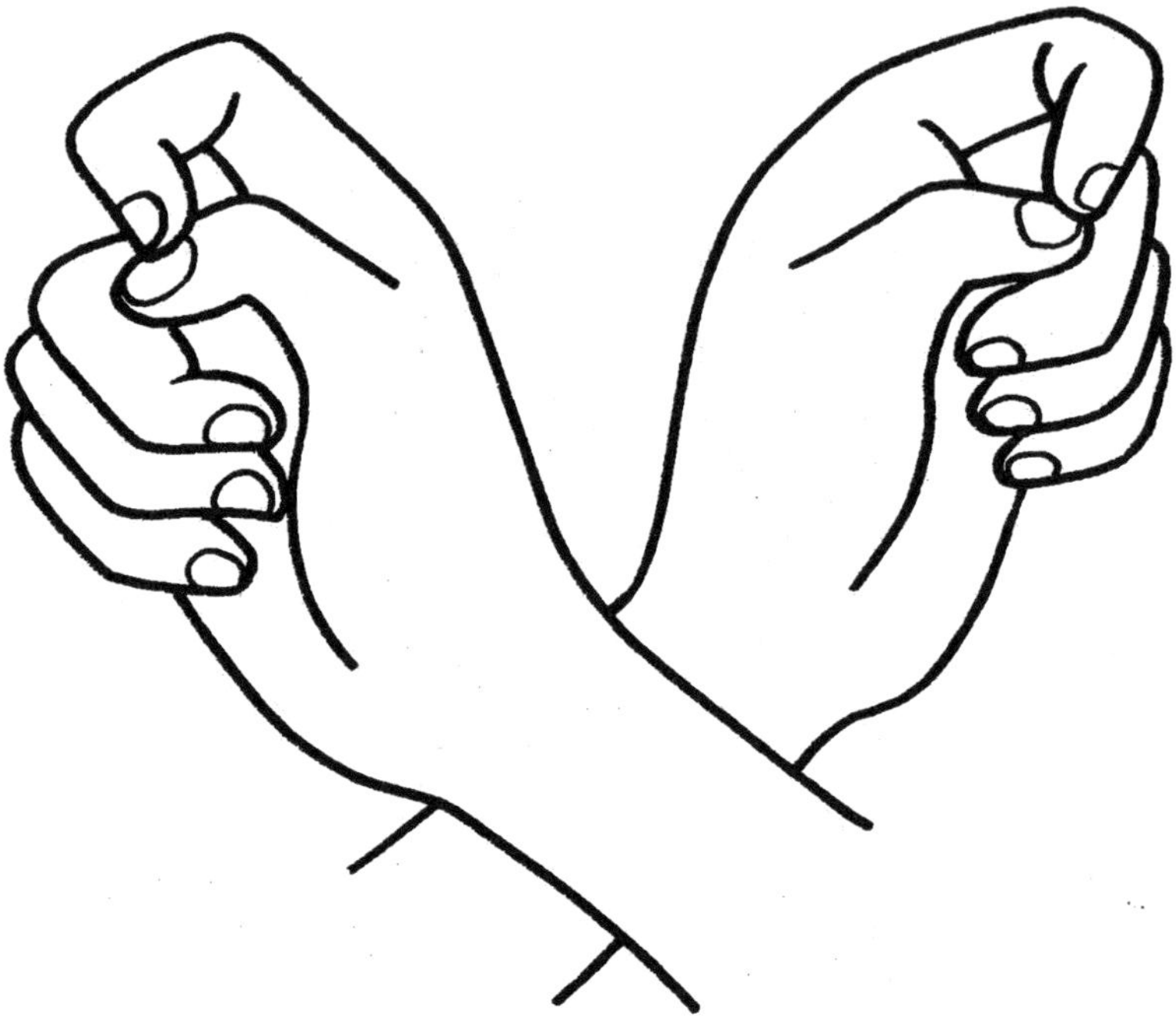

Kelikilavajra Karma-mudrā

二手金剛拳にして二拳を交え、胸を抱く如くする。触金剛、又は金剛喜悦なり。真言は前に同じ。

愛金剛羯磨印

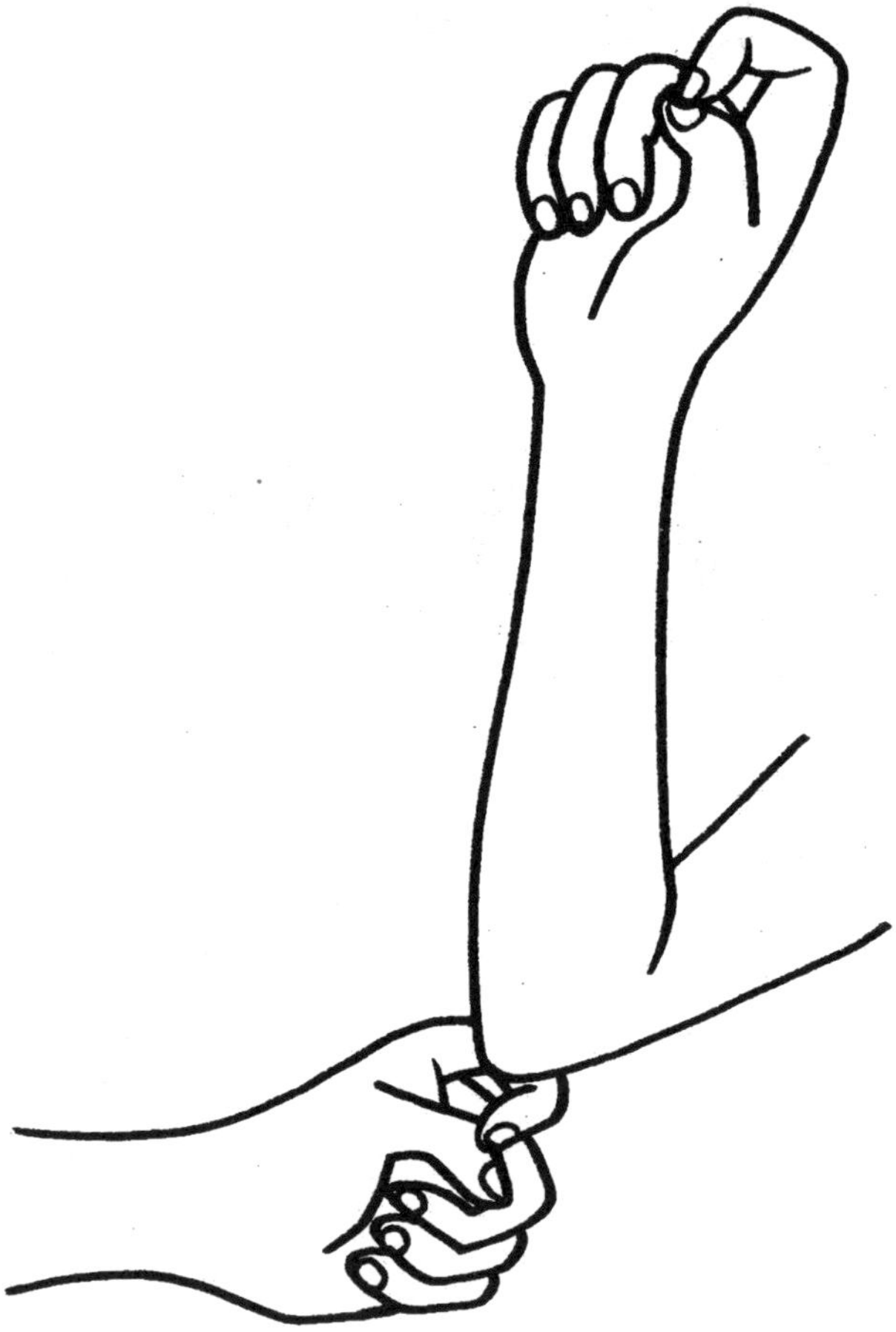

Rāgavajra Karma-mudrā

二手金剛拳にし、左拳を以って右肘を承け、右臂を竪てて幢の如くする。羯磨会金剛幢菩薩の印に同じ。真言は前に同じ。

金剛慢羯磨印

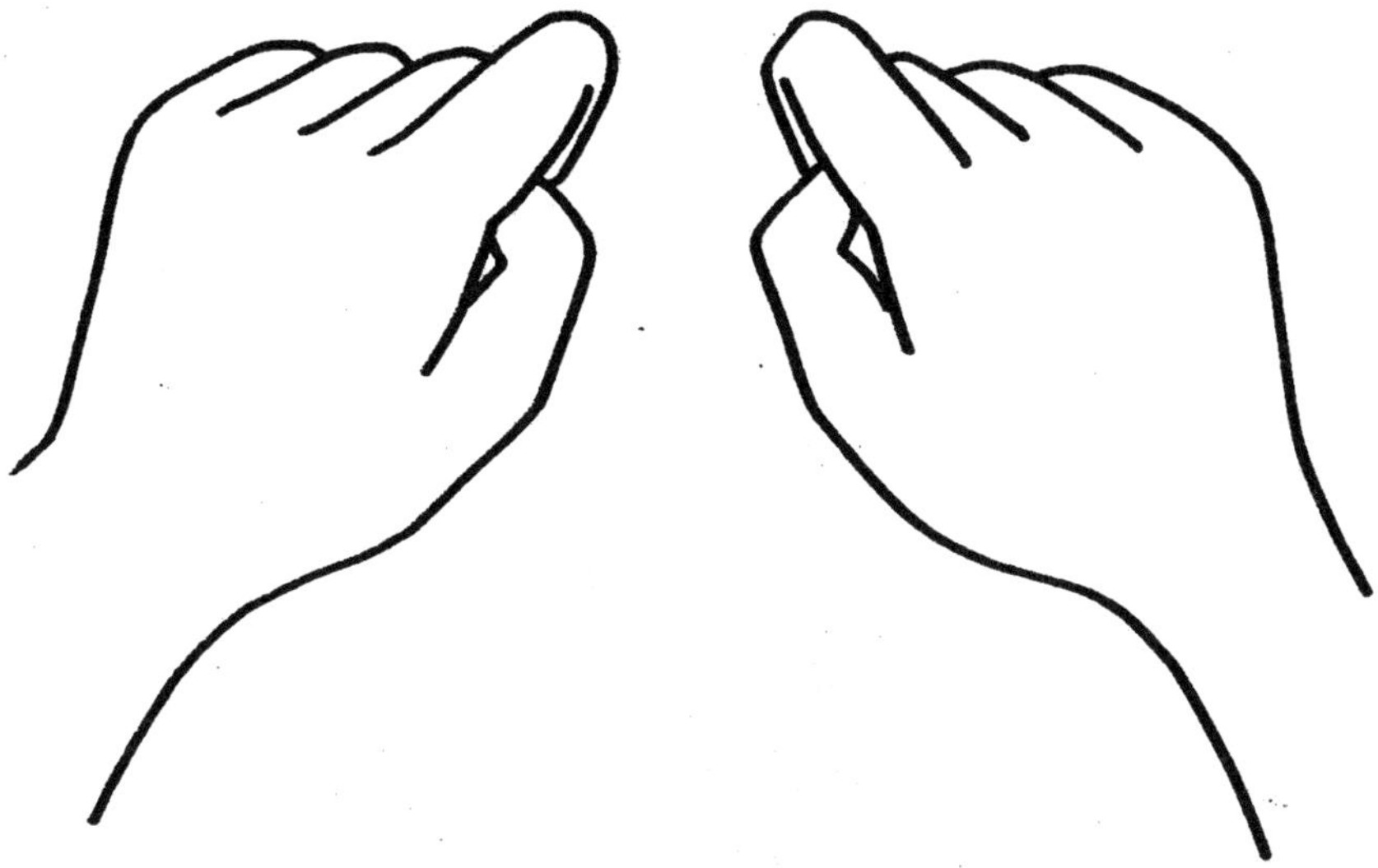

Mānavajra Karma-mudrā

二手金剛拳にして胯に置き、頭を少し左に傾ける。慢金剛菩薩。羯磨会金剛嬉菩薩の印に同じ。真言は前に同じ。

金剛薩埵三昧耶印（こんごうさったさまやいん）

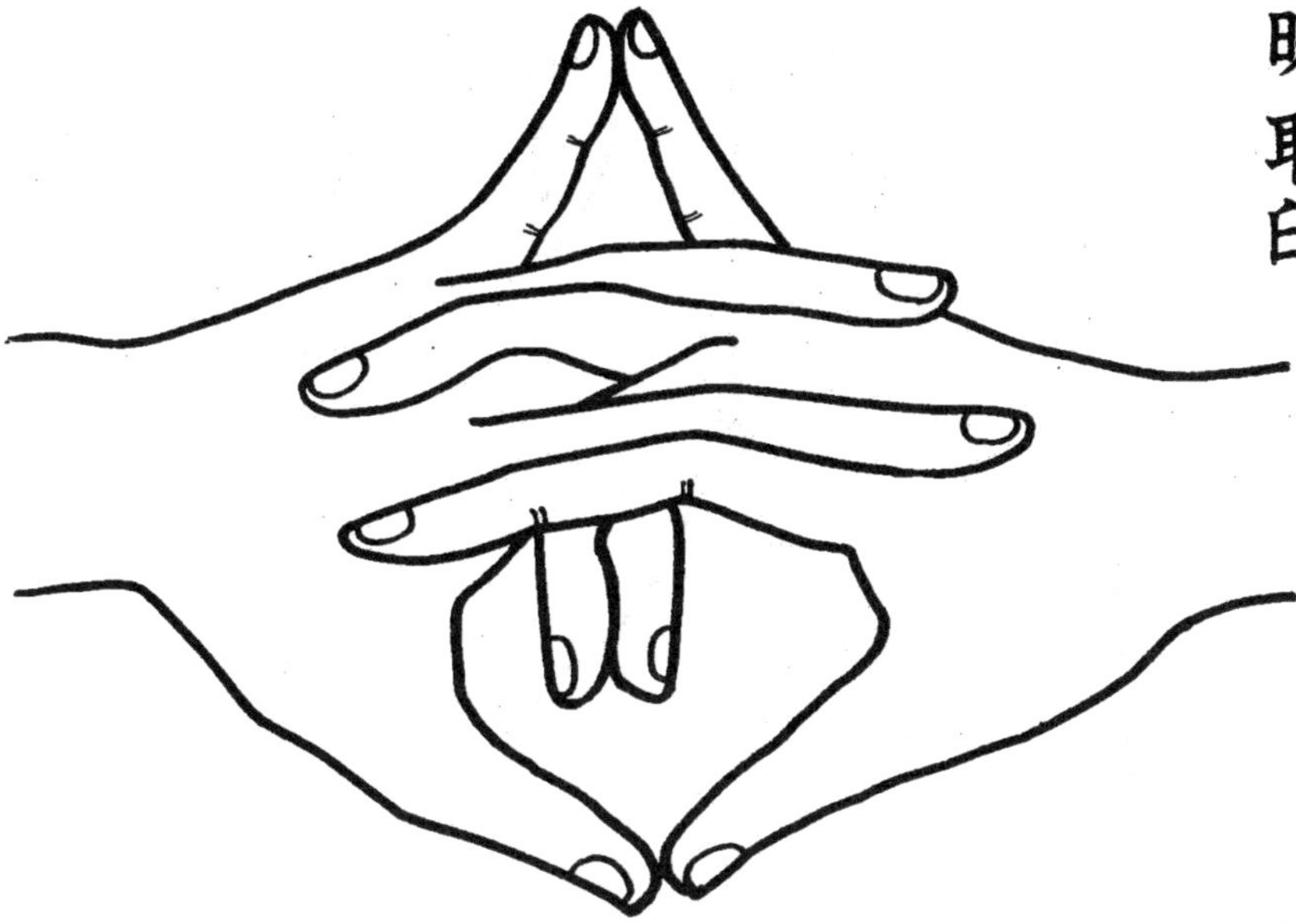

Vajrasattva Samaya-mudrā

極喜三昧耶、理趣経惣印七一頁に同じ。

真言は前に同じ。

欲金剛三昧耶印

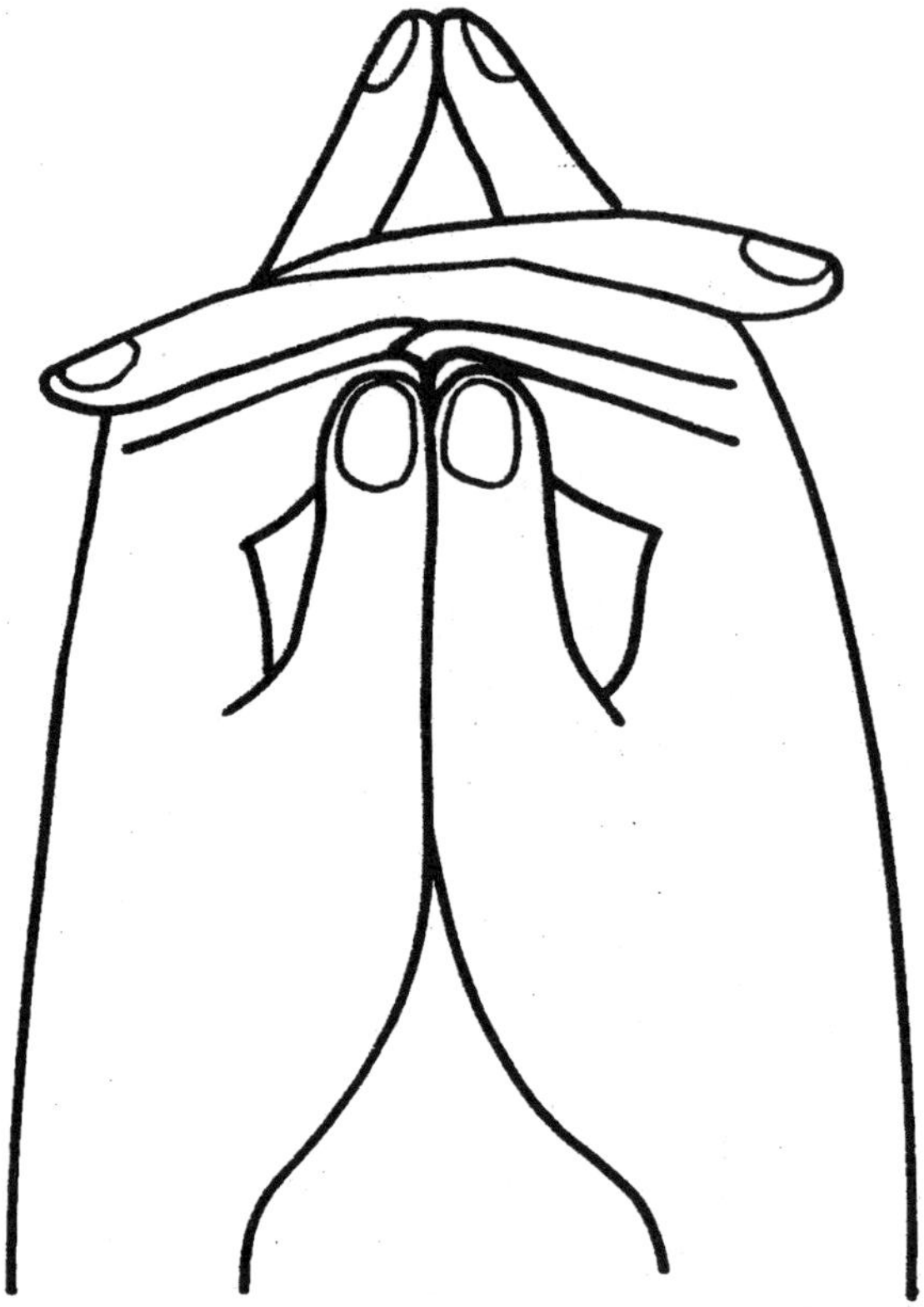

Iṣṭavajra Samaya-mudrā

極喜三昧耶印に准じて、二頭指の上節を屈し、甲背を合わせ、二大指を以って並べて其の上を押す。真言は前に同じ。

計里計羅三昧耶印

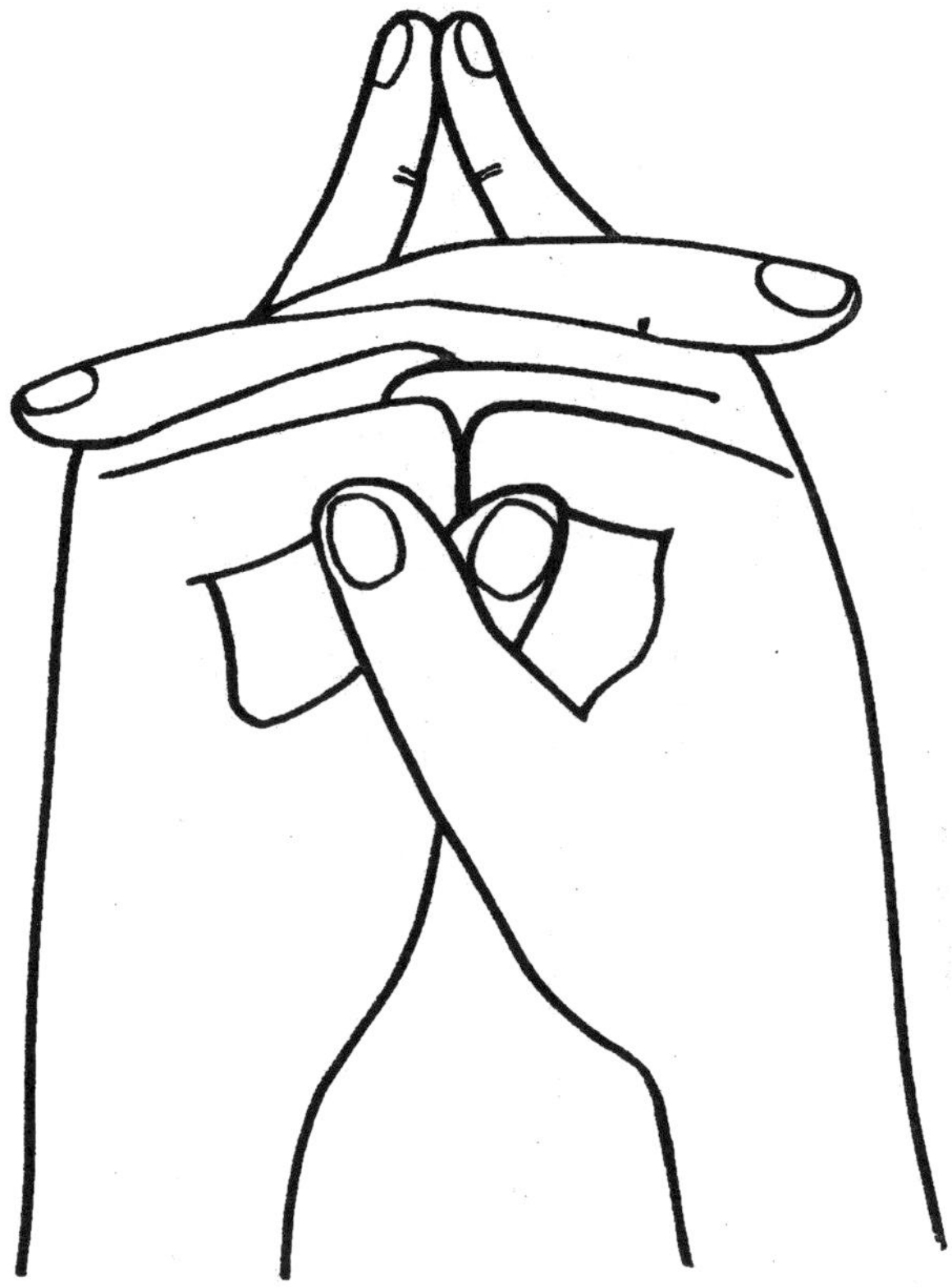

Kelikilavajra Samaya-mudrā

前の欲金剛三昧耶印に准じて、右大指を以って左大指を押して相い交える。

真言は前に同じ。

愛金剛三昧耶印（あいこんごうさまやいん）

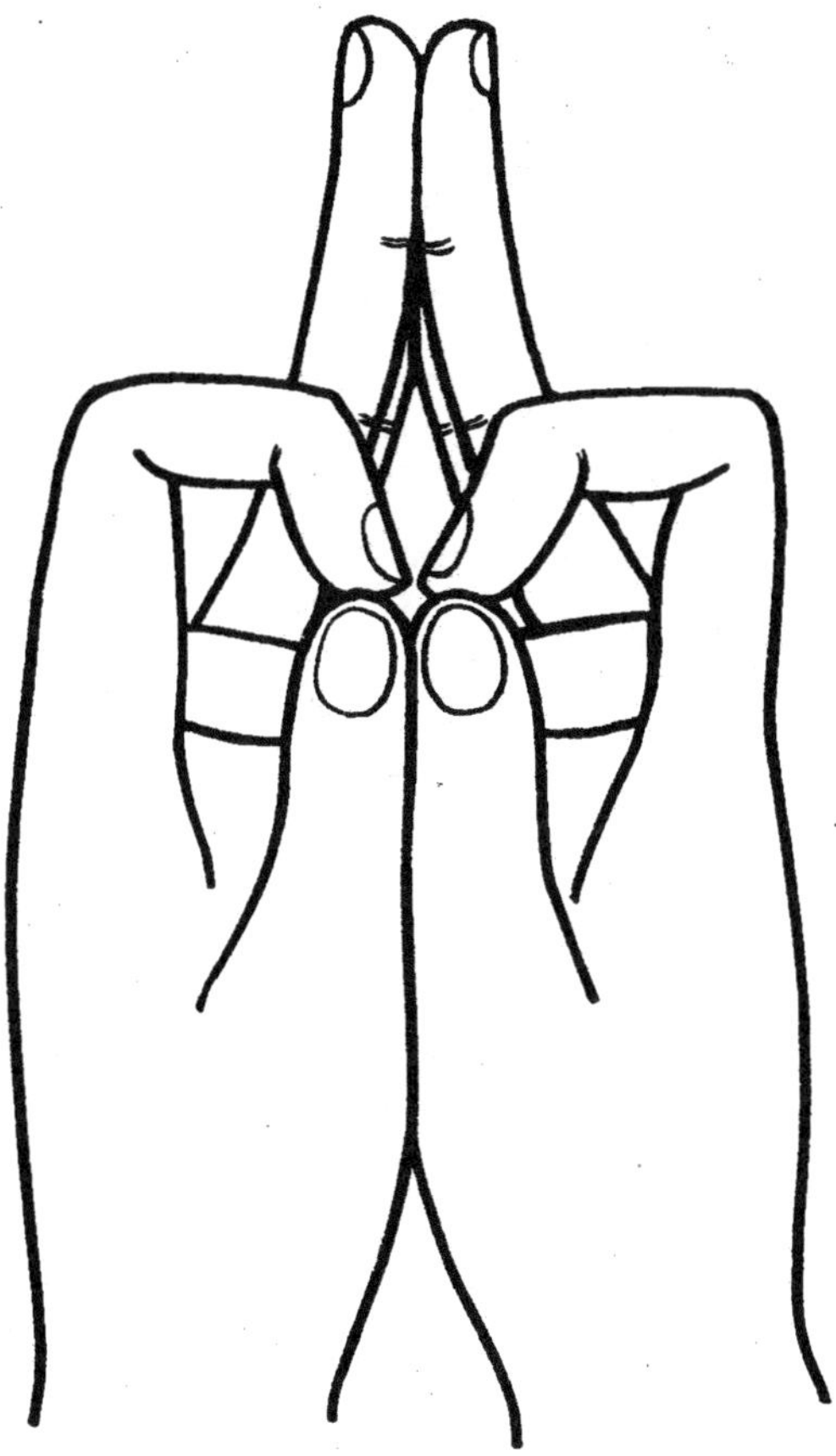

Rāgavajra Samaya-mudrā

極喜三昧耶印に准じて、二小・無名指を竪て合わせて針の如くし、二中指を内に交えて虎口に入れ、二頭指を以って二中指を鉤し、二大指を並べ竪てて押す。又は、前の計里計羅三昧耶印に准じて、但し二小・無名指を直く竪て合わせ、二大指を並べ竪てて、二頭指の上節・中節を屈して指の頭を相い拄えて、二大指の頭と相い合する、とする。図は後説の如し。真言は前に同じ。

金剛慢三昧耶印

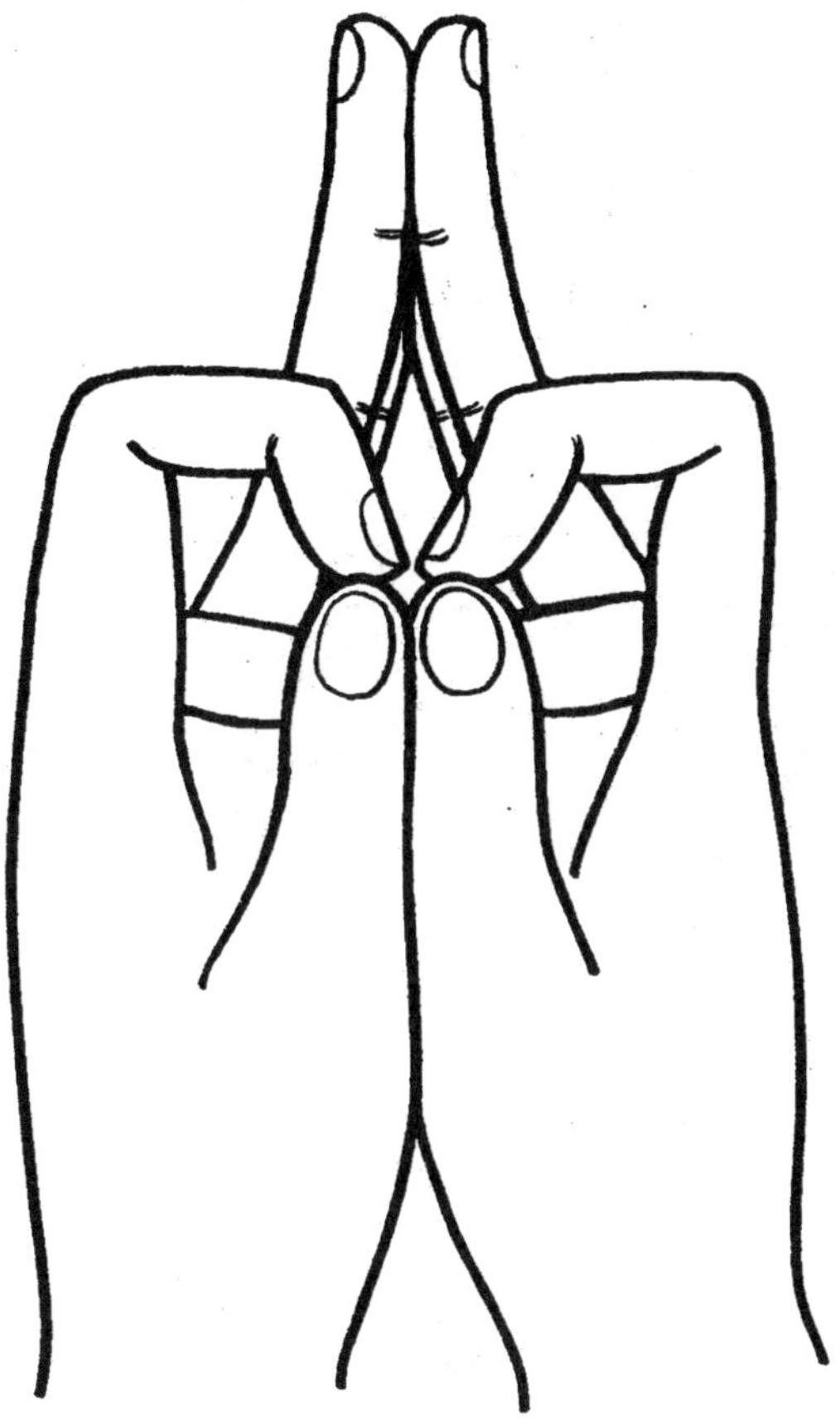

Mānavajra Samaya-mudrā

愛金剛三昧耶印を結び、先ず右の股に触れ、次に左の股に触れる。真言は前に同じ。

普賢（ふげん）

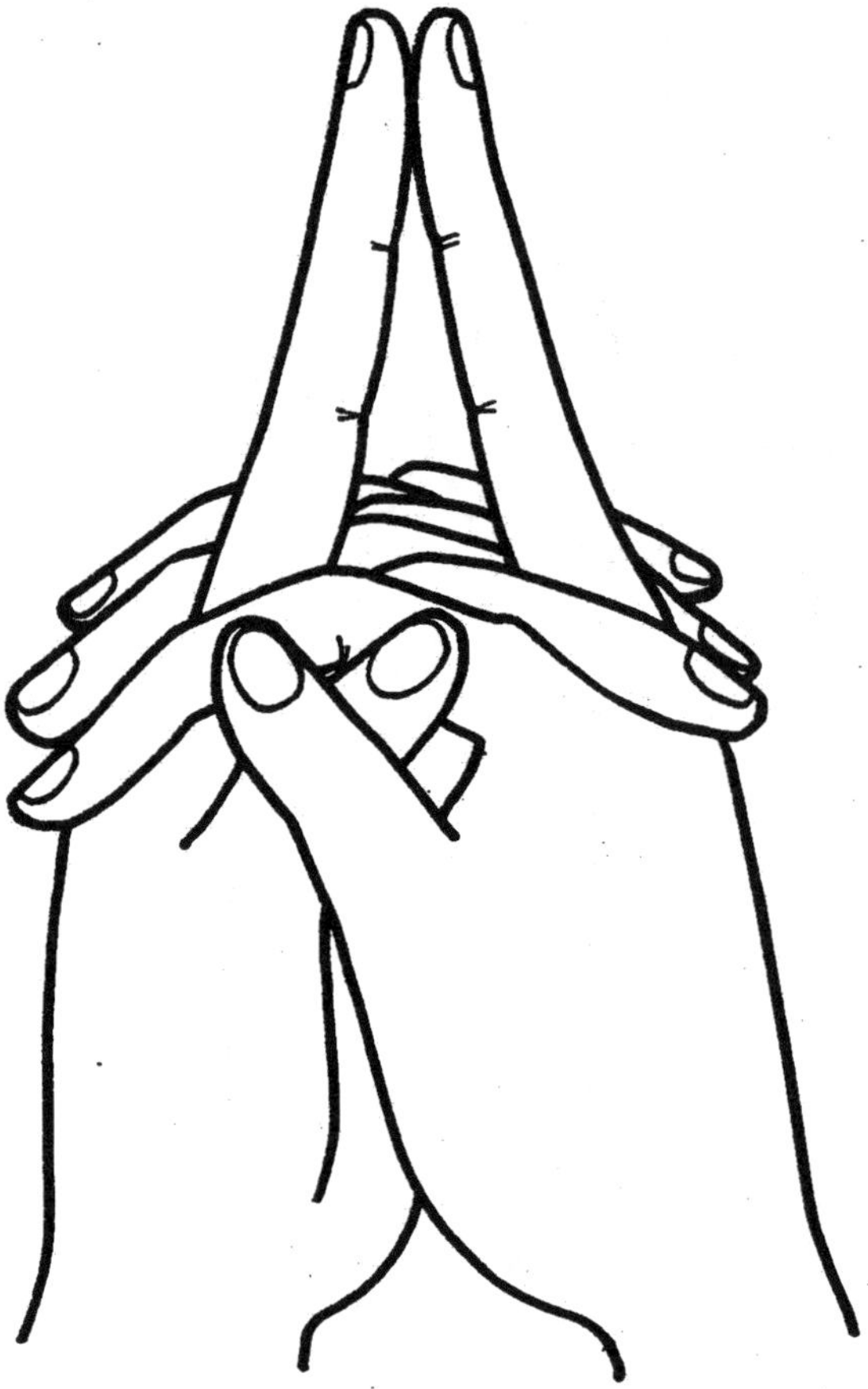

Samantabhadra

二手外縛して二中指を合わせ竪てる。三昧耶印と名づける。根本印なり。真言は、

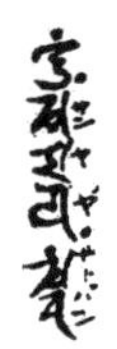

普賢外五鈷印（ふげんげごこいん）

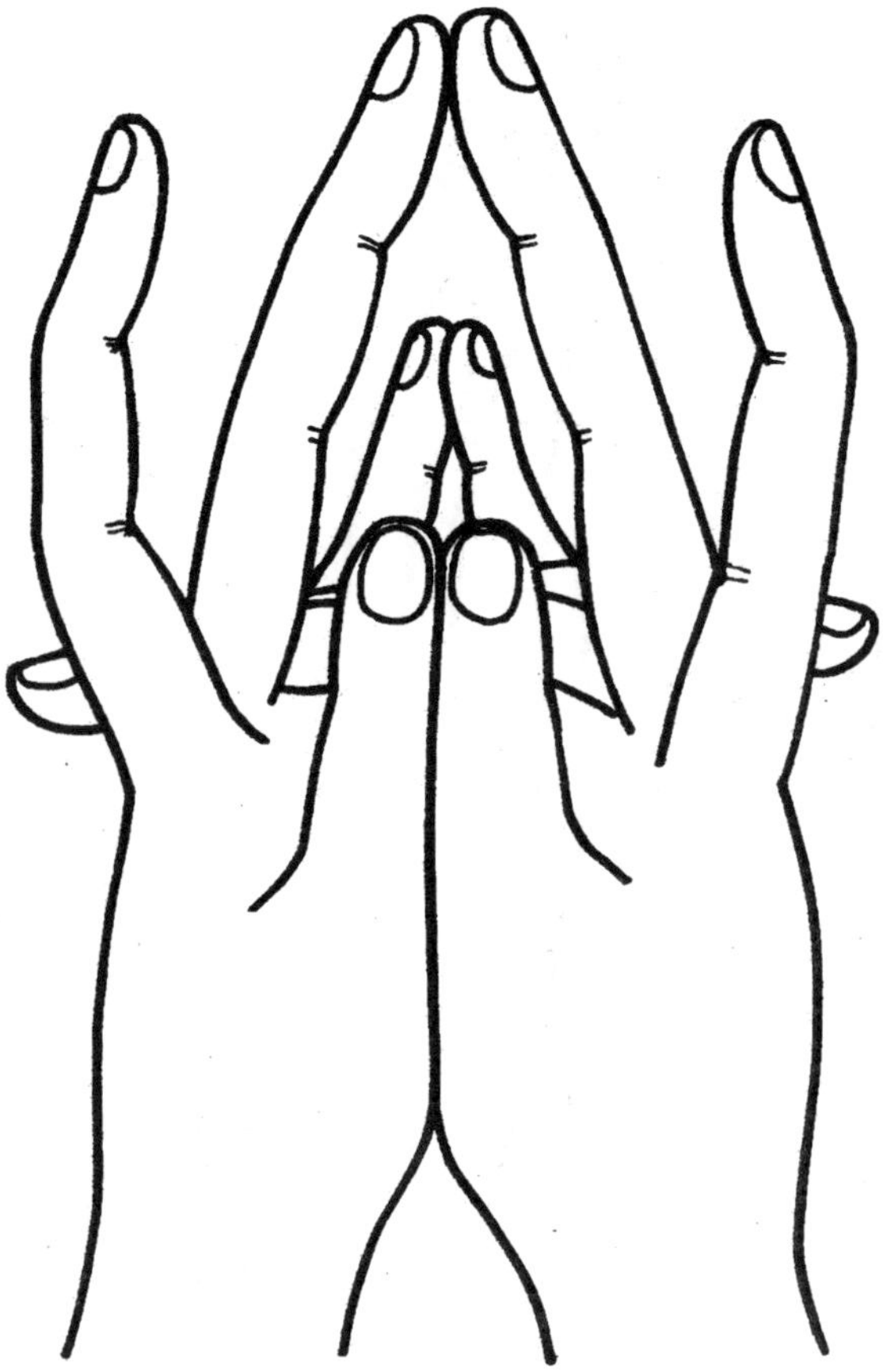

Samantabhadra

外五鈷印四七頁に同じ。真言は前に同じ。

普賢一切支分生印

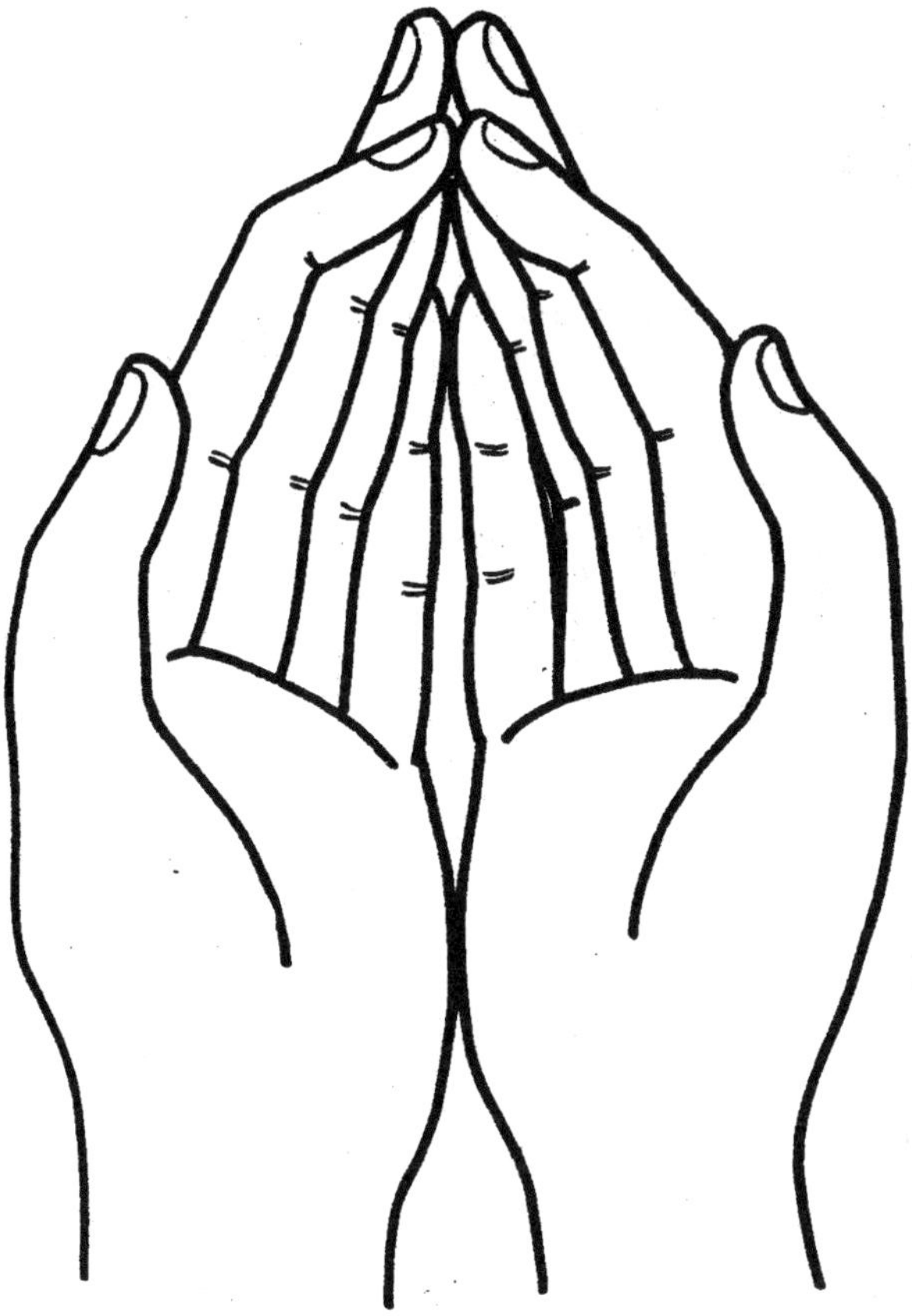

Samantabhadra Sarvāṅgodbhava-mudrā

二手蓮華合掌して二大指を並べ竪てて端を稍屈する。大日経秘密八印の中の一切支分生印なり。入仏三昧耶の印の如し。二大指は小瓶の形相にして大悲の智水を灌ぎ、一切衆生に施与すると観ずる。但し印図は合掌を稍開いて二大指を曲げて張り開き、開いた掌を以って水を掬む如き形にする。真言は前に同じ。

金剛薩埵羯磨印

（こんごうさったかつまいん）

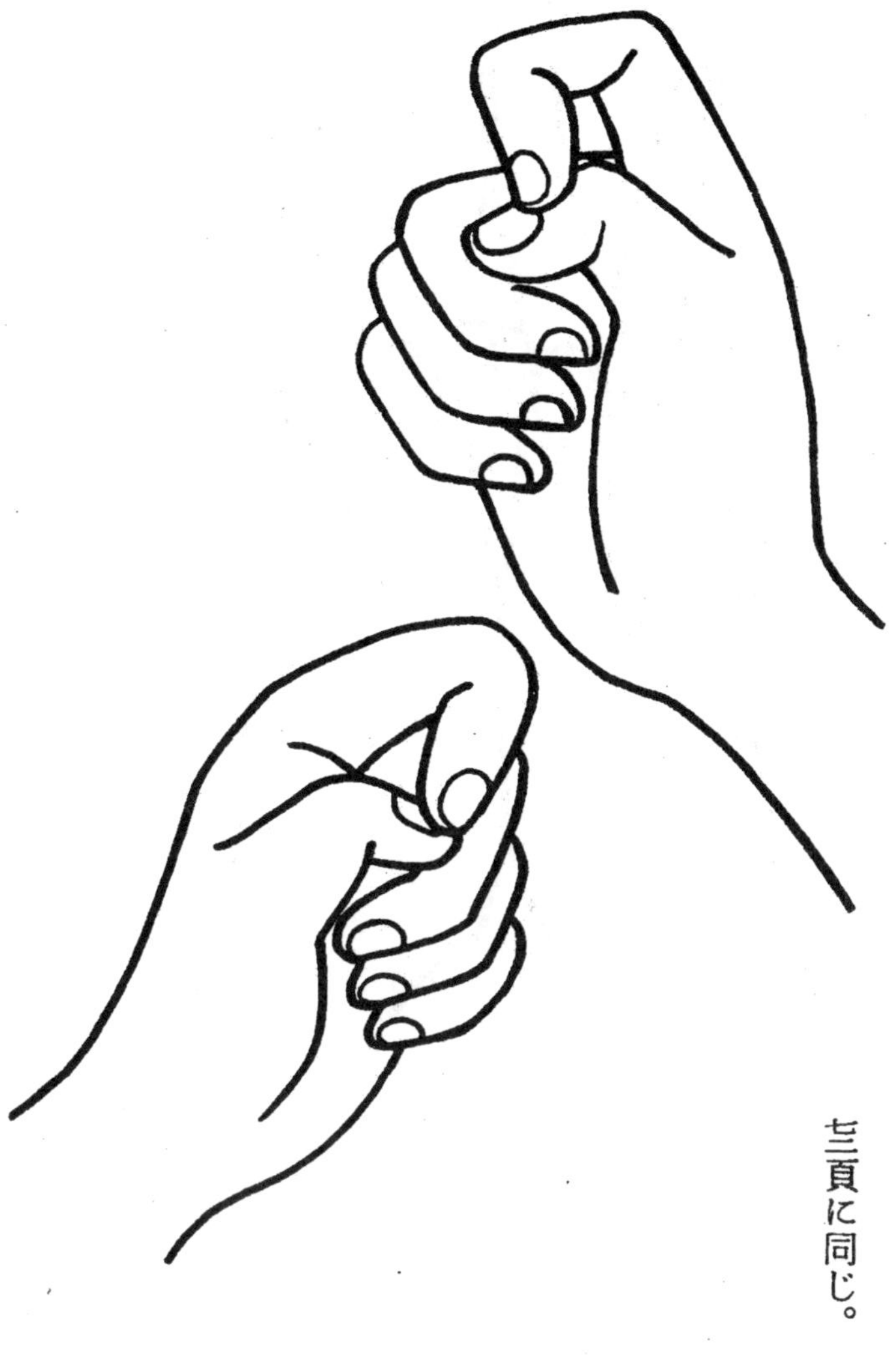

Vajrasattva Karma-mudrā

理趣経段々印初段金剛薩埵初集会の印

七三頁に同じ。

五秘密三昧耶印（ごひみつさまやいん）

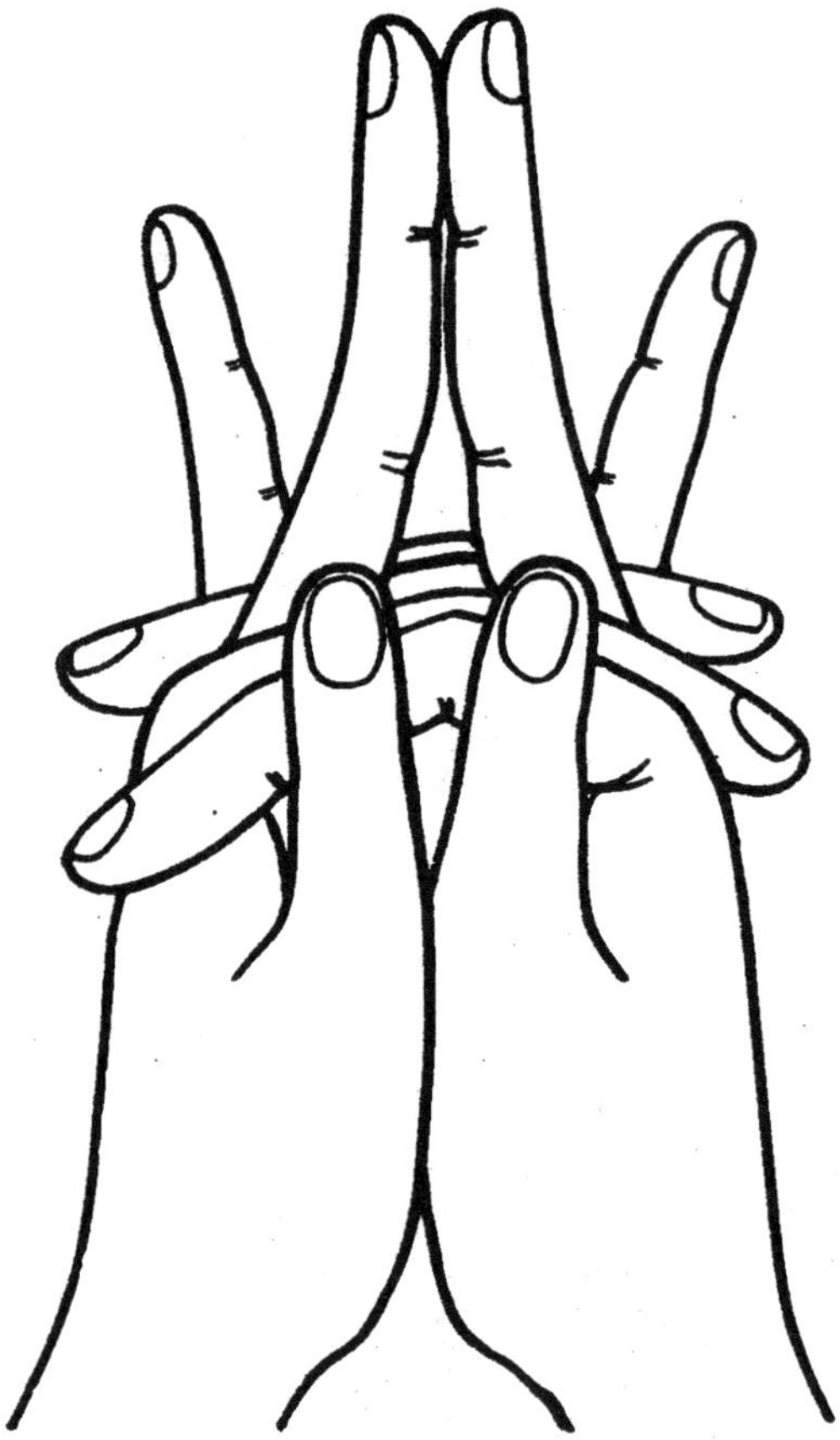

Pañca-guhya Samaya-mudrā

外五鈷印。理趣経金剛薩埵印七〇頁に同じ。

五大虚空蔵惣印　内五鈷印

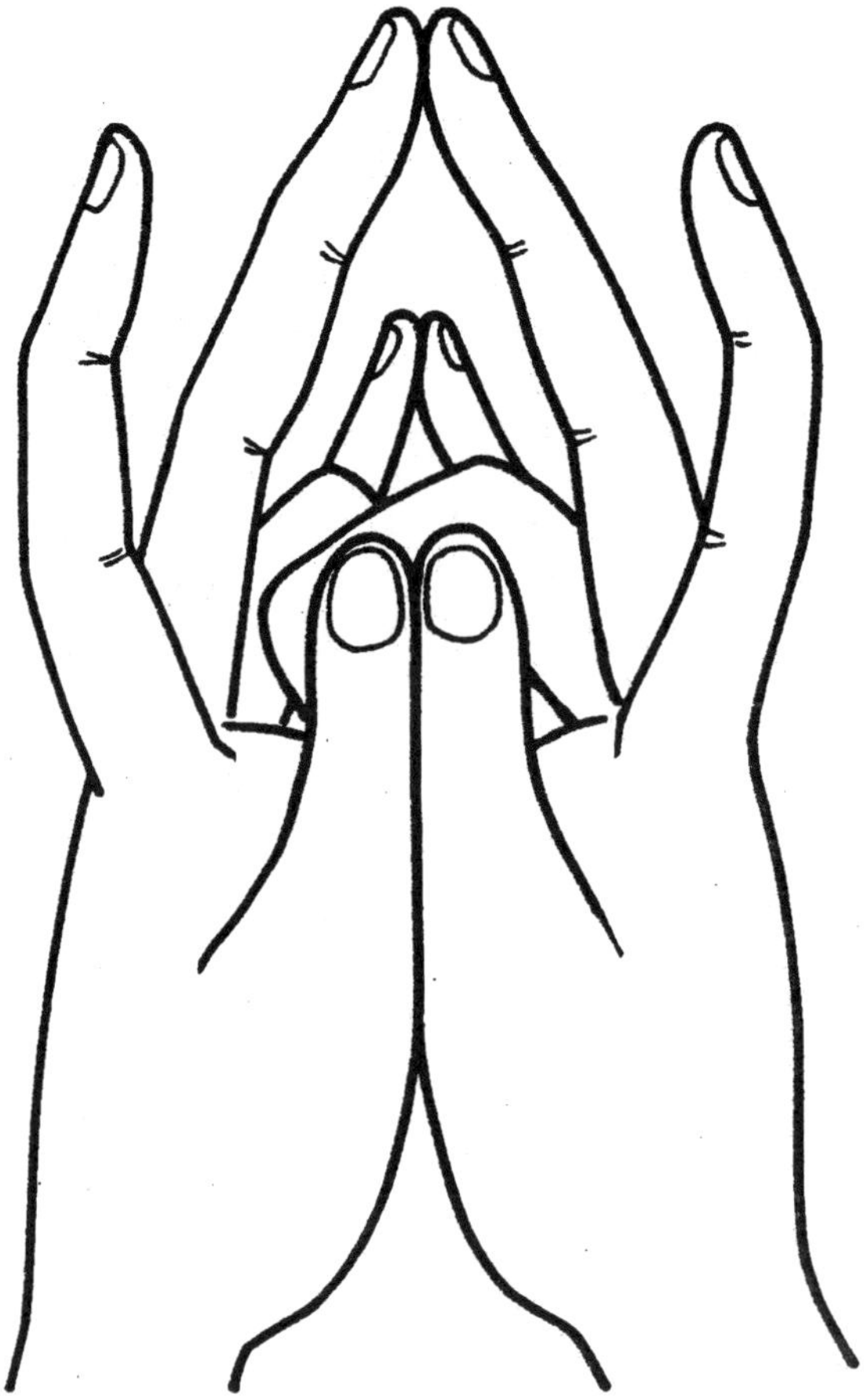

Pañca-mahākāśagarbha

内五鈷印六三頁に同じ。内縛して二大・中・小指を直く竪て合わせ、二頭指を屈して鉤の如くし、二中指の背の側に置いて相い着けず。但し二中指を宝形にし、五峯の各々に宝珠を観ずる。真言は、

バム ウン タラク キリク アク

五大虚空蔵惣印（ごだいこくうぞうそういん）　外五鈷印（げごこいん）

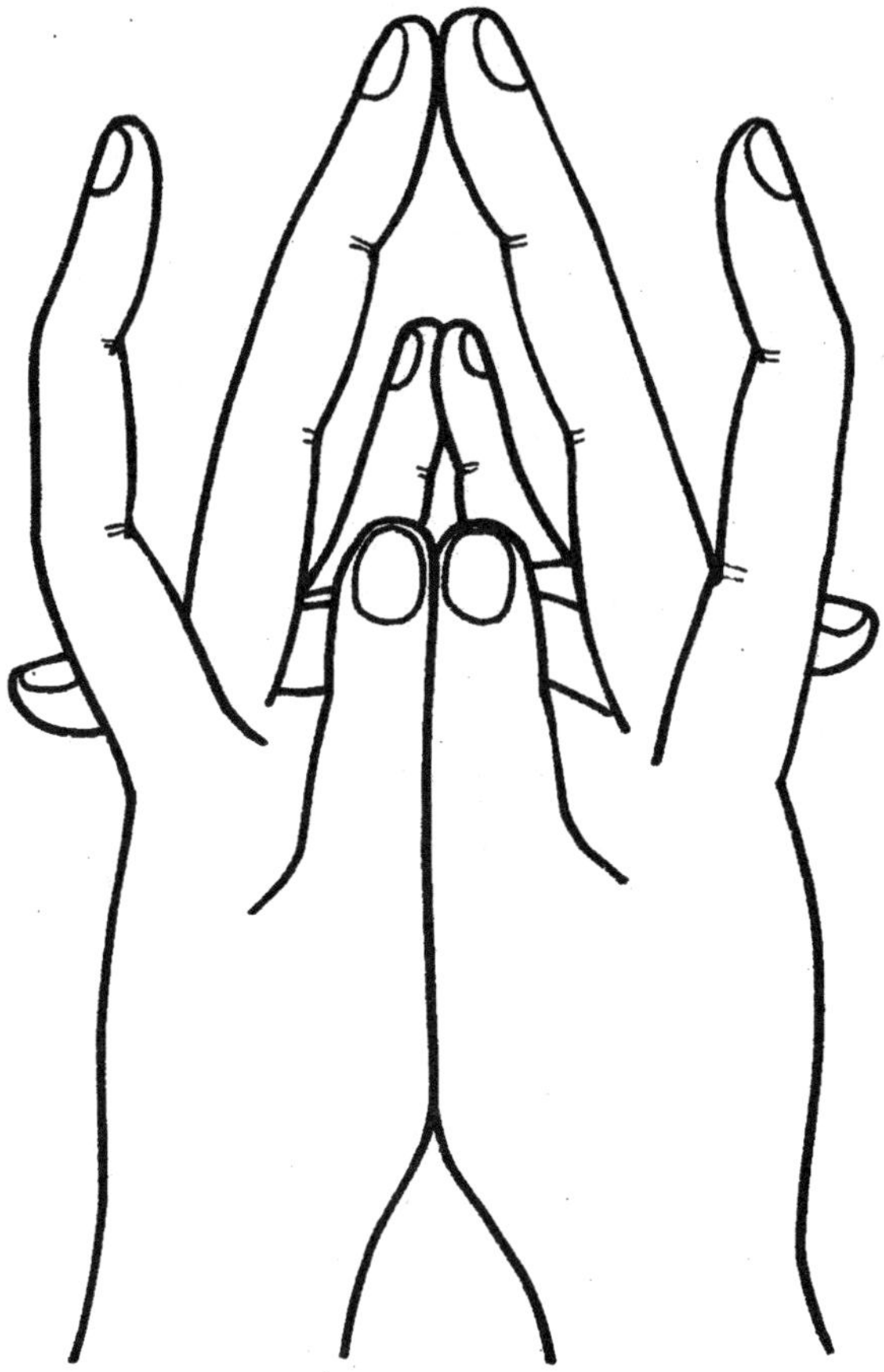

Pañca-mahākāśagarbha

外五鈷印四七頁に同じ。但し二中指を宝形にし、此れに宝珠を観じ、又余指の端にも宝珠を観ずる。真言は前に同じ。

（各別印）法界虚空蔵

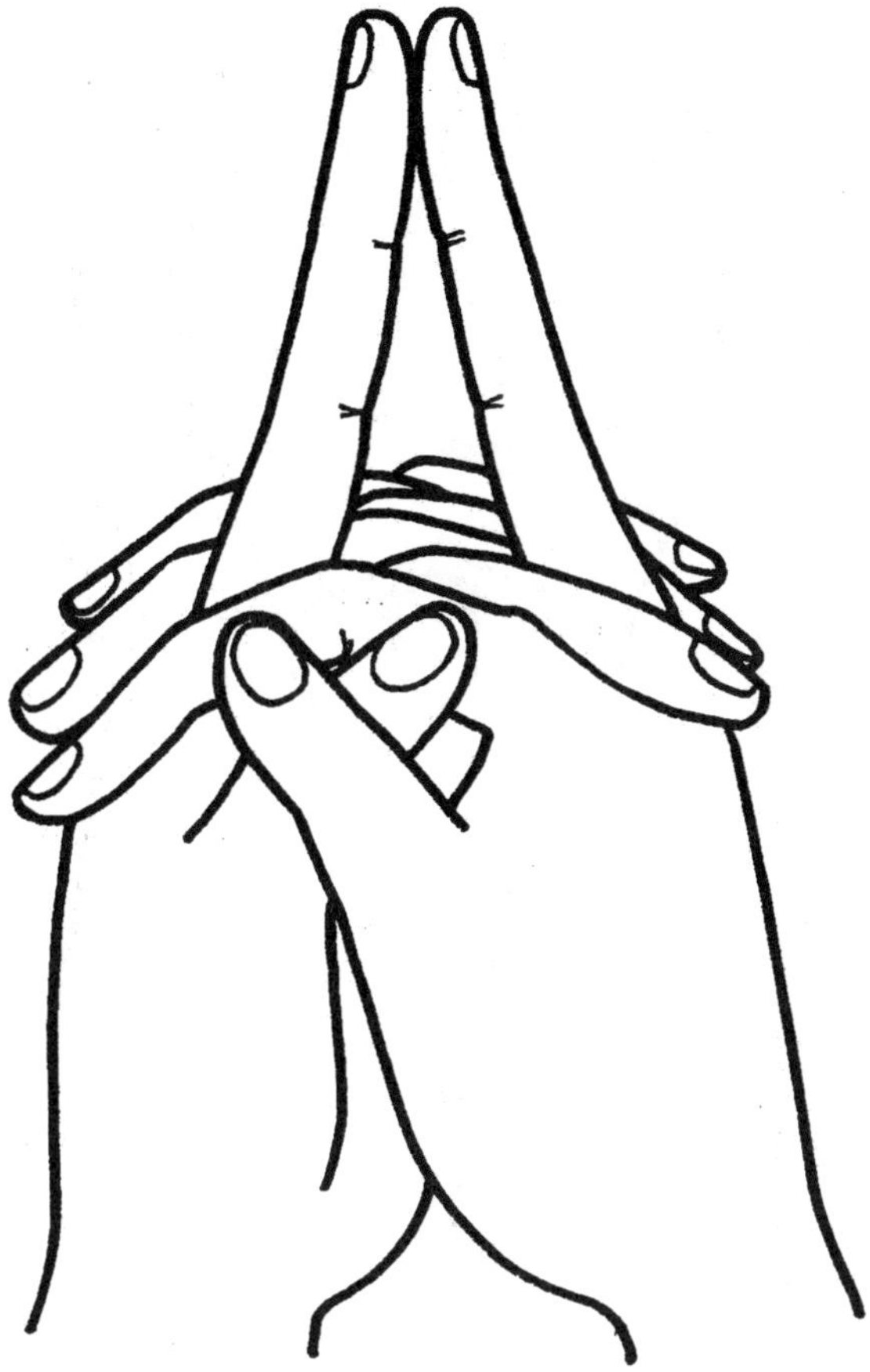

Dharmadhātokāśagarbha

外縛して二中指を直く竪てて針の如くする。真言は前に同じ。

金剛虚空蔵

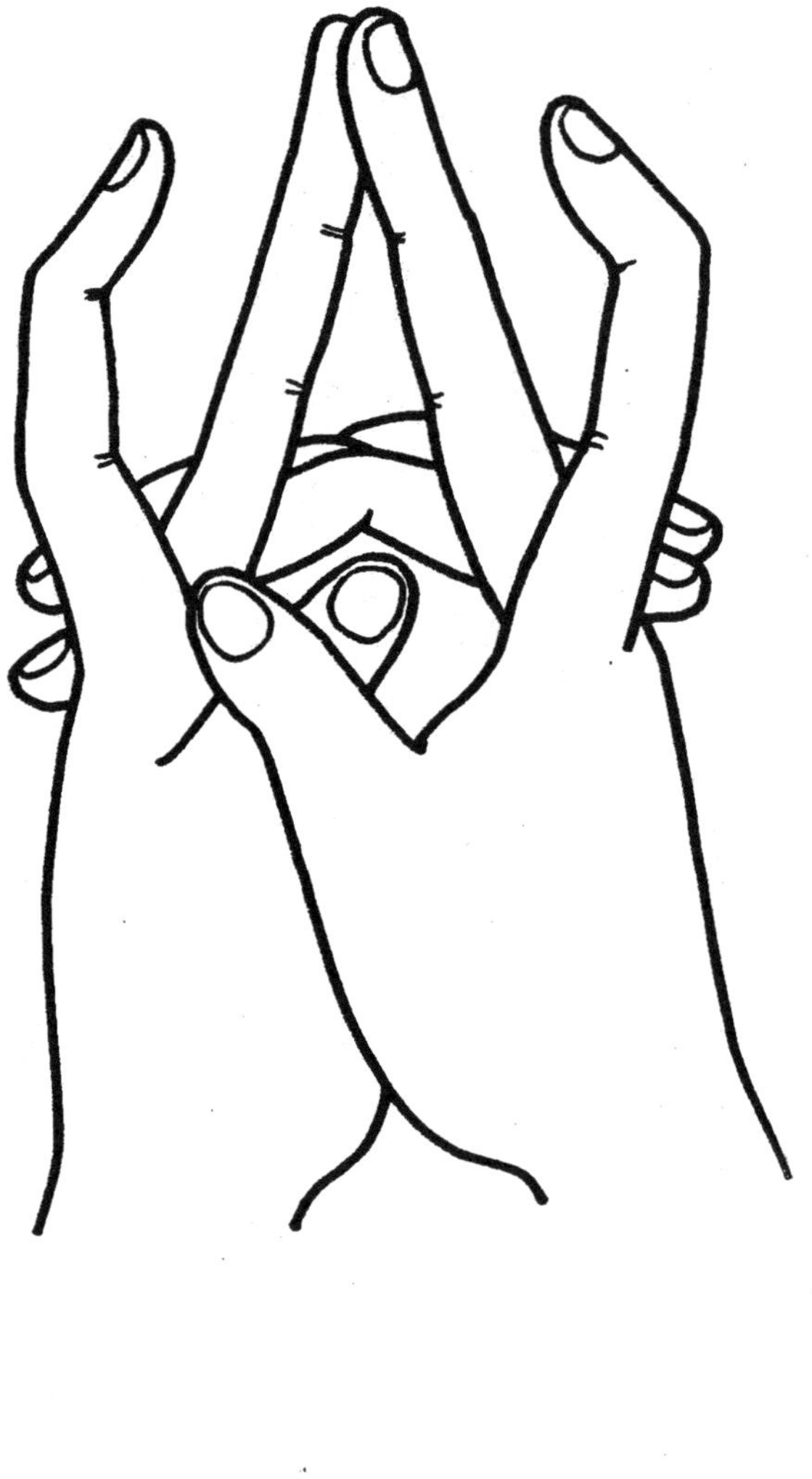

Vajrākāśagarbha

法界虚空蔵印に准じて、二頭指を改め三股の如くする。真言は前に同じ。

宝光虚空蔵（ほうこうこくうぞう）

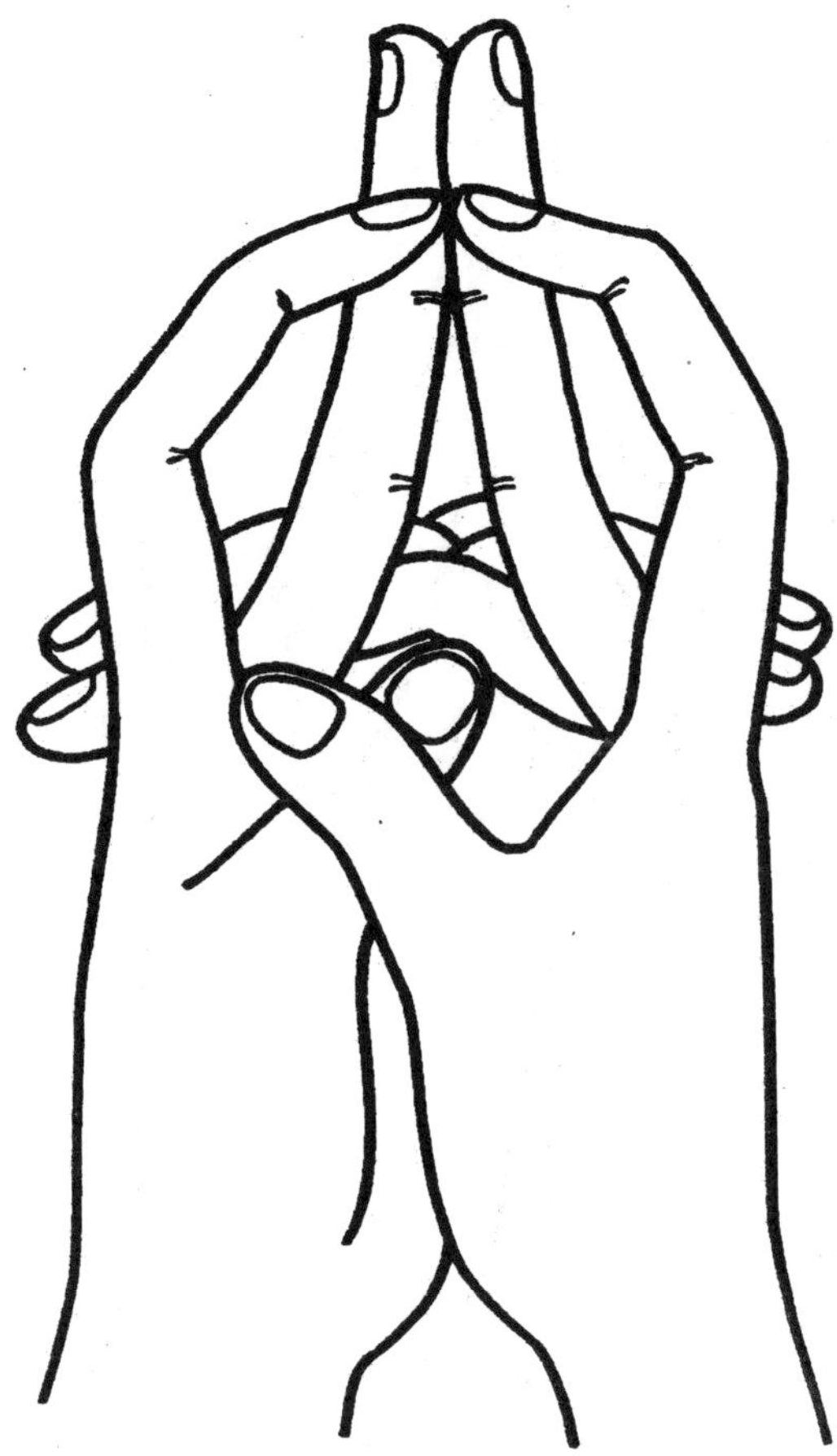

Ratnaprabhākāśagarbha

法界虚空蔵の印に准じて二頭指を宝形の如くする。真言は前に同じ。

蓮華虚空蔵（れんげこくうぞう）

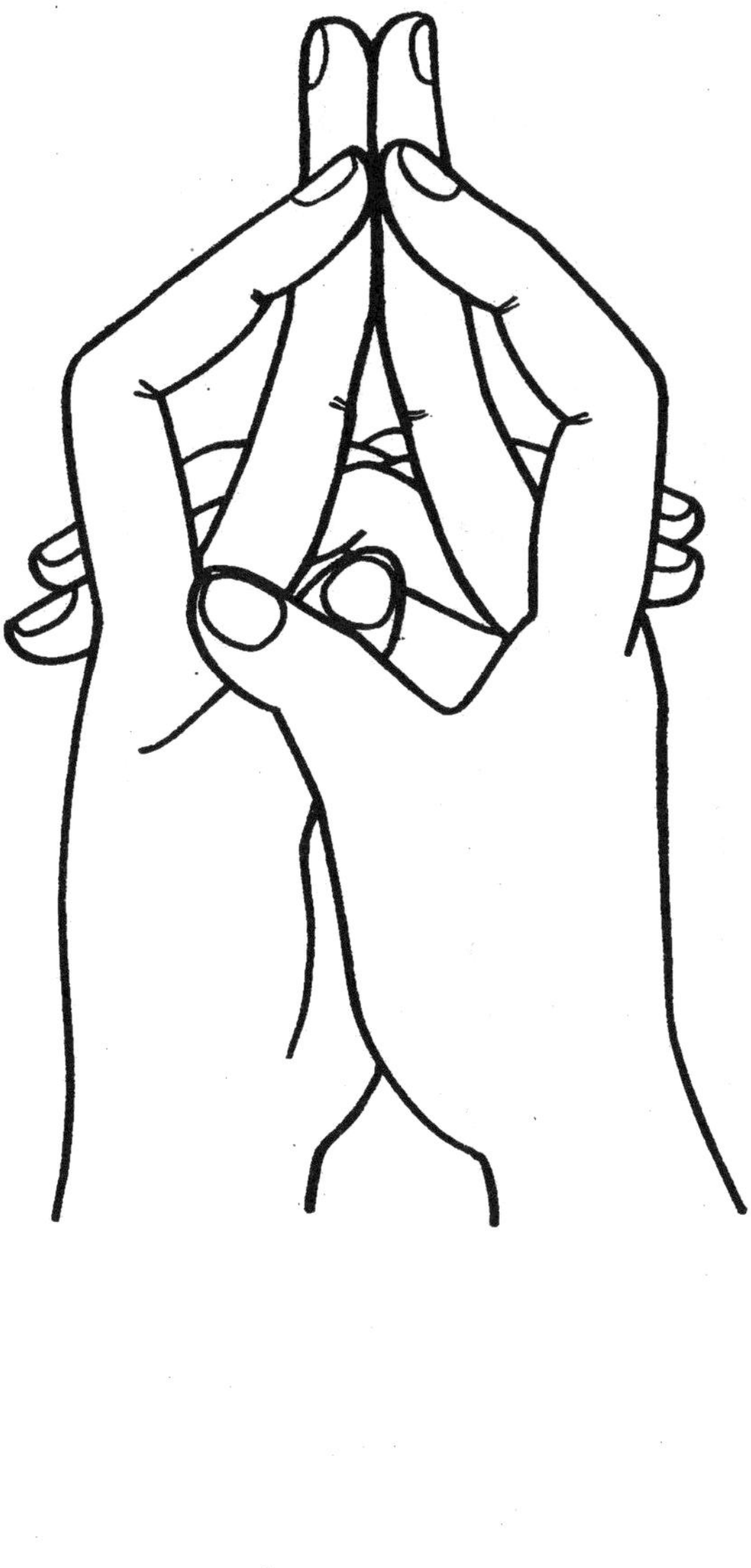

Padmākāśagarbha

法界虚空蔵の印に准じて二頭指を蓮葉の如くする。真言は前に同じ。

法界虚空蔵

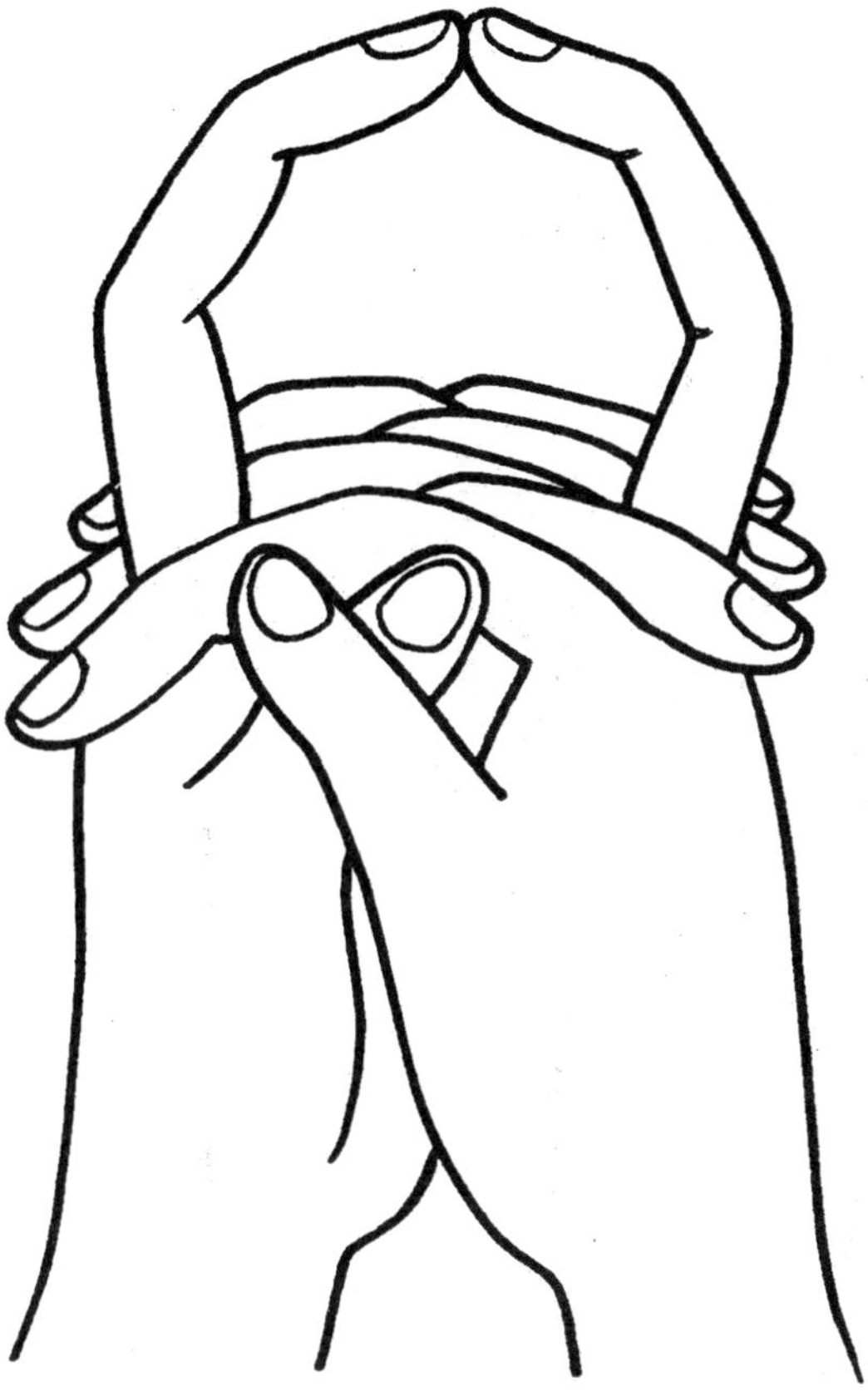

Dharmadhātokāśagarbha

前の法界虚空蔵一四三頁の二中指を宝形にする。真言は前に同じ。

金剛虚空蔵（こんごうこくうぞう）

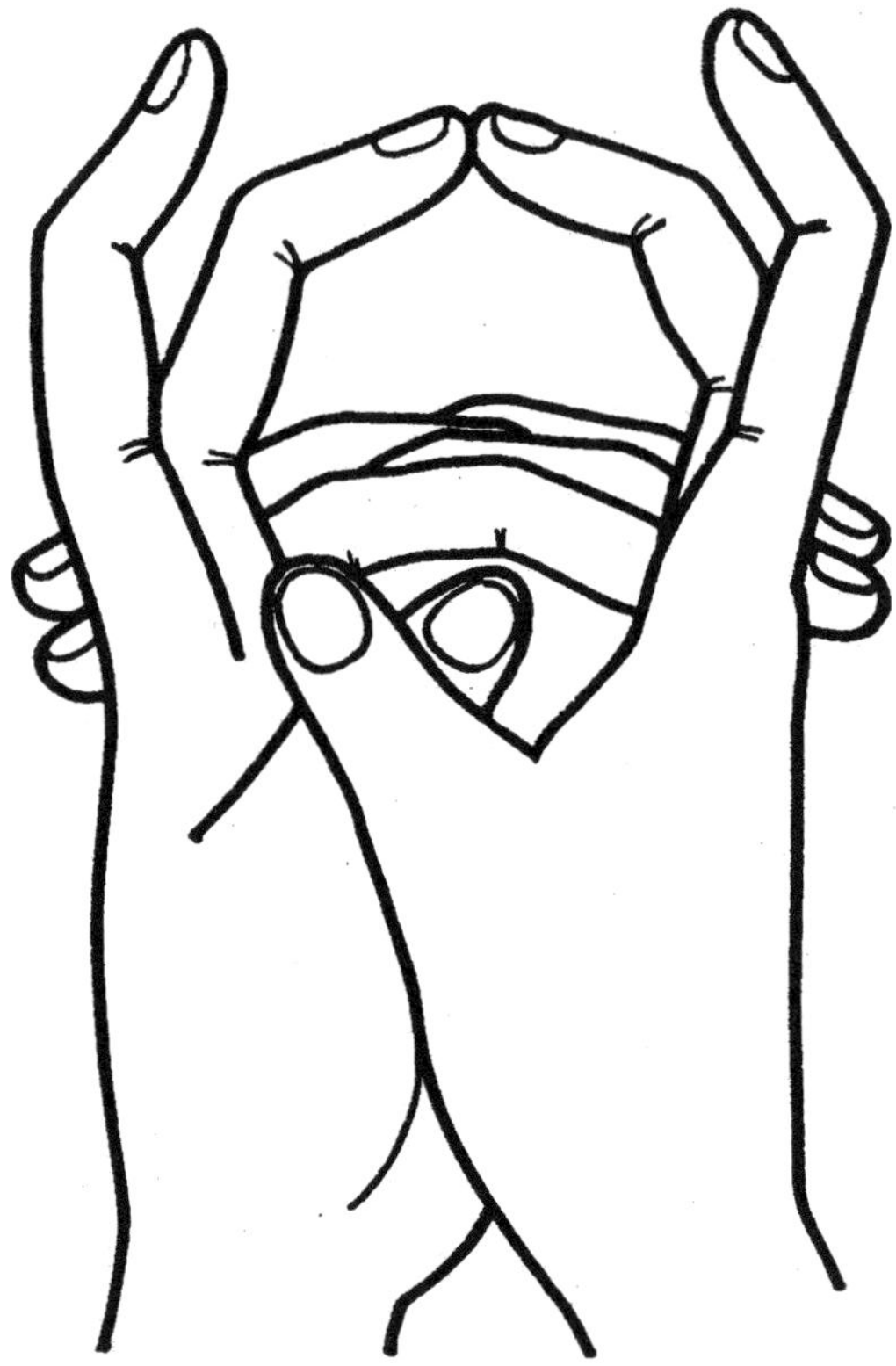

Vajrākāśagarbha

前の金剛虚空蔵一四四頁の二中指を宝形にする。真言は前に同じ。

宝光虚空蔵（ほうこうこくうぞう）

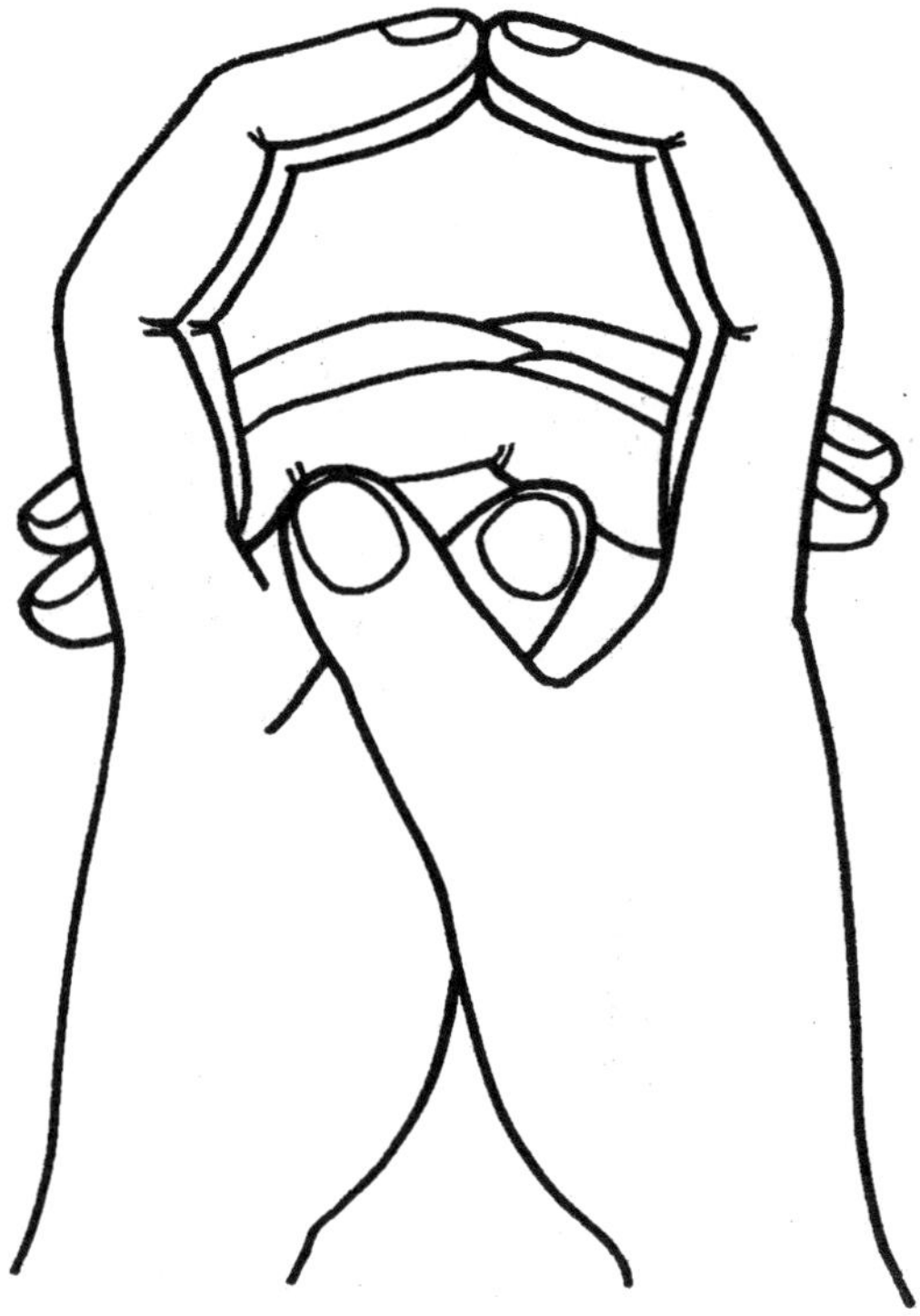

Ratnaprabhākāśagarbha

前の宝光虚空蔵一四五頁の二中指を宝形にする。真言は前に同じ。

蓮華虚空蔵（れんげこくうぞう）

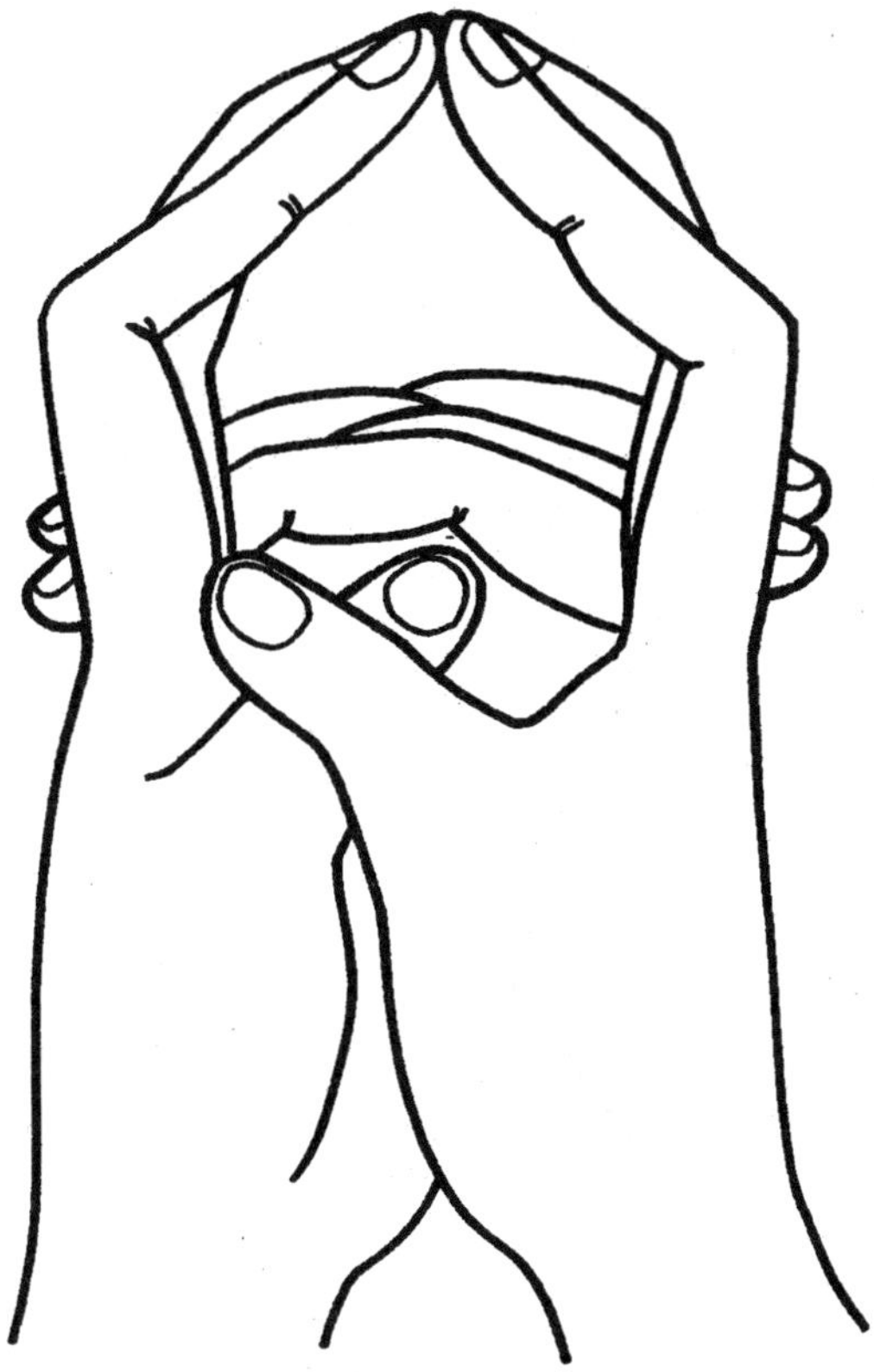

Padmākāśagarbha

前の蓮花虚空蔵一四六頁の二中指を宝形にする。真言は前に同じ。

業用虚空蔵（ごうゆうこくうぞう）

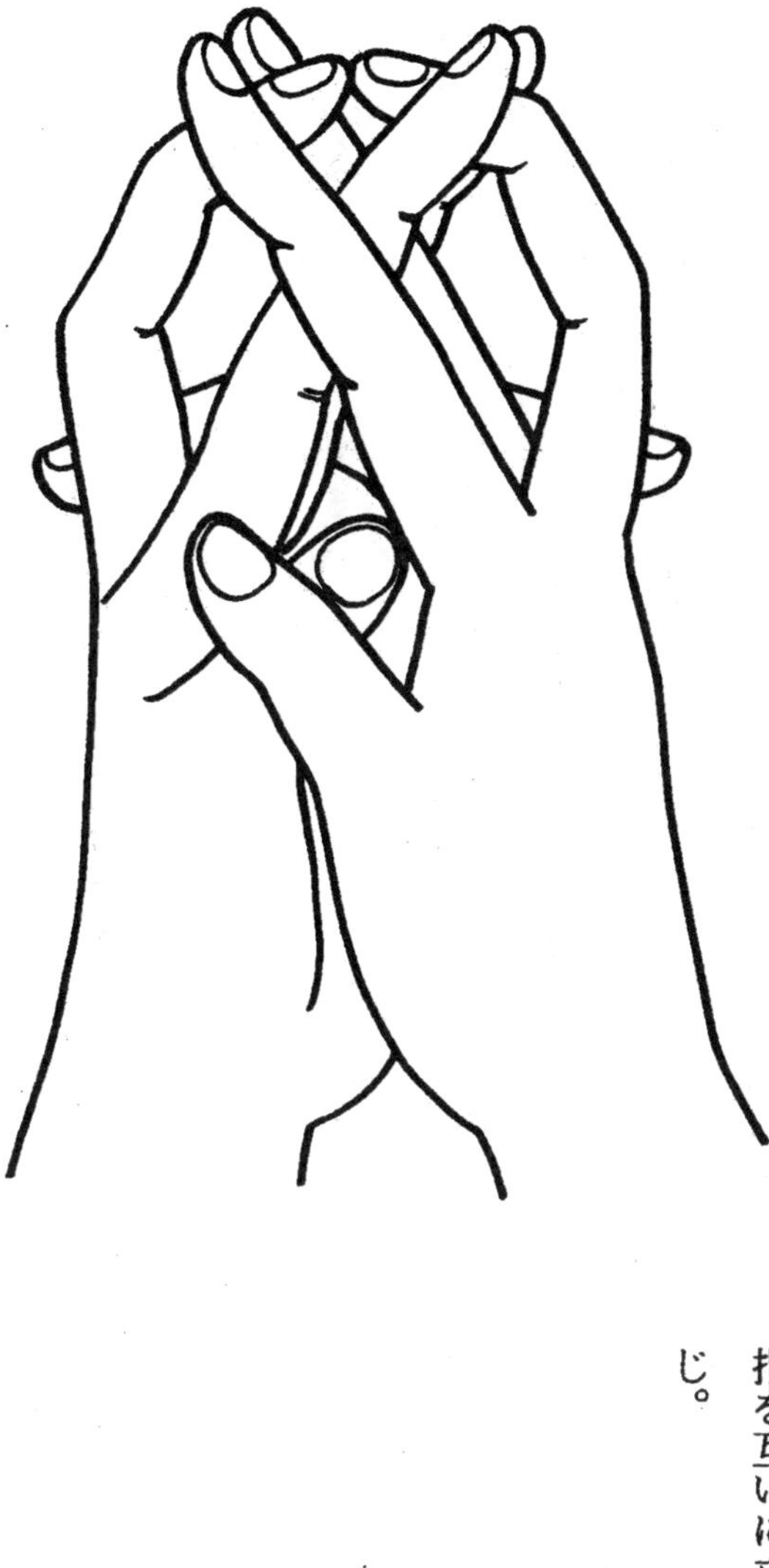

Karmākāśagarbha

法界虚空蔵の印一四七頁に准じて(二手外縛して二中指を宝形にし)、二無名・頭指を互いに立て交える。真言は前に同じ。

金剛吉祥印（こんごうきちじょういん）

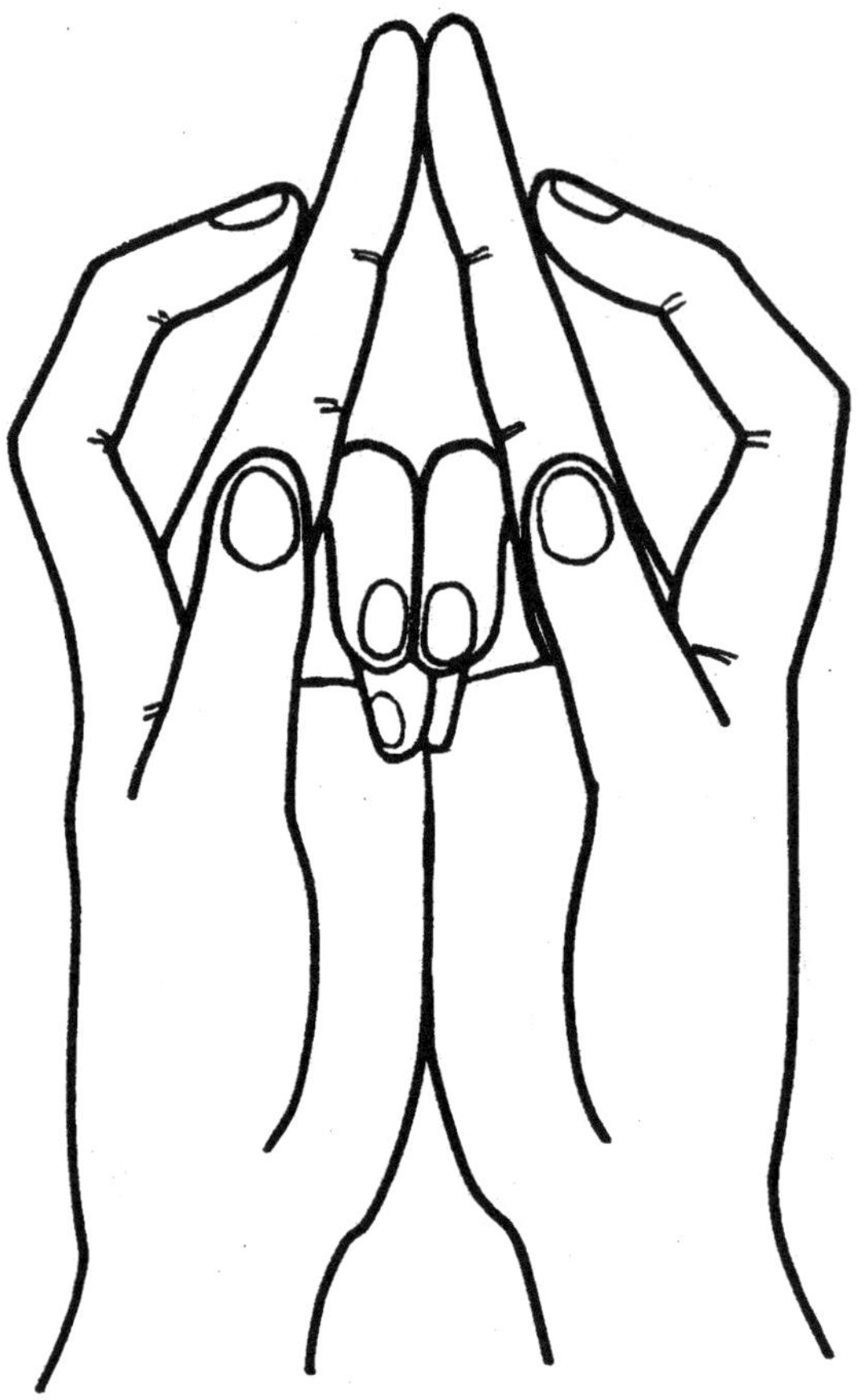

Vajra-śrī-mudrā

金剛合掌し、二小指を内に相い鉤し、二無名指を並べ屈して掌中に入れ、二中指を合して峯の如くし、二頭指を屈して二中指の上節を捻じ、二大指を以って各二中指の初文を捻ず。但し初文は捻じ難き故に中節を捻ずるとする洞泉口決あり。金剛吉祥成就印・吉祥成就印等とも名づけ、天変怪異を除くのに用いる。此の印を仏眼の最秘印とし、印に五眼を具する。又師子冠印とする。

真言は、

ナウボ シリ マカ・アビジョタ モ ン ハリ

破諸宿曜印（はしょしゅくよういん）

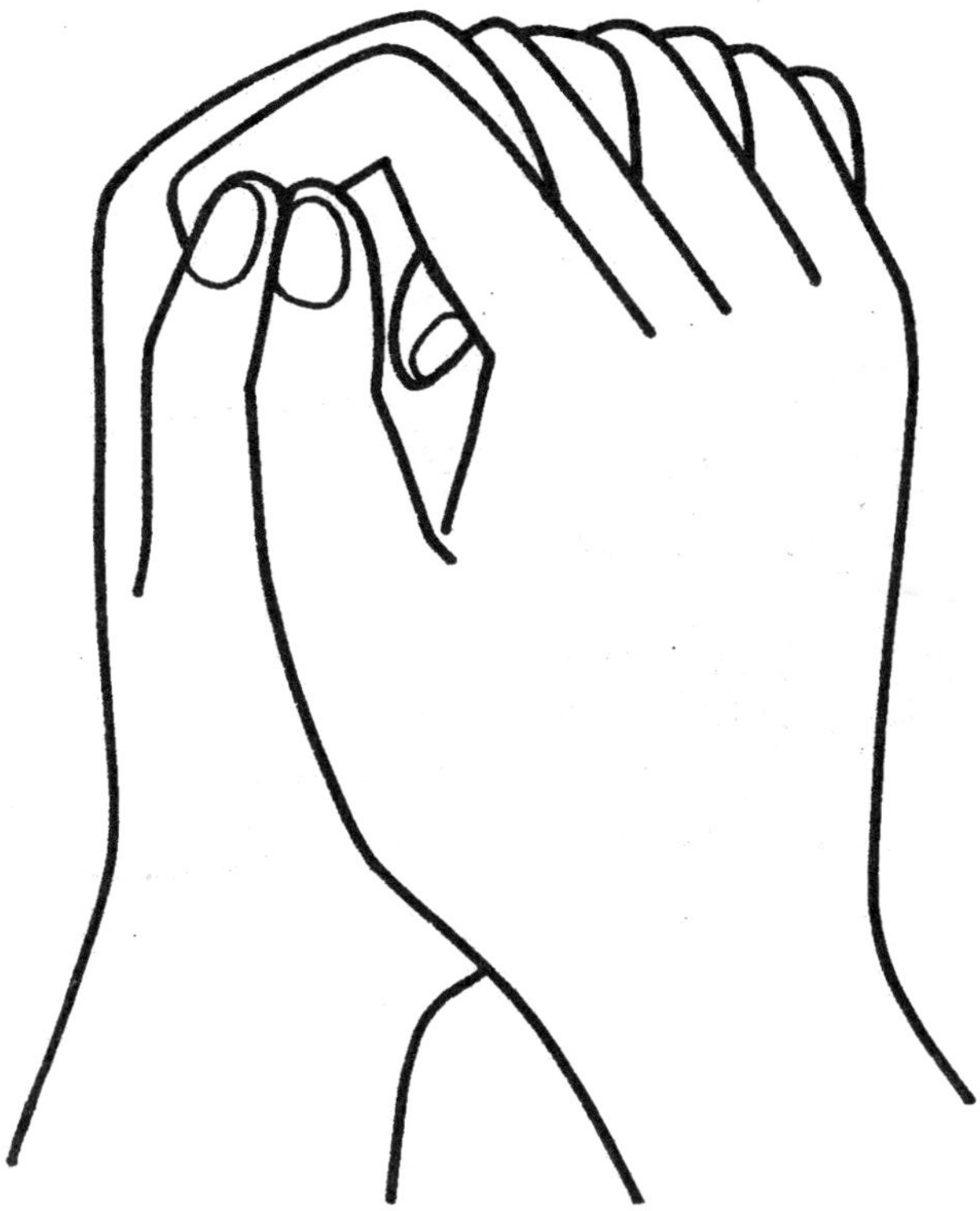

破諸宿曜印三二頁に同じ。

成就一切明印（じょうじゅいっさいみょういん）

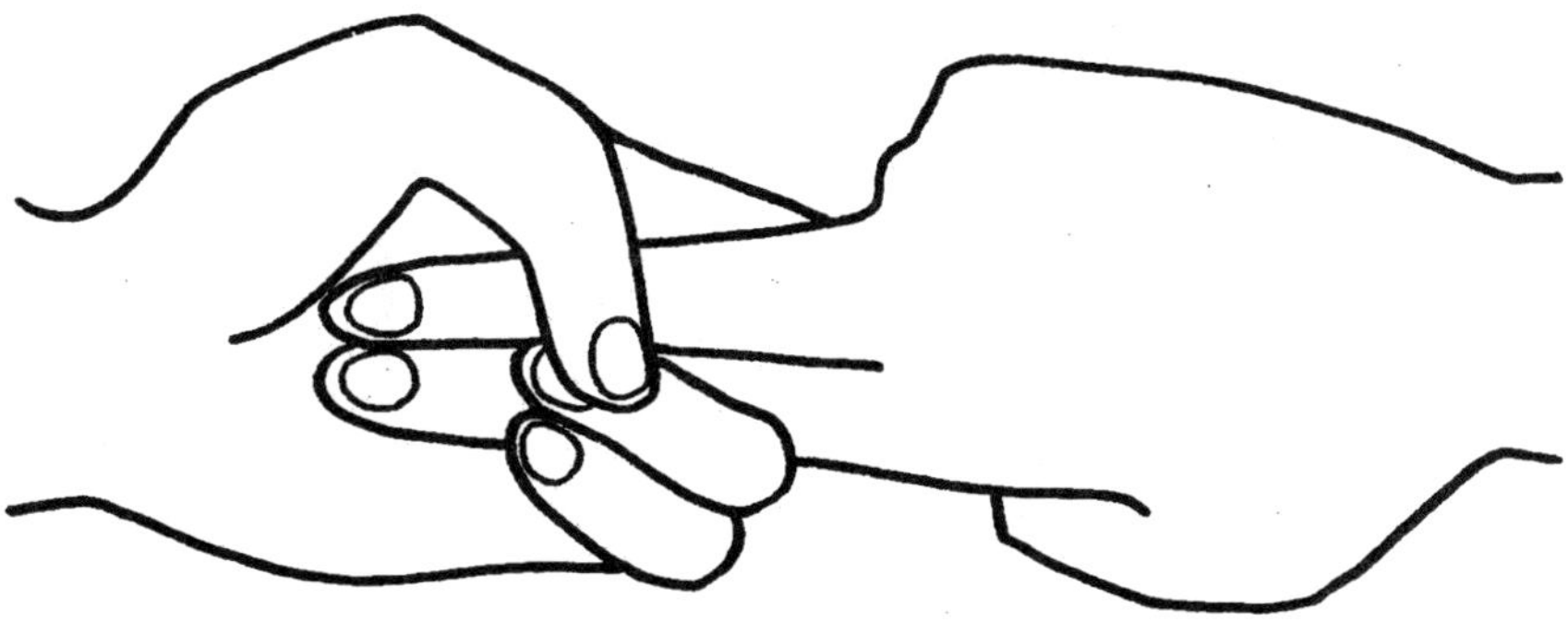

Sarva-vidyā-siddhi-mudrā

成就一切明印三頁に同じ。

虚空蔵三昧耶印（こくうぞうさまやいん）

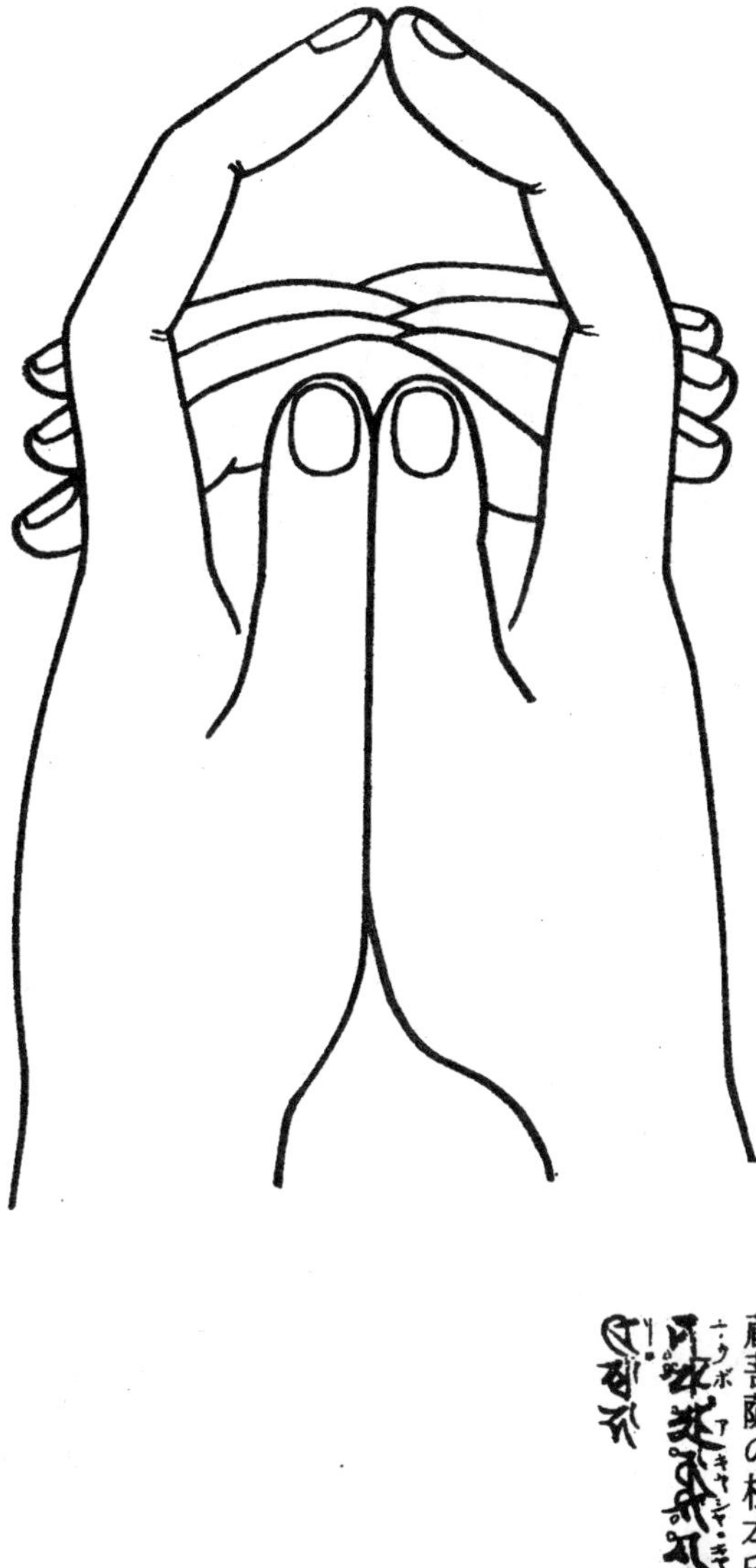

Ākāśagarbha Samaya-mudrā

宝菩薩五〇頁に同じ。但し白宝口鈔には外縛を内縛とする義を詳説する。虚空蔵菩薩の根本印なり。真言は、

ナウボ・アキャシャ・キャラバヤ・オン・アリ・キャマリ・ボリ・

虚空蔵二

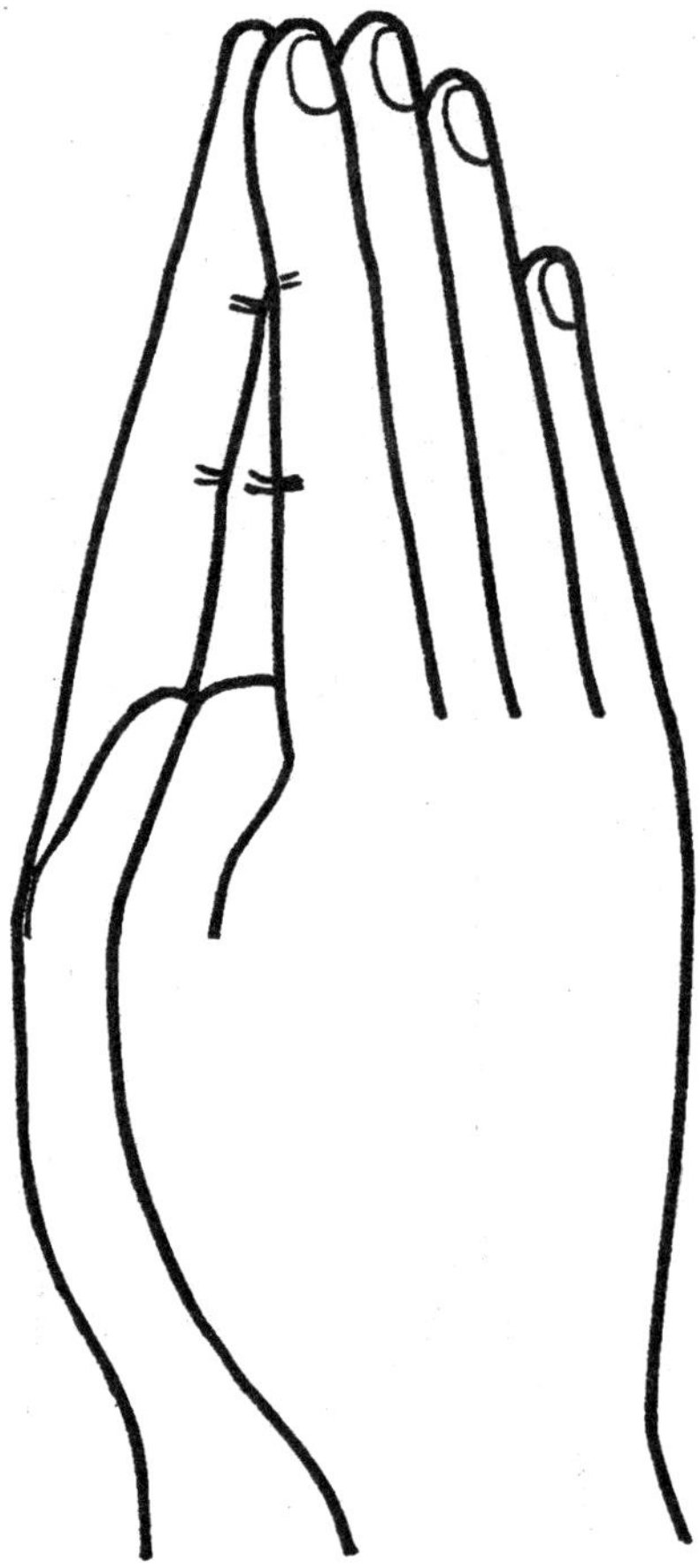

Ākāśagarbha

虚心合掌して二大指を以って並べ屈して掌中に入れる。胎蔵部の虚空蔵なり。真言は前に同じ。

虚(こ)空(くう)蔵(ぞう) 三

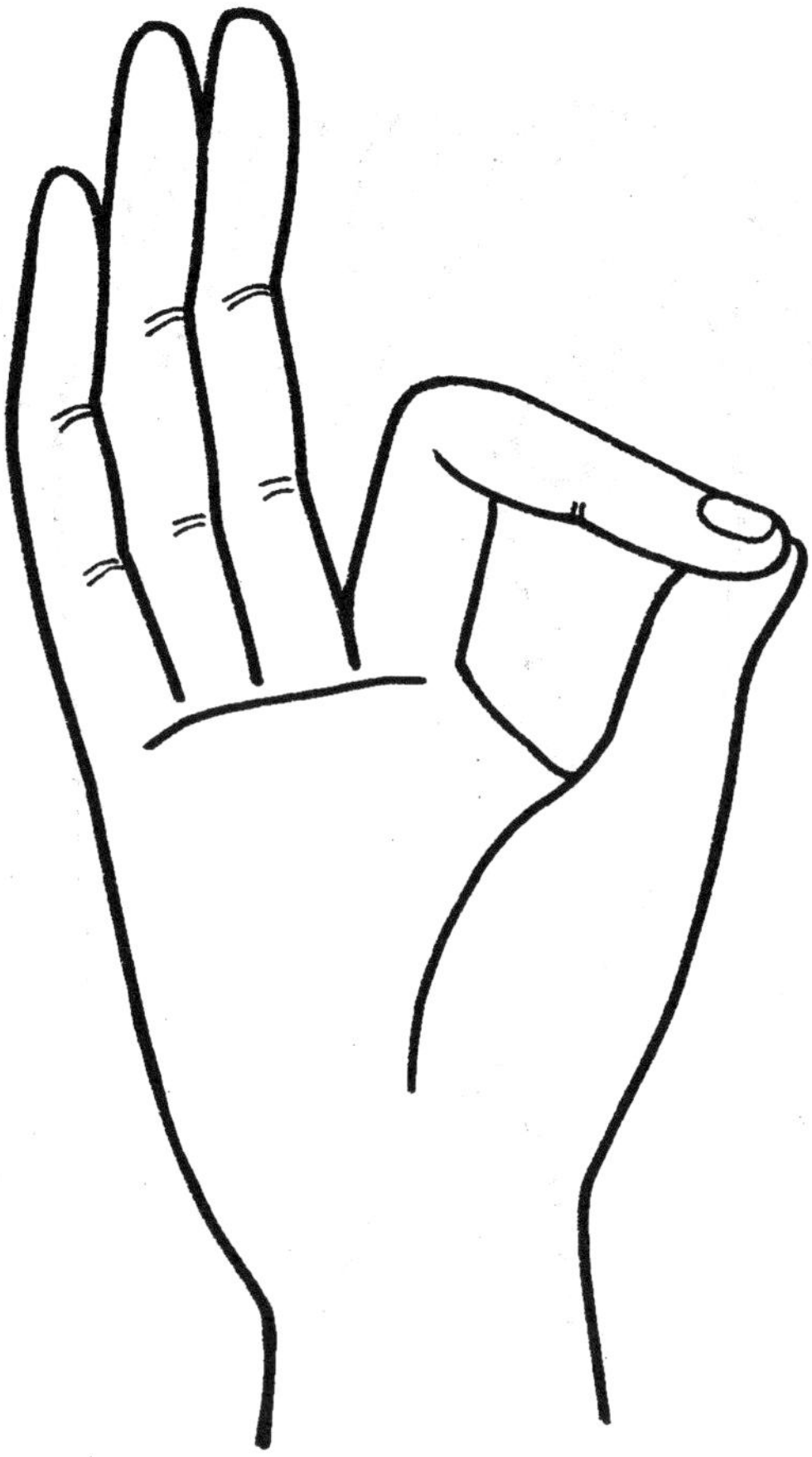

Ākāśagarbha

右手の五指を仰げ舒べて、頭・大指を相い捻じ、香を捻ずる如き状にし、頭指の第二節を屈して第一節を極めて端直ならしむ。或いは右手を拳にして、頭・大指を相い捻じ、宝形とするとする説もある。真言は前に同じ。

八字文殊大精進印（はちじもんじゅだいしょうじんいん）

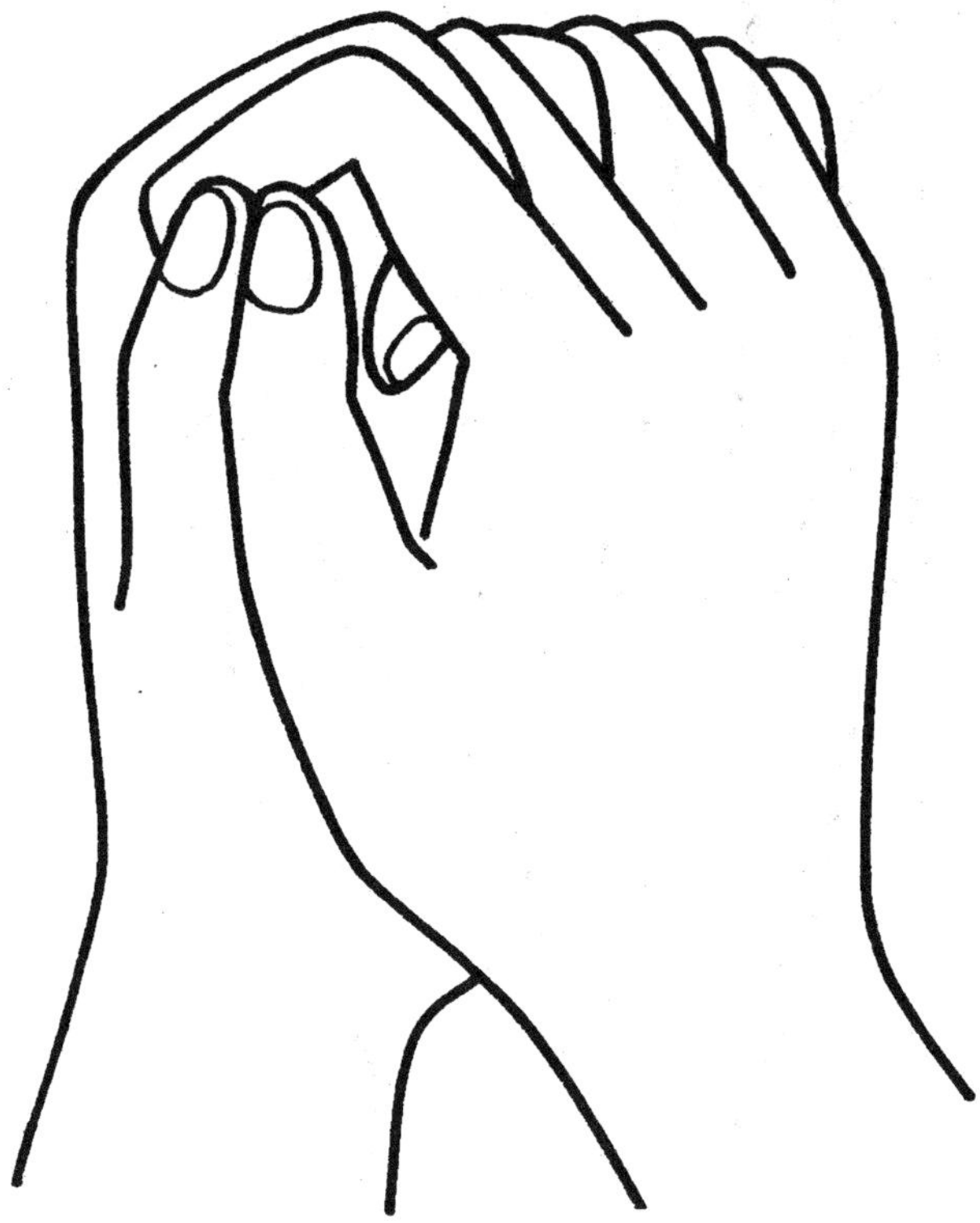

Aṣṭākṣara-mañjuśrī Mahā-vīrya-mudrā

破諸宿曜印三一頁に同じ。真言は、

オン アク ビ ラ ウン キャ シャ ラク

八字文殊二

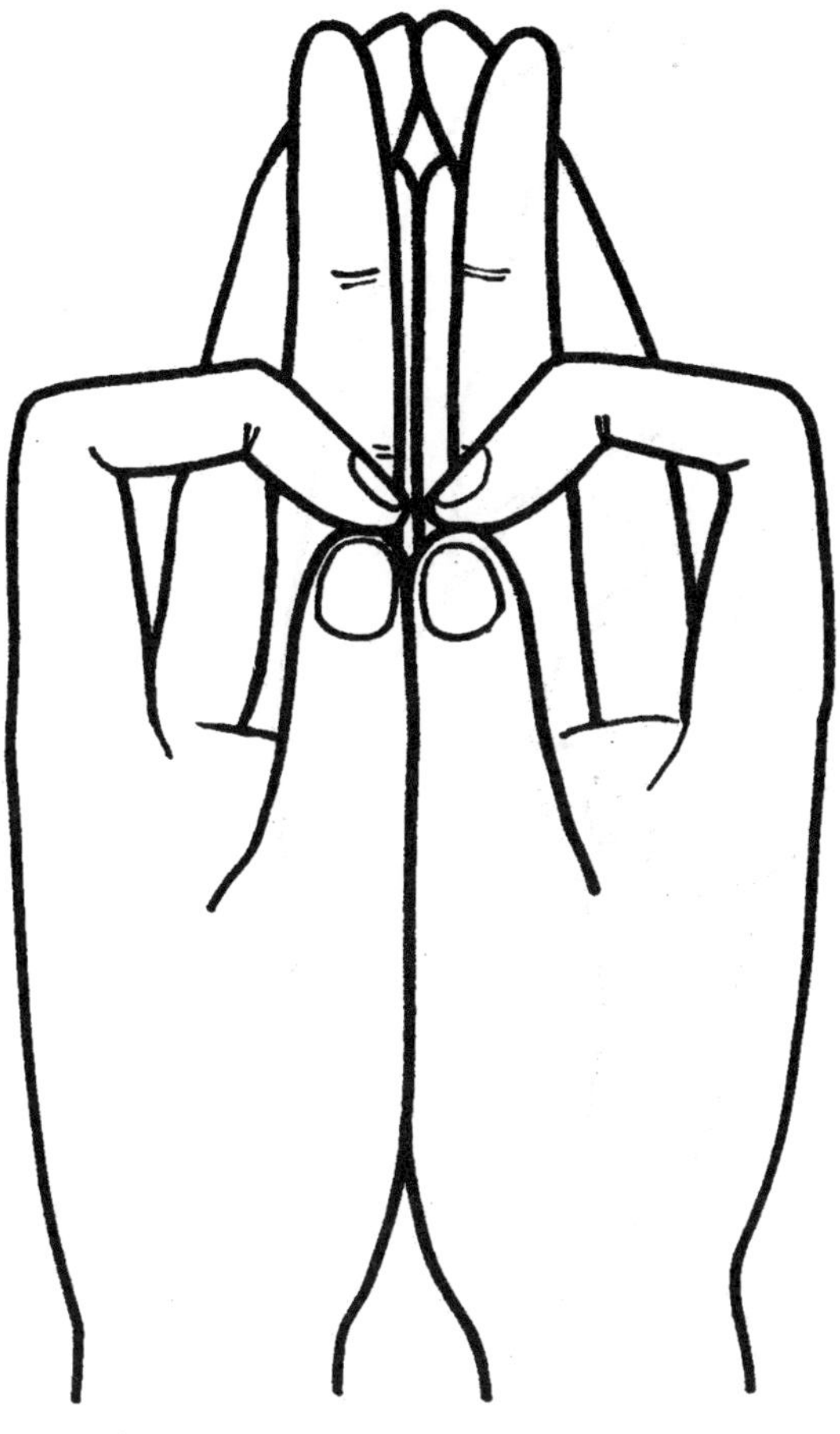

Aṣṭākṣara-mañjuśrī

二手虚心合掌して二中指を二無名指の背に属け、二大指を並べ竪て、二頭指を屈して頭を合わせて二大指の上に置く。大日経密印品の説にして胎蔵文殊院の印なり。中・無名・小指は青蓮華を、大・頭指は剣形にして、三昧耶形を表す。真言は、

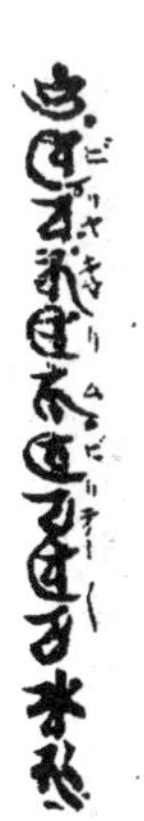

八大童子一　請召童子

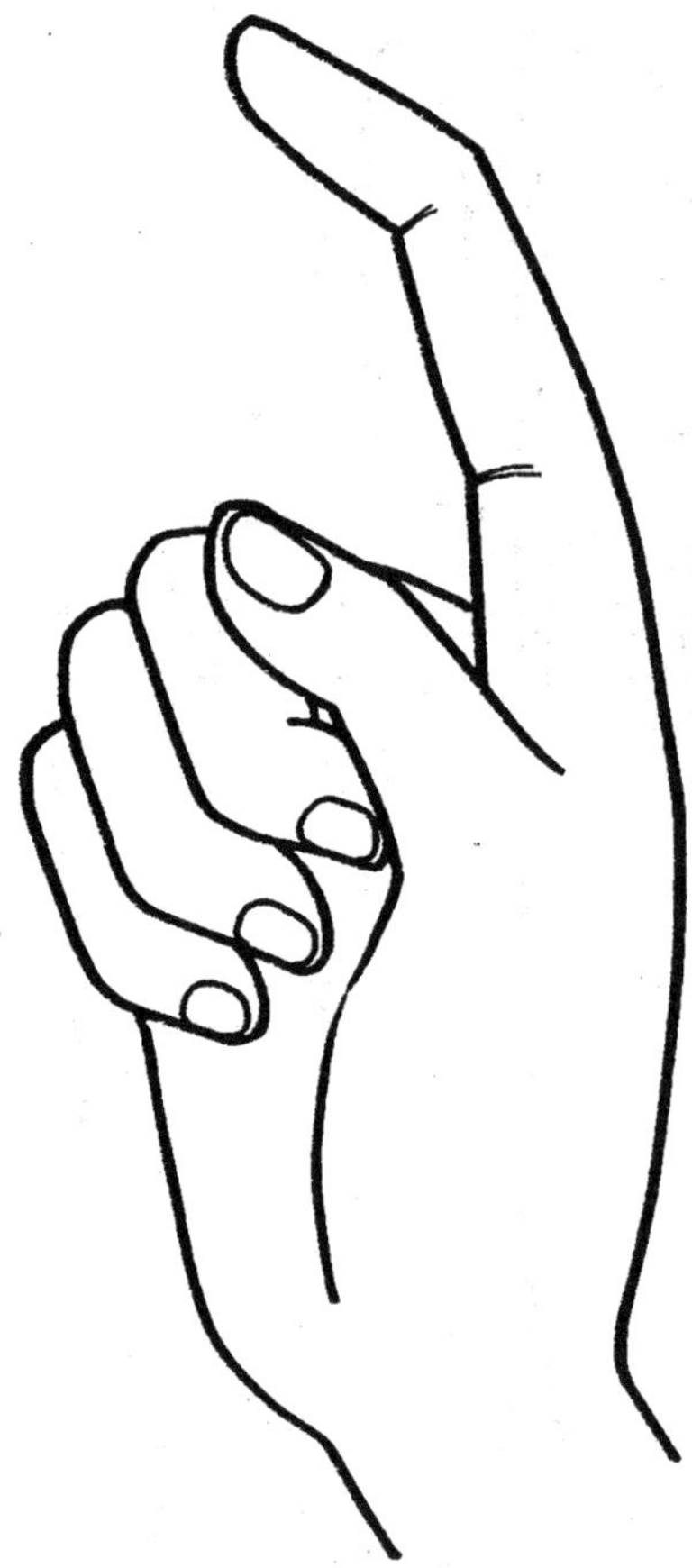

Ākarsani

右手を蓮華拳にして頭指を屈し、鉤の如くする。文殊菩薩の教勅する如く一切を作して召請する。又は衆生を鉤引して菩提に至らしめるなり。文殊の五使者の一、又同八大童子の一。又召請・招召・鉤召等とも名づける。真言は、

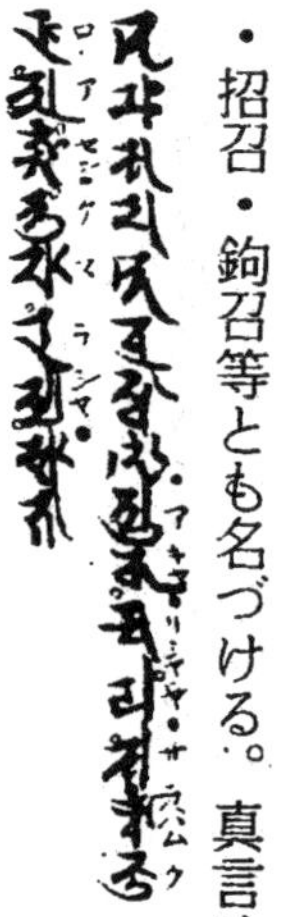

八大童子二　計設尼

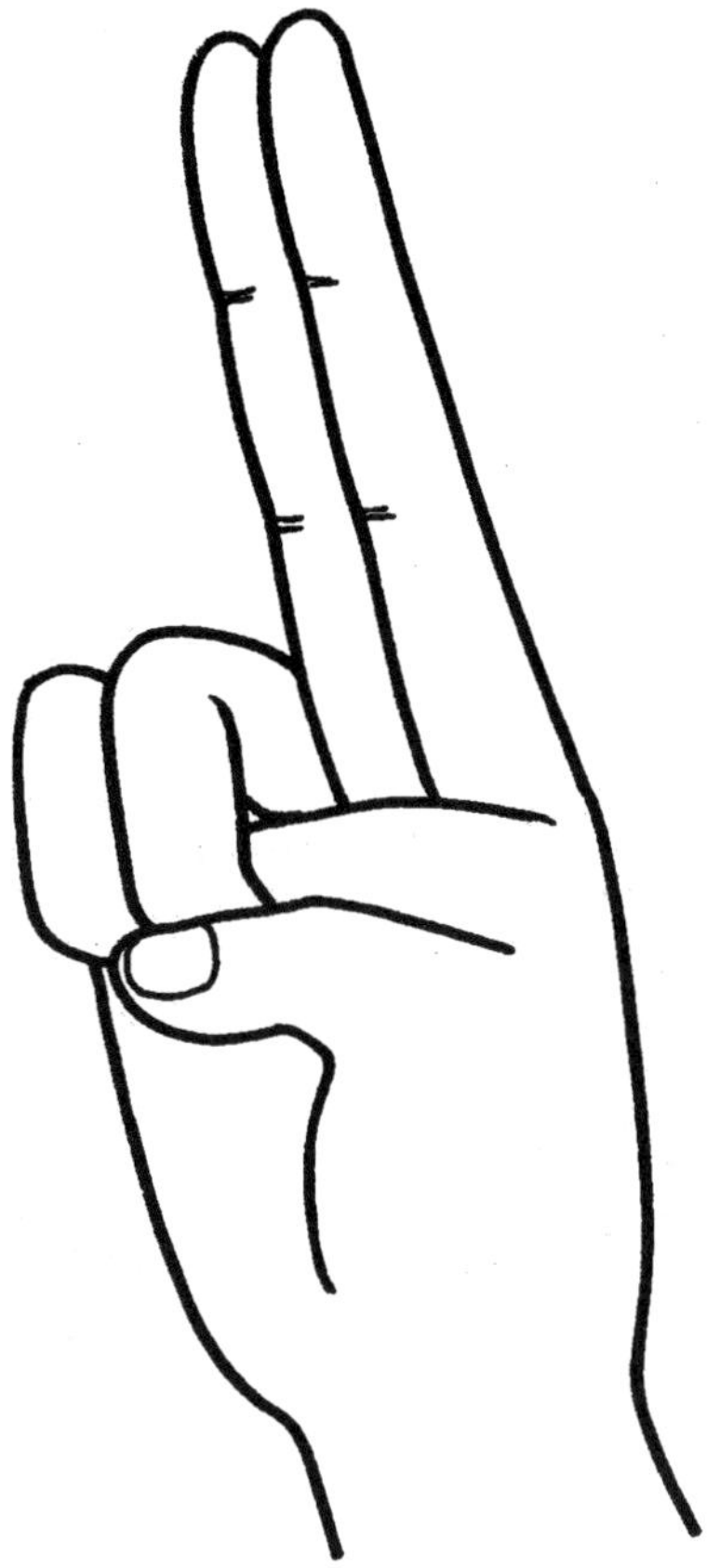

Keśinī

右手を蓮華拳にし、頭・中指を直く舒べ竪てる。青竜軌によれば大指を以って小・無名指の甲を押し、擬勢にする。これは剣印である。文殊五使者の一、同八大童子の一。計設尼は美髪の意であり、髪は心智の標相の故に計設尼は心智の清浄を表す。真言は、

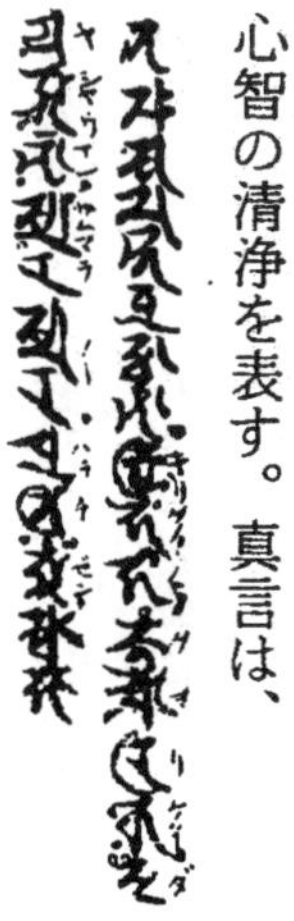

八大童子三　救護慧

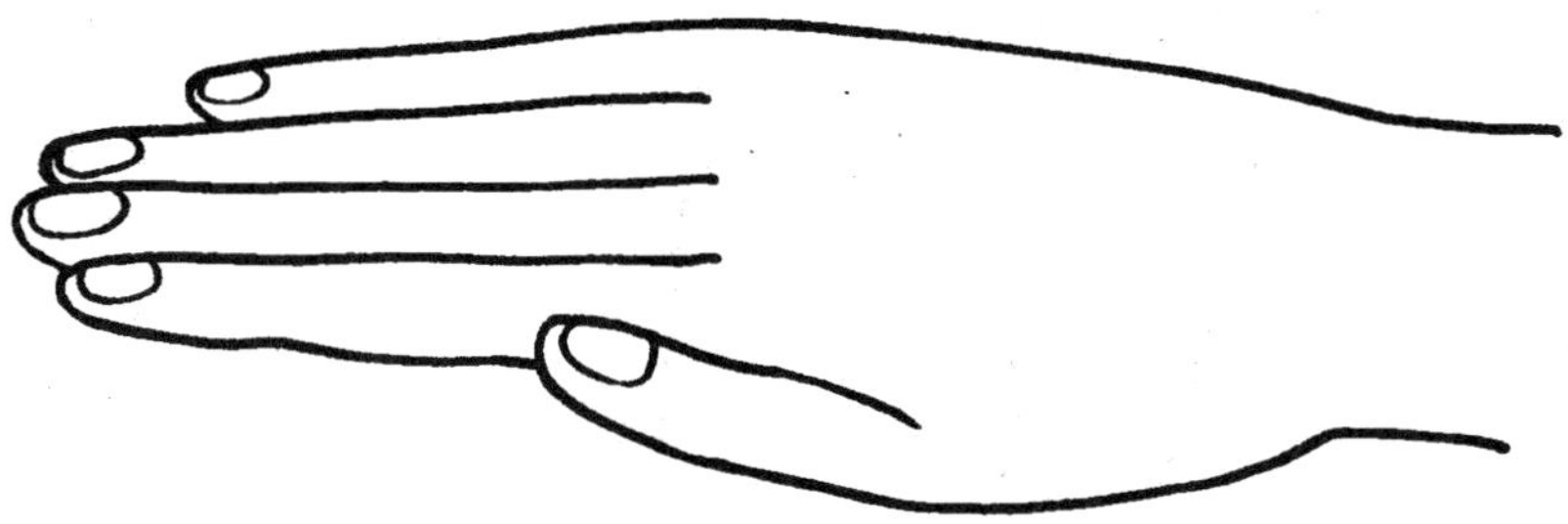

Paritrāṇācayamati

右の掌を身に向けて心を掩い、大指を稍竪てて上に向け、左胎拳を腰に置く。右手を以って心を掩うのは五智又は五力を以って心蓮を加持する義、三平等の故に、自心を加持するのは衆生の心蓮を加持する義なり。大日経には救護慧を説かず、八字文殊軌に出る。胎蔵除蓋障院の悲愍慧菩薩なり。又救意慧・哀愍慧等とも称す。文殊五使者・同八大童子の一である質多羅童子の異名とする説もあるが、今は異る。

八大童子四　烏波計室尼

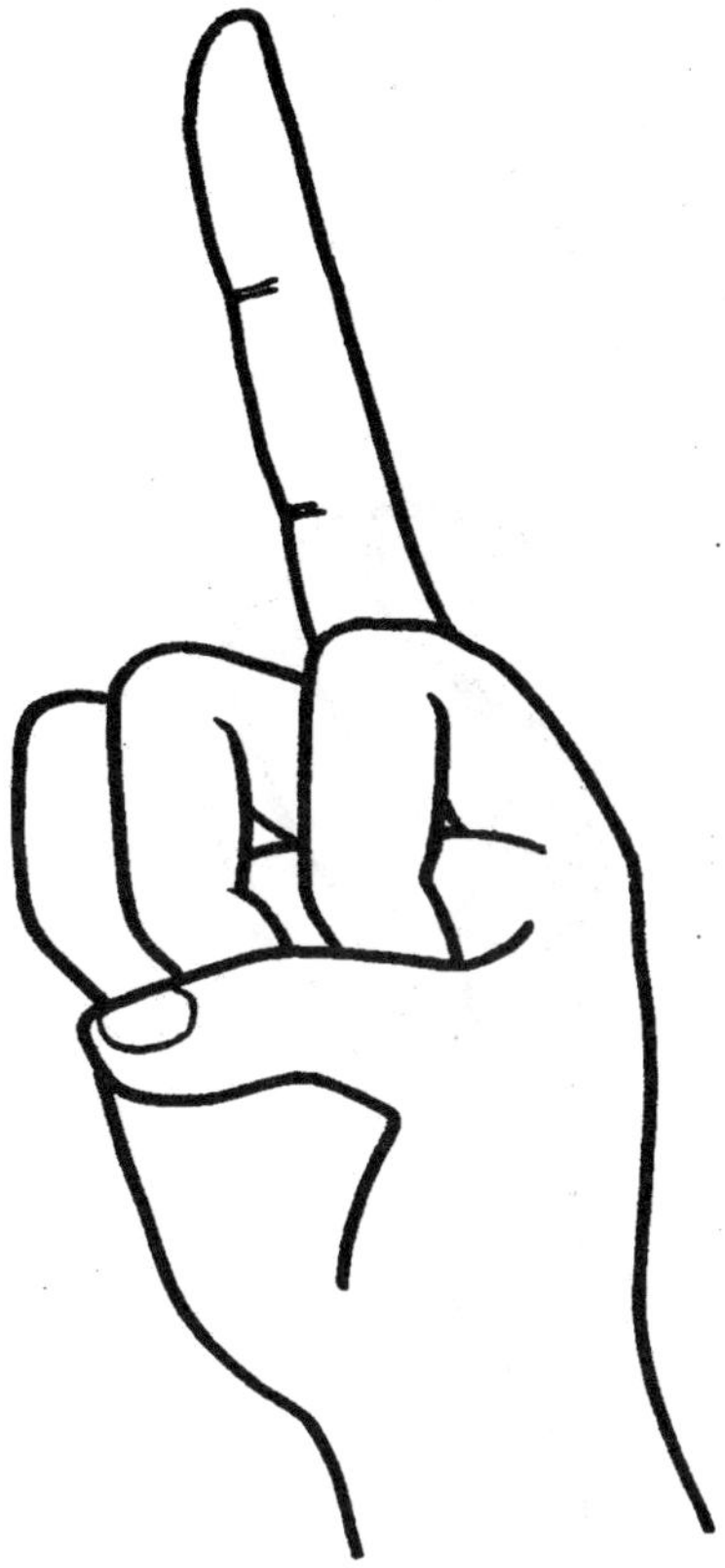

Upakesini

右手を蓮華拳にし、中指を舒べて戟の形にする。大指は頭・無名・小指の甲を押す。文殊五使者の一、同八大童子の一。文殊の能施の三昧を主る。真言は、

八大童子五　光網

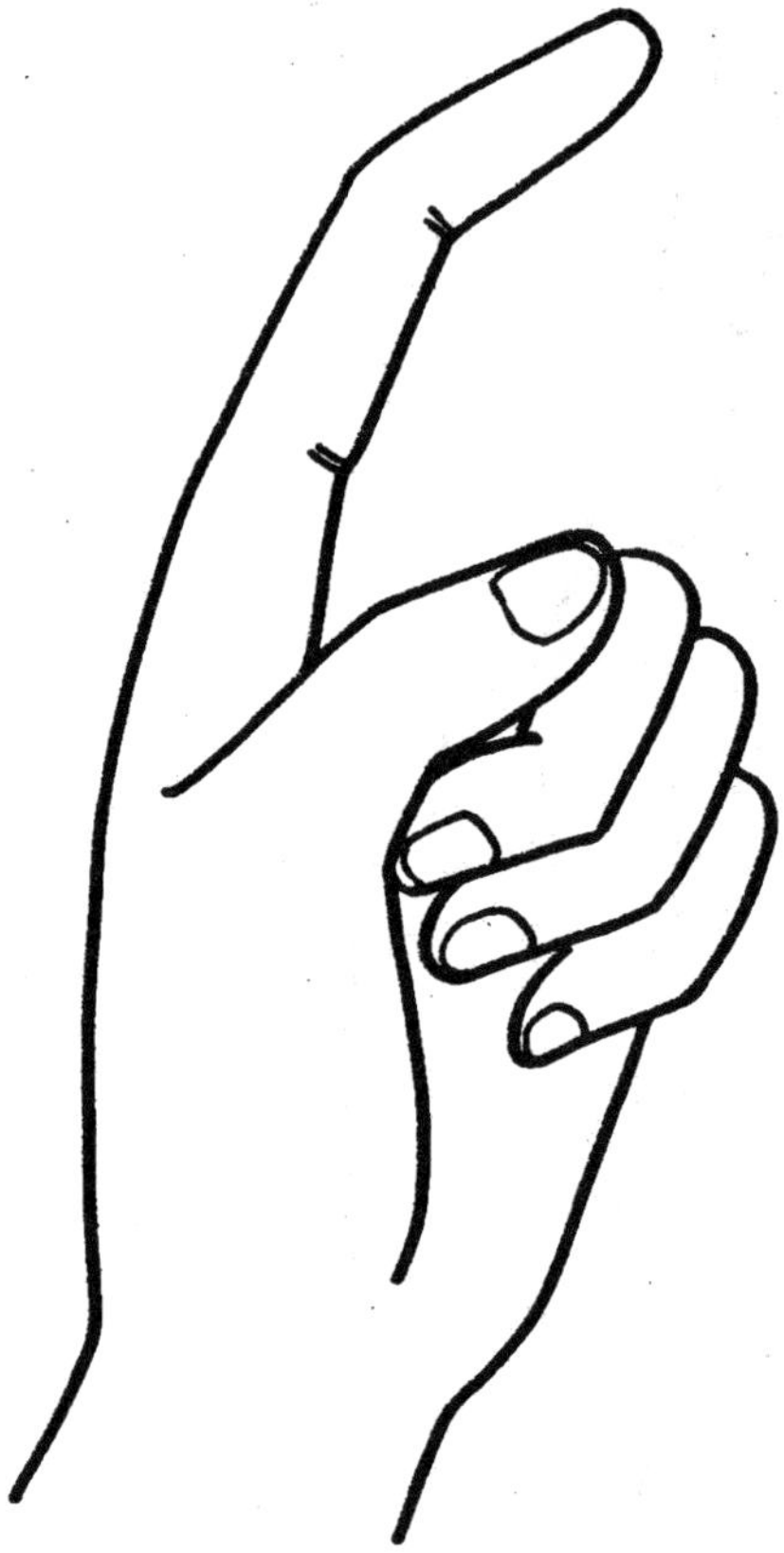

Jāliniprabha

左手を蓮華拳にし、頭指を舒べて稍屈し、鉤の如くする。文殊五使者の一、同八大童子の一。文殊菩薩の色相荘厳の徳を主る。金剛界賢劫十六尊中の網明菩薩に同じ。真言は、

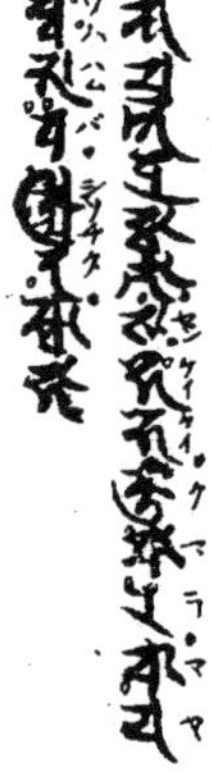

八大童子六　地慧幢

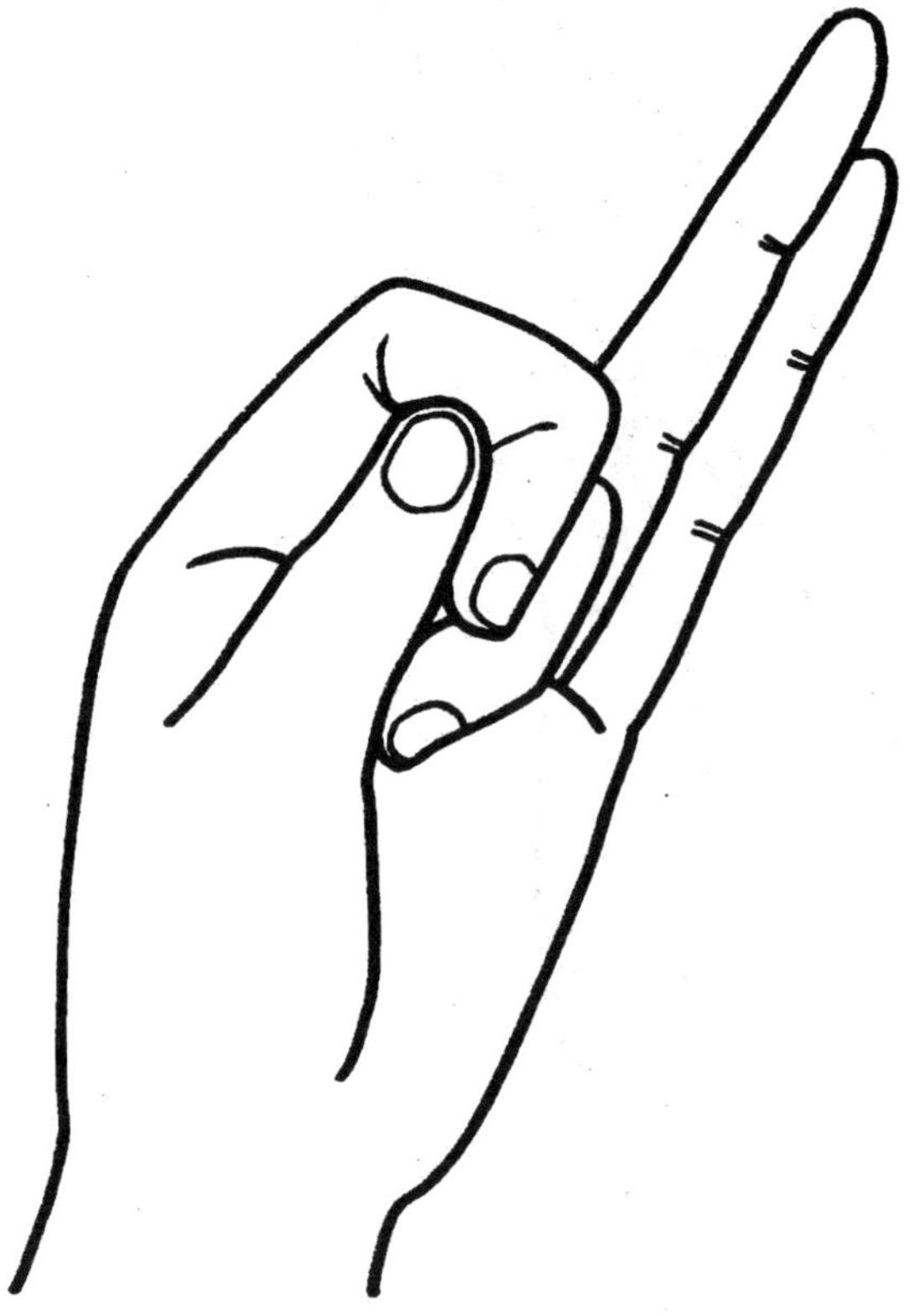

Vasumati

左手を蓮華拳にして、無名・小指を竪てる。是れは幢の形を表す。文殊五使者の一、同八大童子の一。又財慧・智幢とも名づける。真言は、

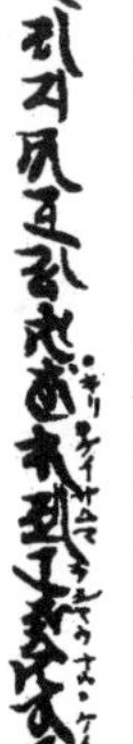

八大童子七　無垢光

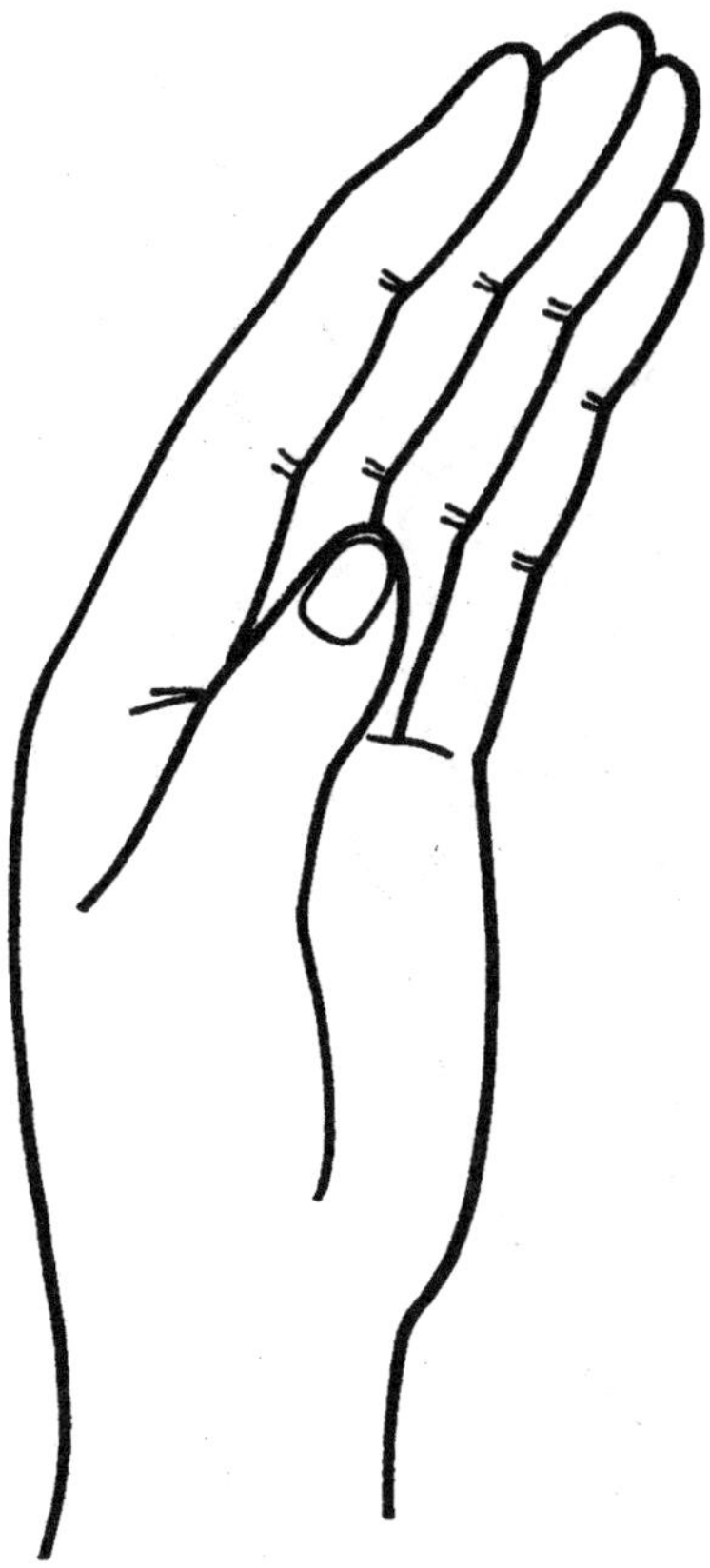

Vimalaprabha

左手の五指を舒べ、皆第三節を稍屈する。光明の形を表す。文殊八大童子の一。煩悩の垢に汚されざる大空智の光を内証とする。真言は、

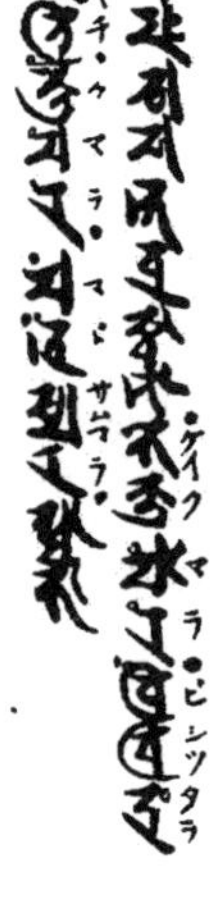

ケイクマラ・ビシツタラ
ギャチ・クマラ・マヌサムマラ・

八大童子八　不可思議慧

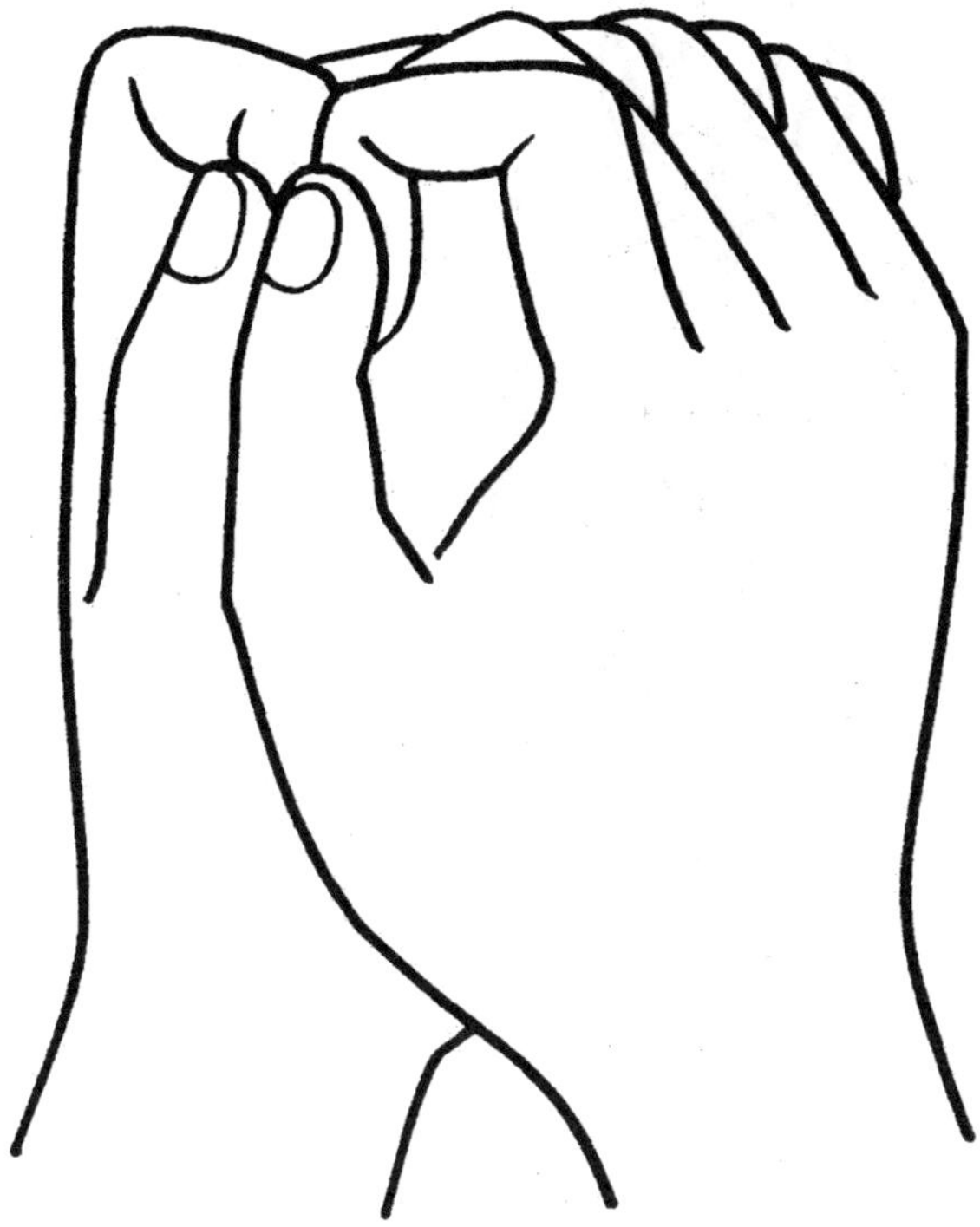

Acintyamati

二手内縛して二頭指を舒ばし、節を屈して甲を合わせ、二大指を並べ竪てる。文殊八大童子の一。大日経密印品の諸奉教者の印と大同小異なり。胎蔵除蓋障院の不思議慧菩薩とは別なり。真言は、

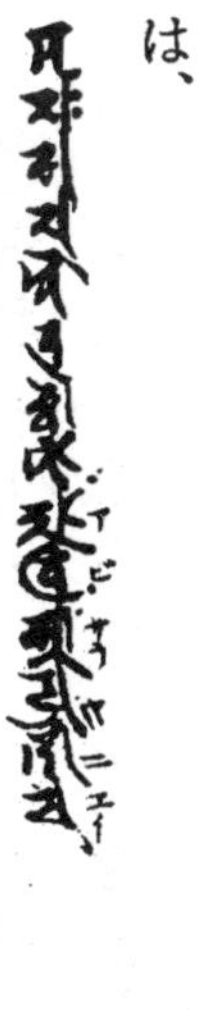

如(にょ)意(い)宝(ほう)印(いん)

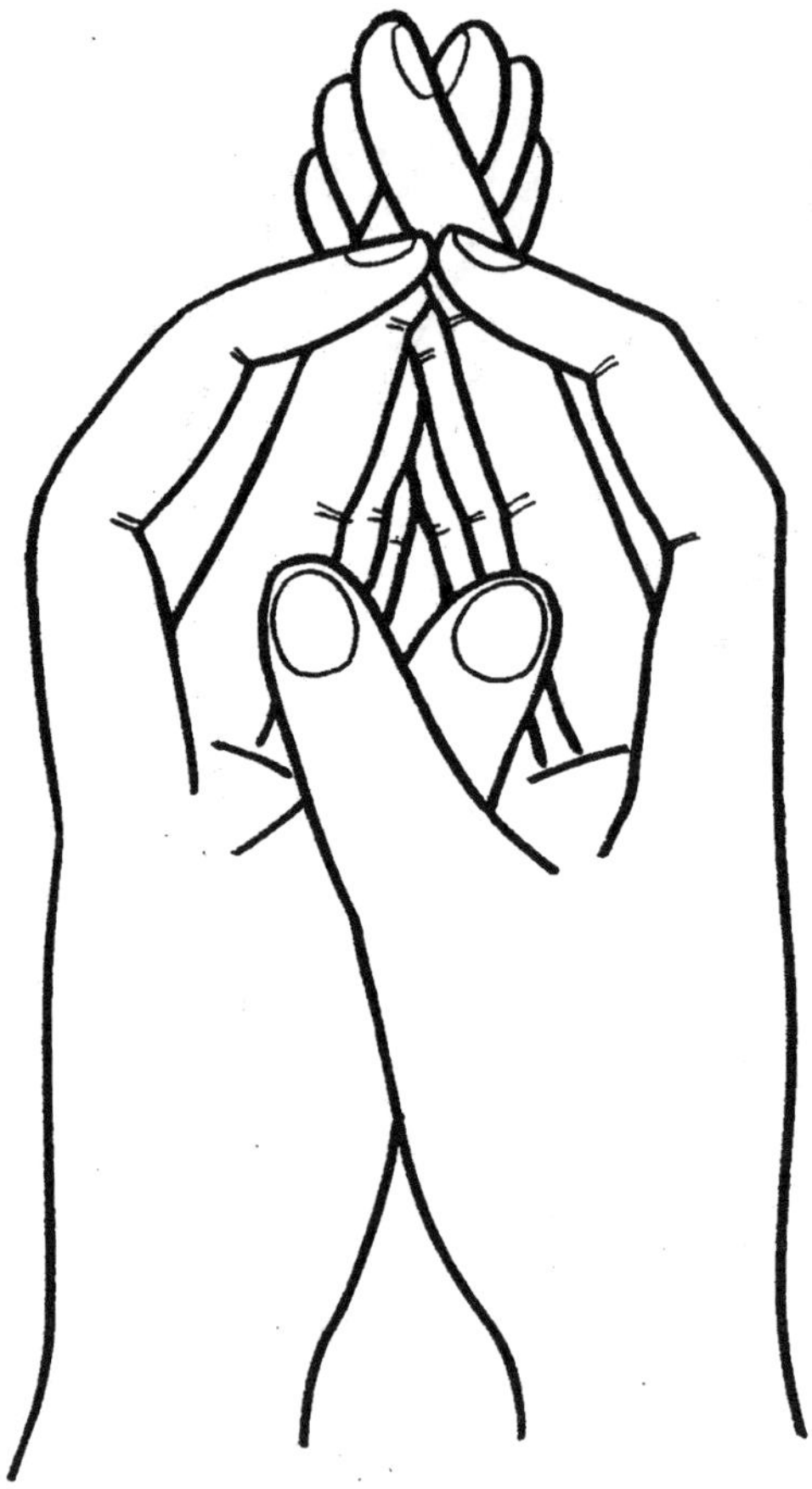

Cintāmaṇi-mudrā

二手金剛合掌して二頭指の頭を相い拄えて宝形に作し、二大指を交えて掌中に入れる。掌内は心月輪、二頭・大指は宝珠、二中・無名・小指の六指は光明にして、二大指を掌中に入れるのは如意宝珠を心月輪に収めて、自身如意宝珠の三昧に住する時、一切諸願皆成就して如意なる義を表す。又如意宝珠印・如意珠印・宝印・宝珠印・大精進如意宝印等とも名づける。又口伝に二大指を並べ竪てる。此れは普供養印にして又如意宝珠を表す。真言は、

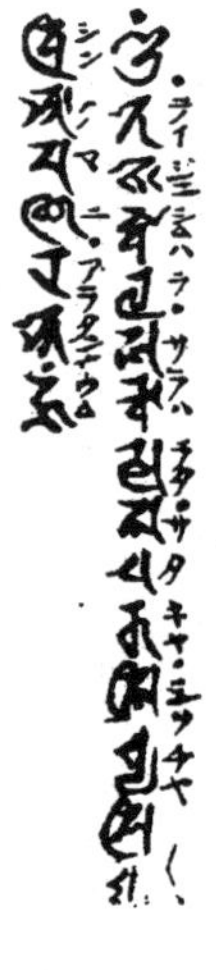

五字文殊金剛剣印（ごじもんじゅこんごうけんいん）

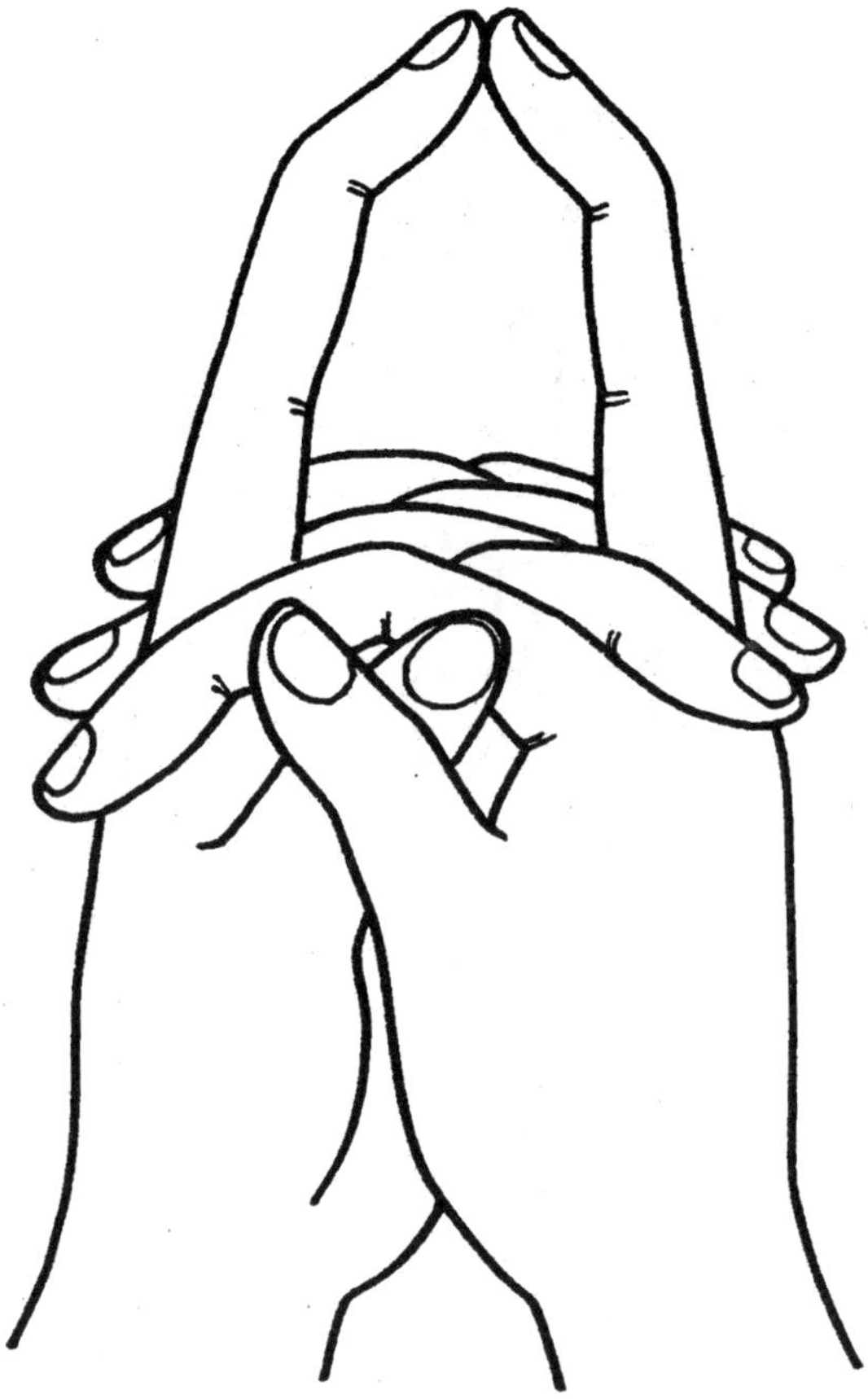

Pañcākṣaramañjuśrī Vajra-khaḍga-mudrā

二手外縛して二中指を竪て合わせ上節を屈して剣形にする。又文殊剣印と名づける。金剛界三昧耶会の金剛利菩薩の印なり。真言は、

アラハシャノウ

五髻印（ごけいいん）

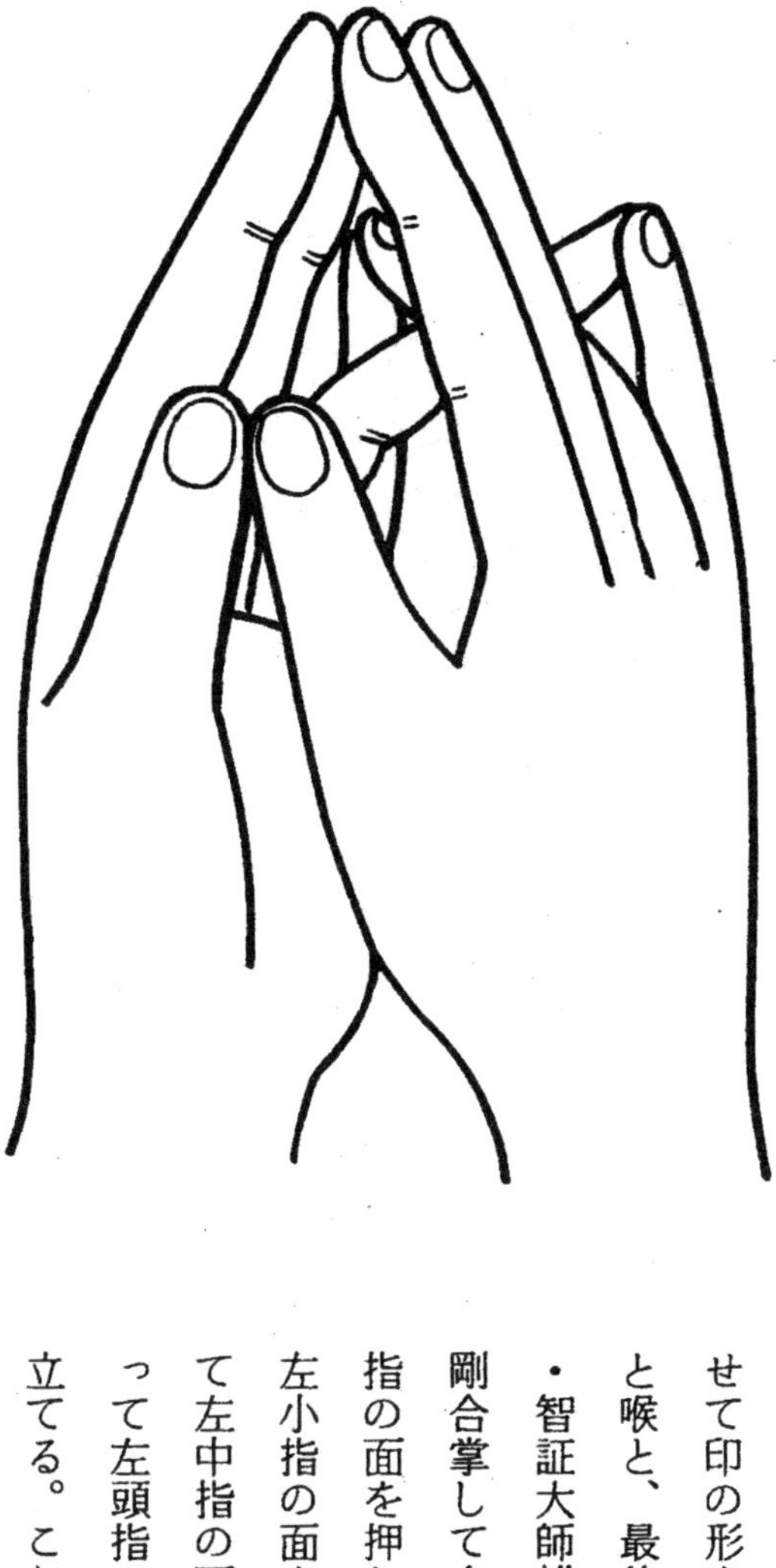

Pañcoṣṇīṣa-mudrā

右手の無名指と左手の小指の頭を合わせ、右の小指と左の無名指の頭を合わせ、二中・頭・大指の各々の頭を合わせて印の形を五峯の如くし、心と両肩と喉と、最後に頂上を印する。覚禅鈔・智証大師雑記は少し異なり、二手金剛合掌して右小指の面を以って左無名指の面を押し、右無名指の面を以って左小指の面を押し、右頭指の面を以って左中指の面を押し、右中指の面を以って左頭指の面を押し、二大指を並べ立てる。これを五字文殊師利の印と名づける。真言は、

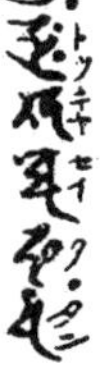

弥勒八葉院印

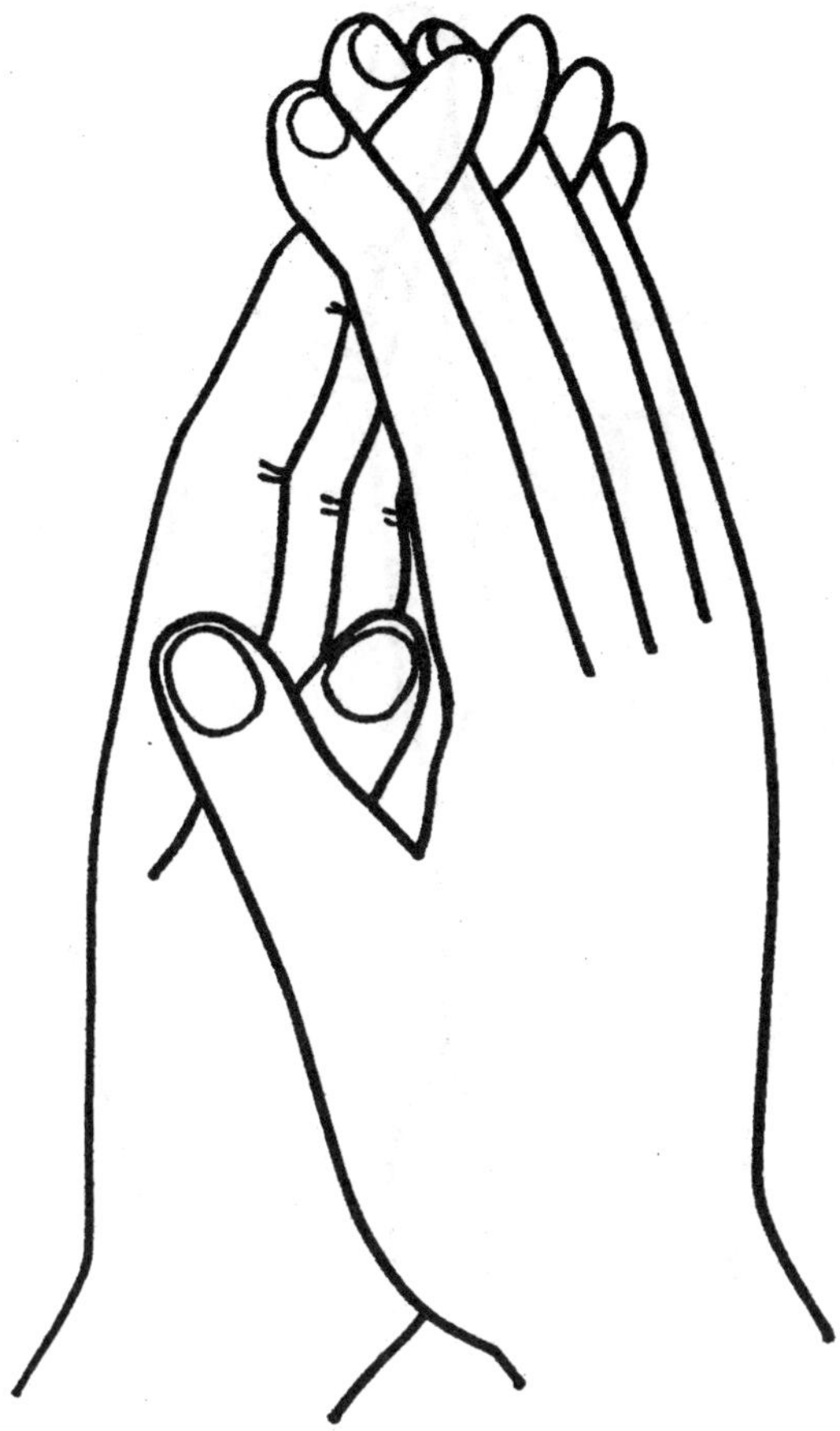

Maitreya

慈氏金剛掌旋転五三頁に同じ。真言は、

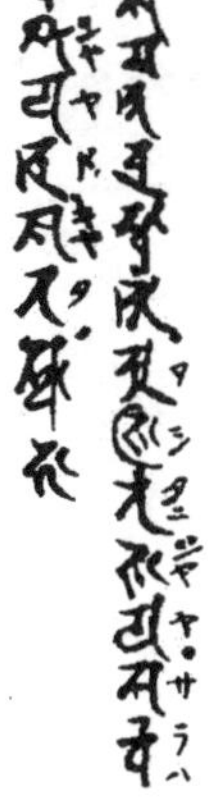

弥勒（みろく）

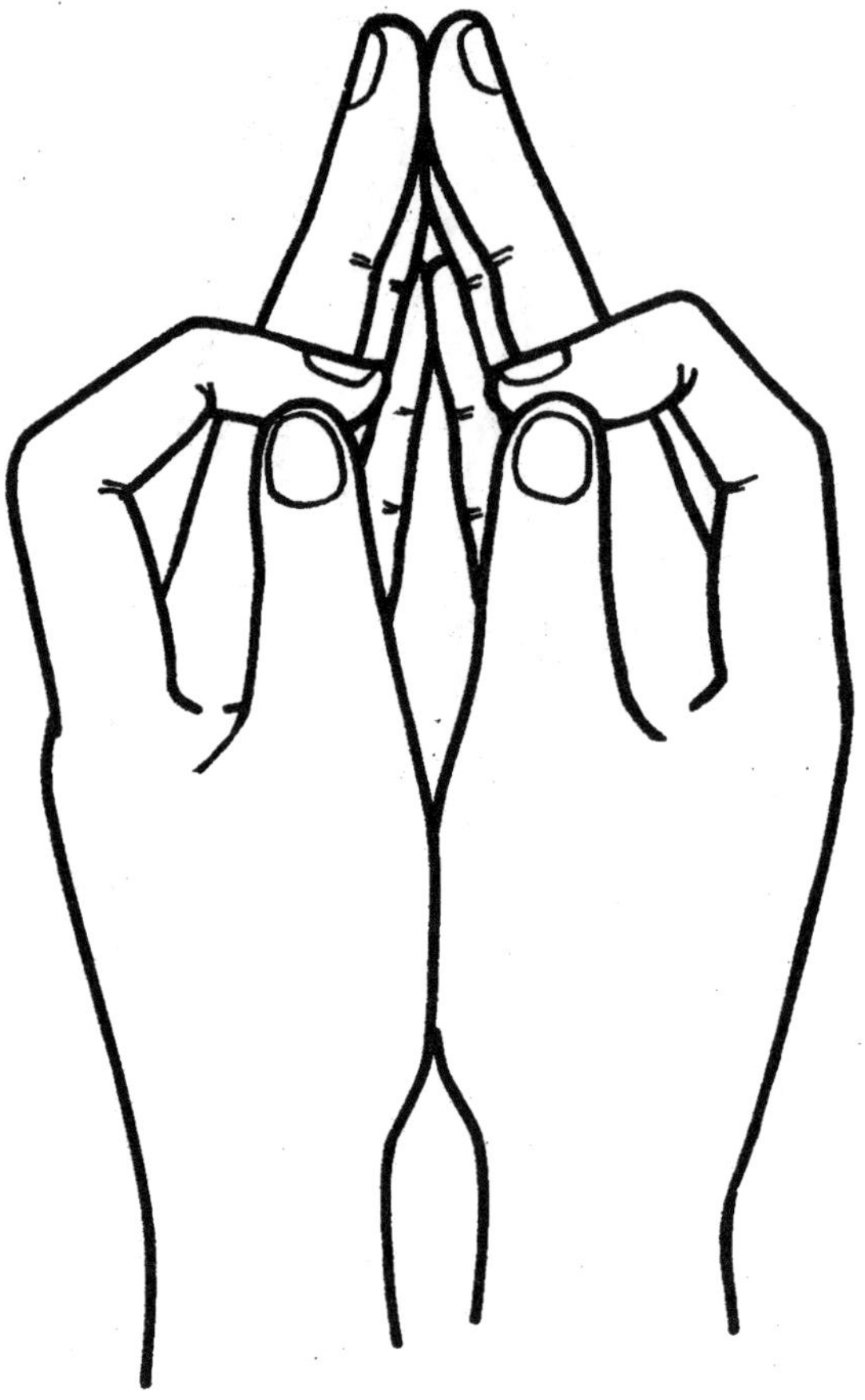

Maitreya

卒都婆印四三頁と同じ。弥勒菩薩が一切法身塔を持つことを表す。一切愛見煩悩乃至二乗等の勝ち能わざるものに能く勝ち、一切衆生の性を知り、其れに応じて慈を起す義なり。発生普遍大悲心三昧耶印とも名づける。

大勝金剛（だいしょうこんごう）

根本心最勝転輪印（こんぽんしんさいしょうてんりんいん）と名づく

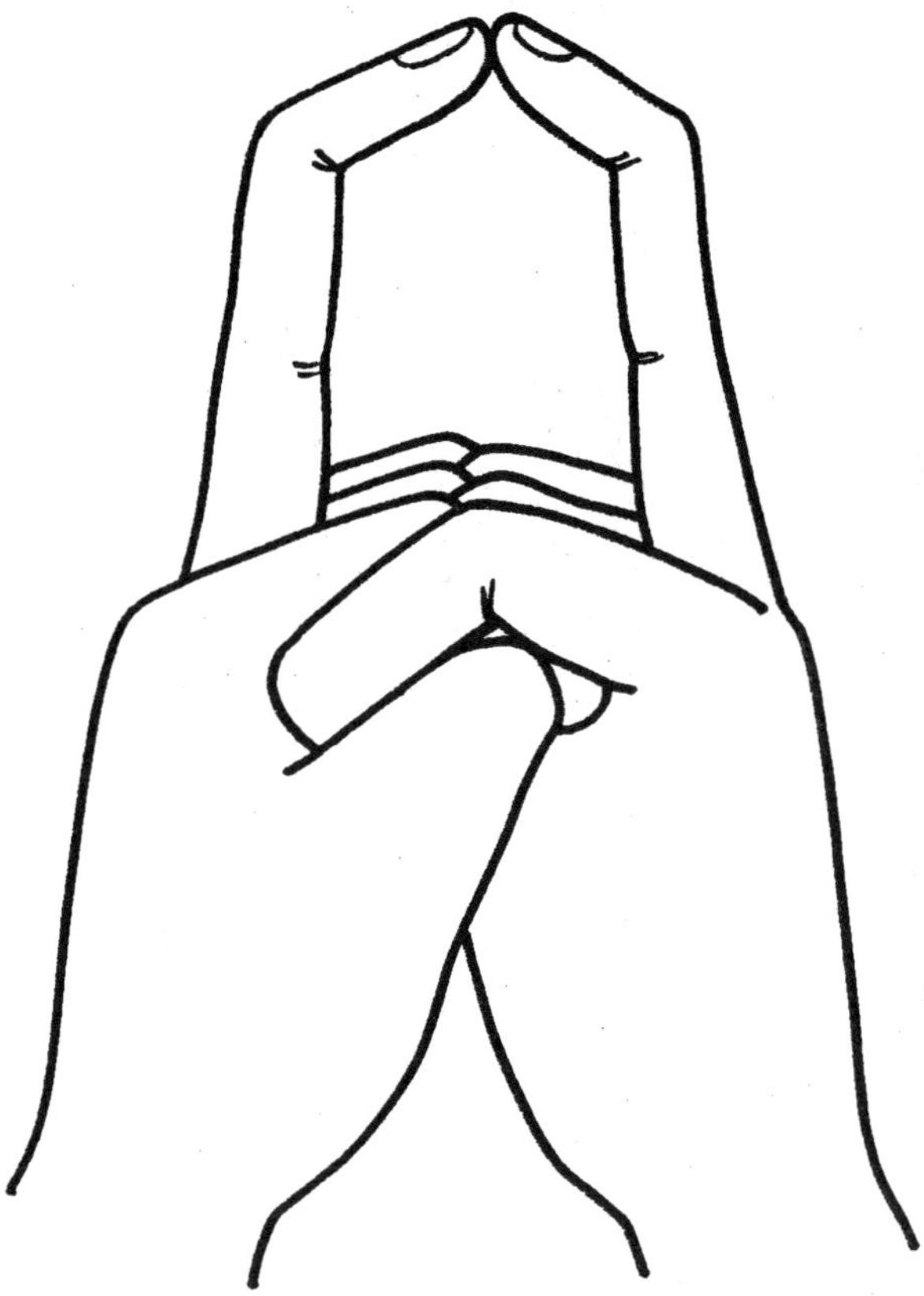

Mahāvijayavajra

二手内縛して二中指を竪て合わせ、上節を屈して剣形にする。此れを根本心最勝転輪印と名づける。本三昧耶印なり。本説は二中指を屈して頂の如くせよとあるが、口伝に、剣印は是れ大日如来の大慧刀か、此の智は最勝なるが故に、如頂と云うとある。真言は、

マ カ ハ ソロ シュニ シャ ム タラク キリク アク ム

般若菩薩　大慧刀印

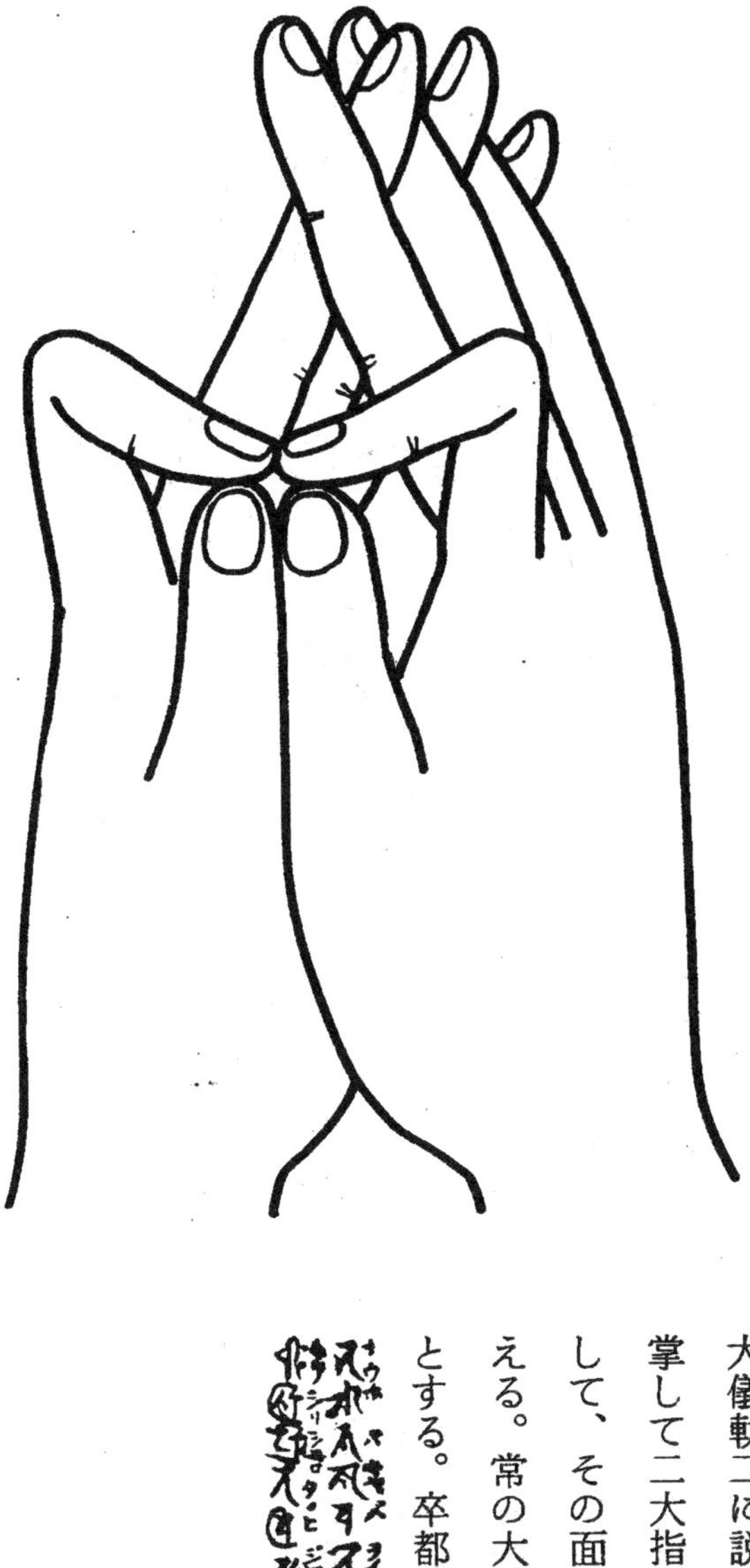

Prajñāpāramitā-boddhisattva Mahā-jñāna-khaḍga-mudrā

般若心経法に用いる三印の中の一。摂大儀軌二に説く大慧刀印なり。金剛合掌して二大指を並べ立て、二頭指を屈して、その面を以って二大指の頭を拄える。常の大慧刀印は虚心合掌を印母とする。卒都婆印四三頁を参照。真言は、

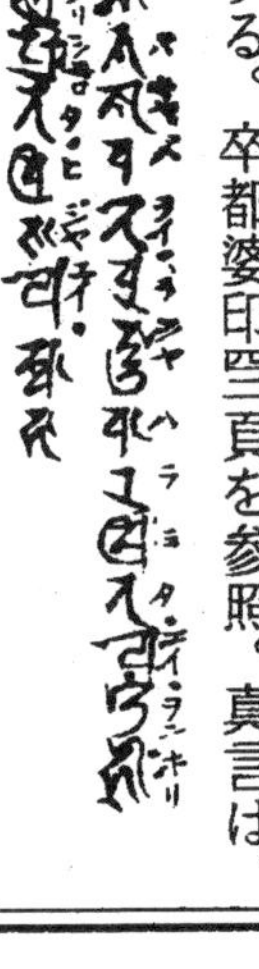

般若菩薩（はんにゃぼさつ） 経台印（きょうだいいん） 本尊三昧耶印（ほんぞんさまやいん）

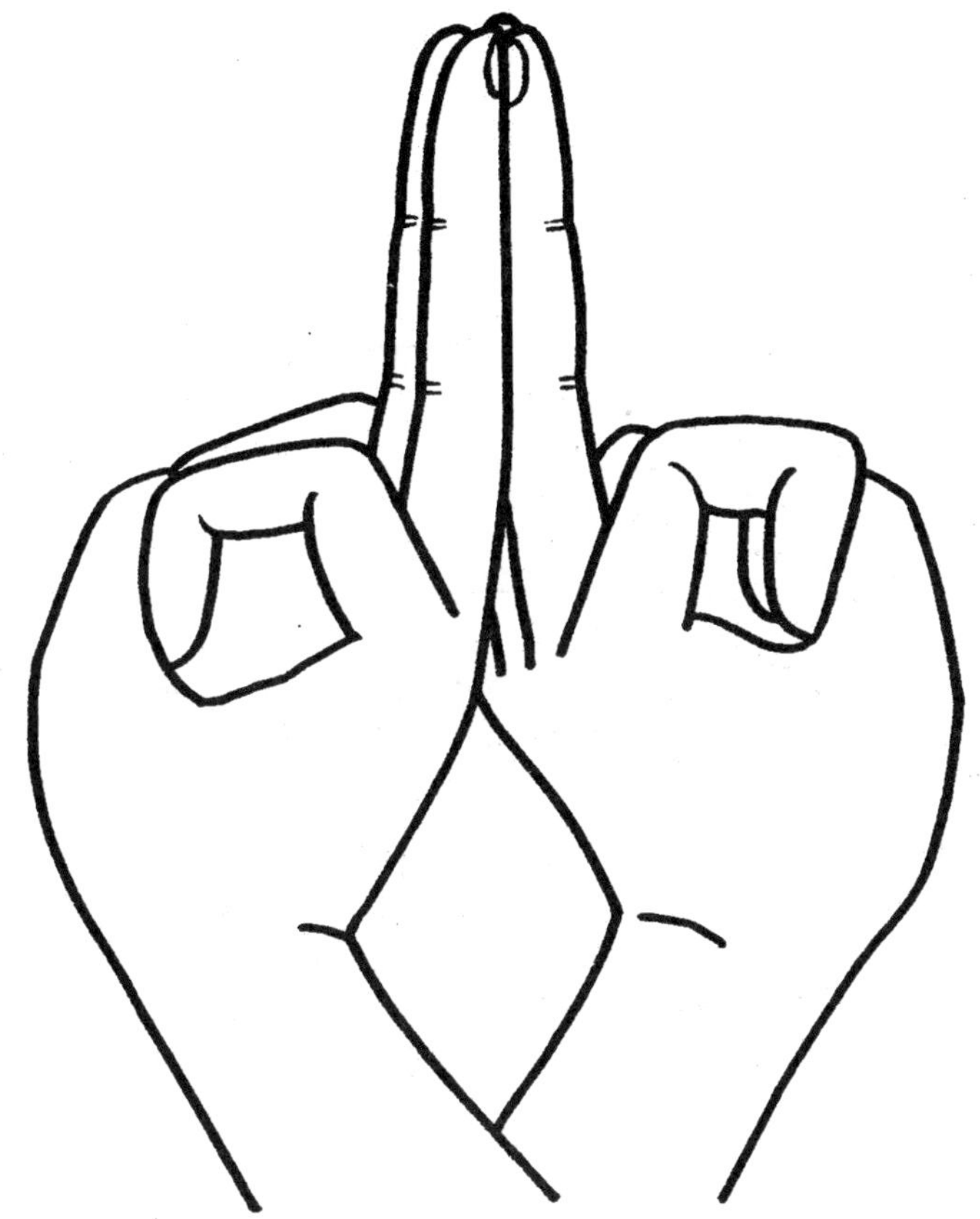

Prajñāpāramitā-boddhisattva

経台印五七頁に同じ。真言は、

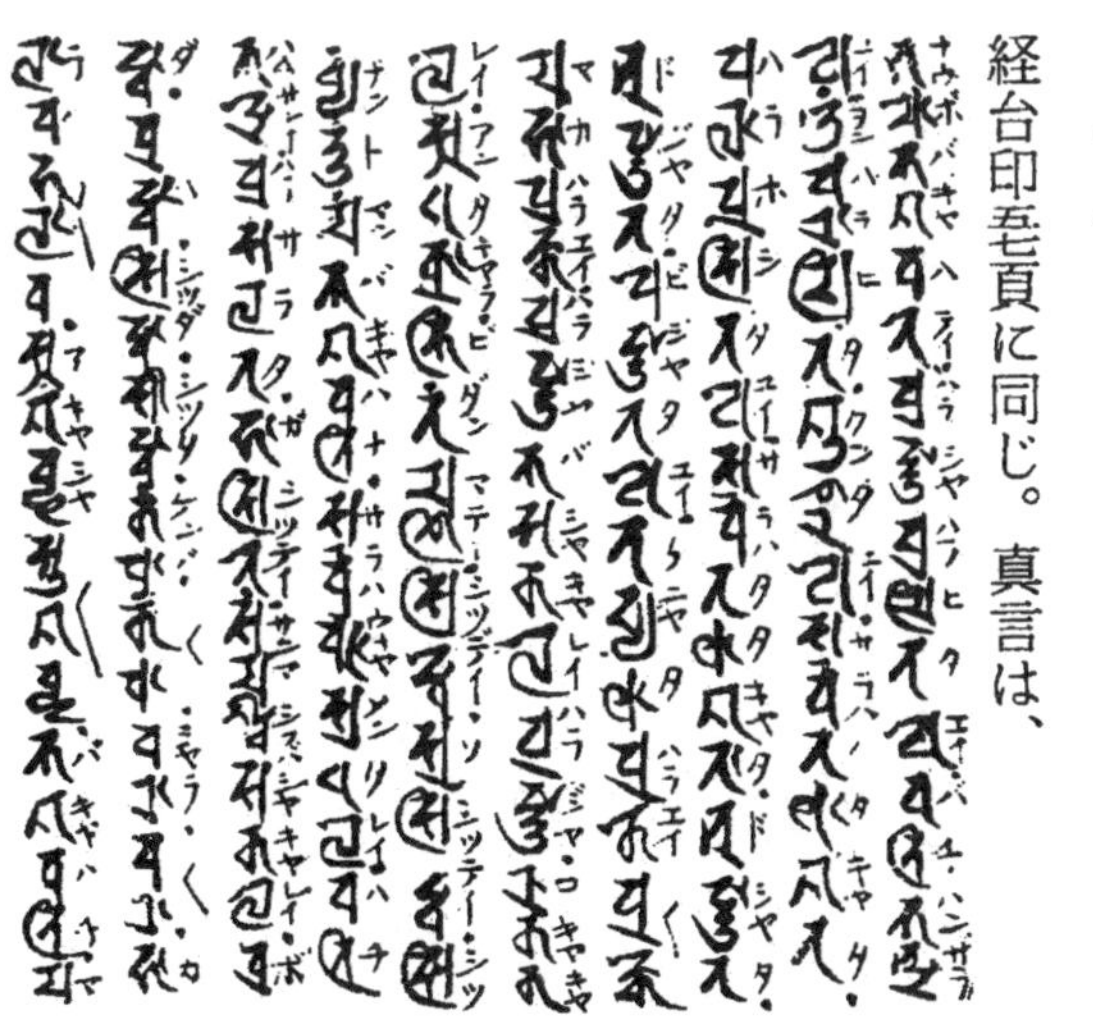

或は、

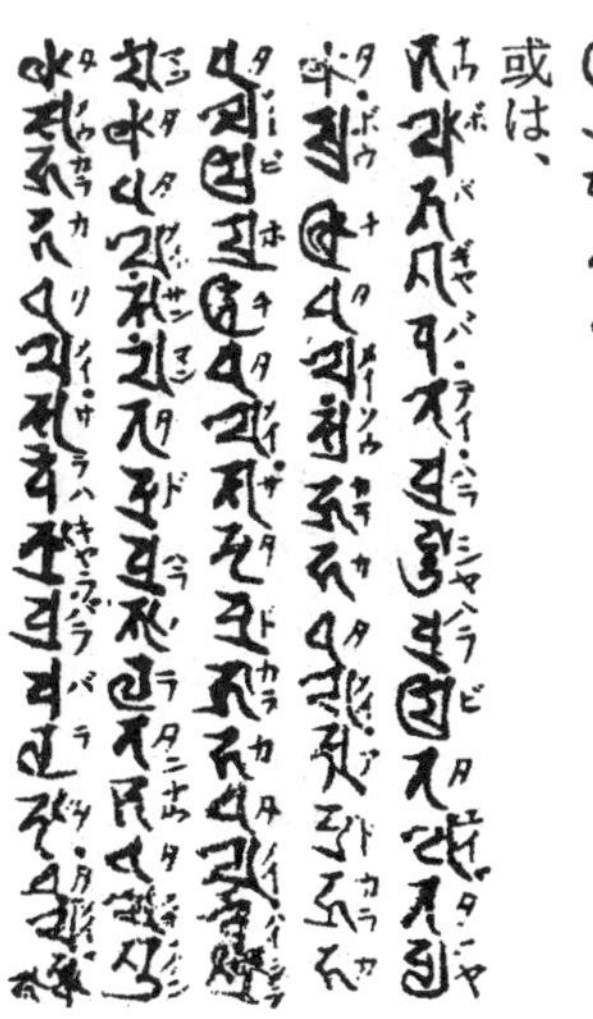

般若菩薩　梵篋印

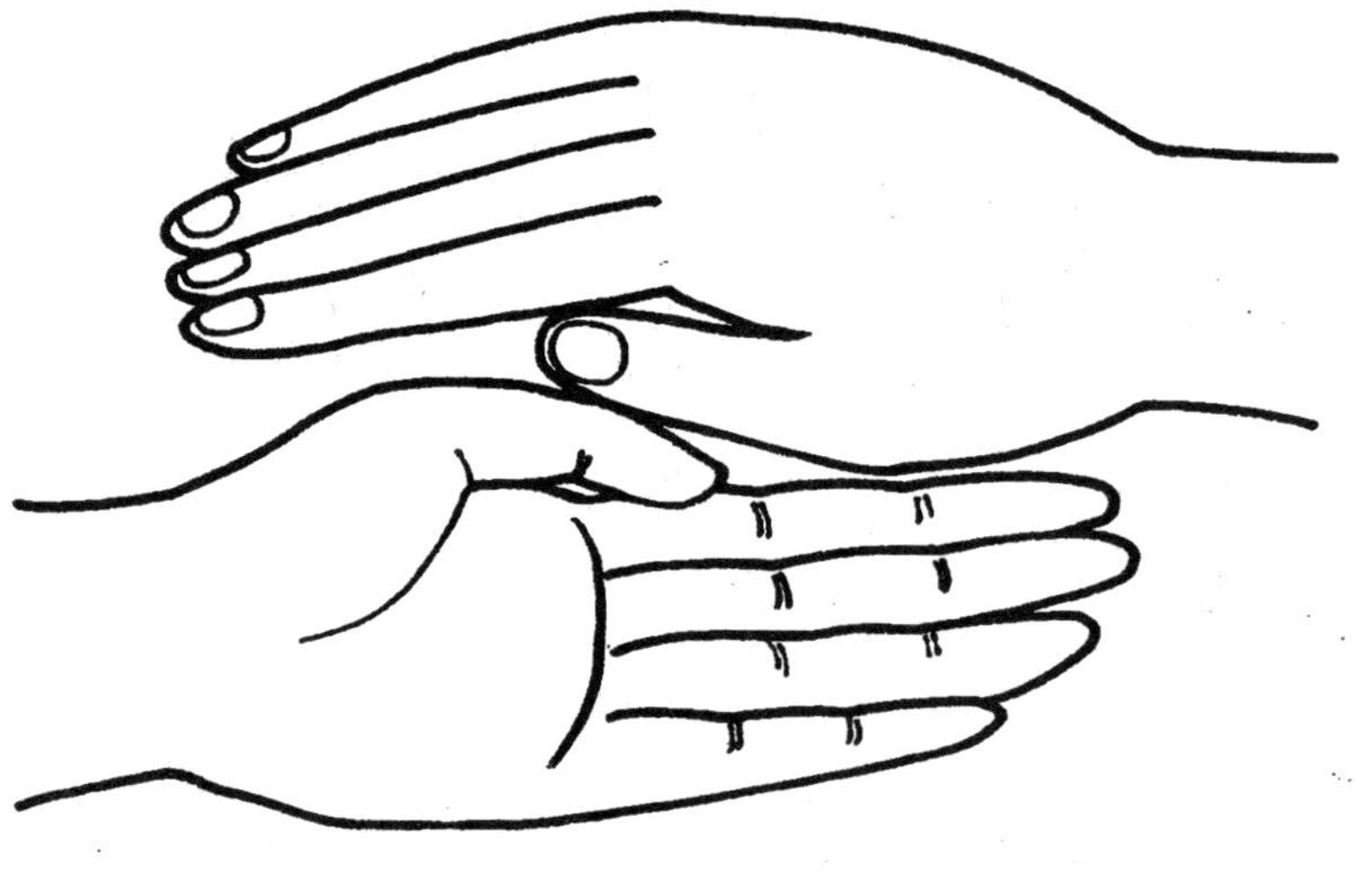

Prajñāpāramitā-bodhisattva

梵篋印五六頁に同じ。真言は、

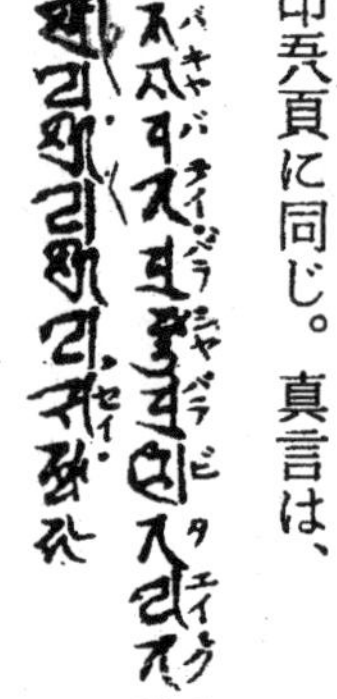

一七六

随求梵篋印

(ずいぐぼんきょういん)

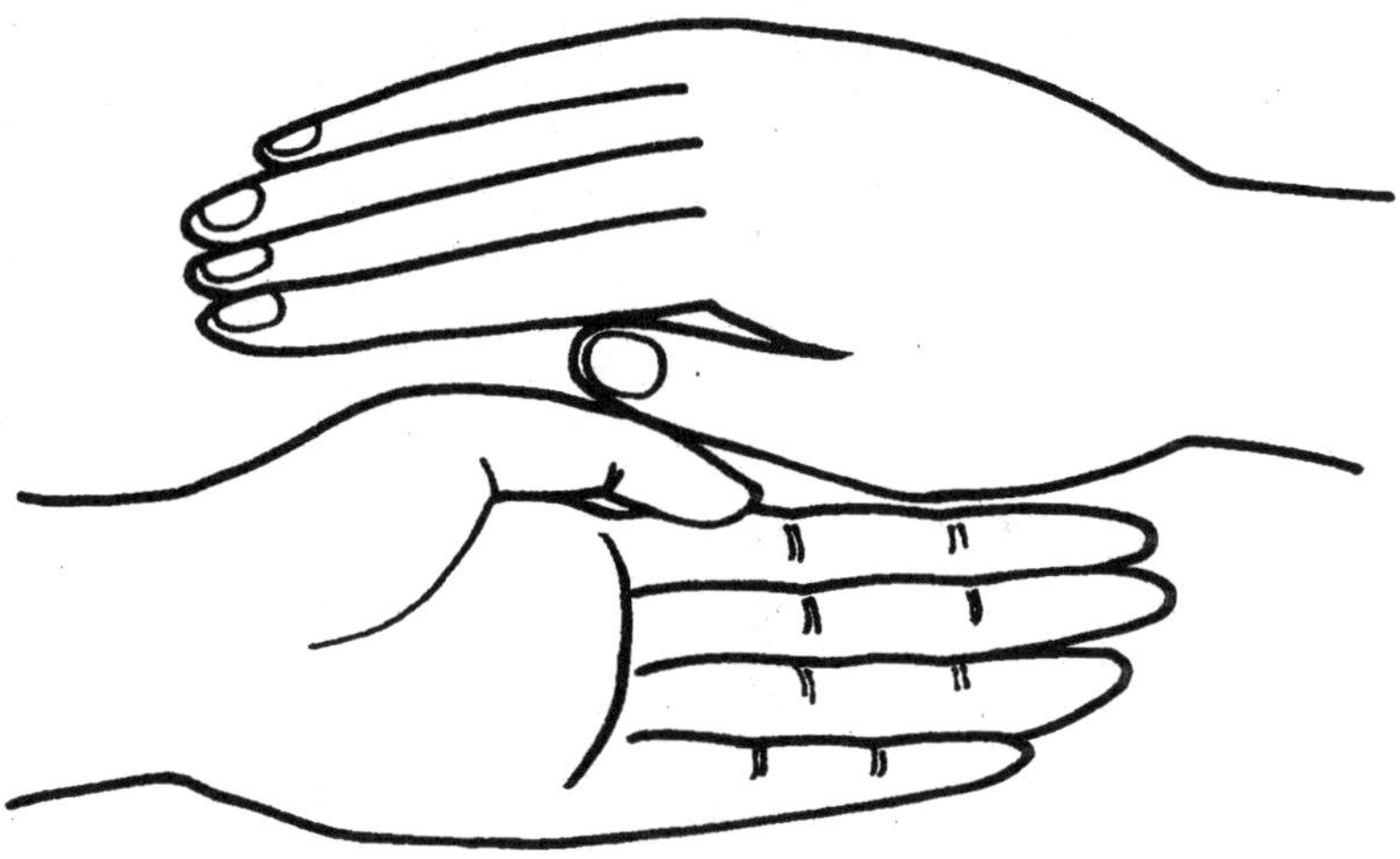

Mahāpratisara

梵篋印五六頁に同じ。大随求菩薩の随心印なり。真言は前に同じ。

随求八印一　金剛杵

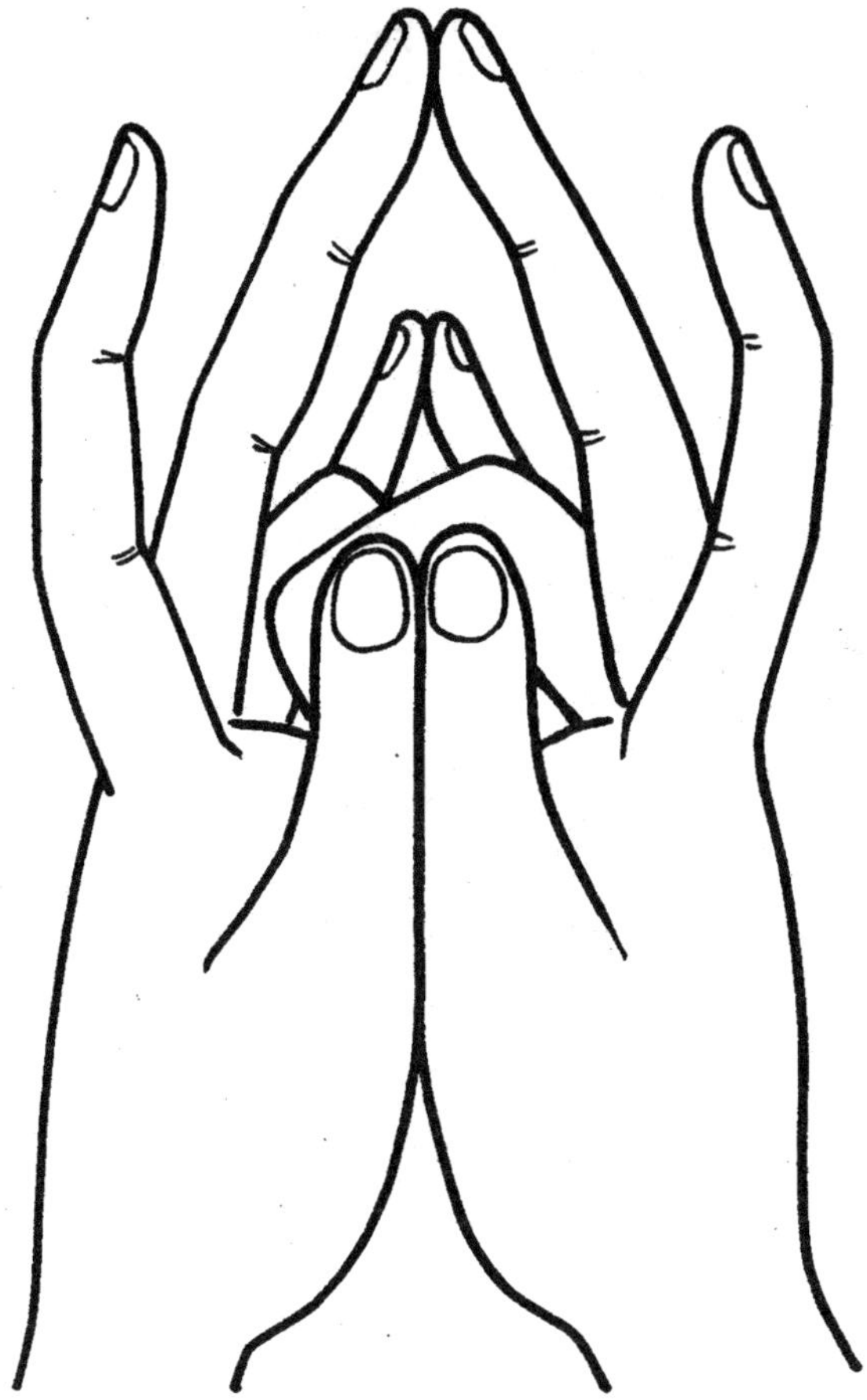

Mahāpratisara　Vajra

内五鈷印六三頁、五大虚空蔵惣印内五鈷印一四一頁に同じ。五股金剛杵なり。真言は前に同じ。

随求八印二　鉞斧

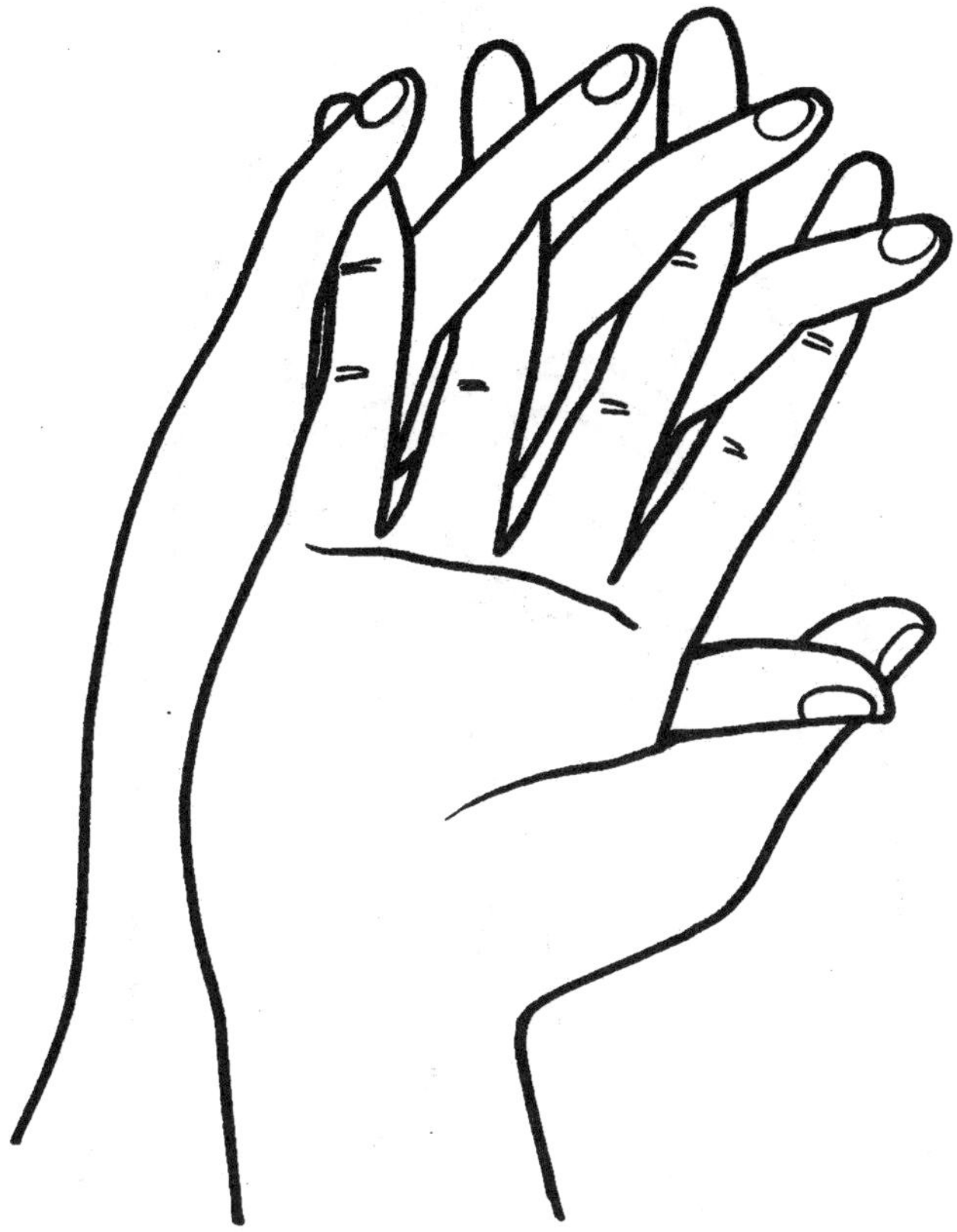

Mahāpratisara　Paraśu

二手各々五指を舒べ、左掌を覆せ、右掌を仰げて背を着け、十指を交え鉤して斧の如くする。鉞斧なり。真言は前に同じ。

随求(ずいぐ)八印　三　索(さく)

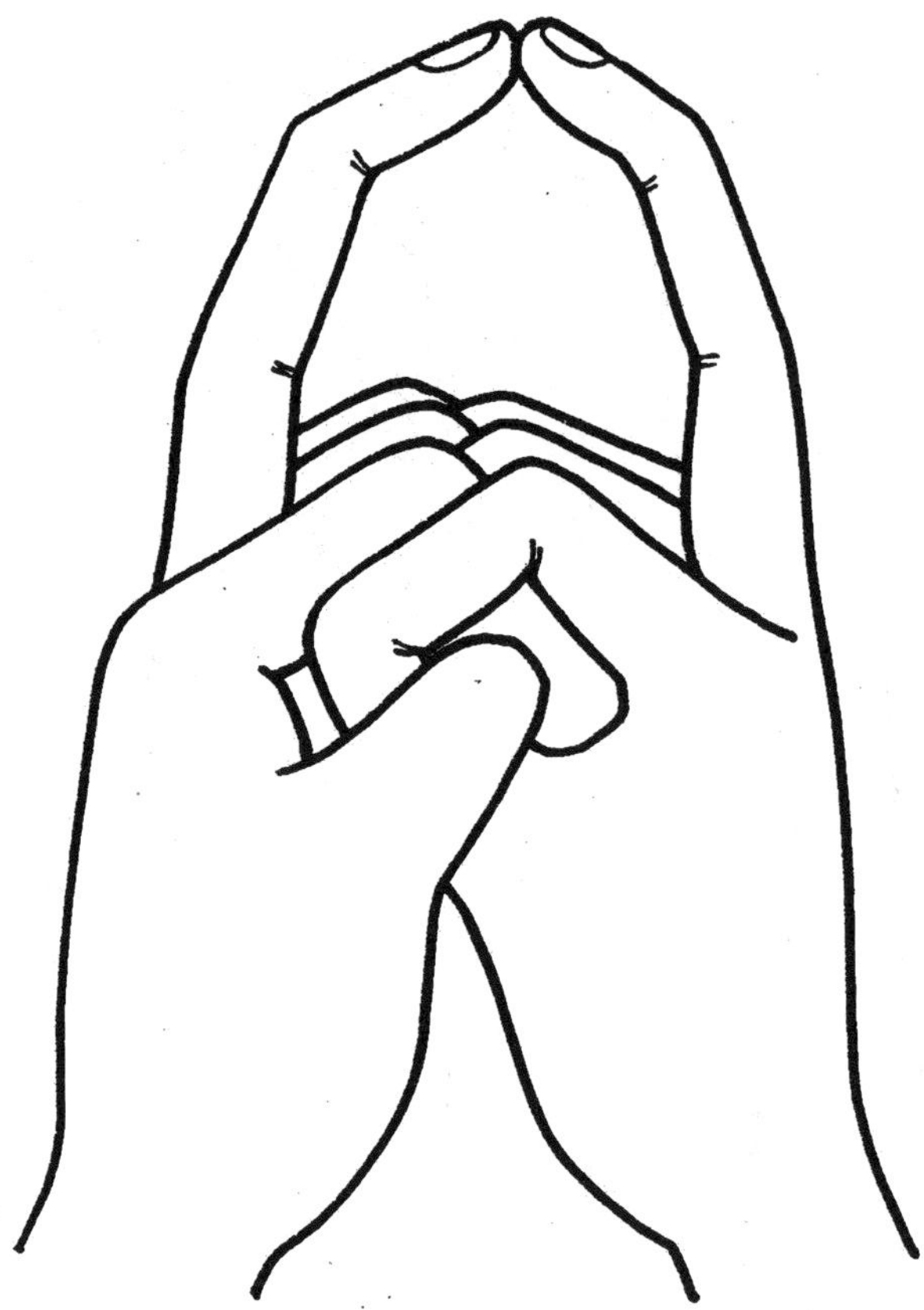

Mahāpratisara　Pāśa

二手内縛して二中指を円かに立てる。索なり。真言は前に同じ。

随求八印四　剣

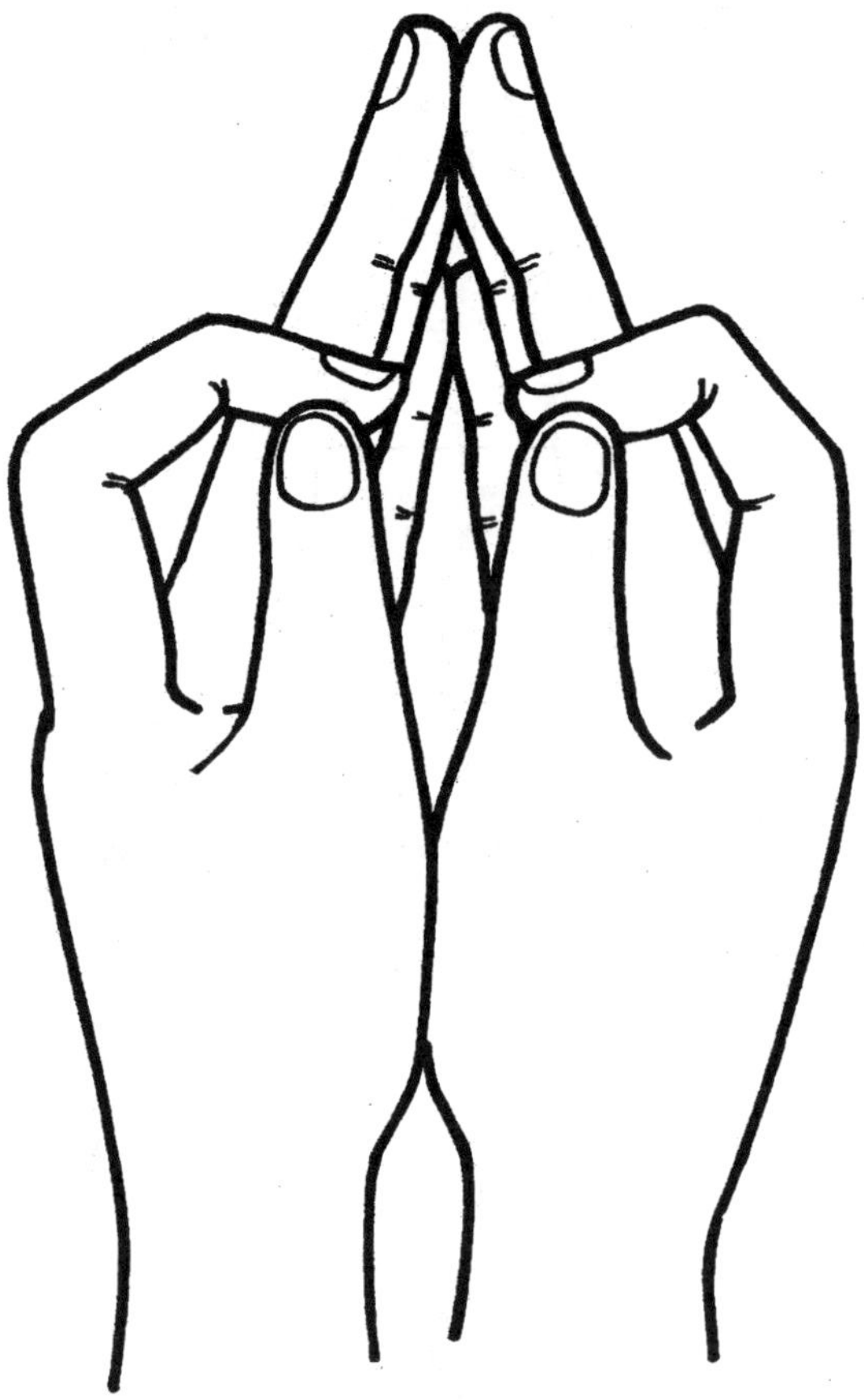

Mahāpratisara　Khaḍga

大慧刀印。卒都婆印（四三頁）に同じ。剣なり。真言は前に同じ。

随求八印五　輪

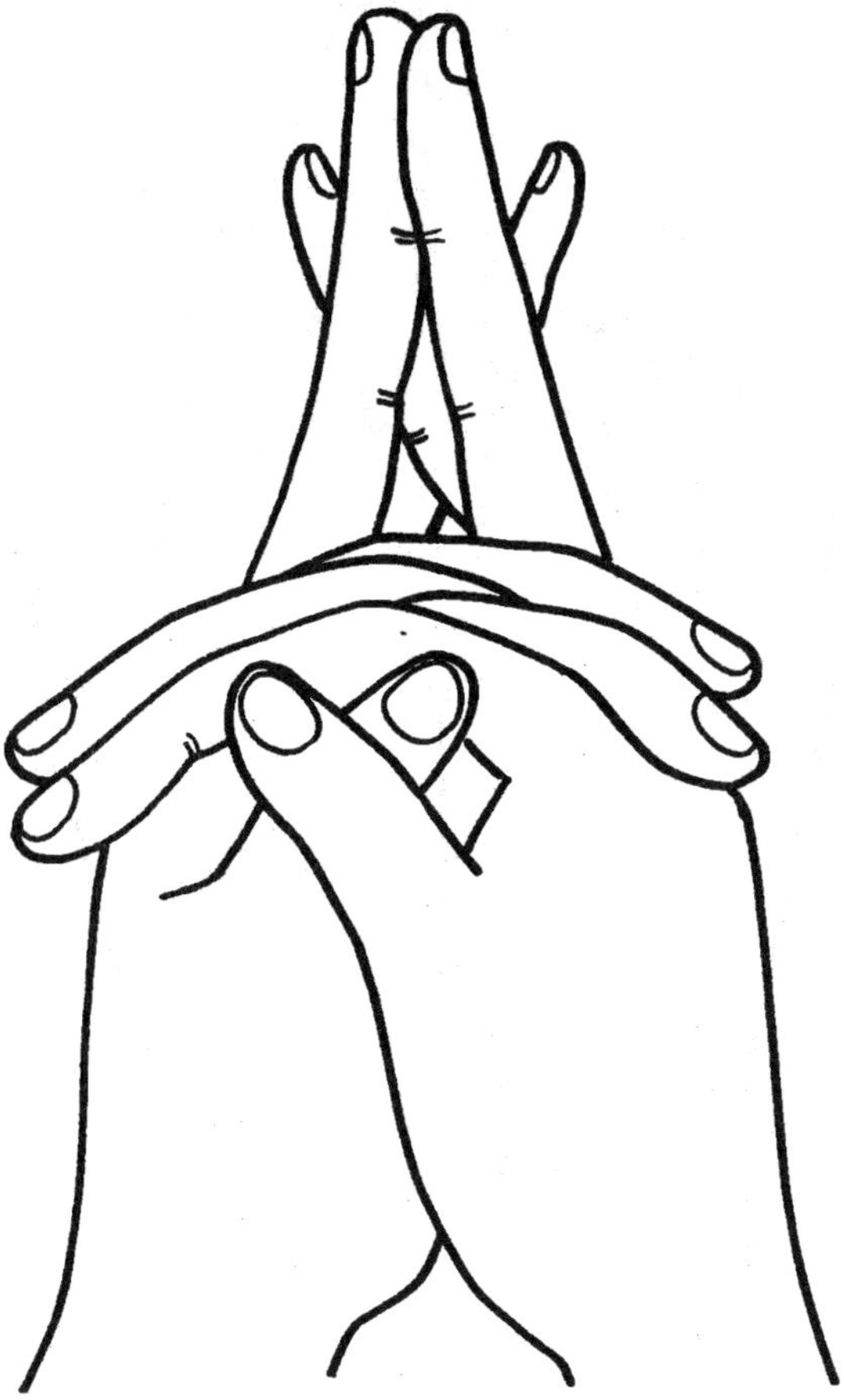

Mahāpratisara　Cakra

二手外縛し、二無名指を竪て合わせ、二小指を竪て交える。輪なり。真言は前に同じ。

随求八印六　三股戟

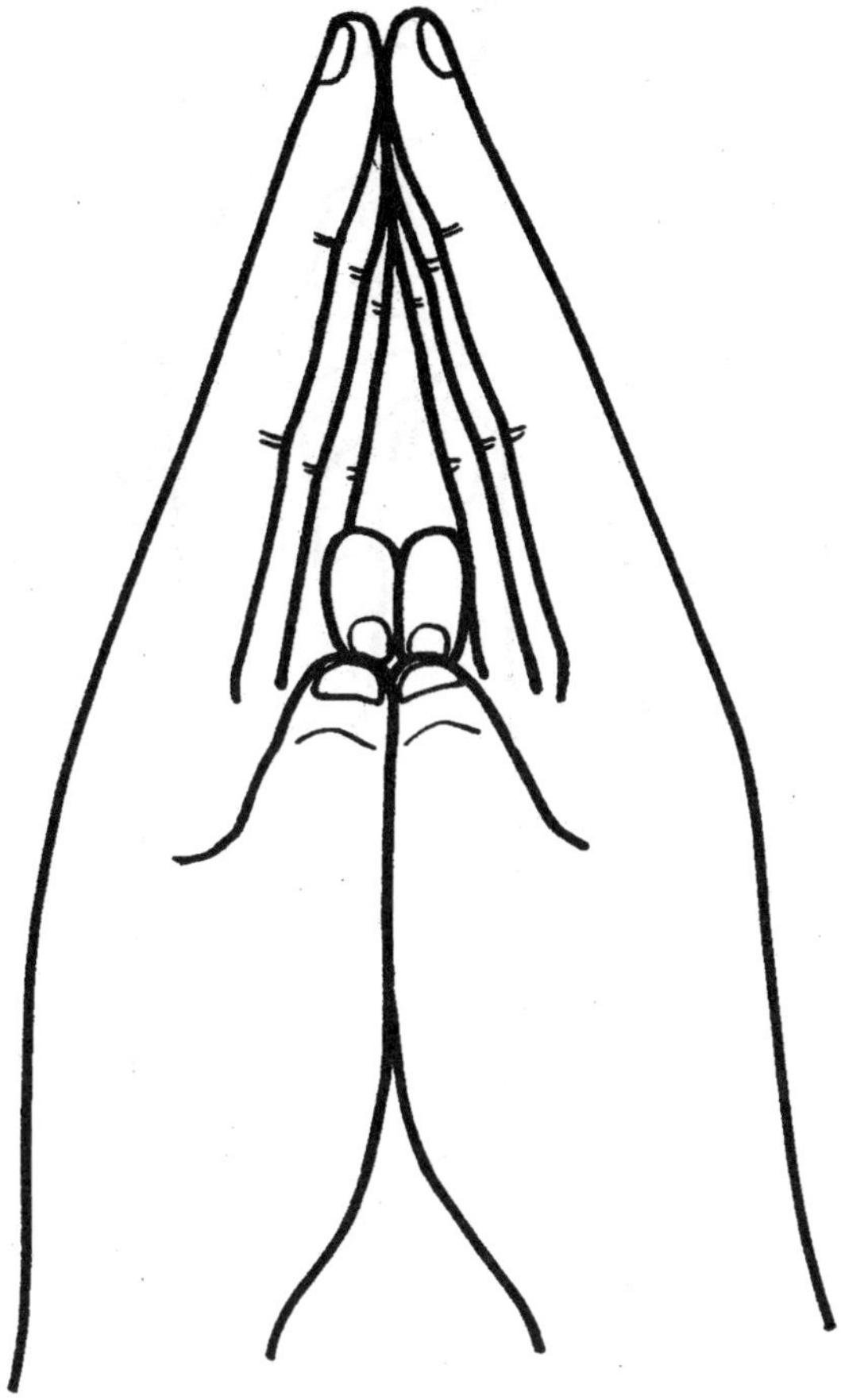

Mahāpratisara　Triśūla

虚心合掌して、二大指を以って各々二小指の甲を捻じ、二頭・中・無名指各各を立て合わせて指の間を開け、三戟叉の如くする。三股戟なり。真言は前に同じ。

随求八印七　如意宝

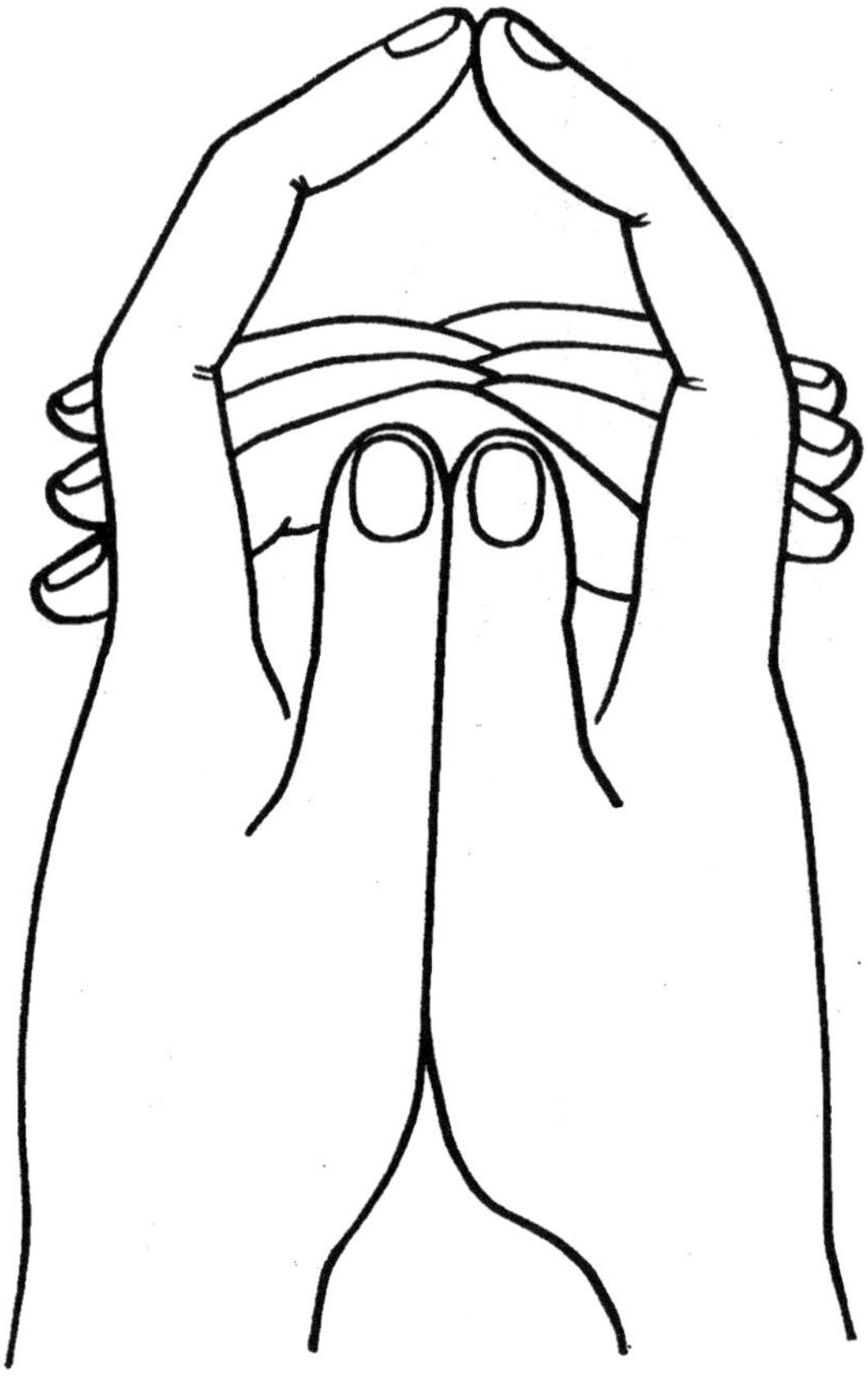

Mahāpratisara　Cintāmaṇi

宝菩薩五〇頁と同じ。宝なり。真言は前に同じ。

随求八印八 梵篋

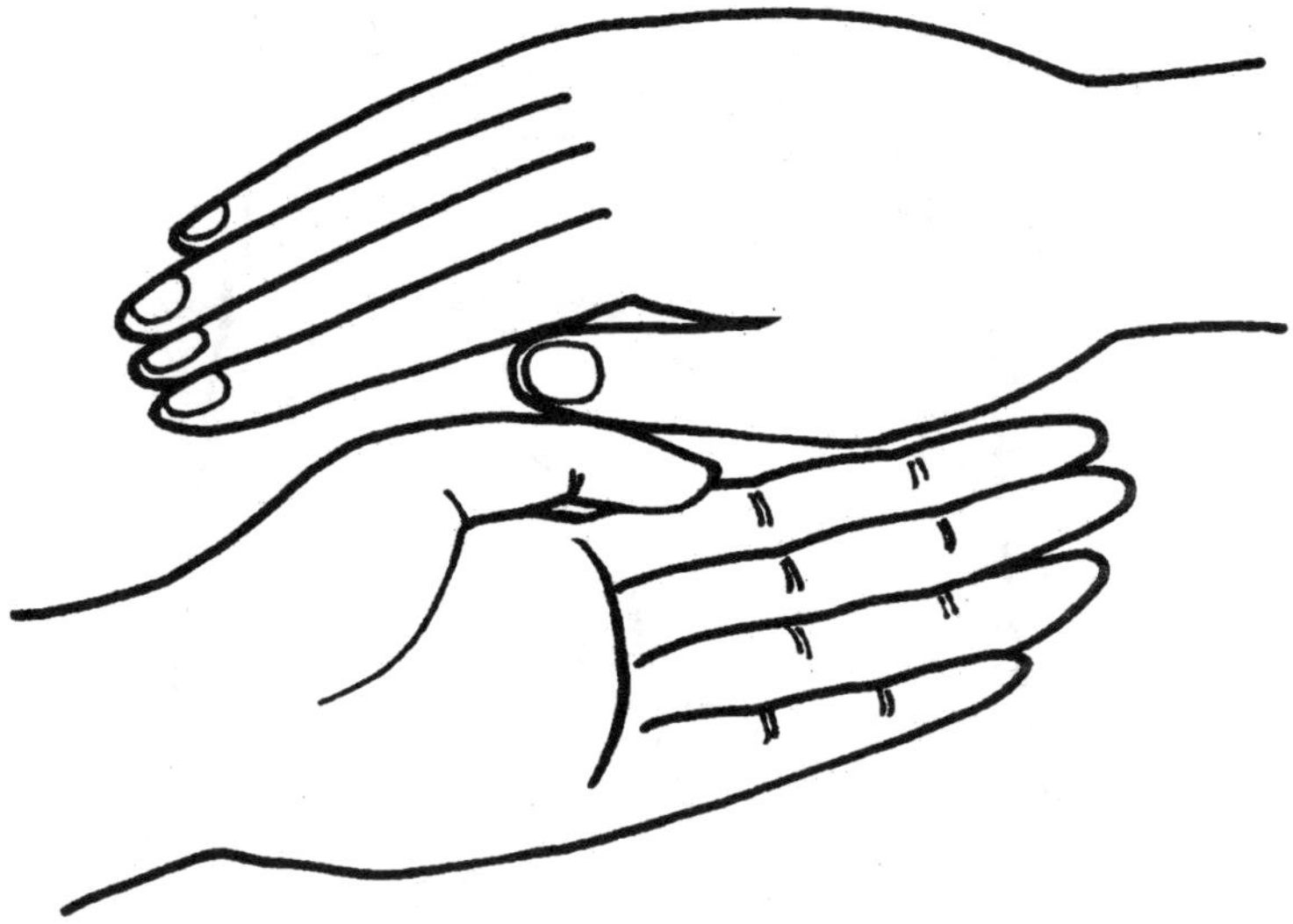

Mahāpratisara

梵篋印五六頁と同じ。梵篋なり。真言は前に同じ。

地蔵一　地蔵院印

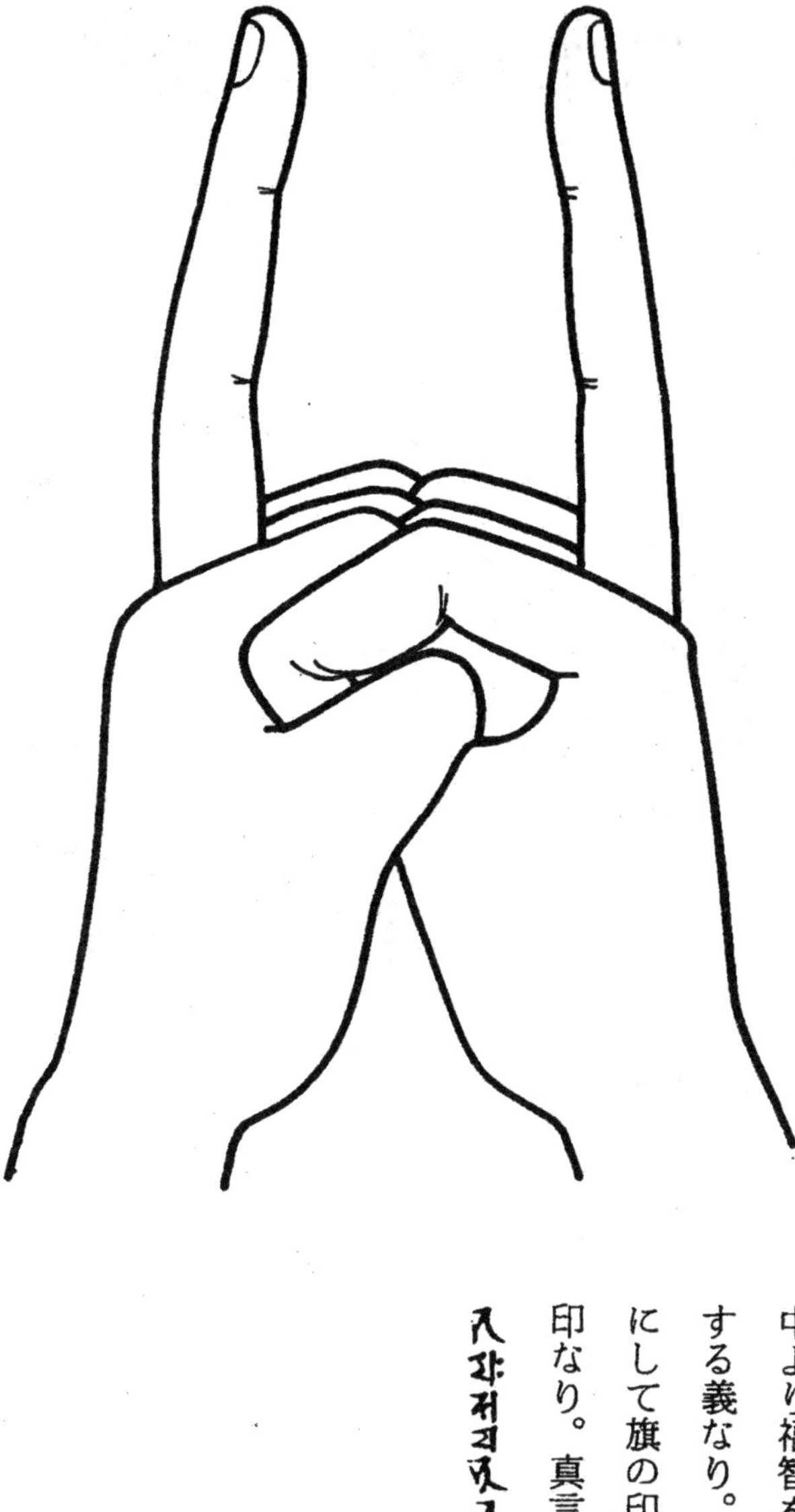

Ksitigarbha

二手内縛して二中指を舒べ立てて相い着けず。二中指は福智の二蔵なり。二中より福智を出生して一切衆生に授与する義なり。又二中指は旗を立てた形にして旗の印なり。此れは地蔵の根本印なり。真言は、

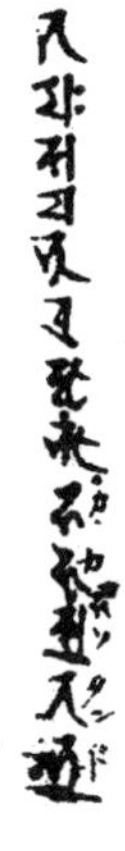

地蔵二　観音院印

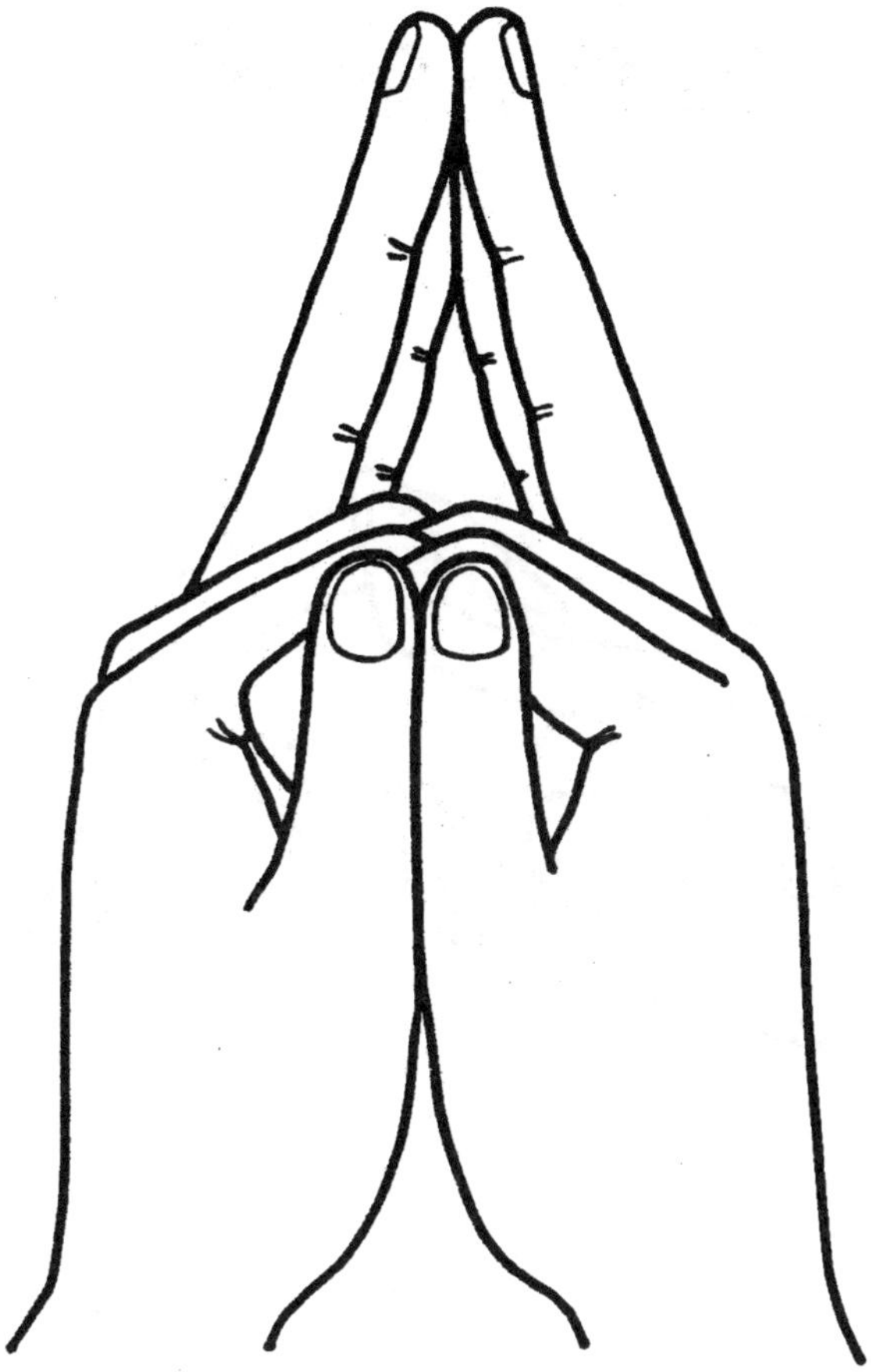

Ksitigarbha

二手内縛して二小・無名指を立て合わせ、二大指を並べ立てる。二小・無名指を宝幢形とし、二頭・大指を宝珠と観ずる。此れは幢の上の宝珠なり。真言は前に同じ。

転法輪小金剛輪印（てんぼうりんしょうこんごうりんいん）

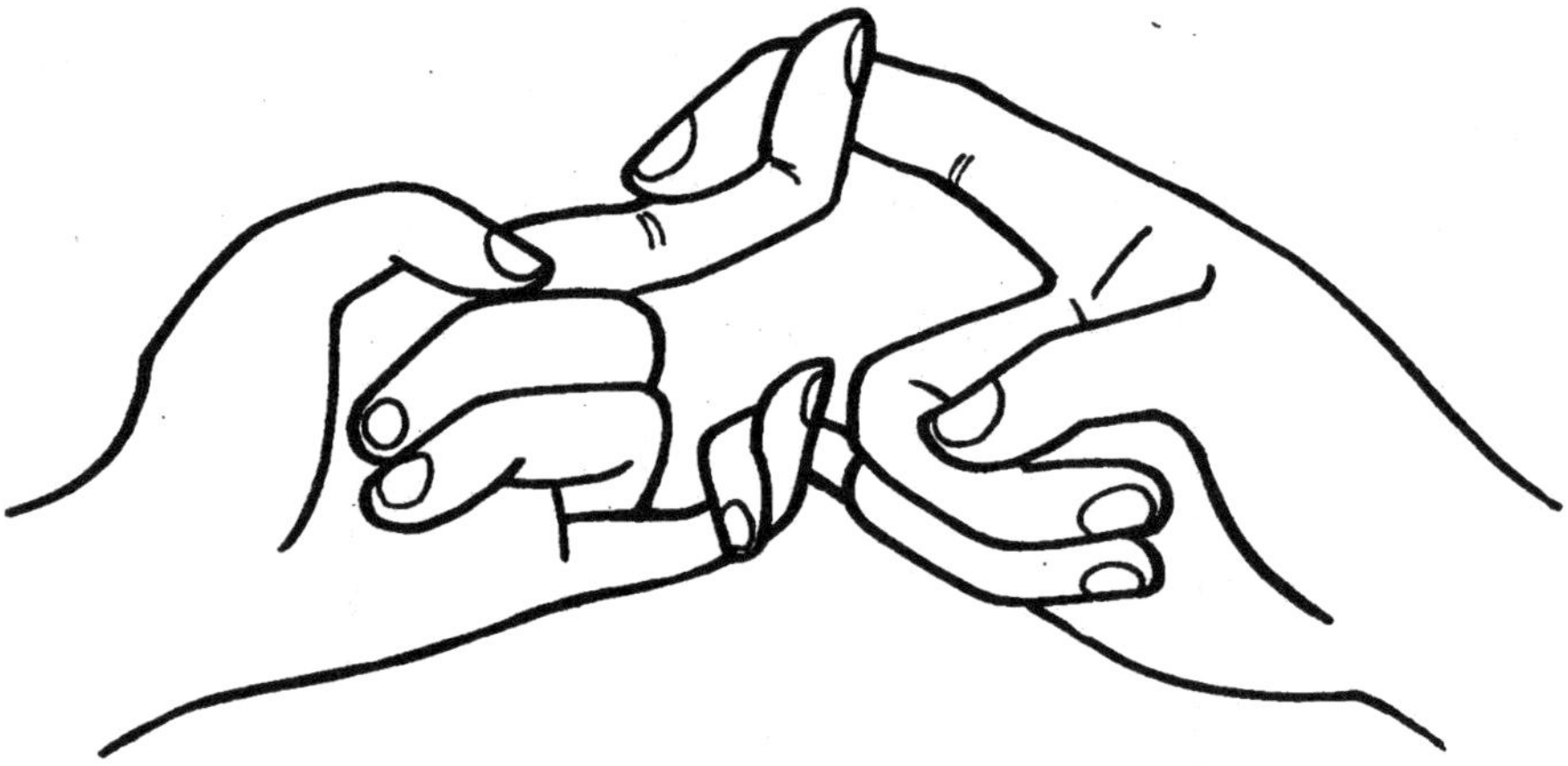

Dharma-cakra-pravartana

二手各々金剛拳にして、二頭・小指を互いに相い鉤結する。八輻輪の形にして、二頭・中・無名・小指の八指は八輻、掌内の二大指は轂（こしき）、即ち輪臍を表す。八輻は八葉の四仏四菩薩、轂は自性自受用の内証智の境界なり。或いは宝珠、八弁肉団心・心蓮等とし、又曼荼羅輪壇の形なり。此の印は大金剛輪印と共に弥勒所変の大輪金剛明王即ち金剛輪菩薩、纔発意（さいほっち）転法輪菩薩の印にして、真言の長短によって大小を分ける。真言は、

オン サラス タタキャタ・タマタ ドヤカ マニ ニ
シャレイ・カラカラ ムム ハッタ

請召並びに教勅印　一切如来鉤印

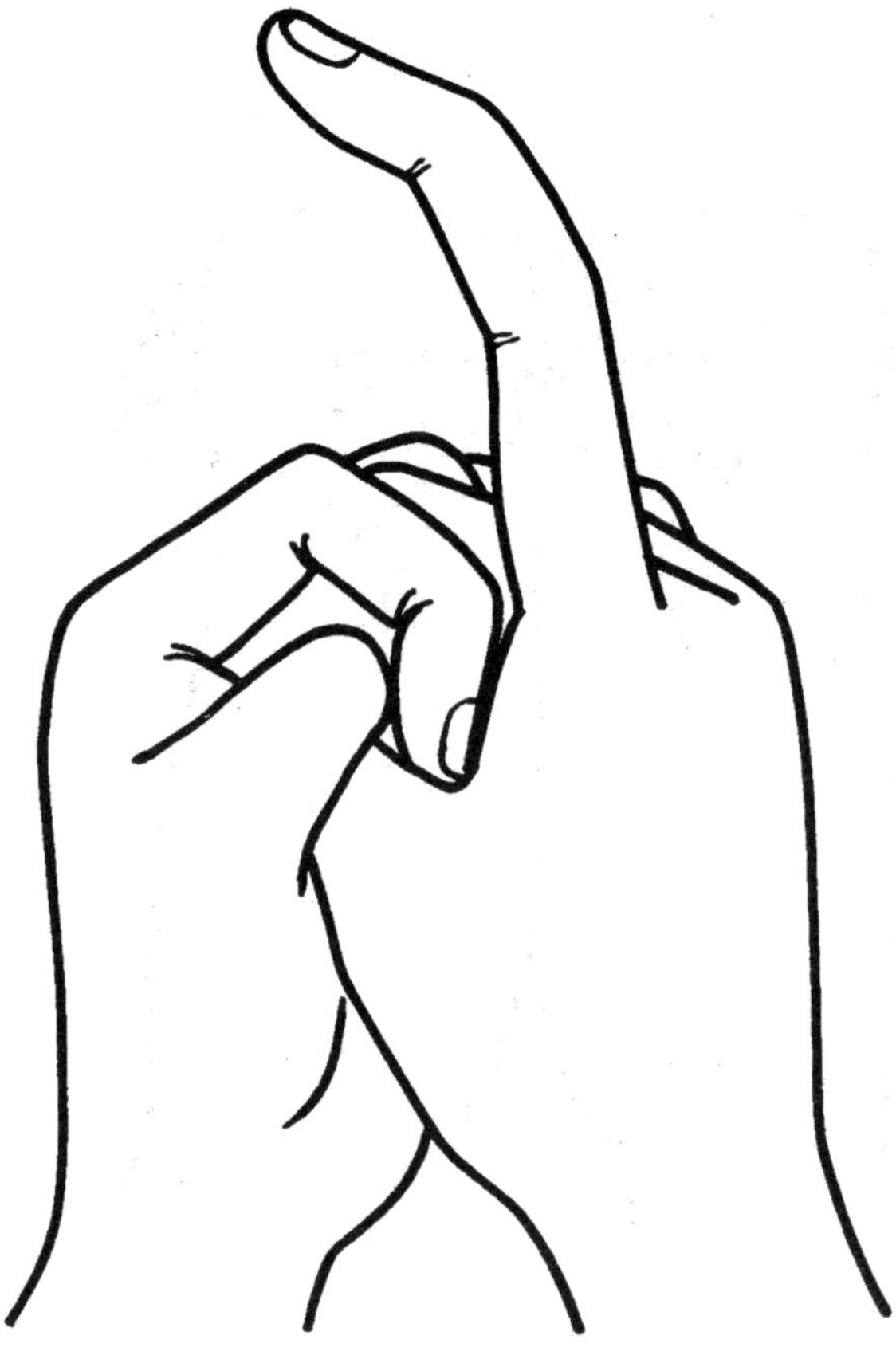

Sarvatathāgatāṅkuśa-mudrā

二手内縛し、右頭指を竪て屈して鉤形にし、三度来去する。大鉤召の印なり。又如来鉤・金剛鉤とも名づく。諸仏菩薩等を道場に請召し、又大菩提の果を招いて如来の万徳を集め、衆生を鉤召して仏道に入らしめる功能がある。如来の摂召の徳を表す印なり。内縛の二掌は、双円の性海、即ち横の土、二大指は重如月殿、即ち竪の宮、余の七指は七宝荘厳の花王にして右の頭指は諸仏の使者なり。頭（風）指を以って招くのは風は動転の性の故に、仏定を動転して道場に来臨せしめる義なり。真言は、

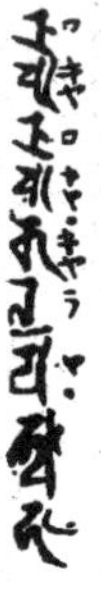

遊虚空諸天教勅印（ゆうこくうしょてんきょうちょくいん）

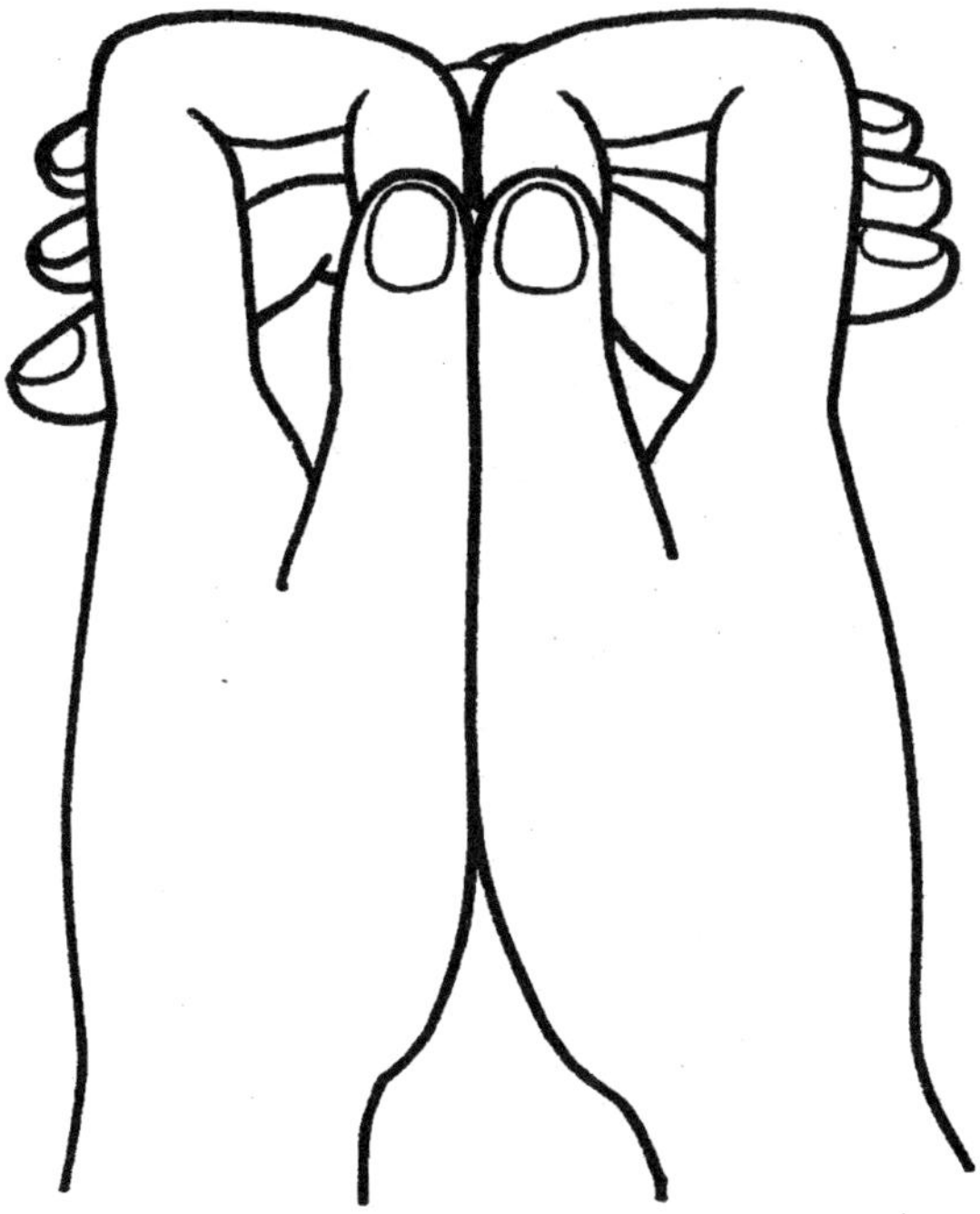

二手を金剛縛とし、二頭指を屈して相方の背を着け、二大指を並べたてて、二頭指を押す。遊空天教勅印ともいい日月星辰妙見等の諸天に対する教勅印。

真言は前に同じ。

三世勝印（降三世印）

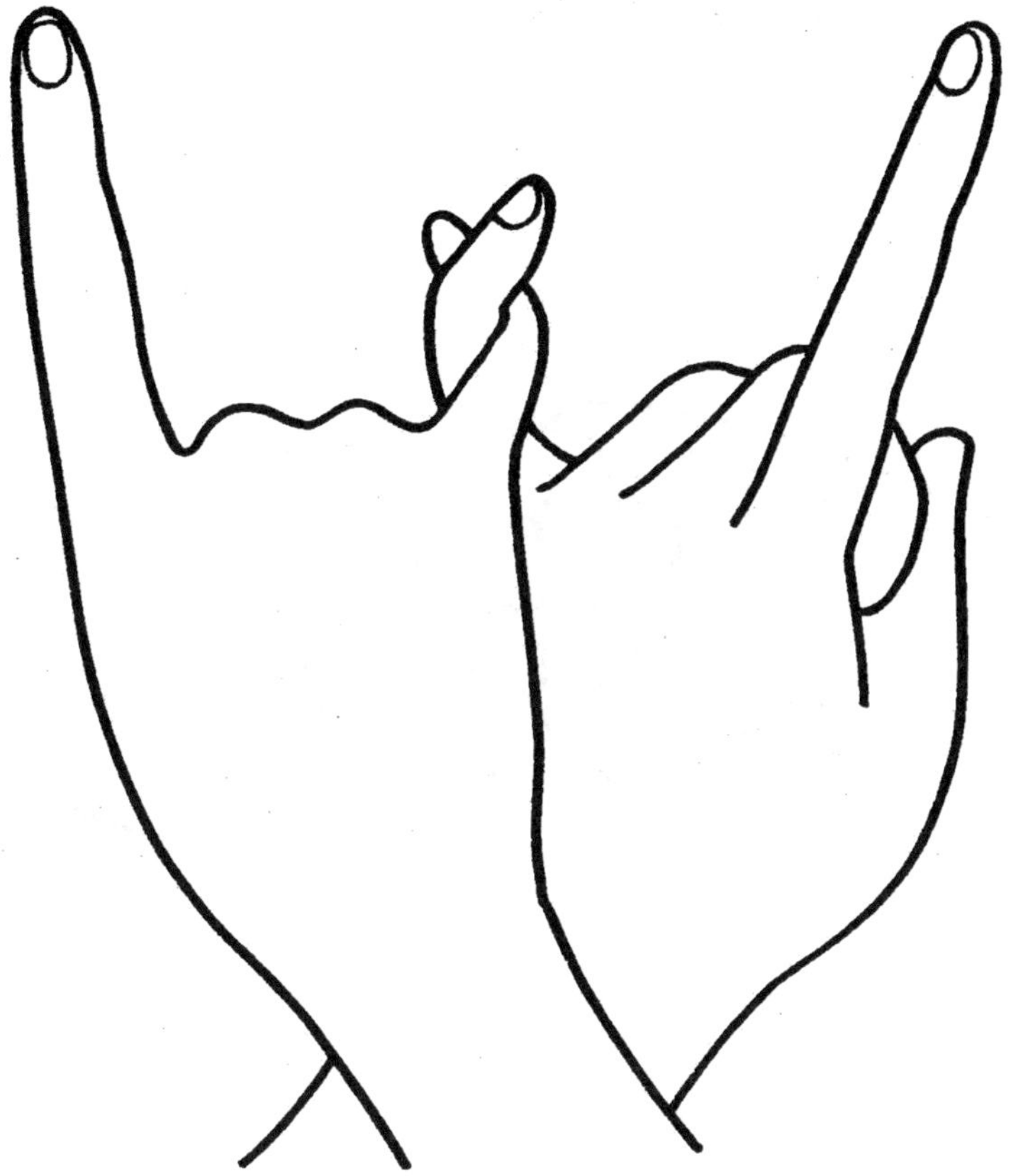

Trailokyavijaya

二手忿怒にして二小指背け鉤結し、二頭指背け竪て、左に転じて辟除を成し、右に旋して結界をなす。この印を三界威力契勝契、大力契と名づける説（略出経）、左手を所降伏の大自在天、右手を能降伏の明王とする口伝もある。左右手の上下に関しては、右手を上とする説（略出経）、左手を上とする説（摂無碍経）等がある。

上方諸天教勅印

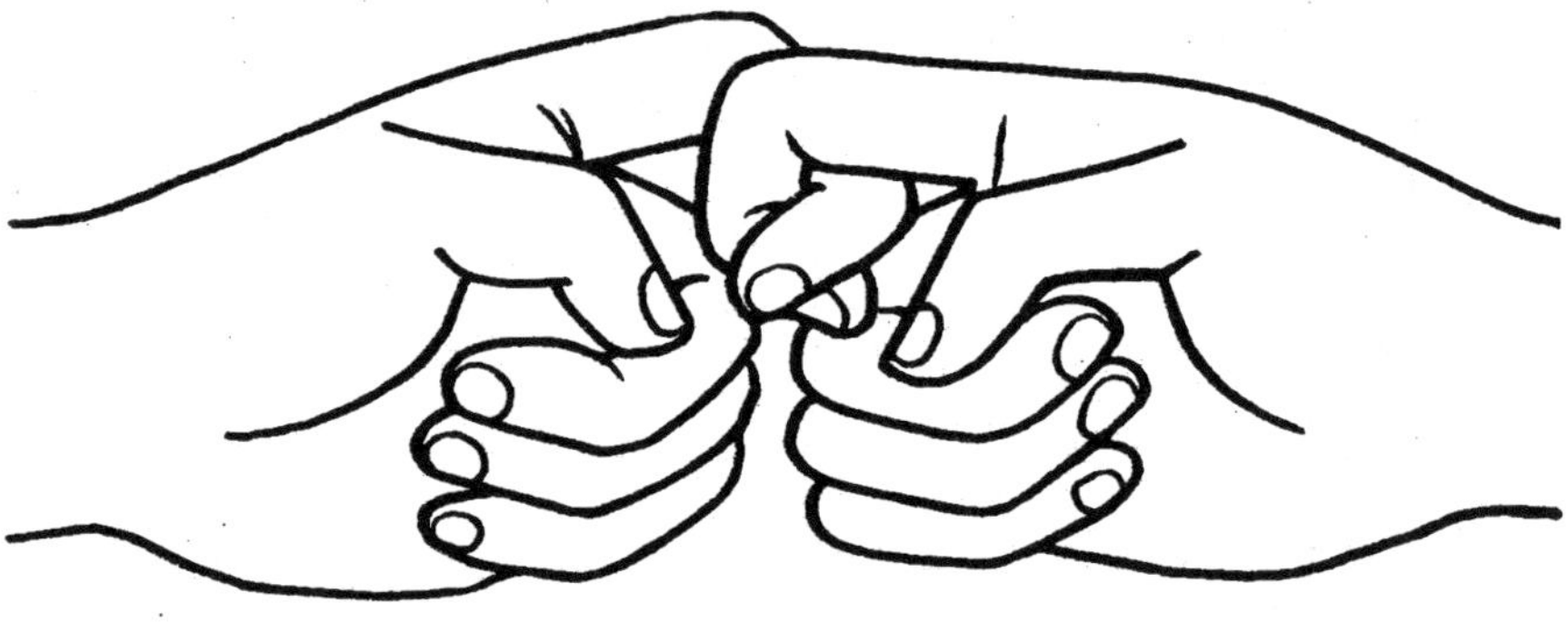

二手を各々金剛拳とし、二頭指を鉤結する。上界天教勅印ともいい、四禅八定の諸天に対する教勅印。

住虚空諸天教勅印

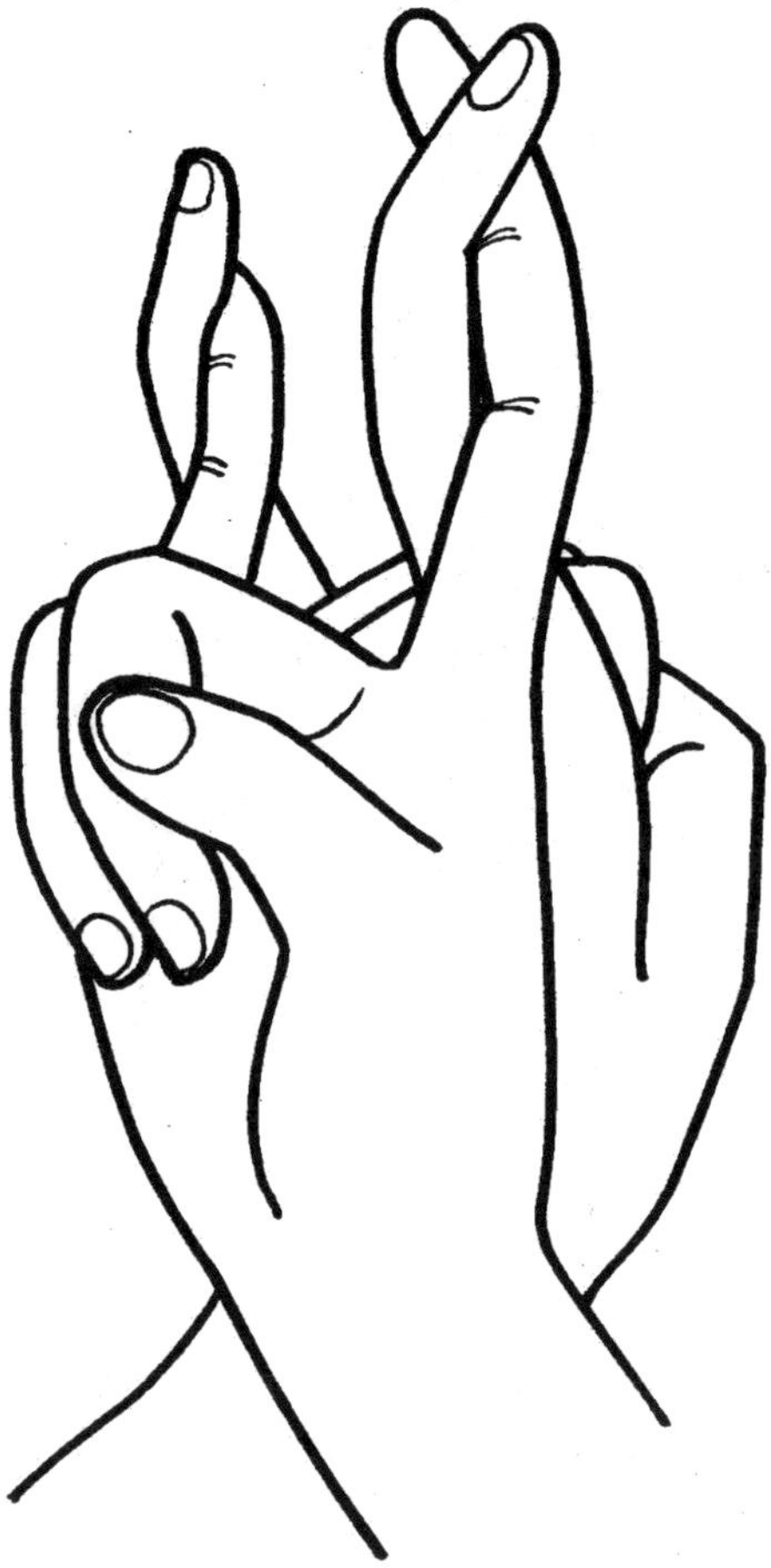

Antaviksa

二手拳にして背け合せ、二小指、二頭指相係けて鉤結し、印を頂上に安んじる。夜摩、都史他等欲界の四虚空天に対する教勅印。

地居諸天教勅印

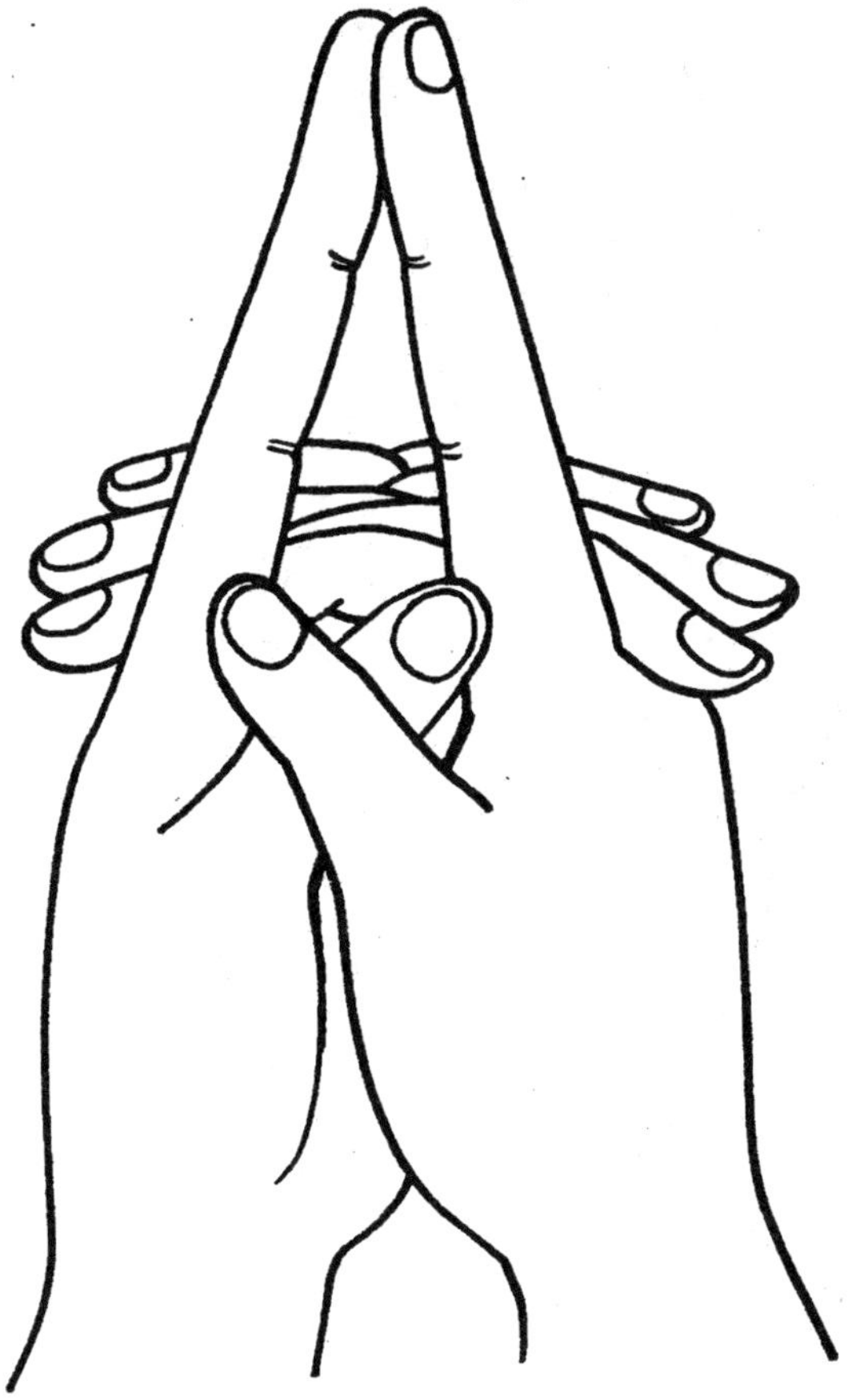

二手を外縛し、二頭指を立合せる。地居天教勅印ともいう。忉利天、四王天乃至九山八海の竜神八部衆等に教勅する印。

地底諸天教勅印

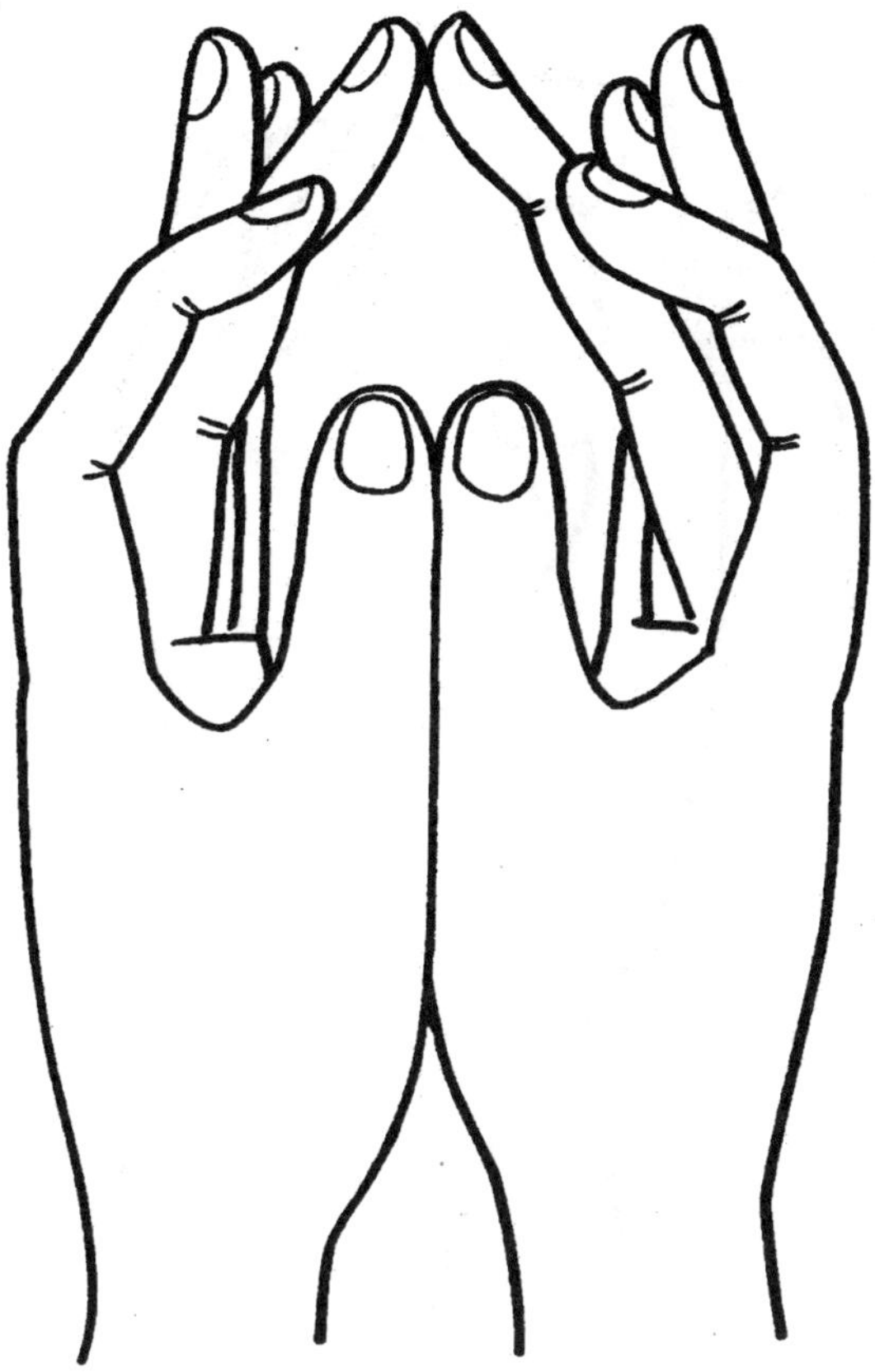

Pātāla

二手各々の五指をのばし掌を外に向け、二大指二中指を立ち合せ二頭指相鉤して著けず、二小指二無名指を開き立て、印を眉間に安んじる。地底天教勅印ともいい、炎魔、太山、羅刹、獄卒等に教勅する印。

十地仏頂印

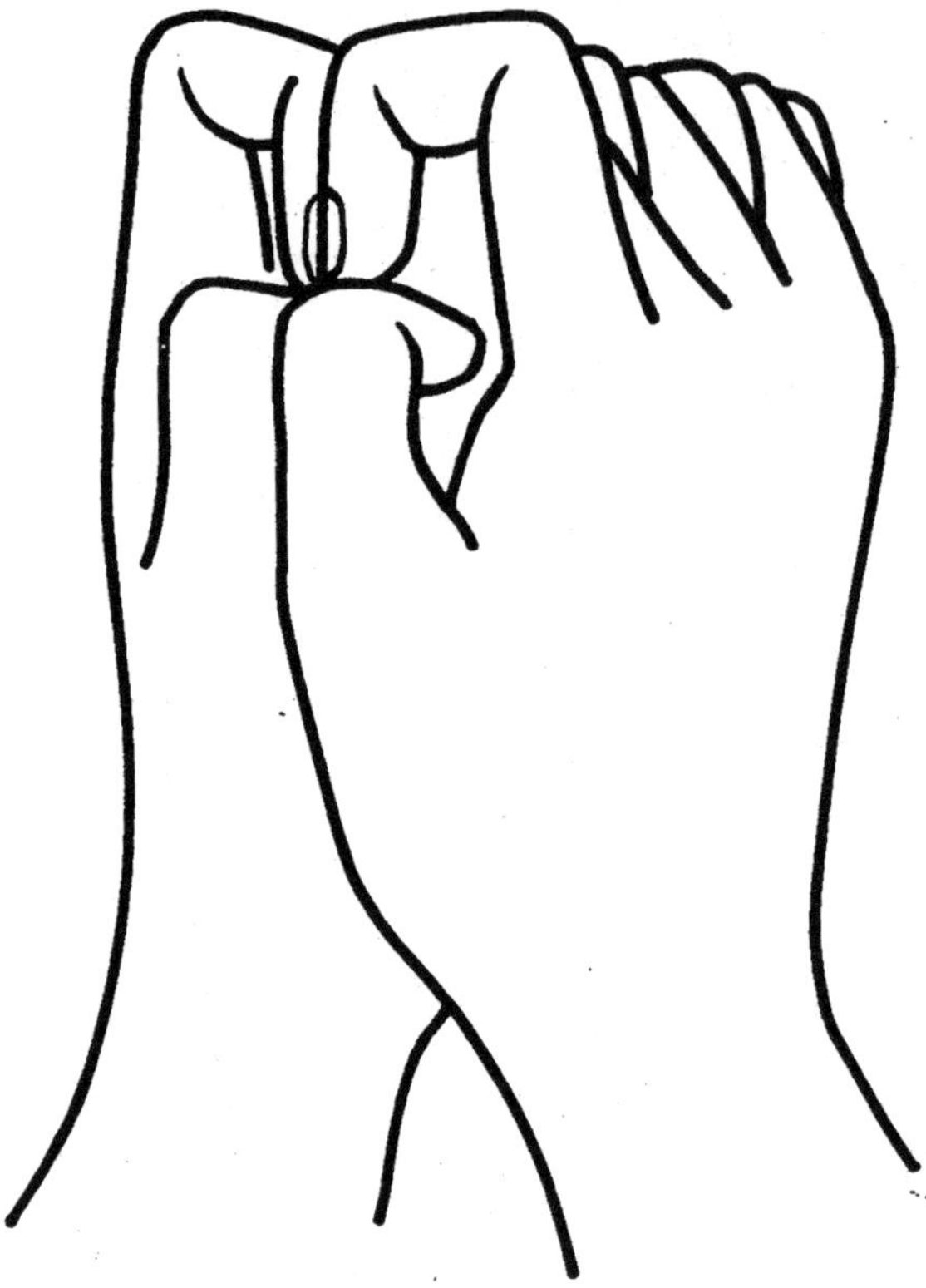

Daśākṣara-buddhoṣṇīṣa-mudrā

二手内縛して二大指を並べ屈して掌内に入れ二頭指を屈して甲を合せ、二大指の甲の上に置く（或は二大指の曲れる上を押す）。真言は、

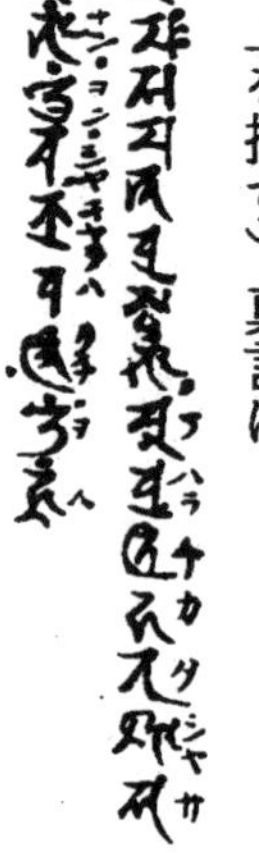

大釣古

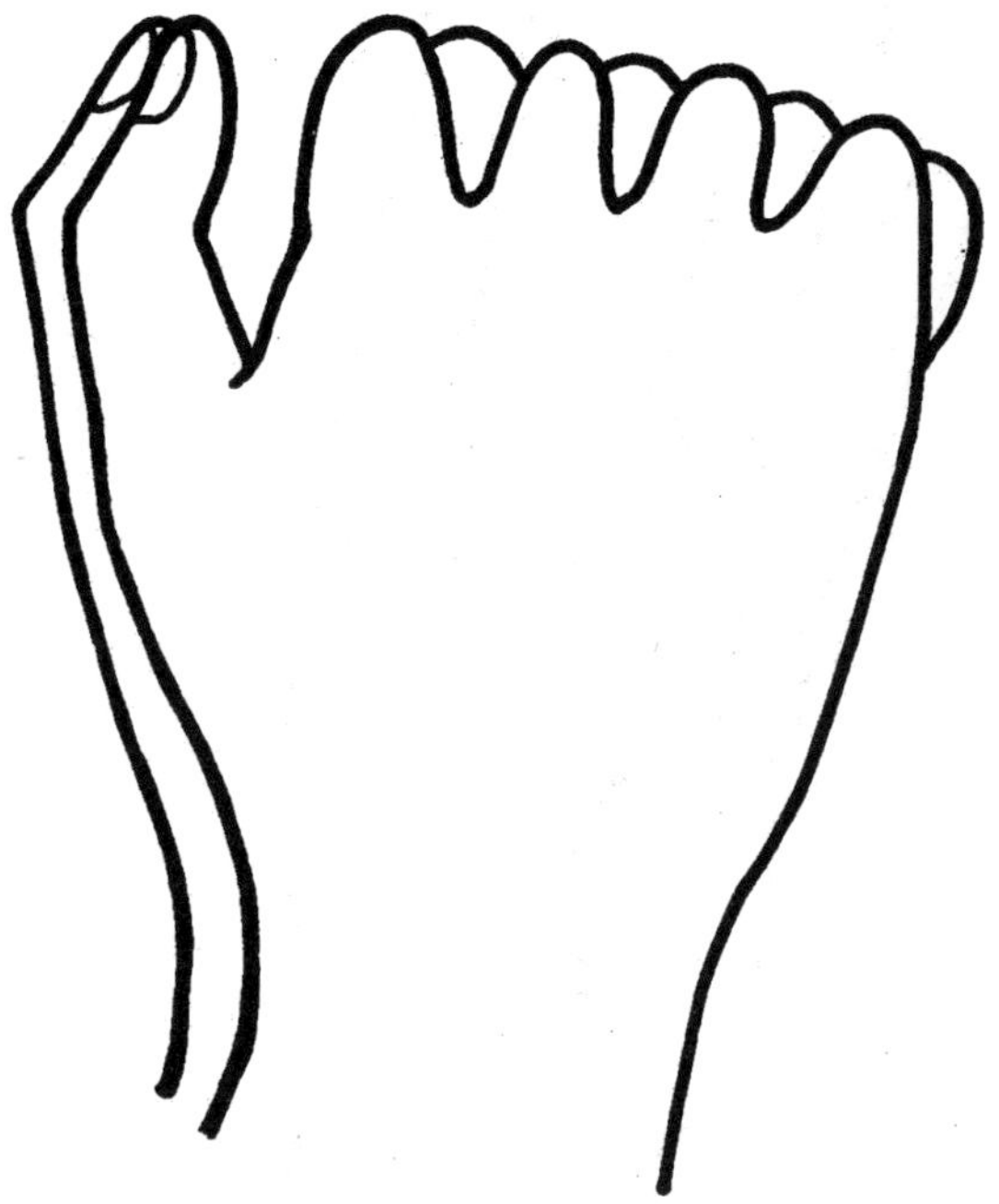

仏部心三昧耶の印。二手内縛して二大指を並べたて、微し屈して頭指に着けず。仏部召請印。印母の内縛拳は心月輪の形にして仏心、二空指は大空不二の仏智顕明を表す。この印相は師子冠印、師子口印とも名づける大精進印。

小三古

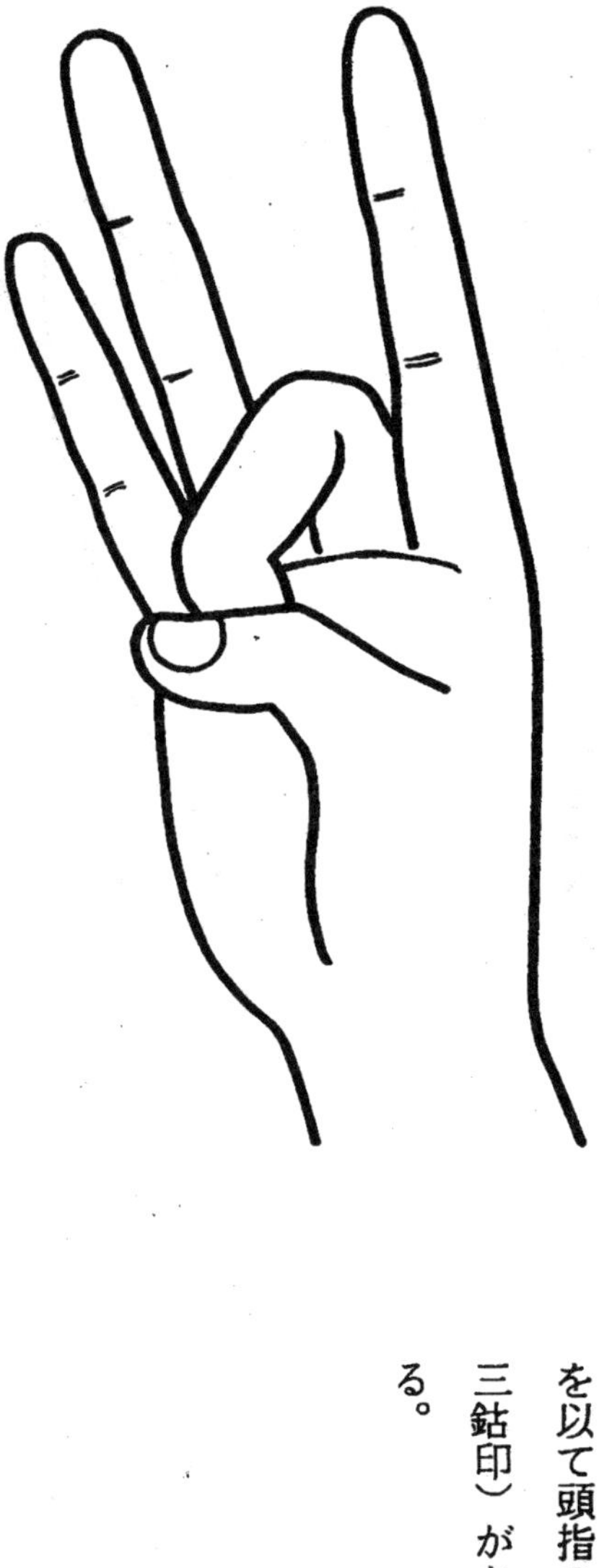

右手大指の面を以って中指の甲を捻ずる。この他小三鈷の印には大指の面を以て小指の甲を捻ずるもの（仏部三鈷印）、大指の面を以て無名指の甲を捻ずるもの（蓮華部三鈷印）、大指の面を以て頭指の甲を捻ずるもの（金剛部三鈷印）があり、それぞれ印義が異なる。

愛染王根本印

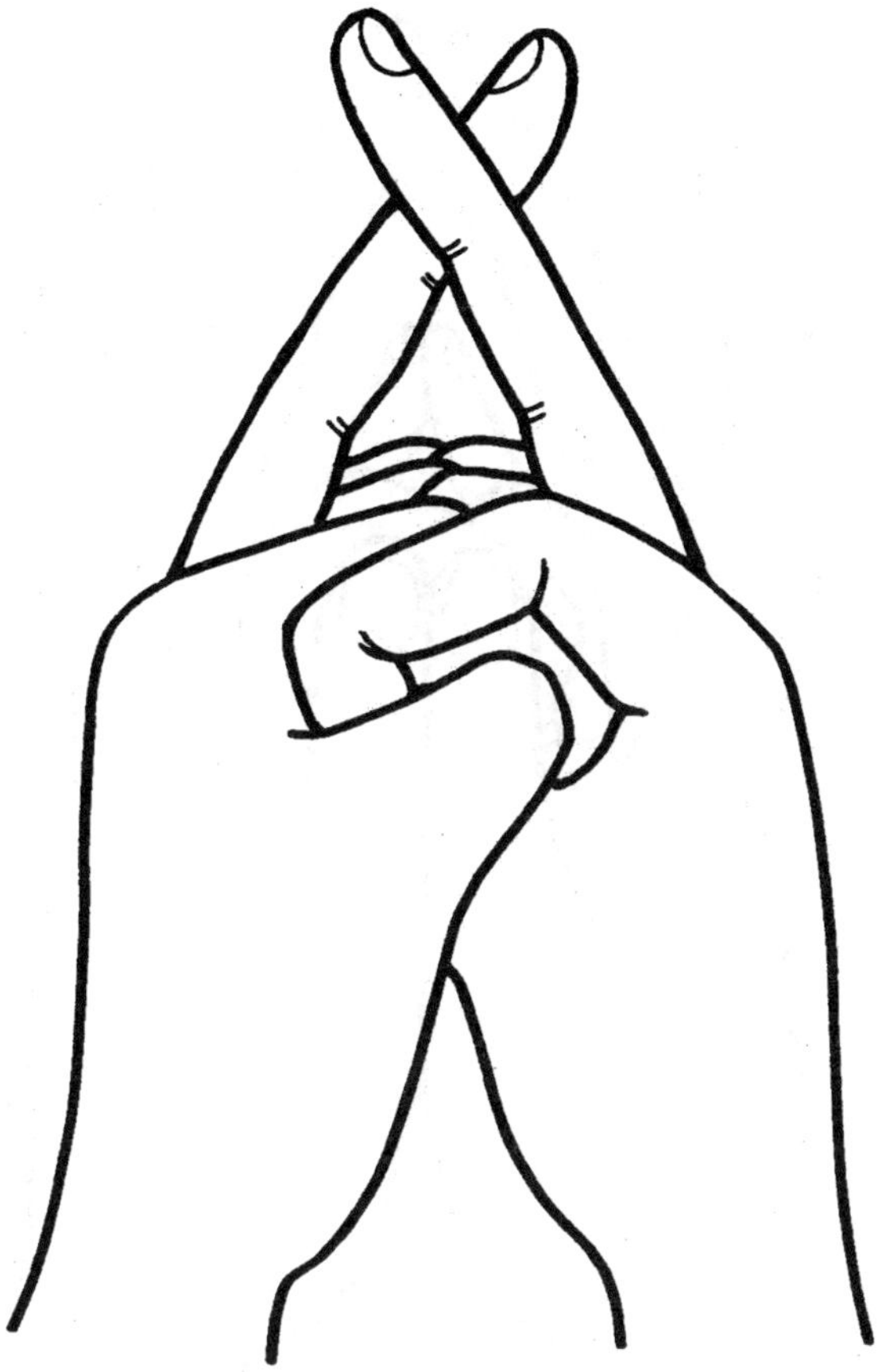

Rāgarāja Mūla-mudrā

二手金剛拳にして内縛し、二中指を直ぐ竪て、相交えて染を成す。心額喉頂に印する。二手の拳は金剛界、内縛は胎蔵界なり。二手交わる定慧合符の義、自身即ち本尊となる。此の印を染の印という。真言は、

オン・マカラギャ・バゾロシュニシャ・バザラサトバ・ジャク
ウン・バン・コク

三昧耶一字心印

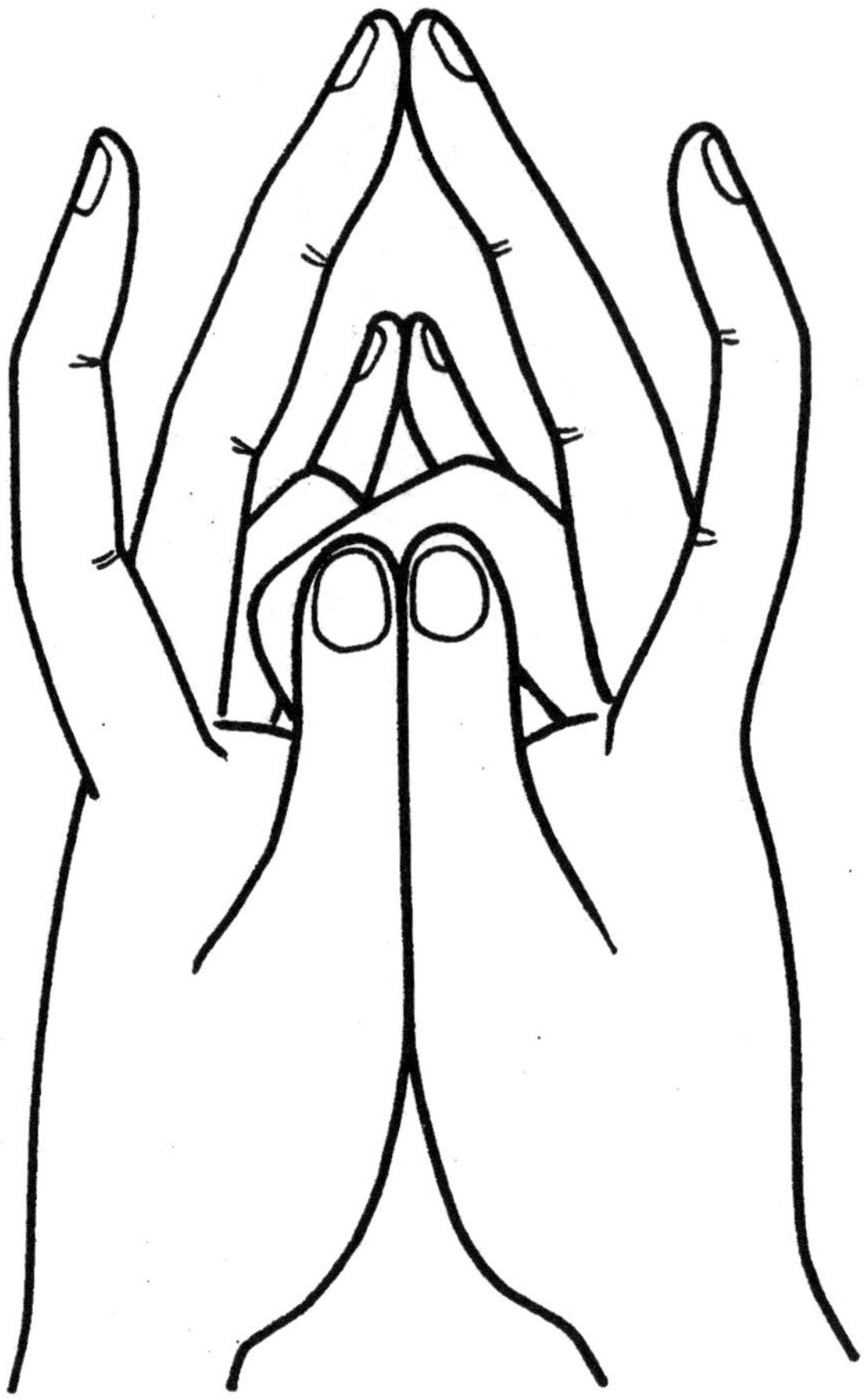

Samaya-ekākṣara-citta-mudrā

二手を金剛縛にし、中指を竪て合せ、二頭指を鉤形の如くにし、二小指二大指を竪て合せ五峯の如くにする。ただし、瑜祇経愛染王品に二説があり、外五股五字の呪を説き已て、是れを羯磨印と名け、または三昧耶と名くとの文によれば、羯磨印とは外五股、根本の明とは五字の明、兼示三昧耶等の文では内五股に一字の呪のことである、とされる。真言は、

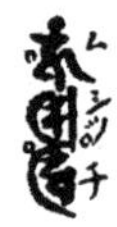

五種相応印　寂災

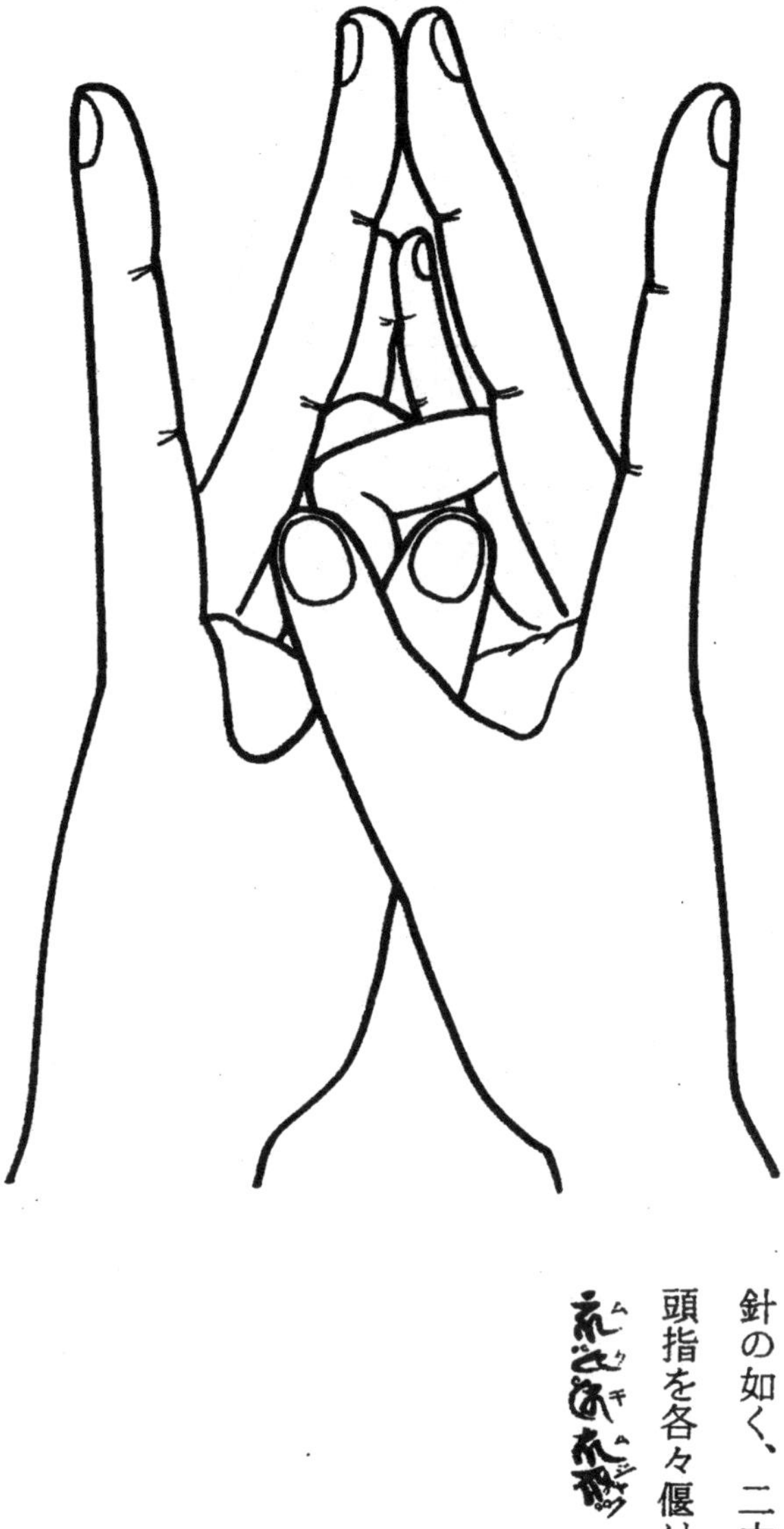

Śāntika-homa

息災印。二無名指を掌に入れて交え、二大指を相い鉤結し、二小指は合せて針の如く、二中指を竪て相い捻じ、二頭指を各々偃け竪てる。真言は、

ムクキムジ

五種相応印　増益

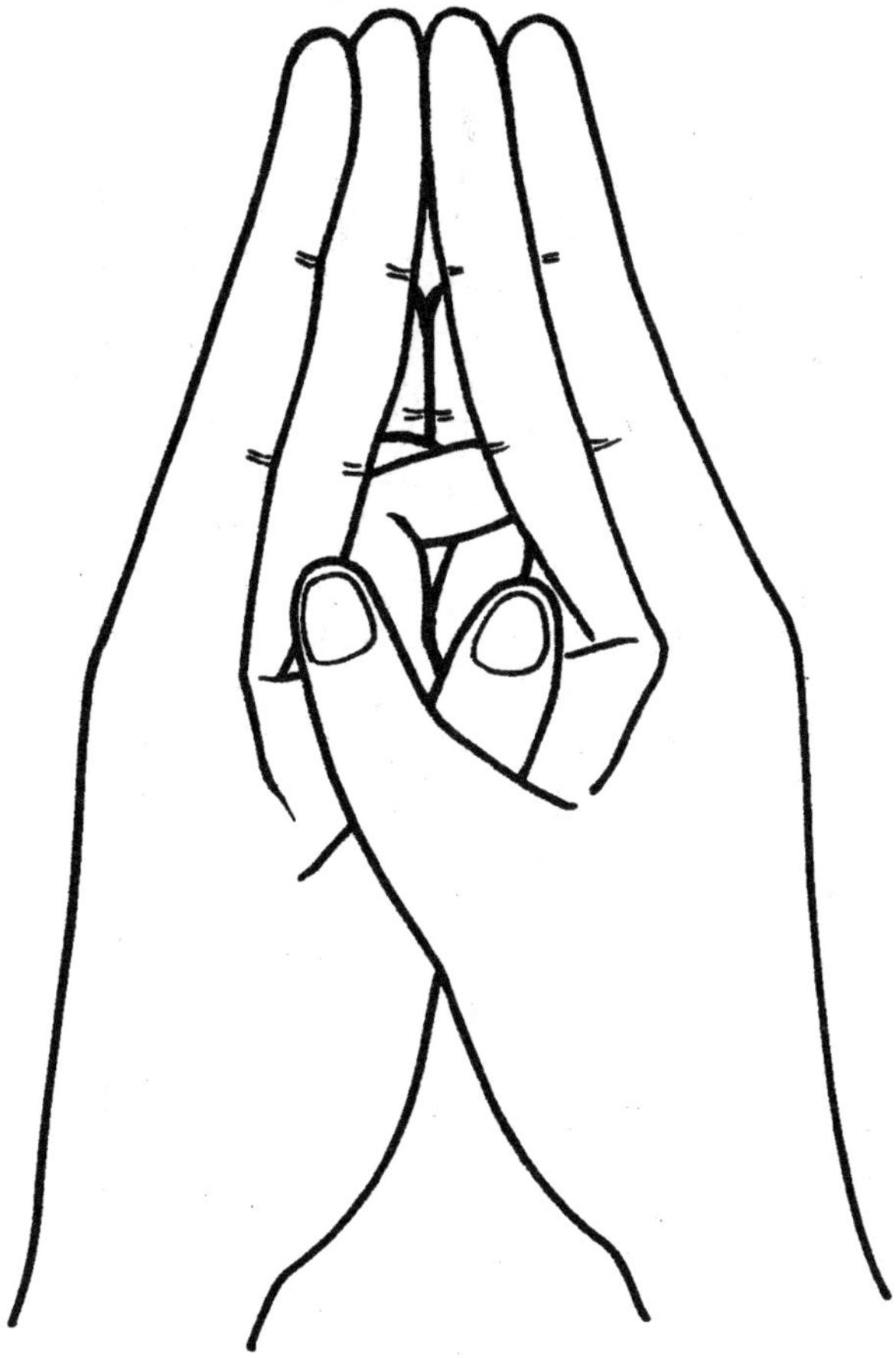

Pauṣṭika-homa

布瑟置迦母捺羅の大印。寂災の印に准じ、二頭指、二中指を捻じ、四指の頭を立ててひとしくする。真言は前に同じ。

五種相応印　敬愛

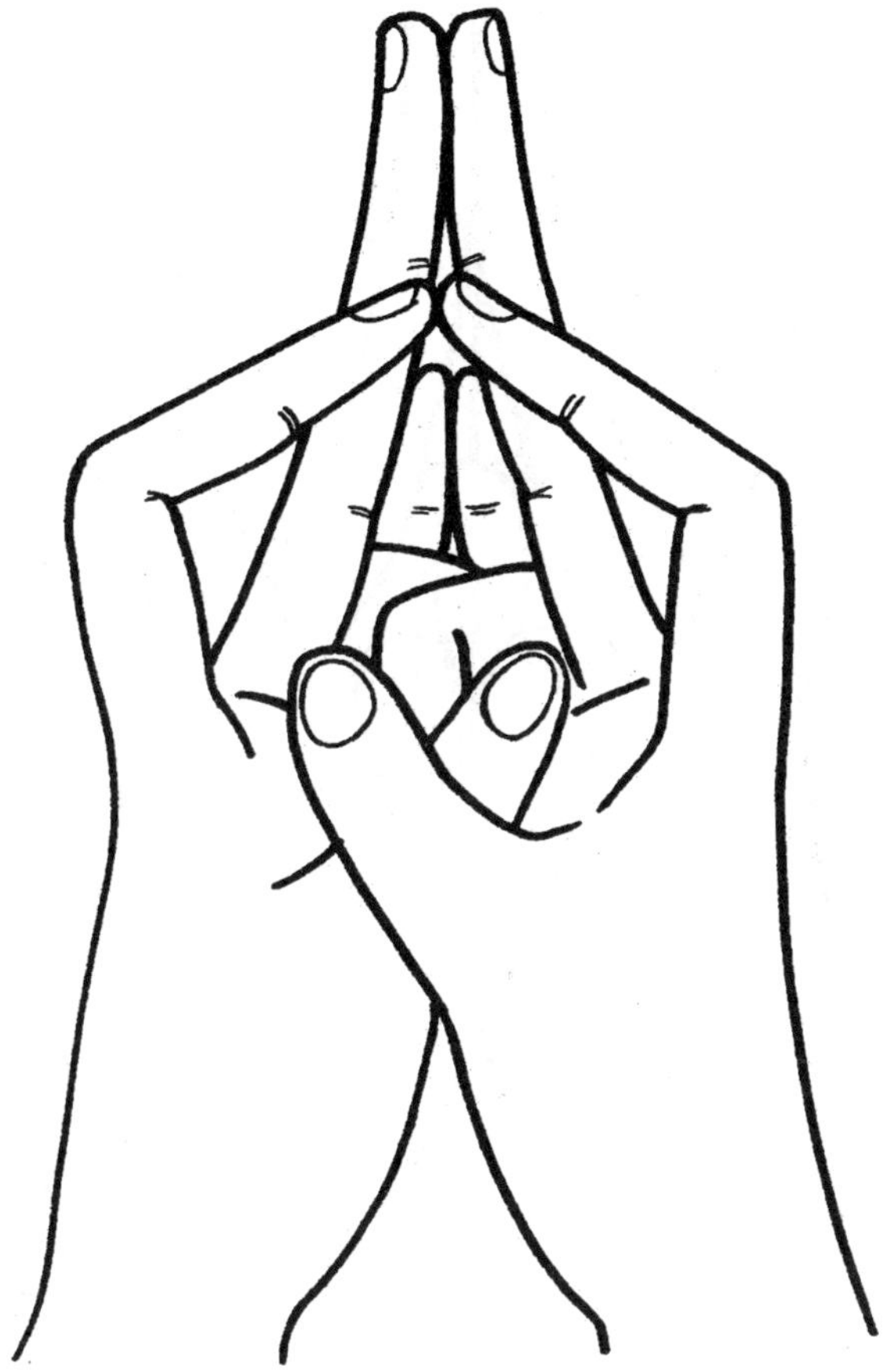

Vaśīkaraṇa-homa

同前の印で二頭指を蓮葉の如くにする。伽跢耶と名づくとされる。真言は前に同じ。

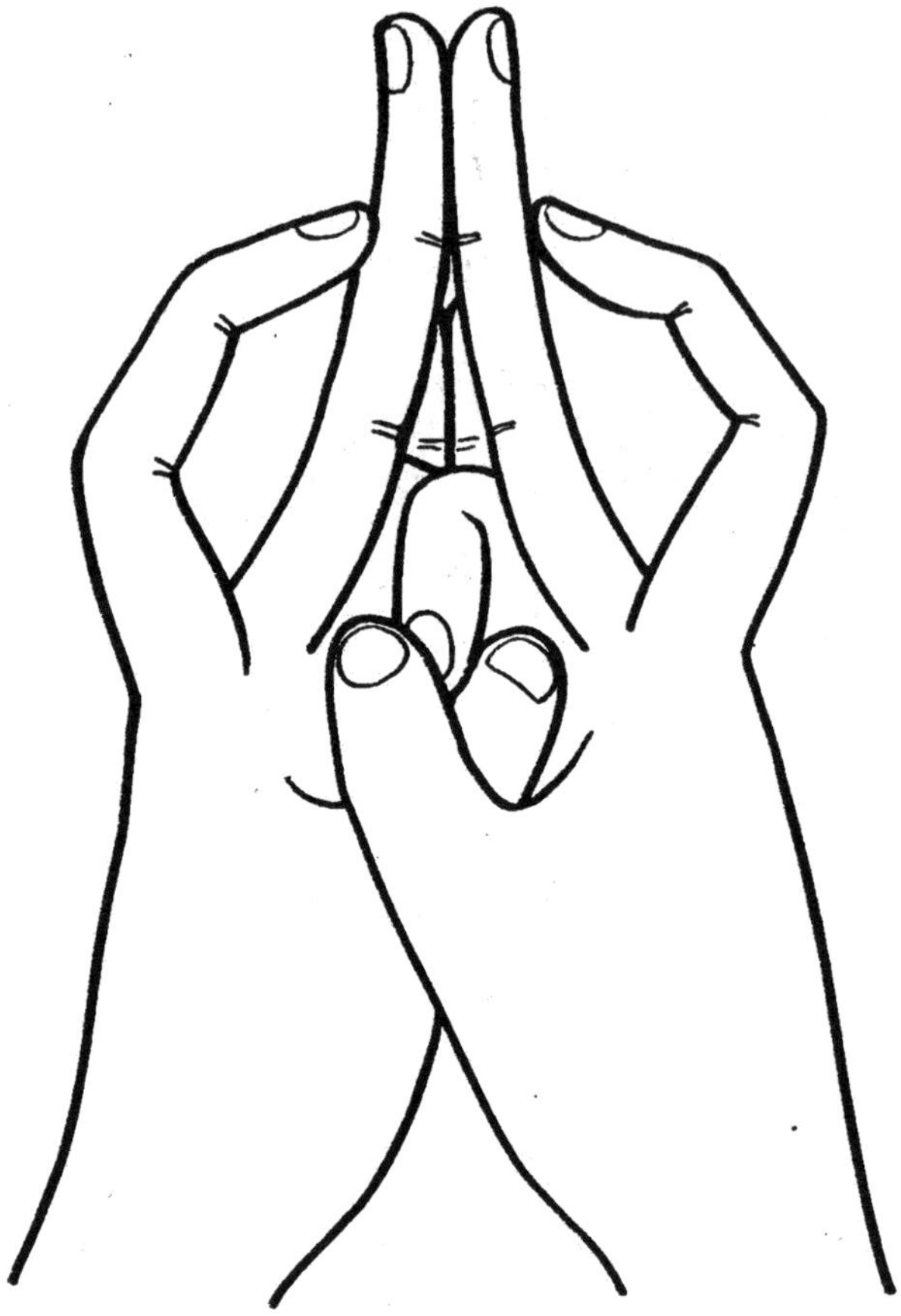

五種相応印　降伏

Ābhicāruka-homa

同前の印、二頭指で二中指の上の節を捻じて、ひそめて三角にする。真言は前に同じ。

五種相応印(ごしゅそうおういん) 鉤召(こうちょう)

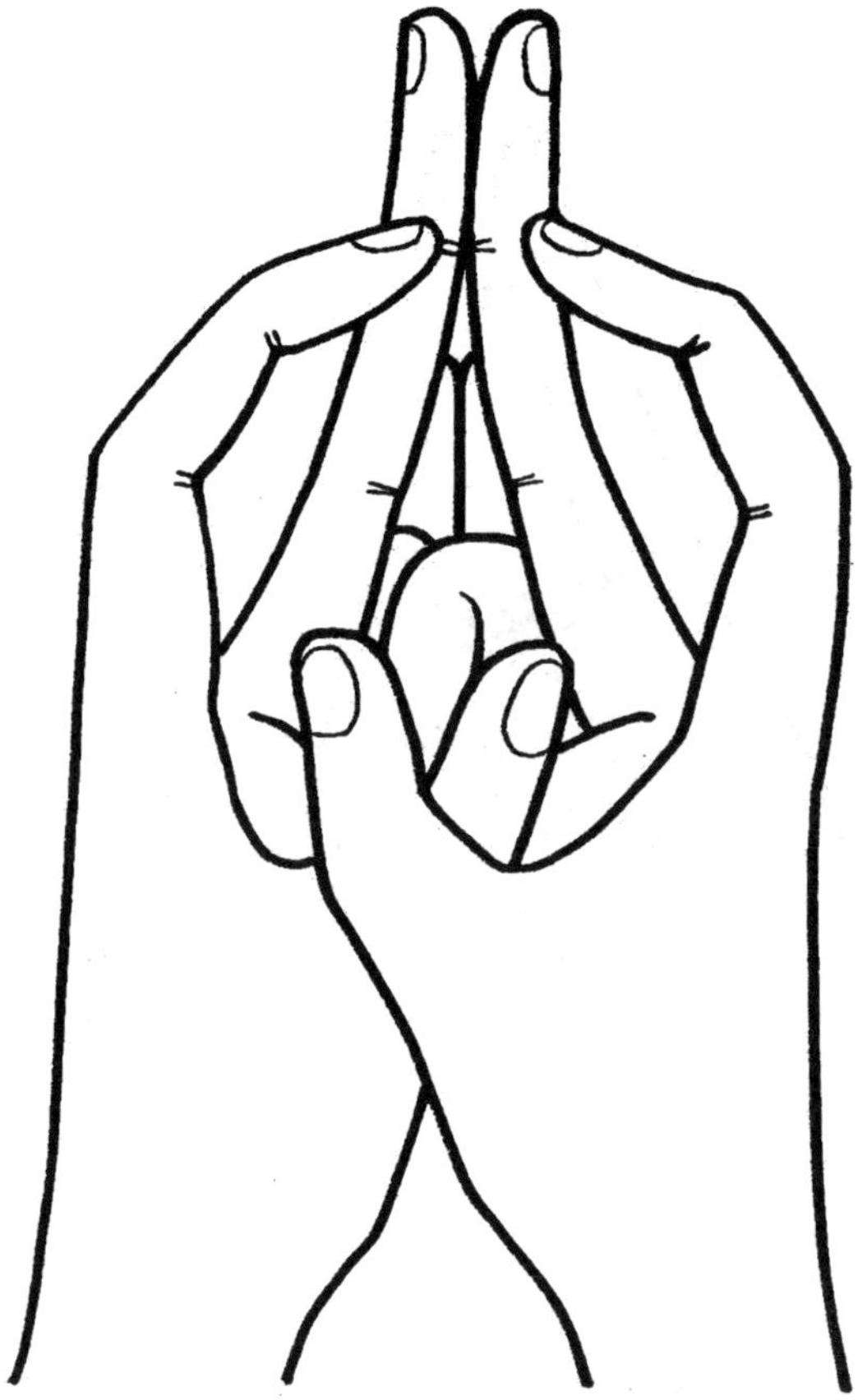

Aṅkuśa

同前の印の二頭指を屈して鉤の如くし、誦ずるに随って招召する。金剛央倶施なり。五種相応印は口伝に異があり、或は内五股印を本とし、或は内縛して二中二頭指を竪て、或は内縛して二中指のみを竪てて、五種の印をなす、とされる。真言は前に同じ。

不動根本印

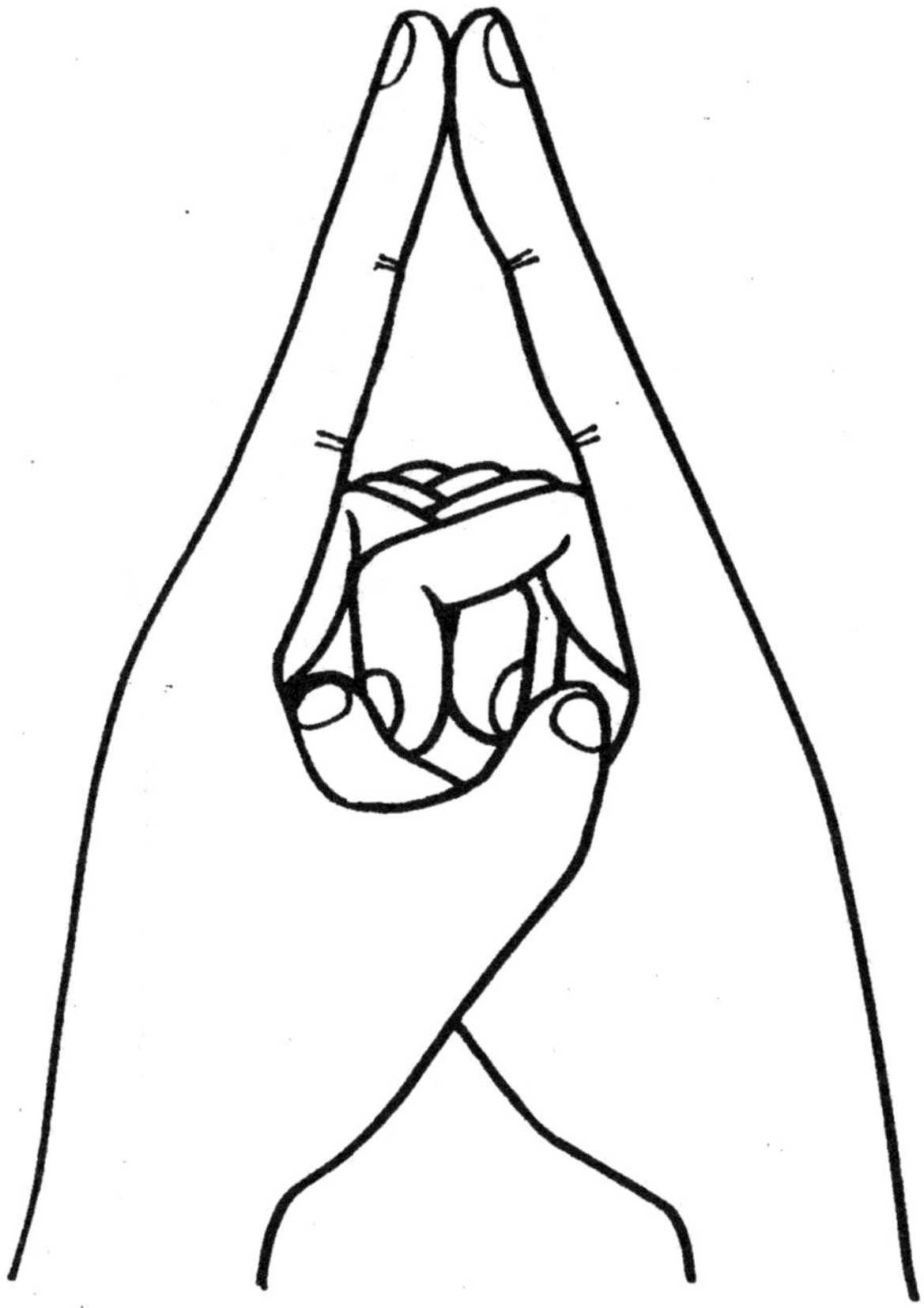

Acala Mūla-mudrā

独鈷印。内縛して二頭指を立て合せ、二大指を以て二無名指の甲を押す。針印ともいい、二頭指を剣、二大二無名指を索とする義、或は二無名指二中指を四魔、二大指を以てこれを押すは四魔を降伏する義とする等種々の口伝がある。真言は

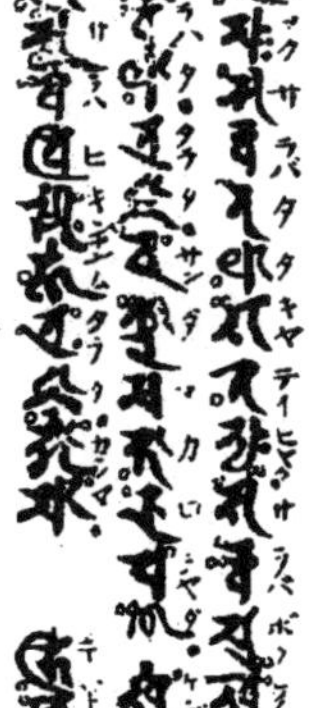

剣印（けんいん）

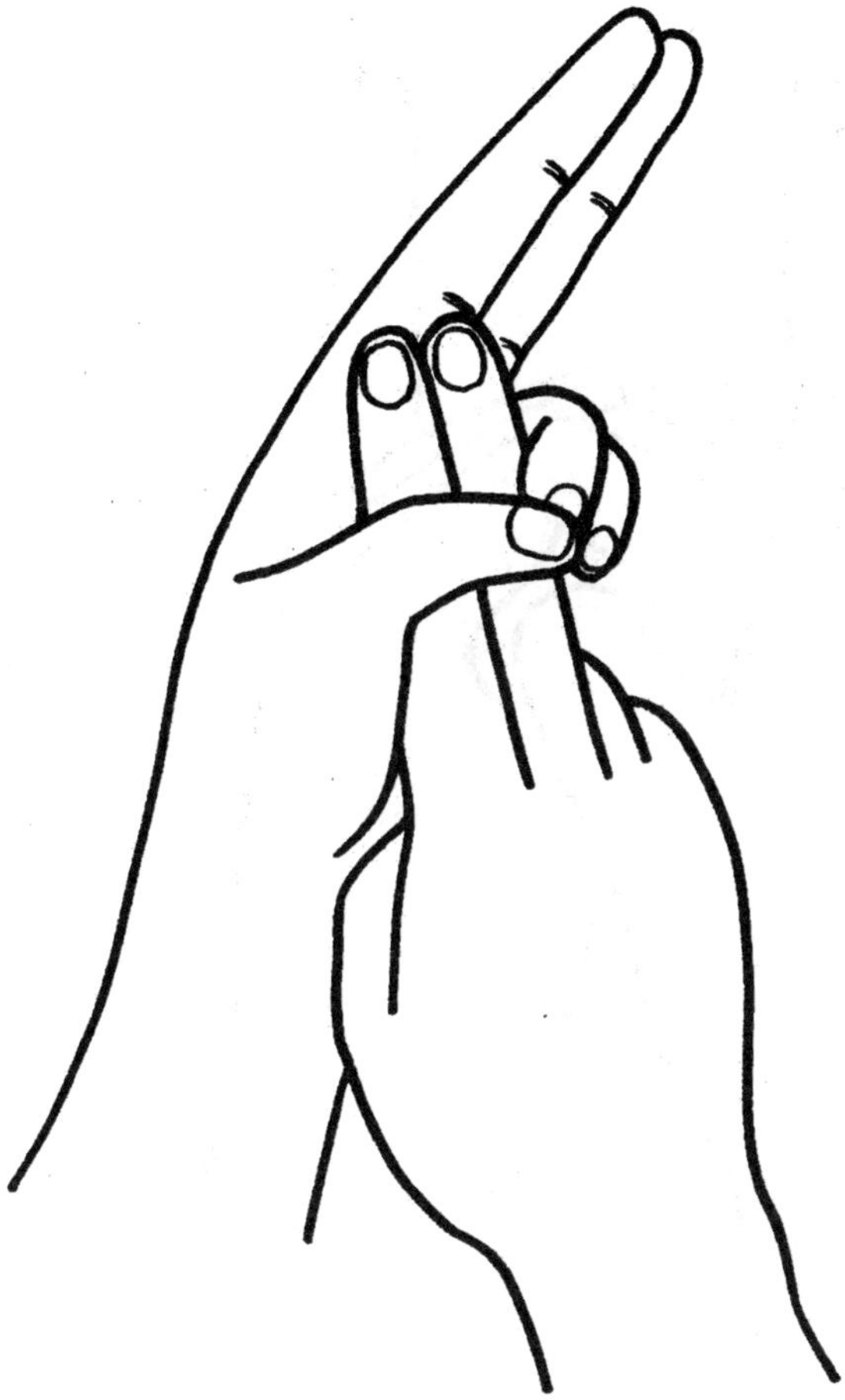

Khaḍga-mudrā

音写で渇誐印ともいう。左手頭指中指を舒べ、大指を以て無名小指の甲を押して刀鞘とし、右手も是の如くして刀となし、鞘の手を仰げ刀の手を覆せてこれを納める。底哩経中では辟除障難印と称し、辟除結界には常に此印を用いる。此印の中頭二指を不動の身とし、或は無名小指に大指を加えるを両部大日とする等種々の口伝がある。真言は前に同じ。四一頁参照。

三三昧耶摂召印（さんざんまやせっちょういん）

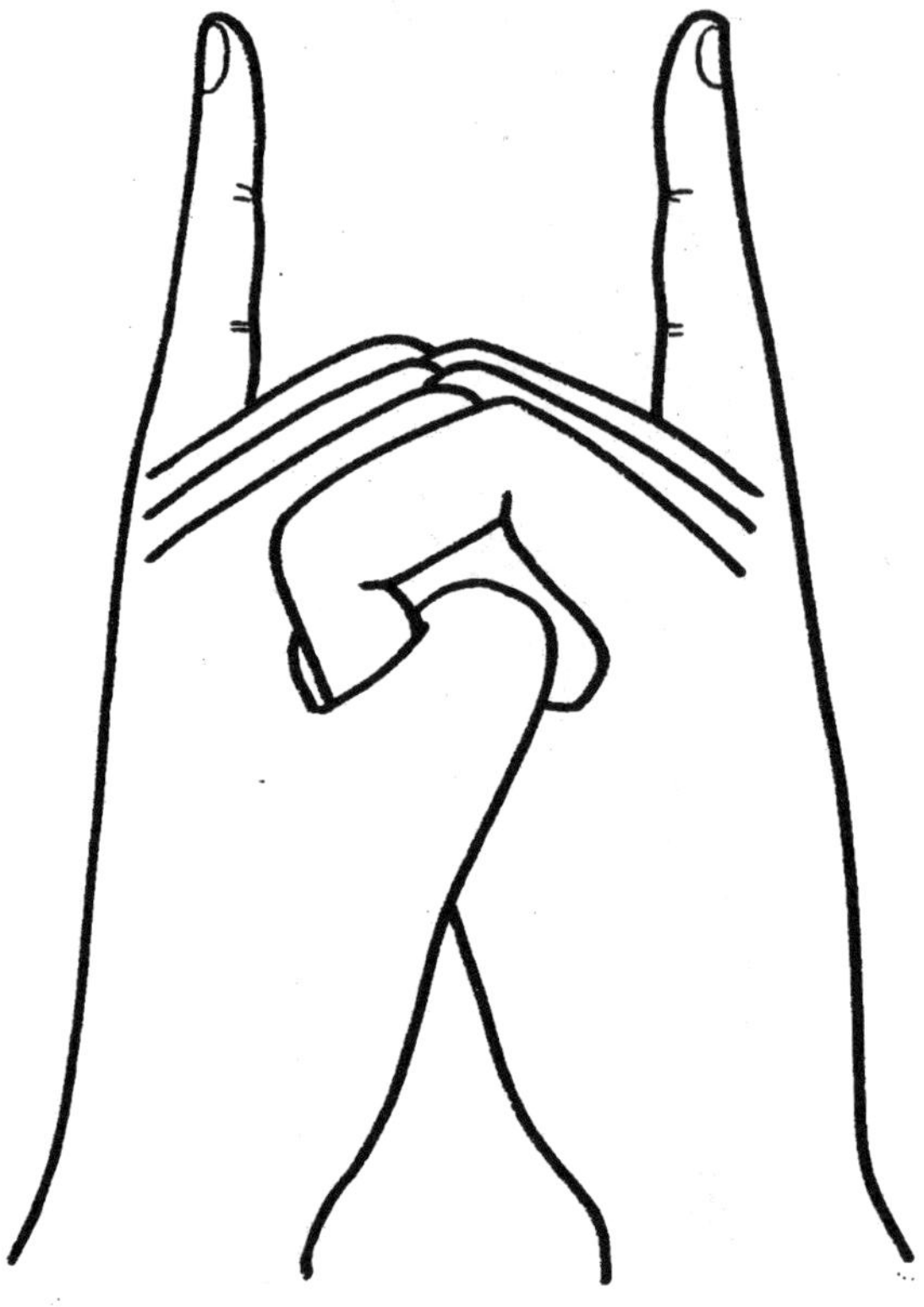

Trisamaya-……mudrā

一切如来所生印と号する。印相に異説があり、一伝は先ず外縛して次に内縛になし、二小指を開き立つ。内縛は菩提心、二小指を開くは、右の小指は檀戒忍の功徳分、左の小指は進禅慧の慧明分とし、萬徳を此の二分に納め尽すとする。実運の口伝は外縛して二小指を開き立て、二大指を並べて掌中に入る。

真言は、

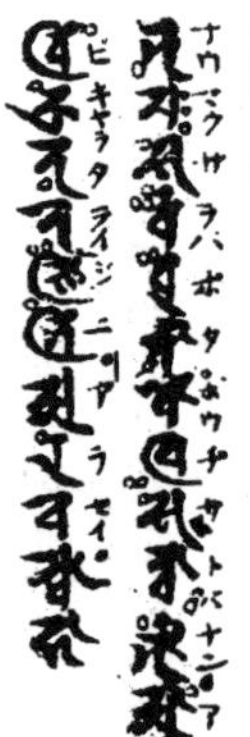

十四根本印　第一根本印

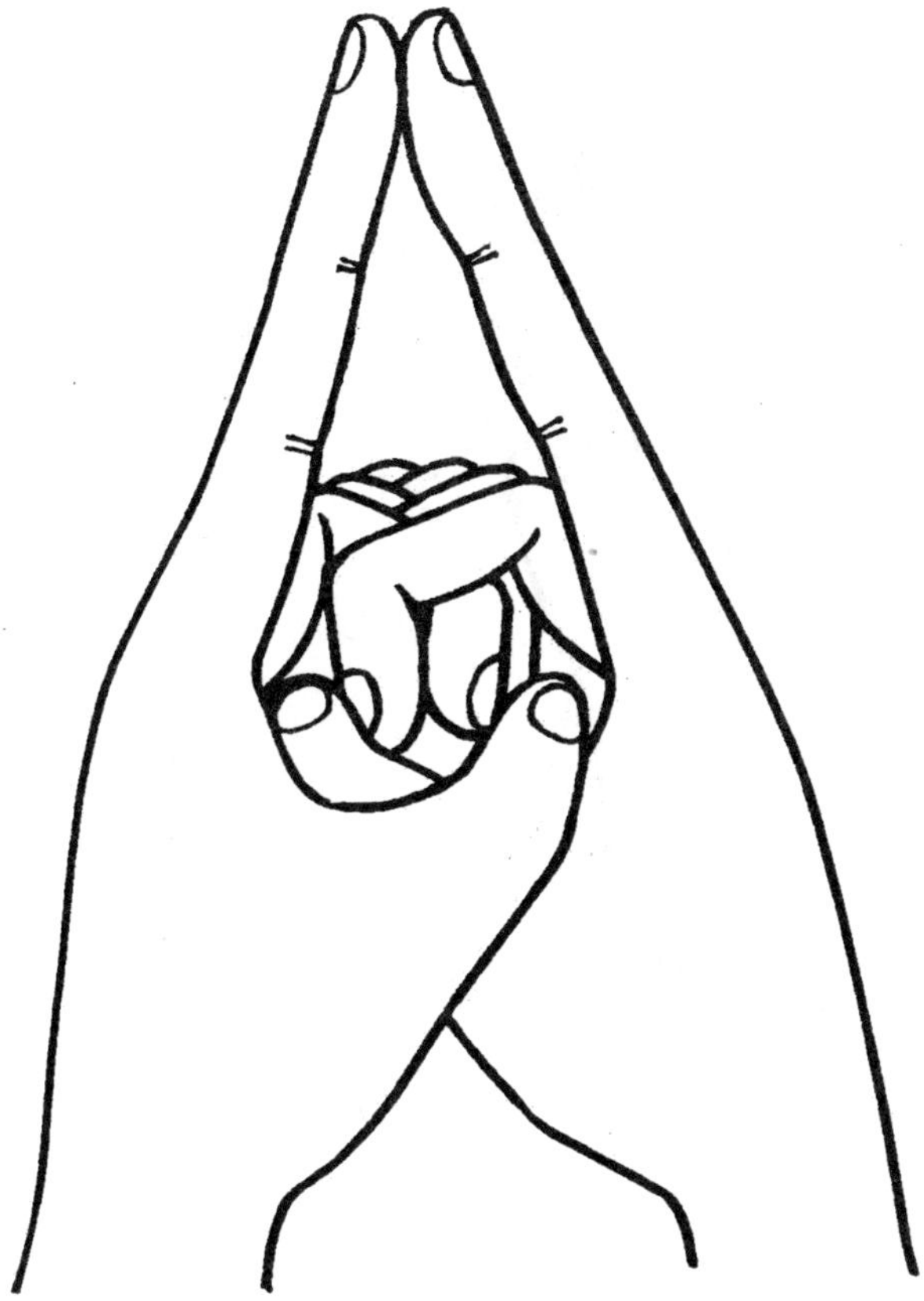

Mūla-mudrā

独鈷印二〇六頁に同じ。真言は、

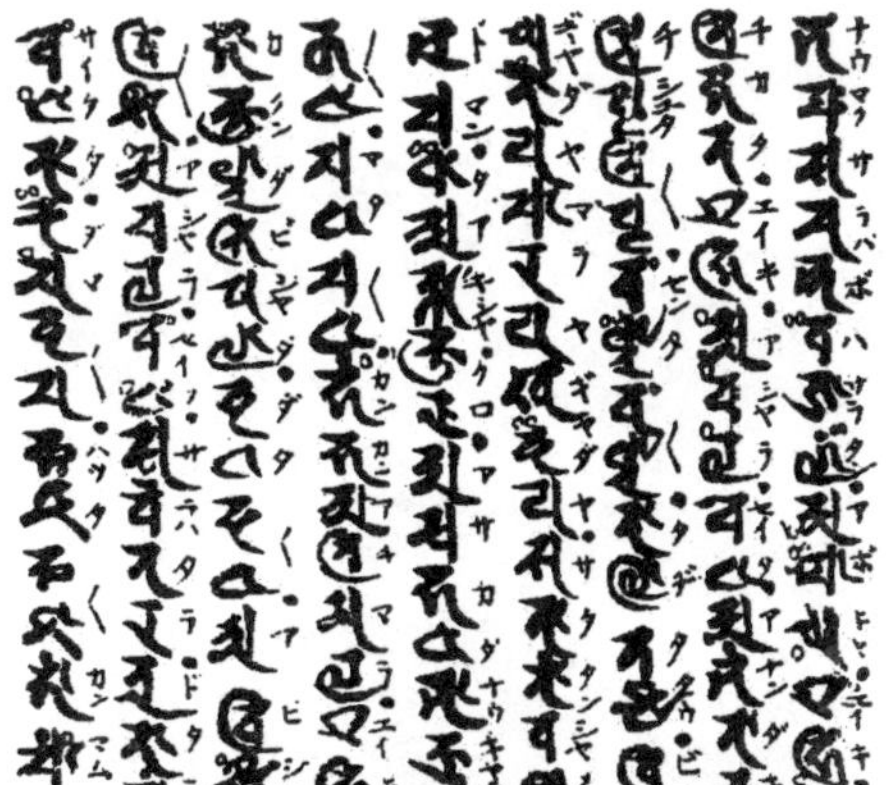

根本印二　宝山印

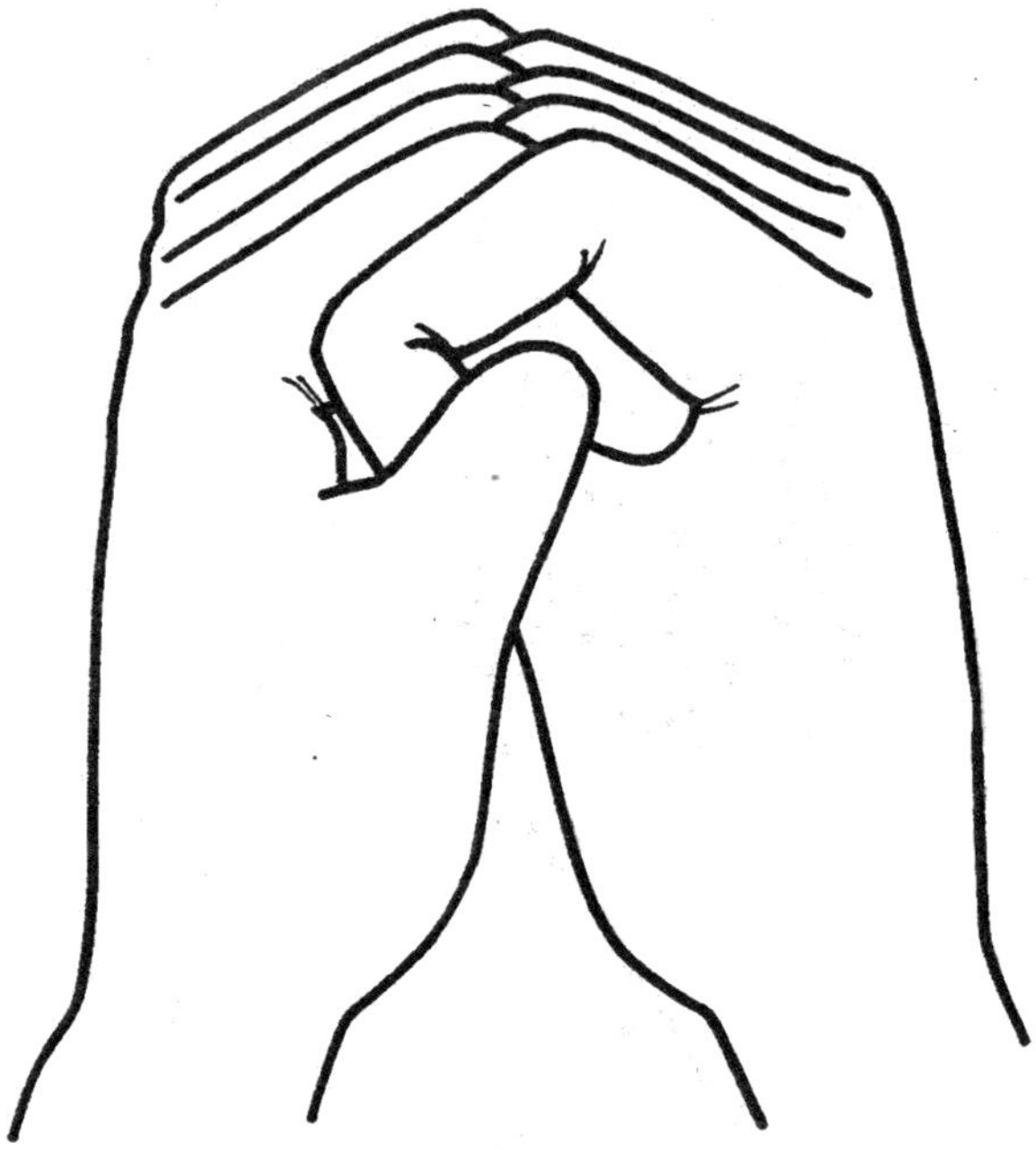

Ratnagiri-mudrā

二手内縛して二大指を掌中に入る。是れ盤石の座にして、不動転の義を表す。底哩経には内縛とするのみで、二大指を掌に入れることを説かず。真言は前に同じ。

根本印三　頭印

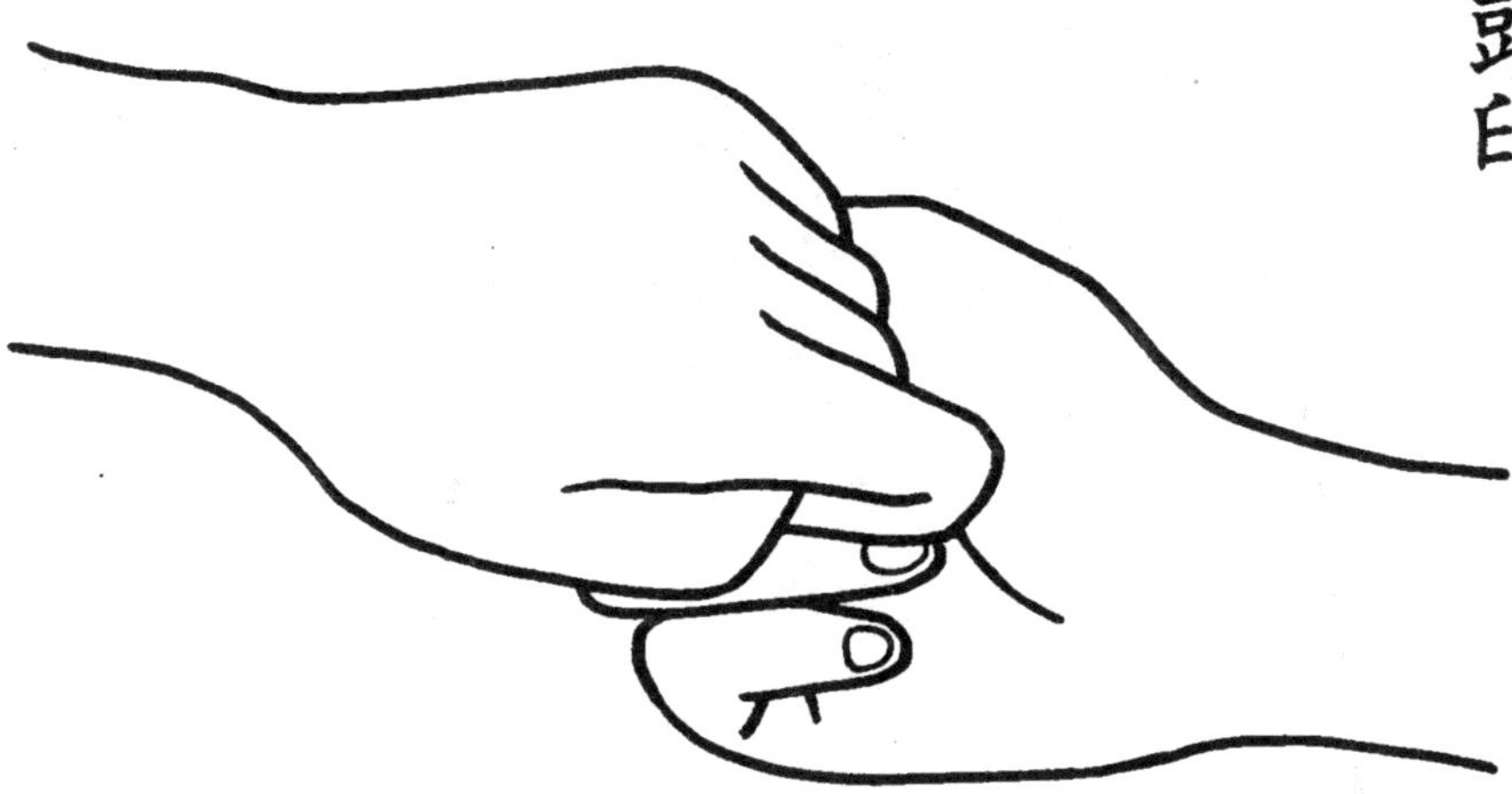

Śirṣa-mudrā

二手金剛拳にし、右拳を仰げ左拳をその上に覆せ加う。別の儀軌では右又は左手四指を以て大指を握り頭上に置くと云う、これは結髪の形である。真言は前に同じ。

本印四　眼印

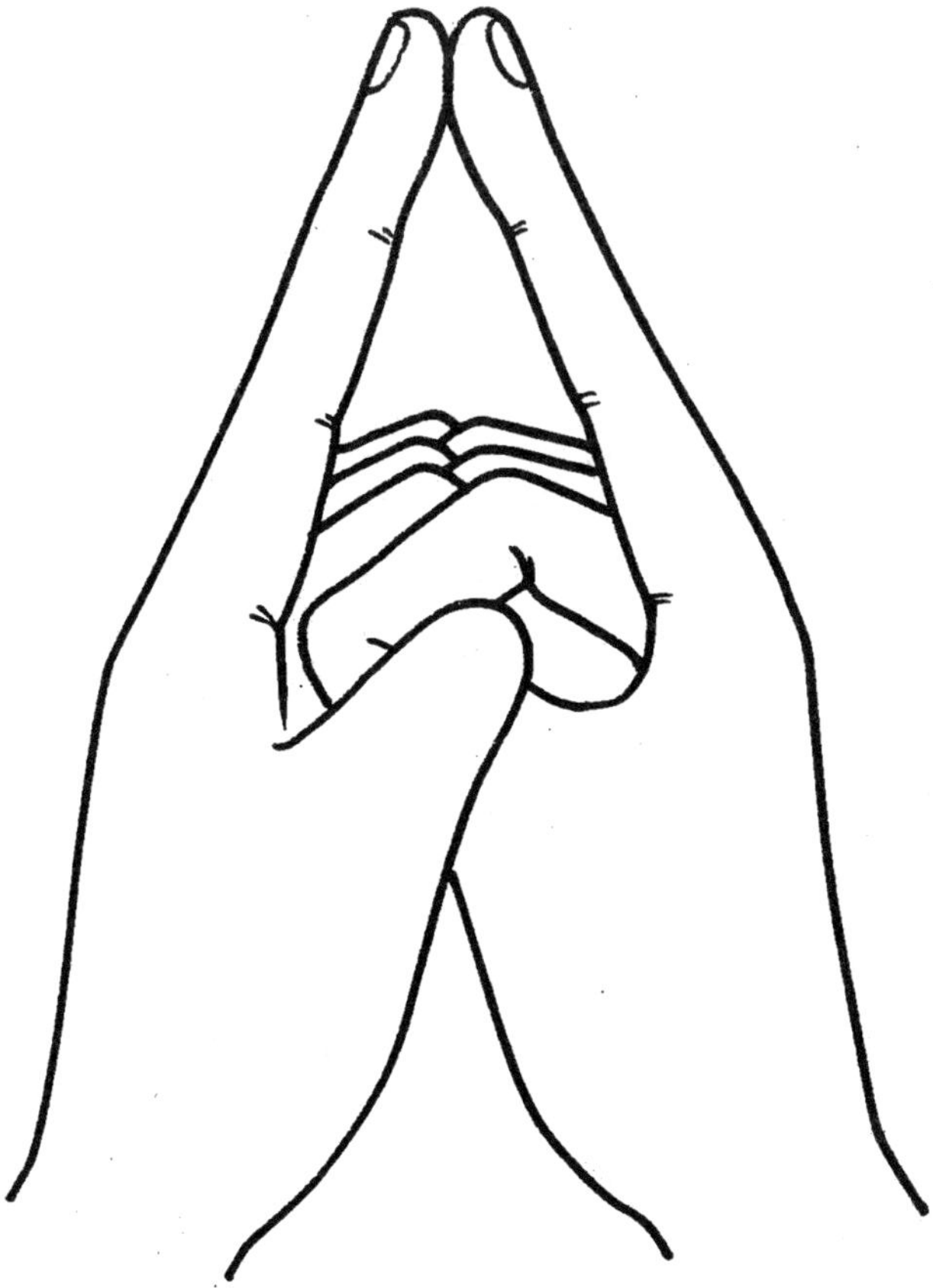

Cakṣur-mudrā

内縛して二大指を掌に入れ二頭指を竪て合せ、眼及び眉間を印ずる。両眼及び眉間を印ずるは三部の智又は両部及び不二の智眼を表す。底哩経、底哩法には髪髻印を説き、同印を翻して額に垂るるを眼印とし、使者法には右手無名小指を以て大指を握り、頭中指を申べて額上眉間に於て垂るるを眼印とする。諸儀軌各々異なる。真言は前に同じ。

根本印五　口印

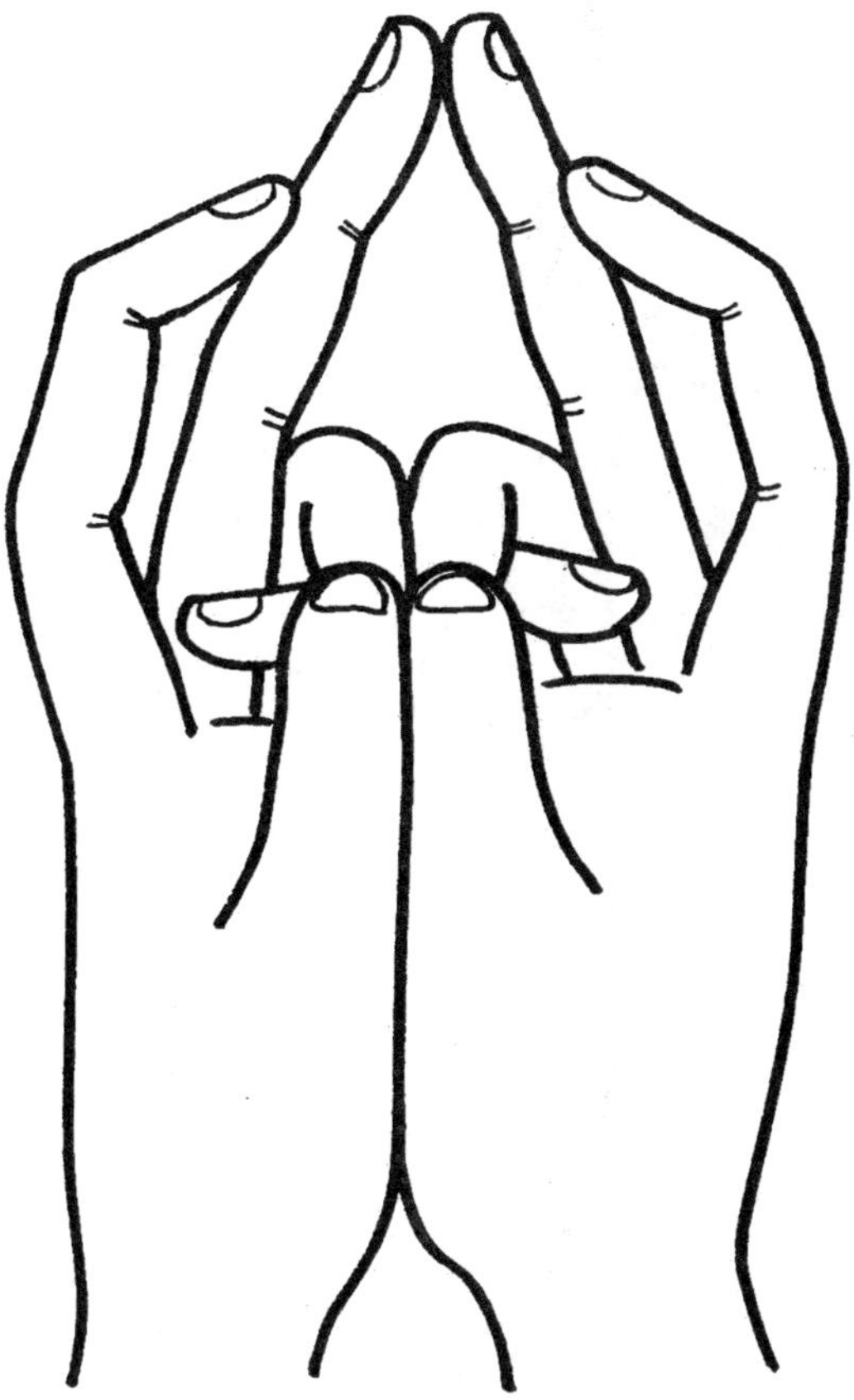

Mukha-mudrā

二小指を内に挟み、二無名指は小指の挟みこむ間を押し、二中指を並べ伸べ、二大指は各無名指の甲に加え、二頭指を各中指の甲に加える。印を以て口に置く。二大は下唇、二中・二頭は上唇、基の間を口の形とする。是れは大空三昧の口であり、二小指の端を出すのは二牙の形である。真言は前に同じ。

根本印六　心印

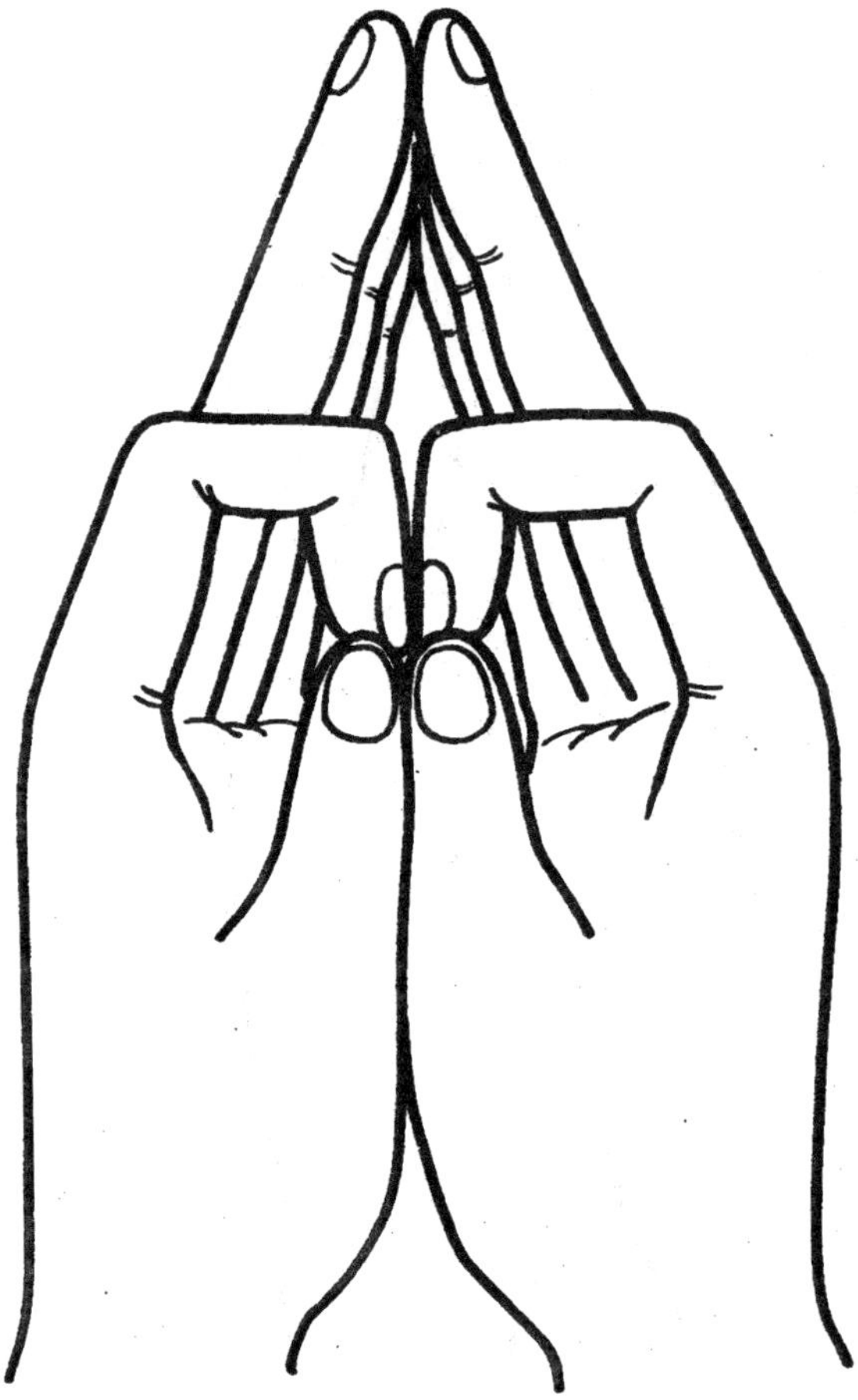

Citta-mudrā

二手虚心合掌して二頭指二大指を弾指の如くする。即ち大慧刀印の一説に同じ。心印は不動尊の乾栗駄心にして、心中の萬徳を表す。或伝には中指を仏部不動、二頭指を蓮金二部の二使者とする。十四印中最極秘印とし、種々の深旨を伝える。真言は前に同じ。

根本印七　甲印

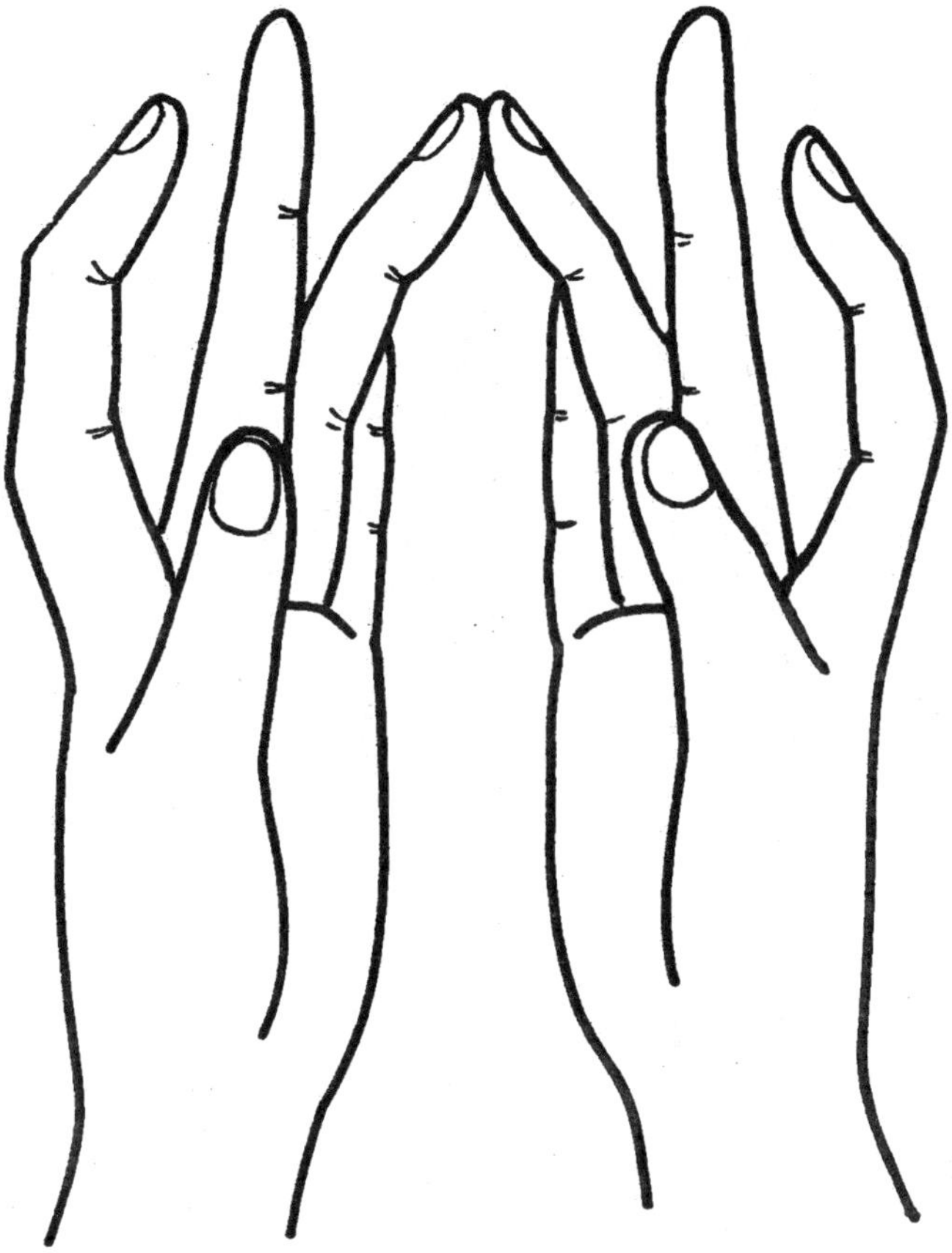

Kavaca-mudrā

二手虚心合掌して二中指を立てて幢の如くし、二頭指を中指の初節に住め、二無名指を宝形の如くし、二小指、二大指を散じ立てる。心両肩、喉の四処を印じて頂上に散ずる。此印を以て身の四処を加持して、不動の身と成る。四処加持印とも云う。真言は前に同じ。

根本印八　師子奮迅印

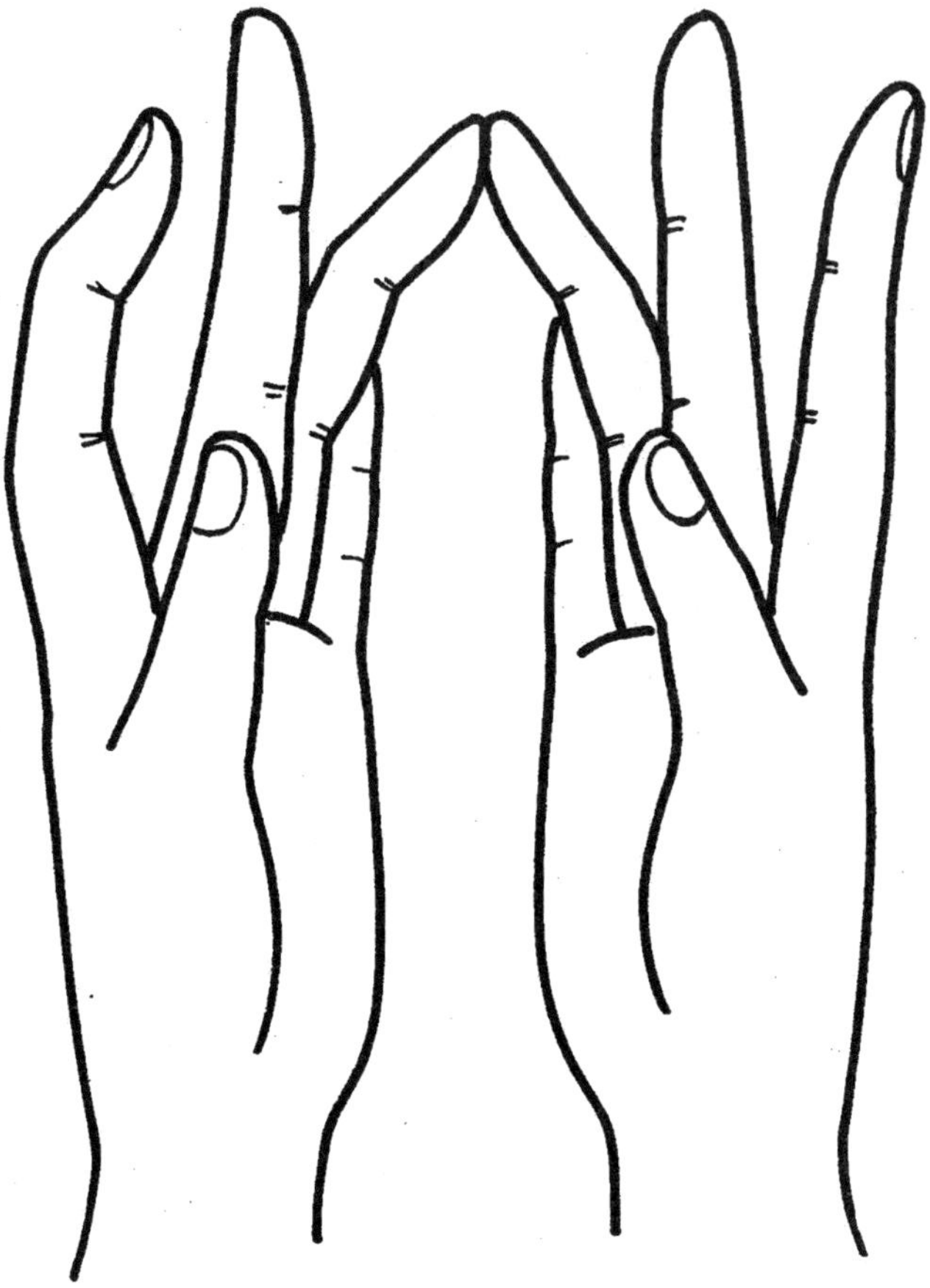

Kavaca-mudrā

前印を改めずして右の頭指を開き立てて揺動する。右の頭指を開き立てるのは師子奮迅の形。師子は菩提心を表す。

真言は前に同じ。

根本印九 火焔印

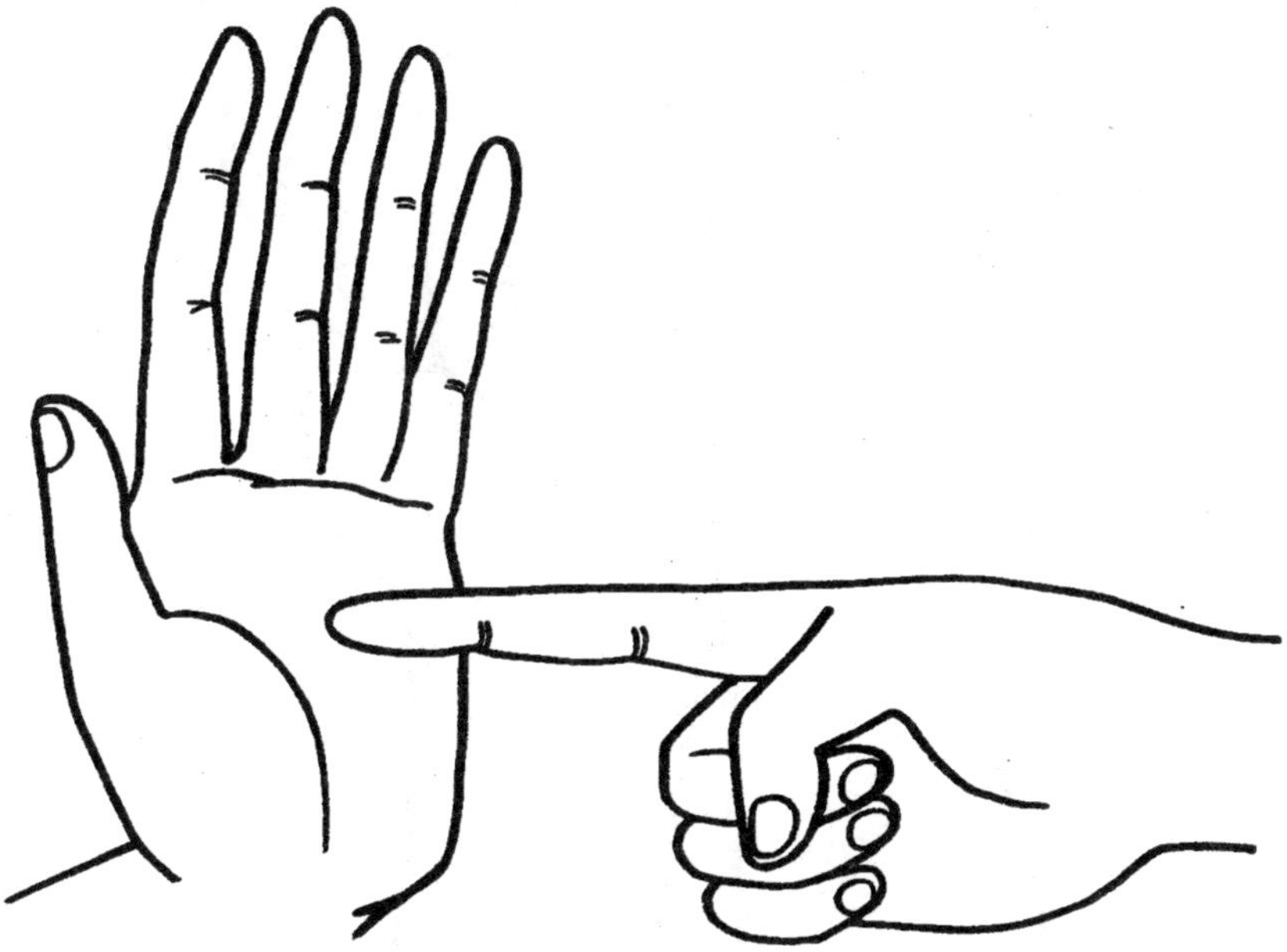

Agnijvālā-mudrā

右手の大指を以って中指・無名指の甲に加え、頭指を立てて左の掌につける。右頭指を以て左中指の根を押すのは、仏大悲の教風を以って衆生の智火を発せしむる義とする。底哩経では右大指を以て三指の背を捻じ、頭指を舒べて左掌を指し、左五指を開き散じて火焔の如くする。三宝院流は此の印相を用いる。真言は前に同じ。

根本印十　火焔輪止印

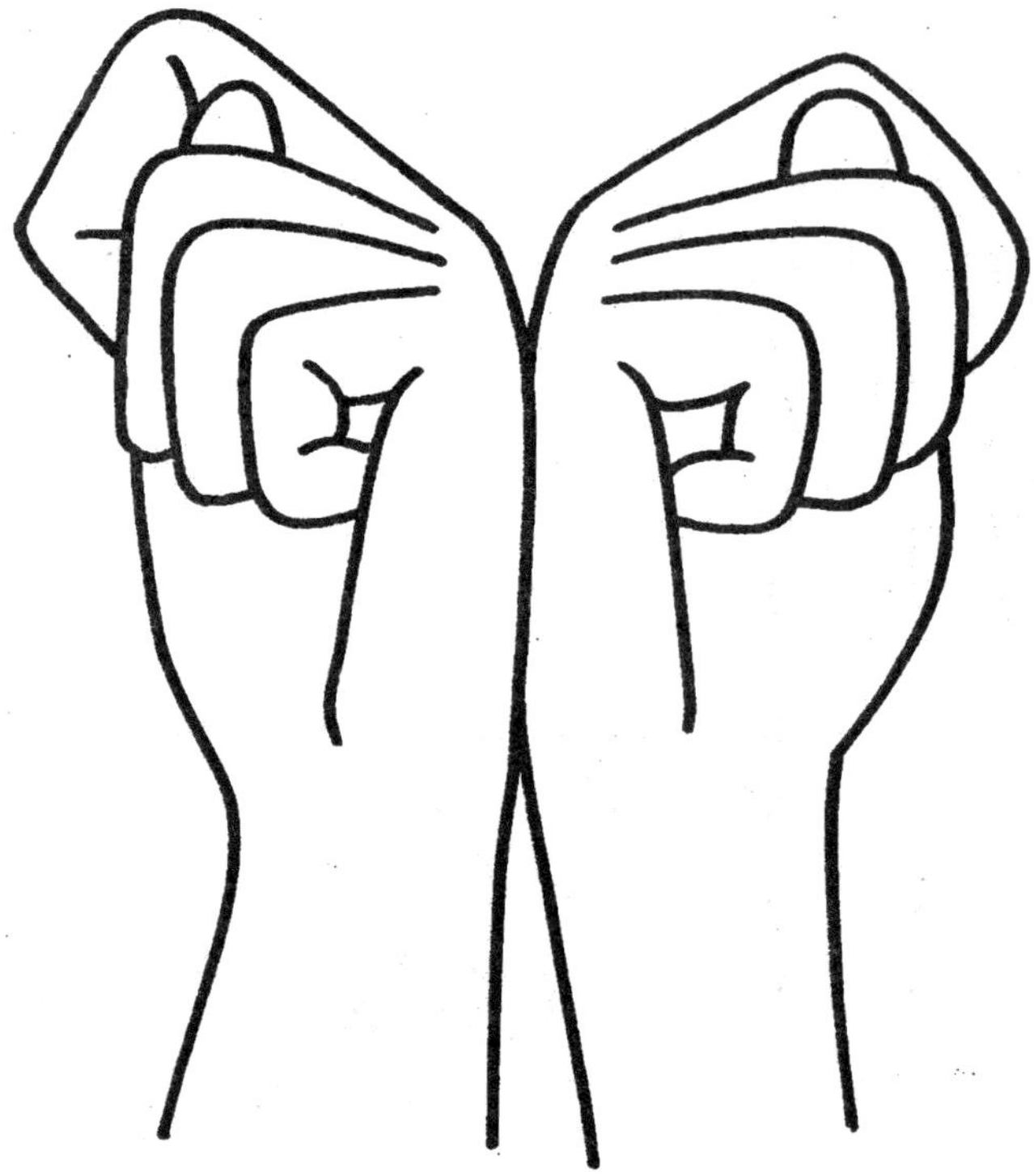

Agnicakra-śamana-mudrā

制火印、遮火印ともいう。二拳各大指を頭指中指の間に出し、二拳背を合す。中指頭指（火風）の間に大指（空）を置けば火自ら滅する。即ち大空の智を以て業煩悩の火を滅する義である。真言は前に同じ。

根本印十一　商佉印

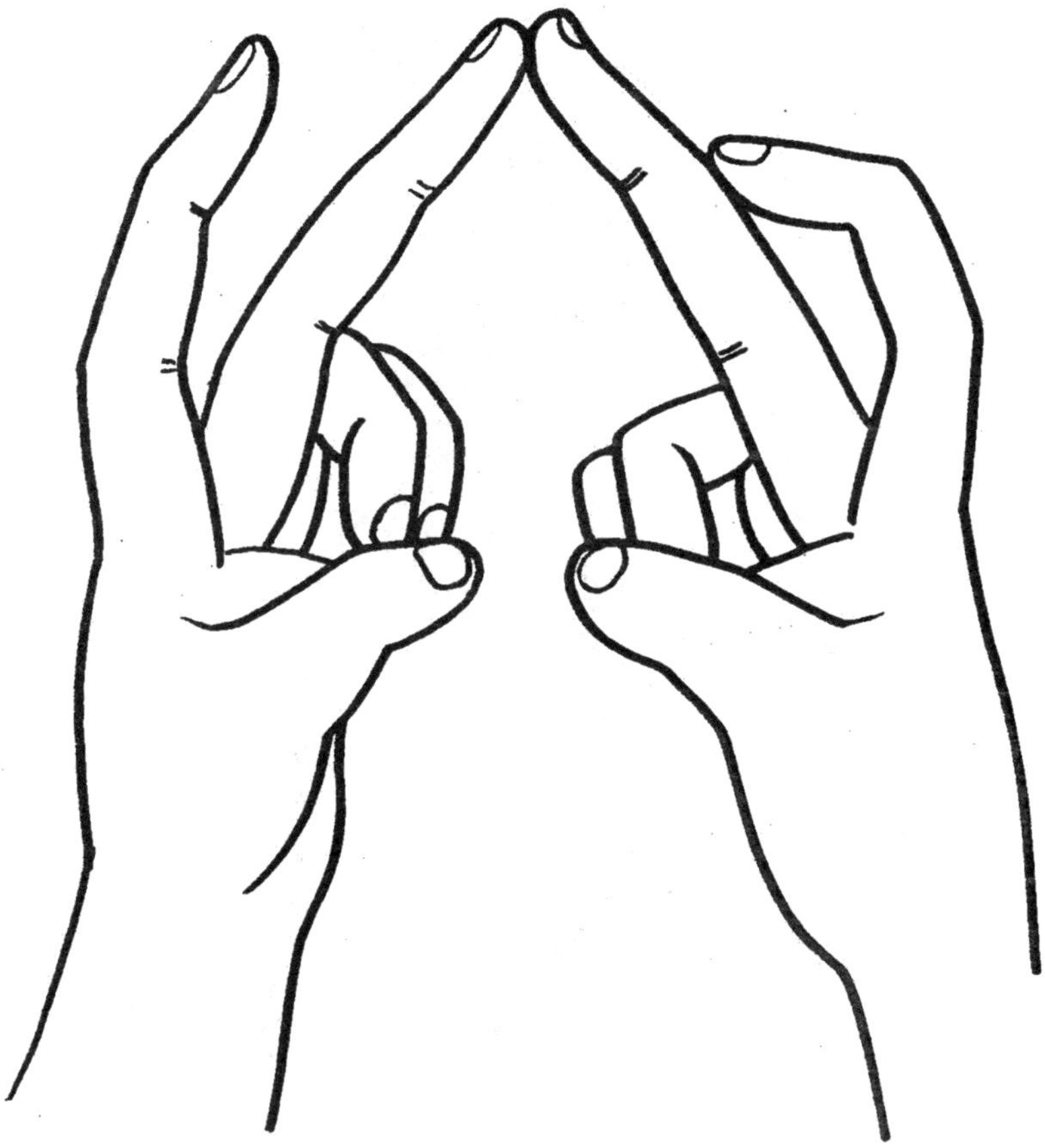

Saṅkha-mudrā

法螺印。左右各大指を無名小指に加え、二中指竪て合せ、右頭指は中指の節につけ、左頭指は開き竪つ。法螺は説法の義である。真言は前に同じ。

根本印十二　渇誐印

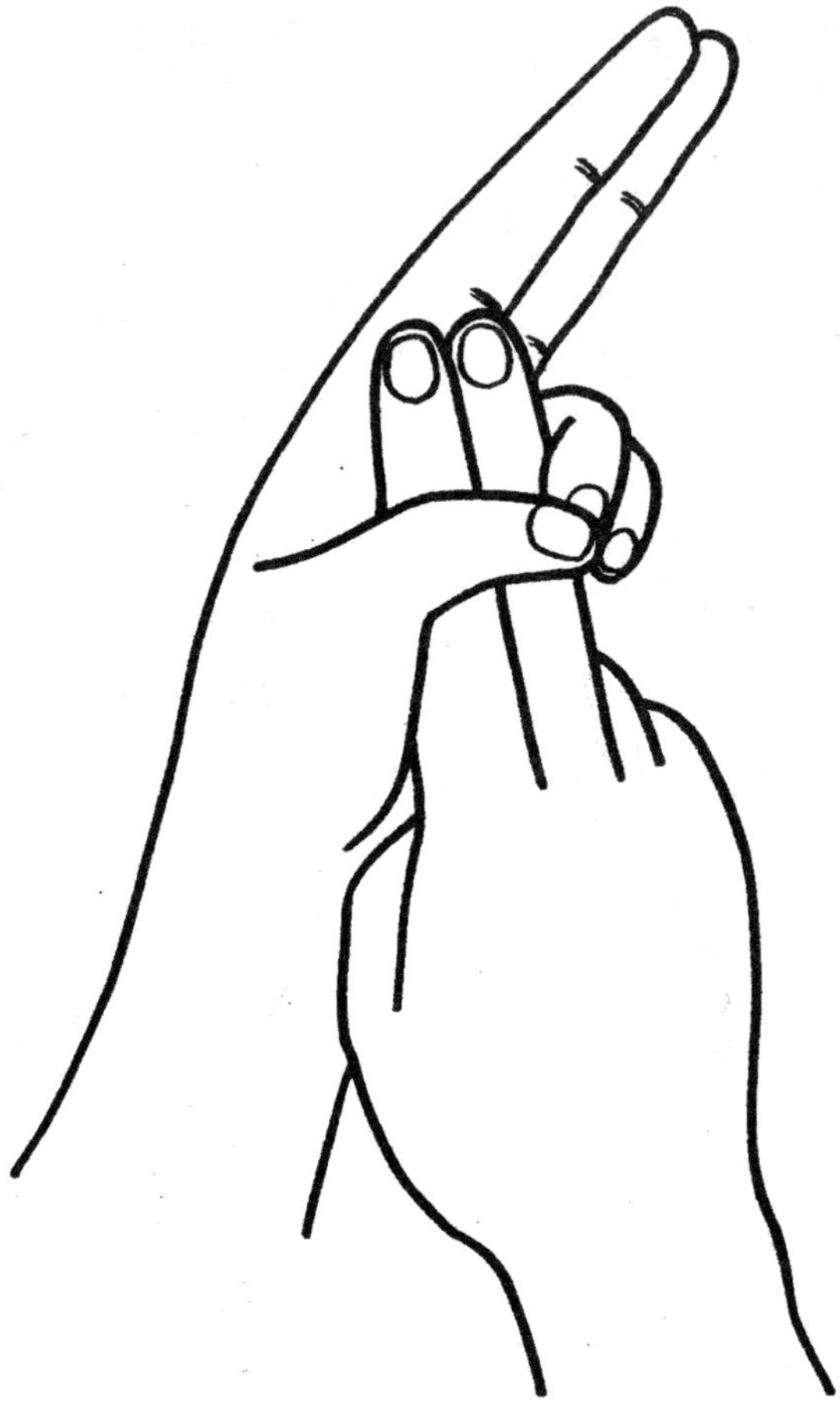

Khaḍga-mudrā

前出、剣印に同じ。真言は前に同じ。

四一頁参照。

根本印十三　羂索印

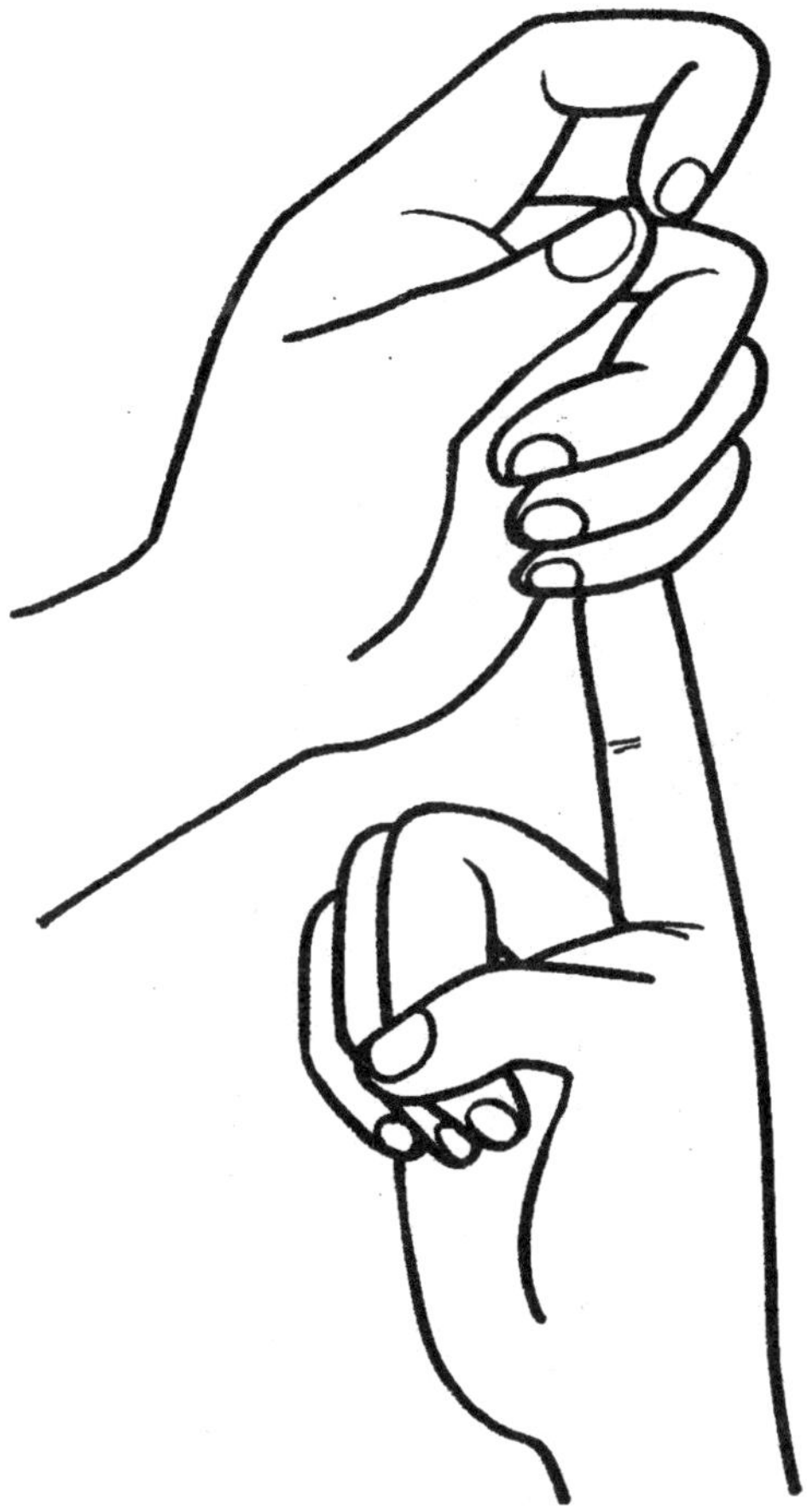

Pāśa-mudrā

右の大指を以って中・無名小三指の甲に加え、頭指を竪てて、左掌に入れ、左の中・無名・小三指を以って握り、左の大頭指相捻じて環の如くする。これは明王所持の索を表す。真言は前に同じ。

根本印十四　三鈷金剛印

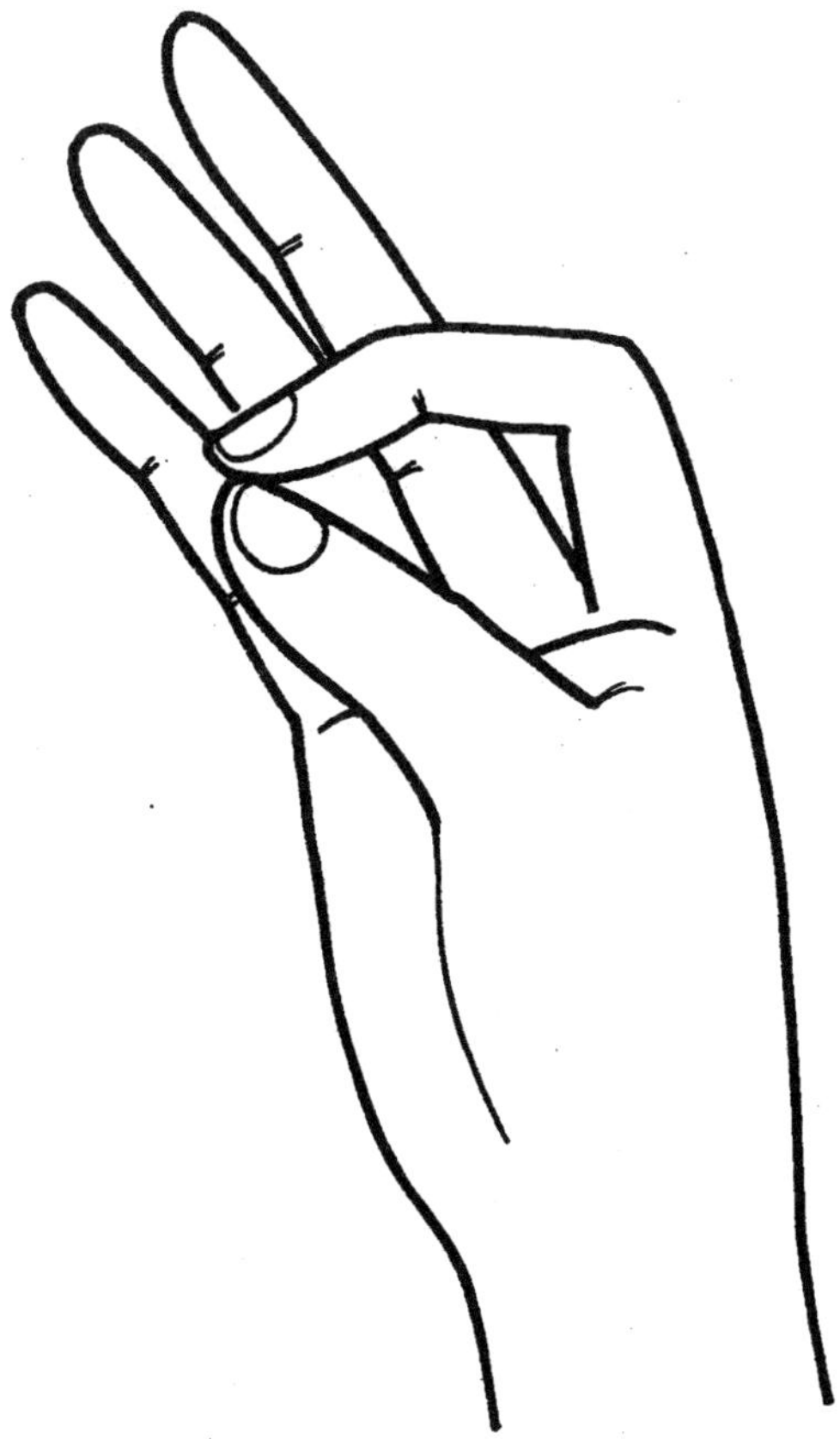

右大指を以て頭指の甲に加え、余の三指を舒べて三鈷のごとくする。使者法では無畏清浄印と名く。真言は前に同じ。小三古の印一九六頁参照。

降三世（大印）

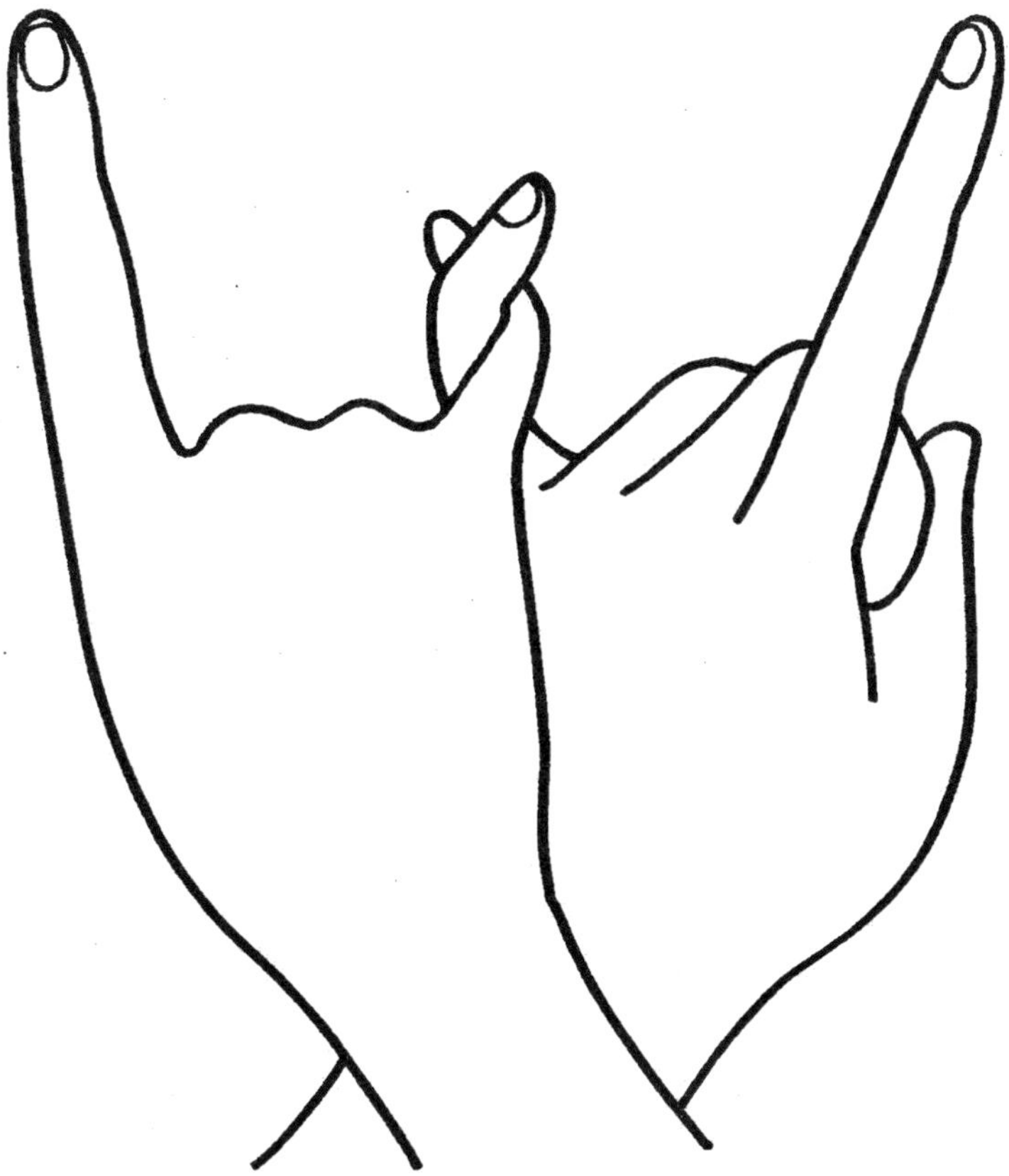

Trailokyavijaya Mahā-mudrā

大印。前出。四〇頁、一九一頁参照。真言は、

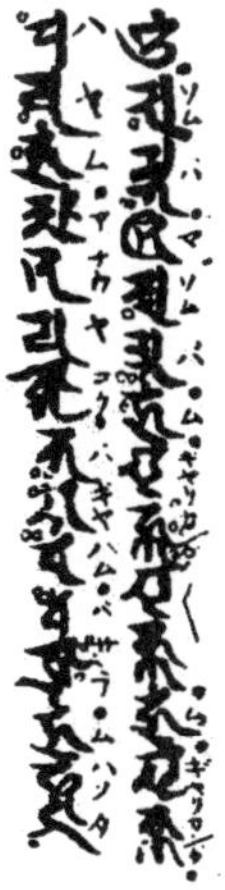

軍荼利（羯磨印）

（ぐんだり　かつまいん）

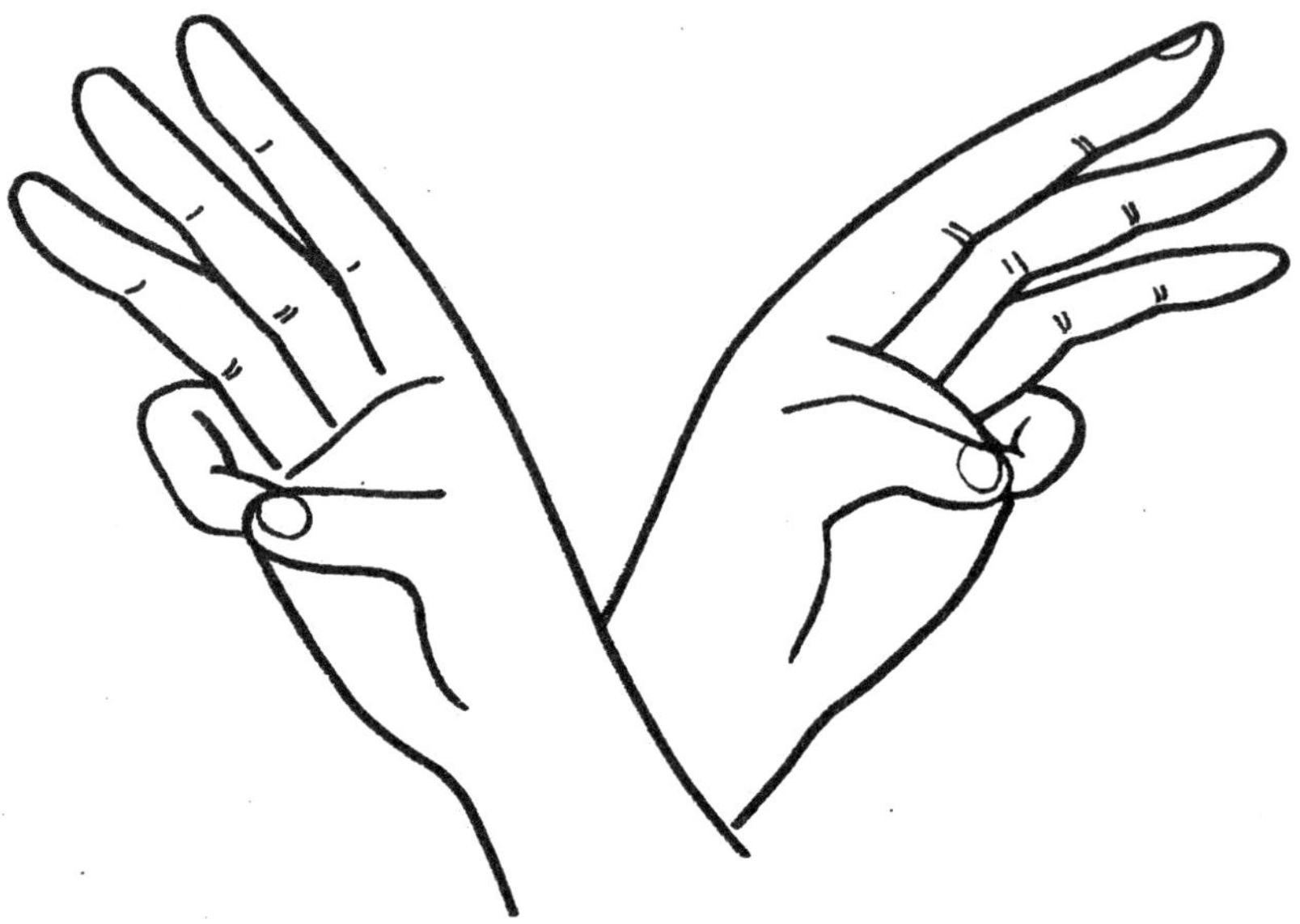

〔Amṛta〕Kuṇḍali Karma-mudrā

二手各大指を以て小指の甲を押し、余指を三鈷形にし、右を以て左を押して臂を交える。真言は、

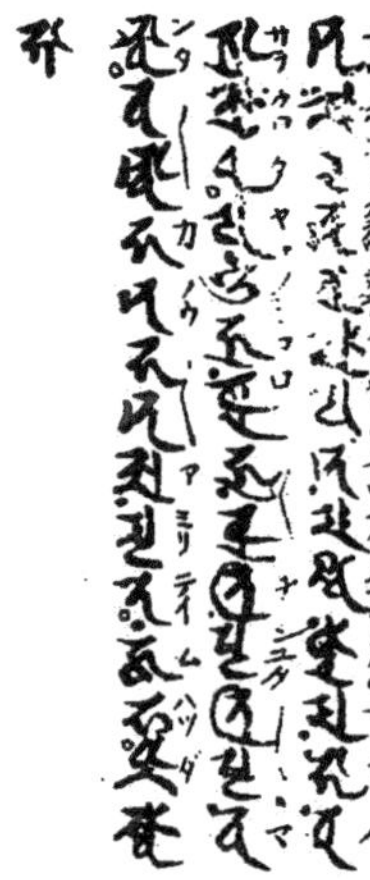

軍荼利三昧耶印（ぐんだりさまやいん）

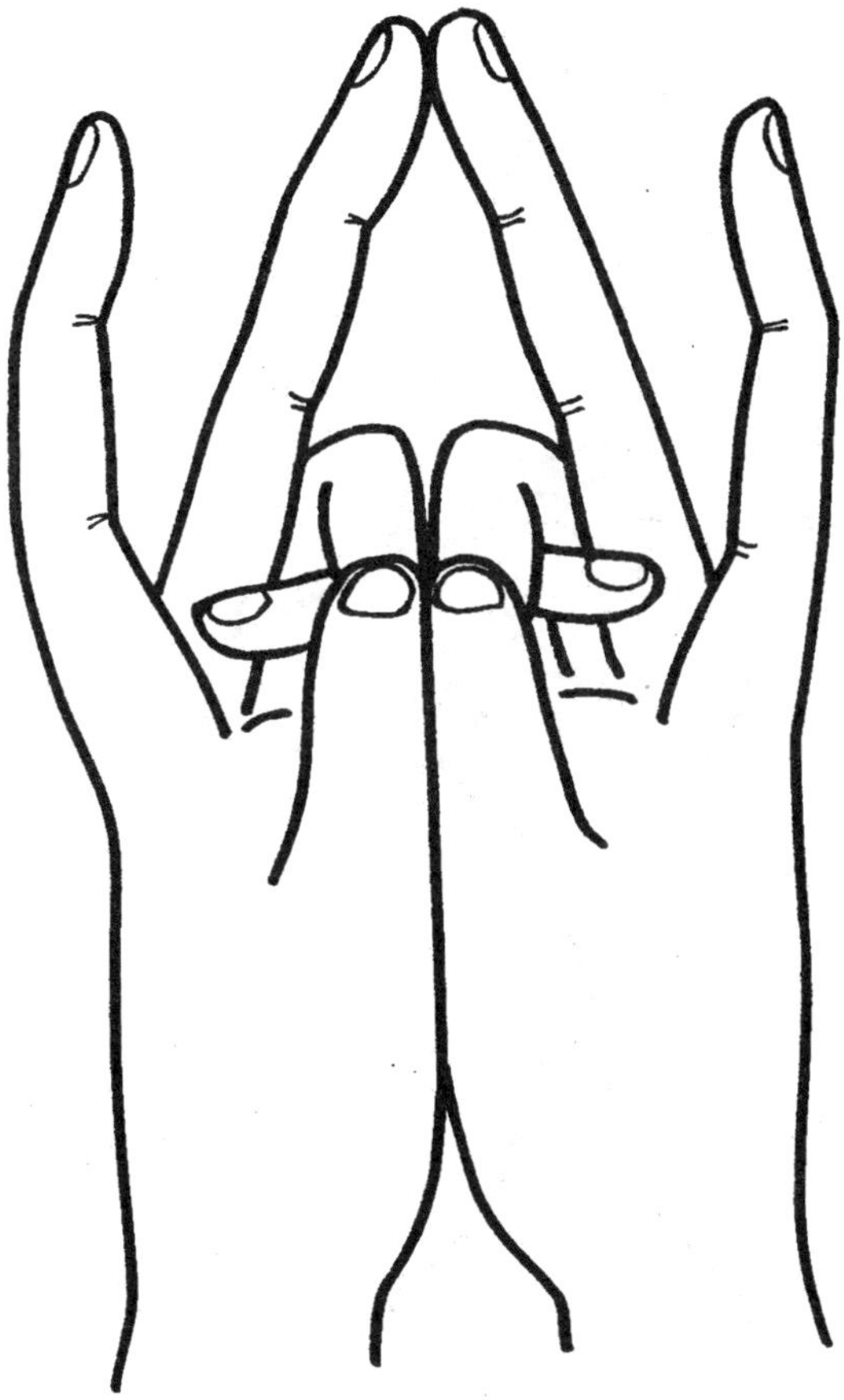

Samaya-mudrā

二小指を内に挾み、二無名指並べ屈しその間を押し、二中指並べ申べ、二頭指屈して中指の初節の後を拄え、三鈷杵の如くし、二大指を並べ申べて、中指の間にて無名指の背を押す。

大威徳（根本印）
(だいいとく（こんぽんいん）)

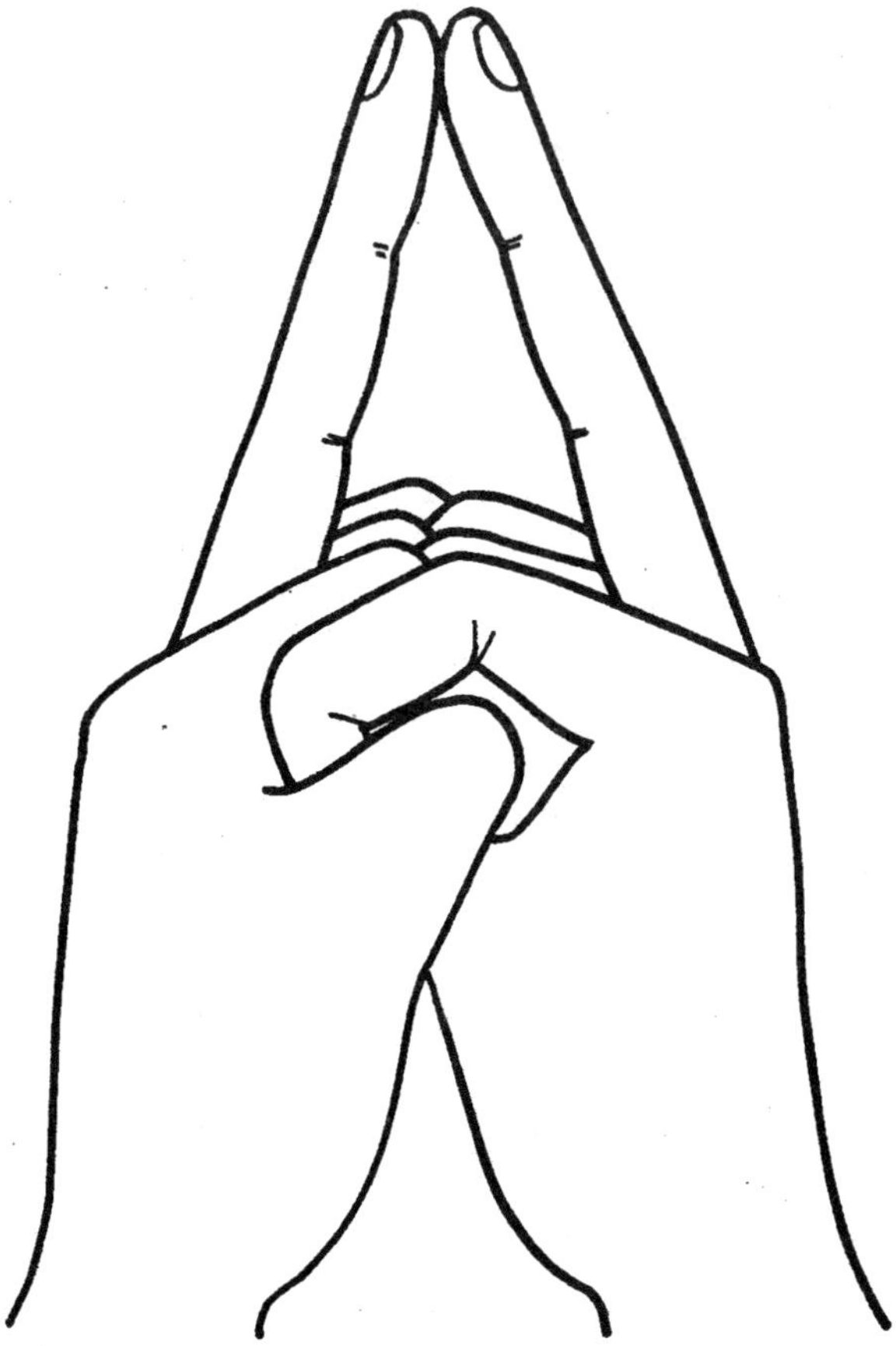

Yamāntaka Mūla-mudrā

二手内に相挾み拳をなし、二中指を直竪して頭指を合せる。根本印は棃の形を表す。また、この印を棒印と名づく説がある。真言は、

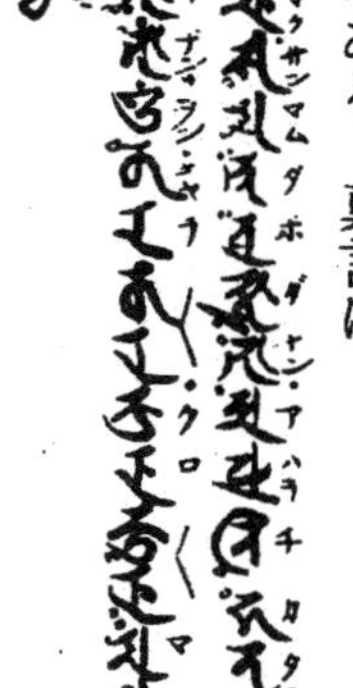

大威徳一心印（だいいとくいっしんいん）

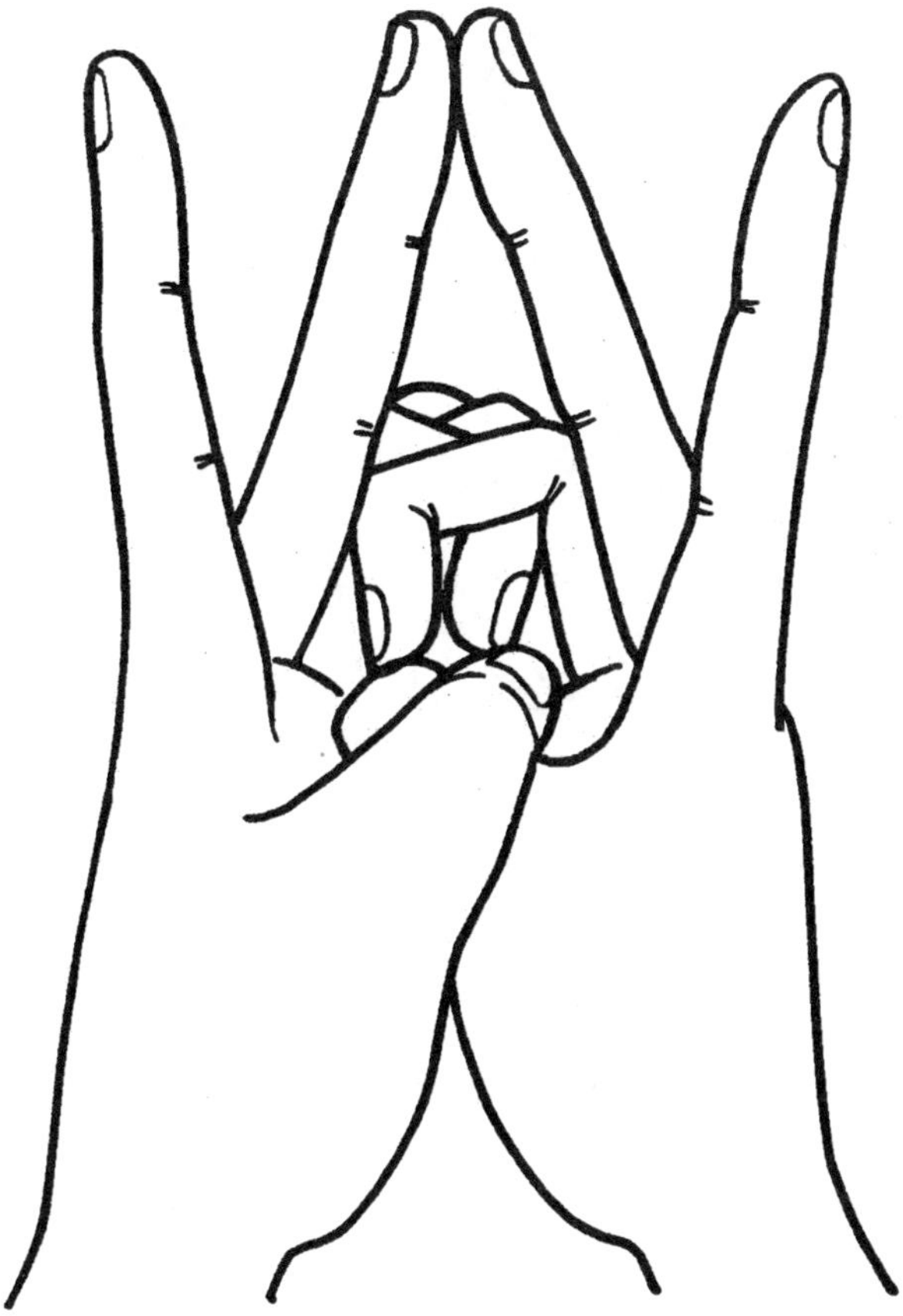

Citta-mudrā

前の根本印で二頭指を舒べ、三戟叉の如く屈する。真言は、

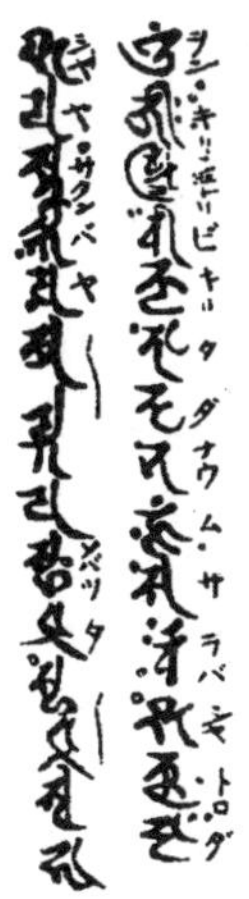

大威徳心中心印

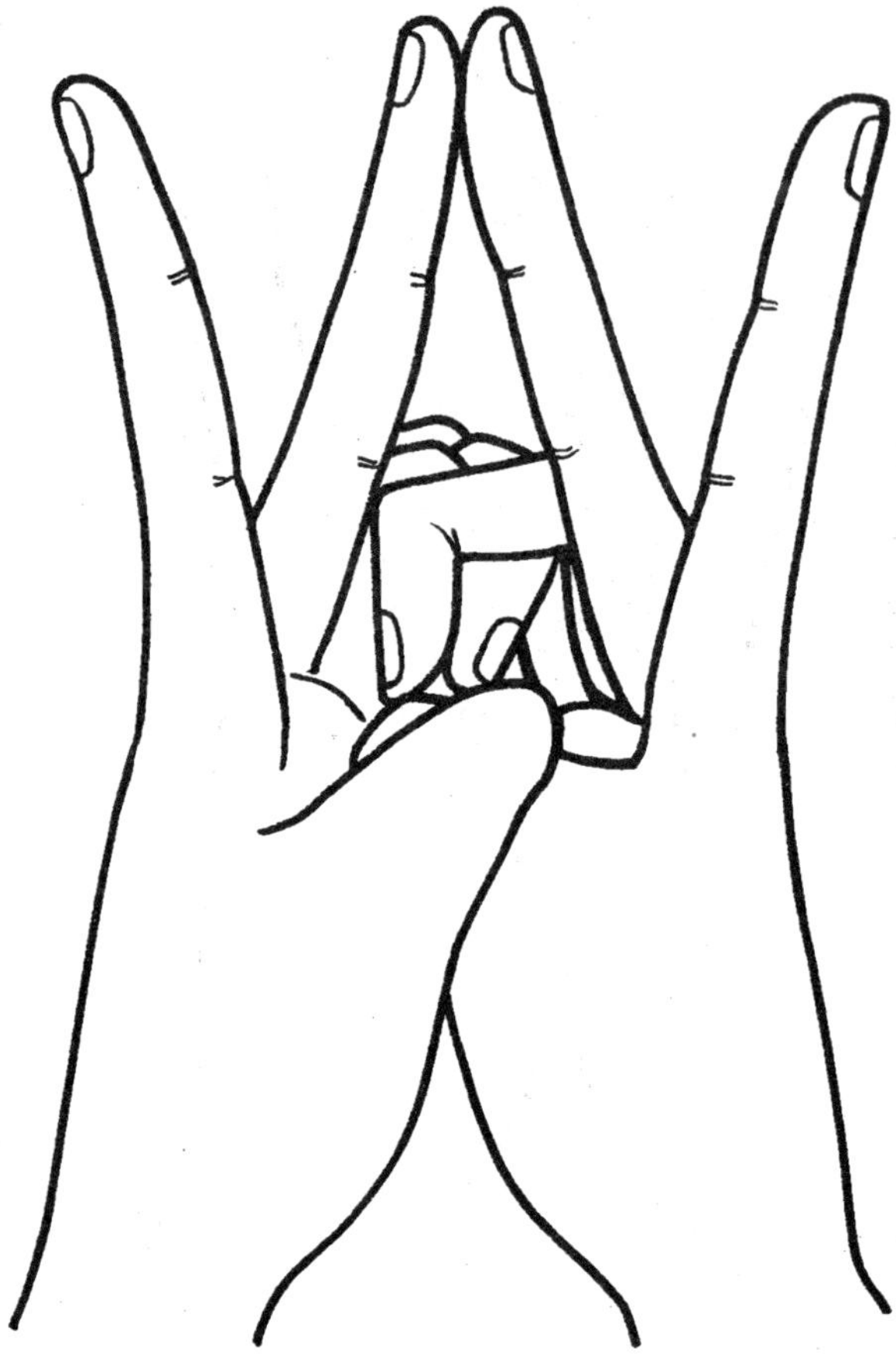

Cittāntaś-citta-mudrā

前の心印の如く、二頭指を直竪する。

真言は、

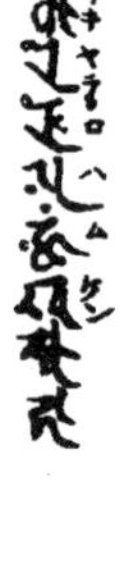

金剛薬叉（こんごうやしゃ）

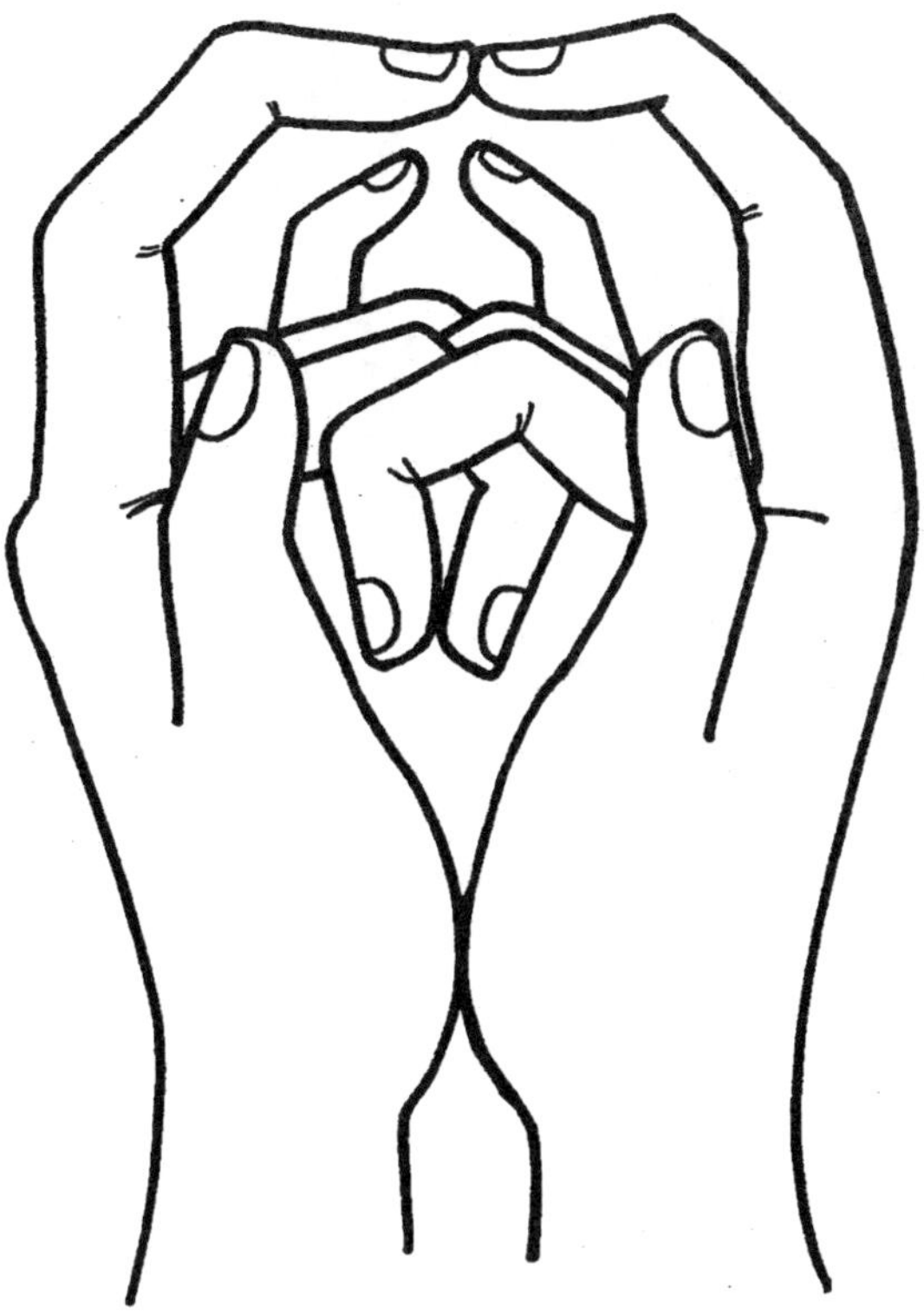

Vajra-yakṣa, Mūla-mudrā

内縛、二頭指の端を相い拄えて、その間を眼の如くし、二大指を以て、各々二頭指を側竪て、お互いに着けないようにする。各々初節を曲げ牙に似る。二小指は各々舒べ、初節を少し曲げ、二牙が相い向う如くにする。真言は、

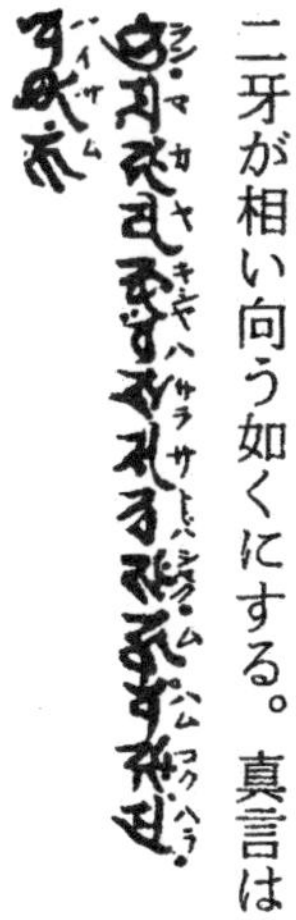

内五鈷印（ないごこいん）

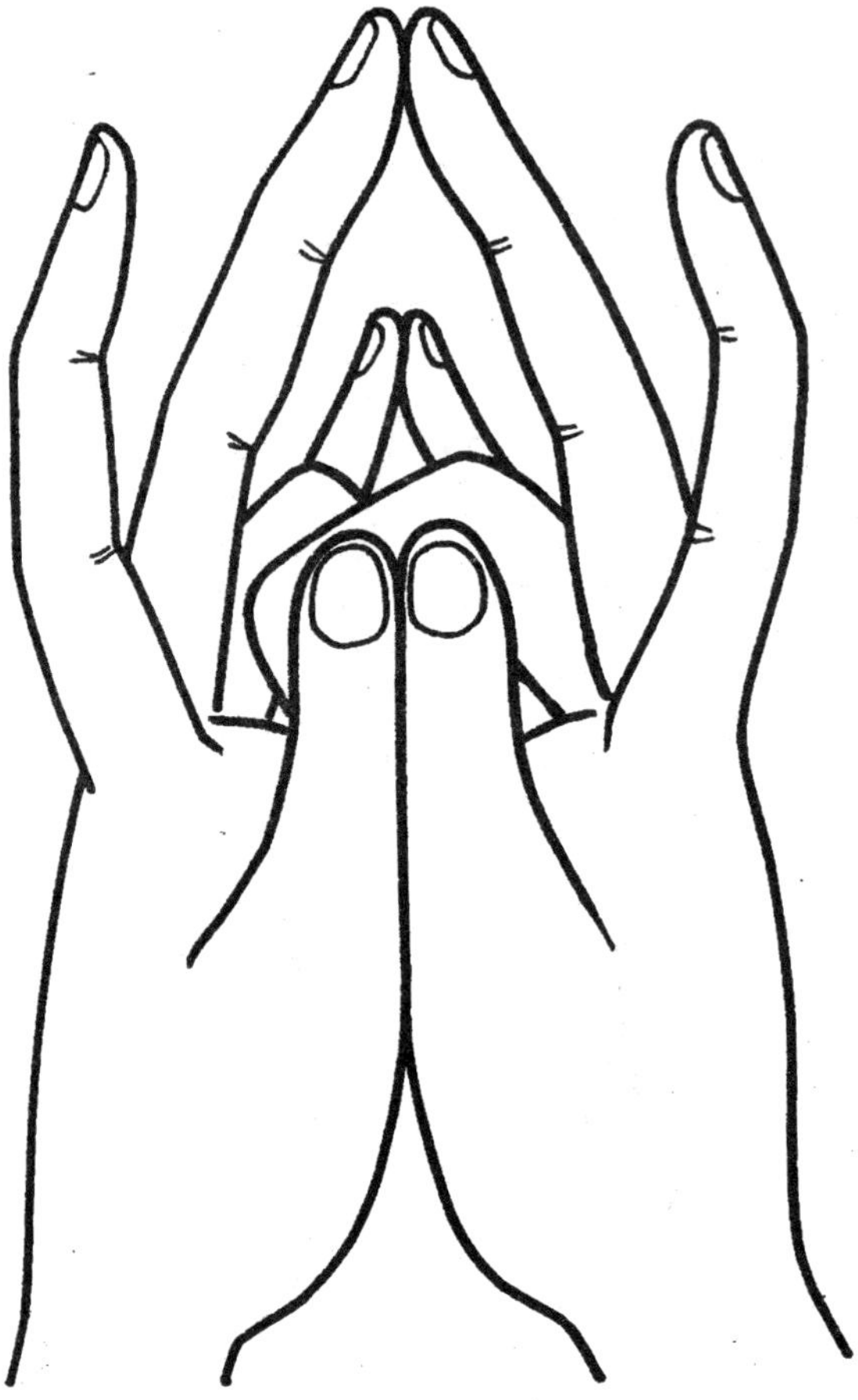

前出。六三頁参照。真言は、

リキムソギャタ・ハラベイシャサムハッタ

内五鈷印二

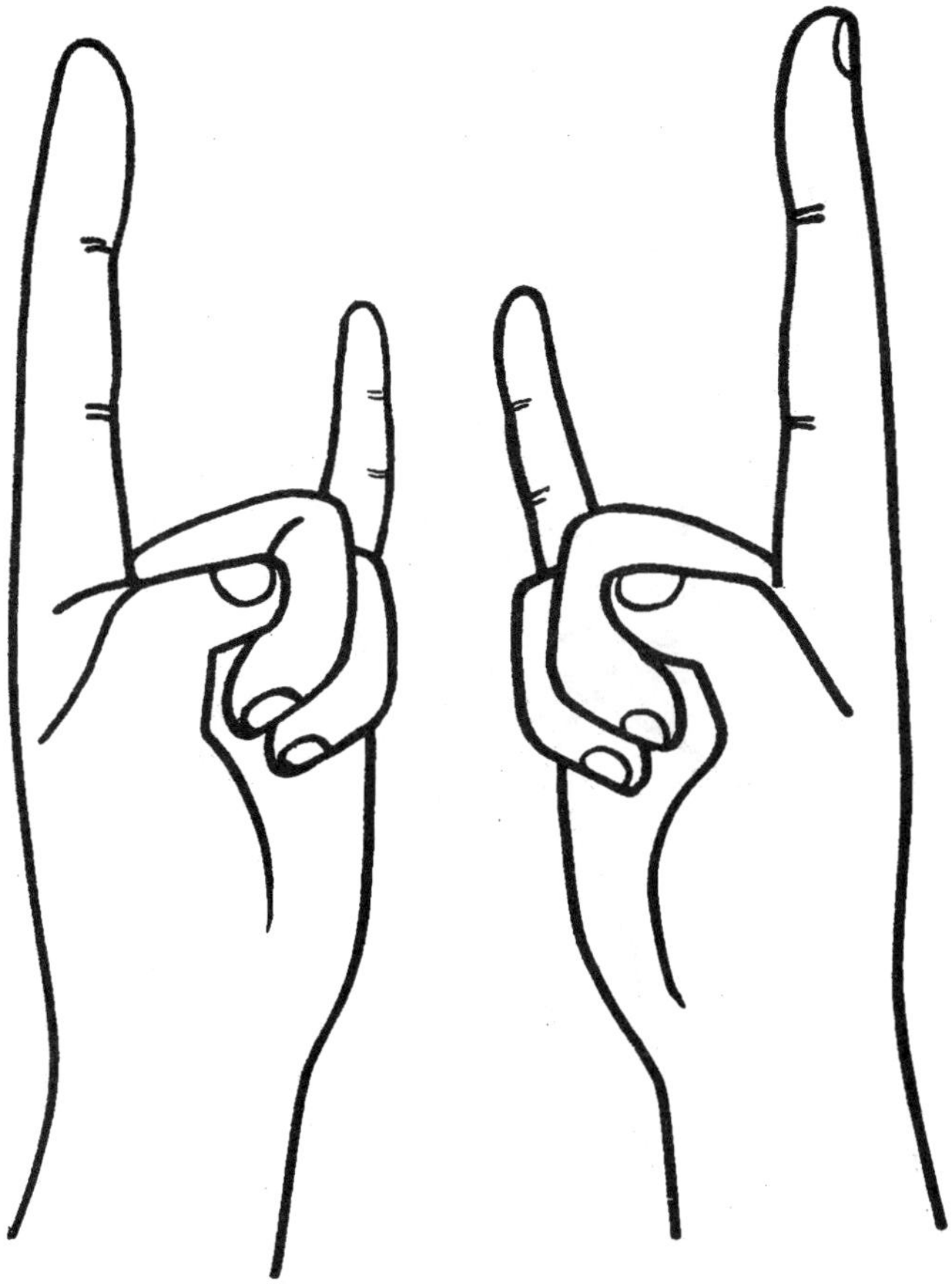

二手金剛拳に小指頭指を伸ばし、他を屈して口両頬に置く。真言は前に同じ。

烏枢沙摩身印

（うすさましんいん）

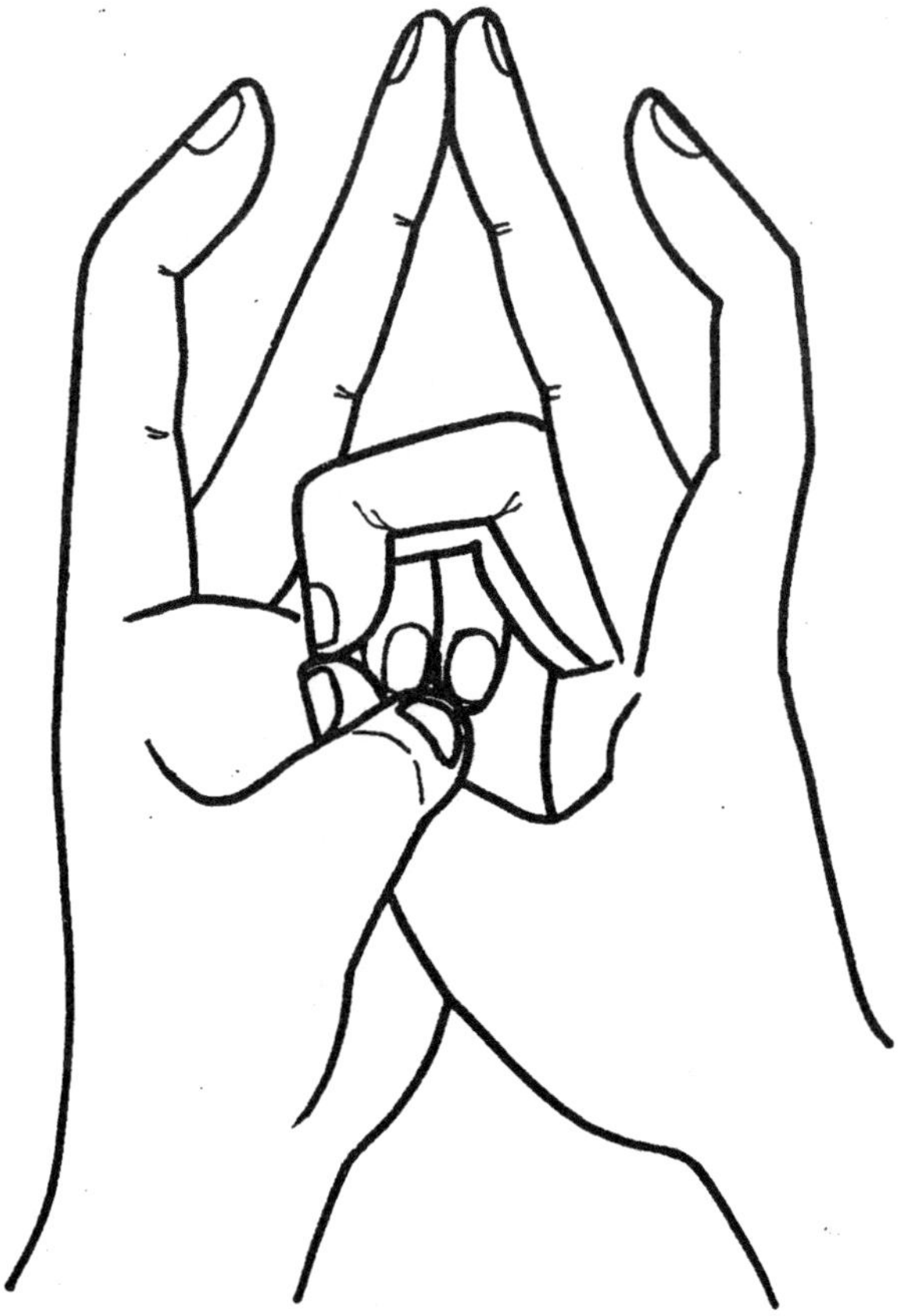

Ucchuṣama　Kāya-mudrā

右手の無名指小指を左手の無名指の背後から中指無名指の間に入れ、右の大指を以って右の無名指小指の甲上を押し、左の無名指小指を握る。次に、左の無名指小指を屈して、左の大指を以って左の無名指小指の甲上を押し、環を作り、相鉤し、各々両頭指及び中指を竪てて、先を相拄え、頭指を来去する。普焰印ともいう。印契には諸説がある。真言は、

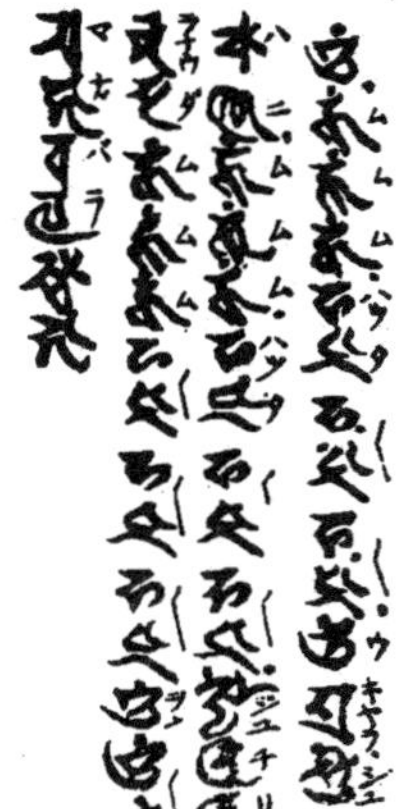

烏枢沙摩（うすさま）　或説用独鈷印（あるせつにもちゆとっこいん）

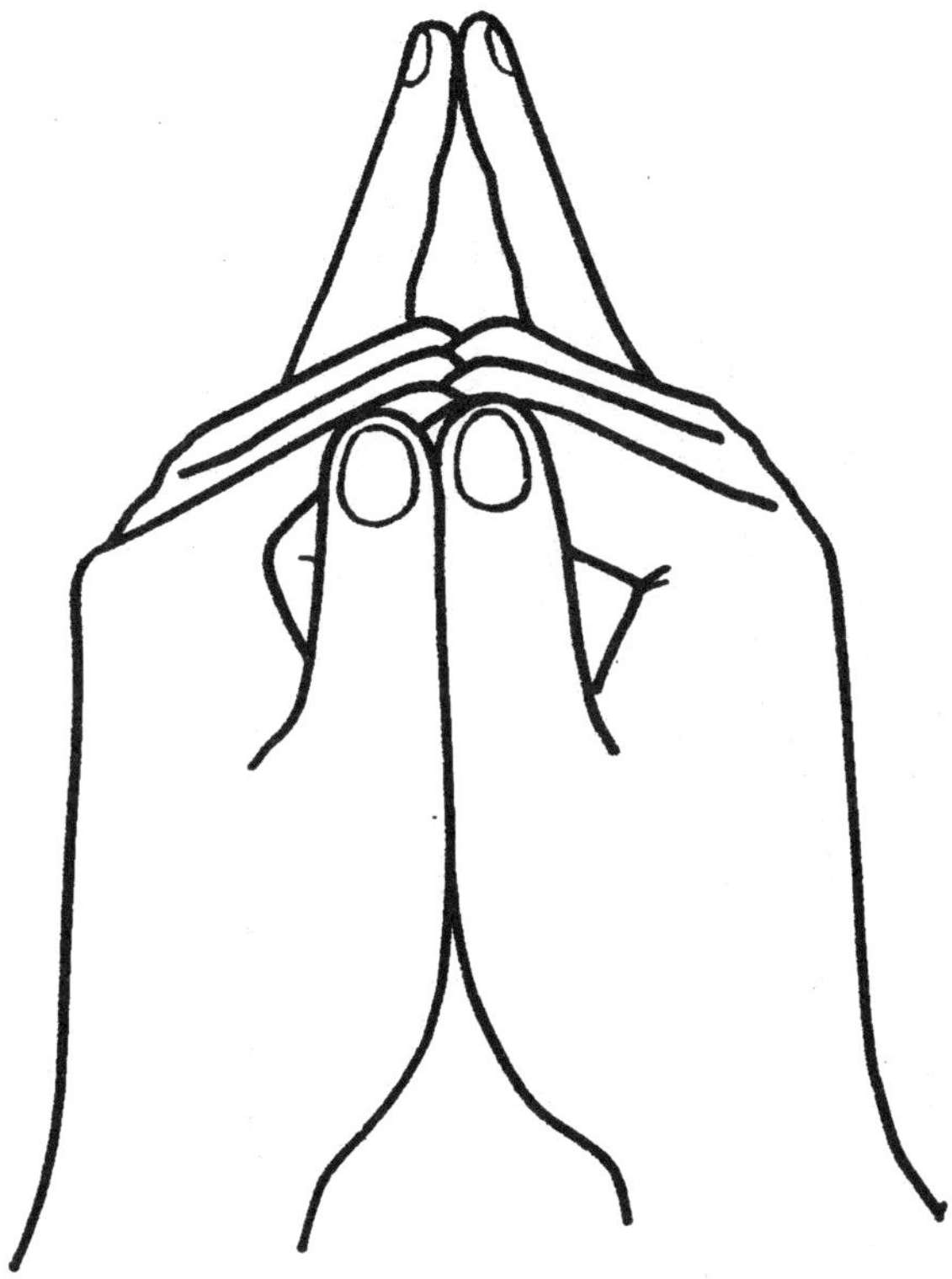

内縛して小指大指を立て合わす。この印は薄伽梵根本印とも名づけられる。二大二小指は独鈷の両頭であり、召請には二大指を双べて招き、奉送には外に弾く。真言は、

バザラクロダ・マカバラ・カナウダカハシャ・ビダホウサンヤ・ウスシマ・クロダ・ウンハッタ

烏枢沙摩　又印

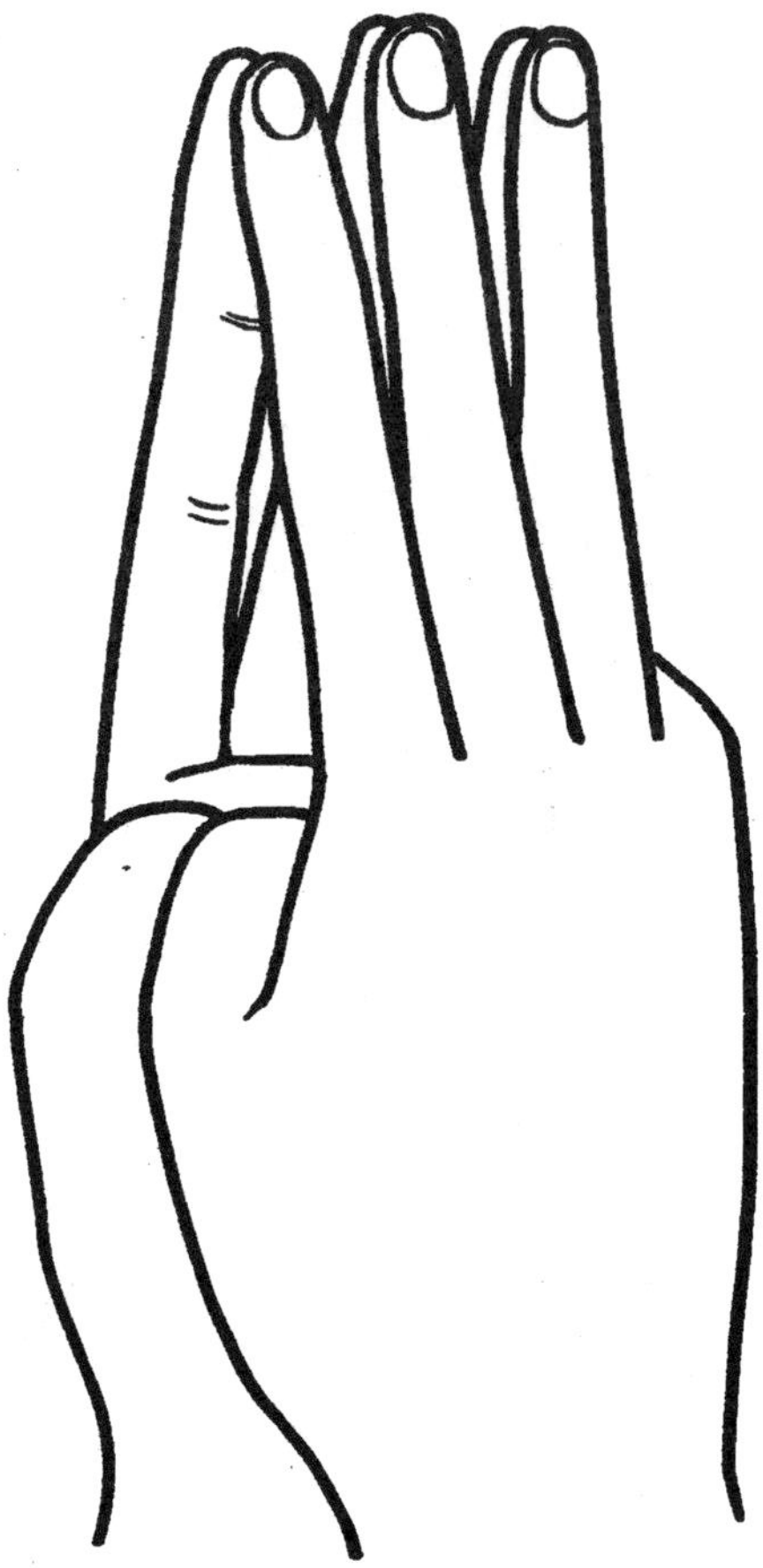

虚心合掌して二小指を屈して掌の中に入れ、二大指を以て二小指の甲を押さえ、二無名指二中指二頭指を立ち合せ各々微かに相去する。

烏枢沙摩師説用内縛三鈷印

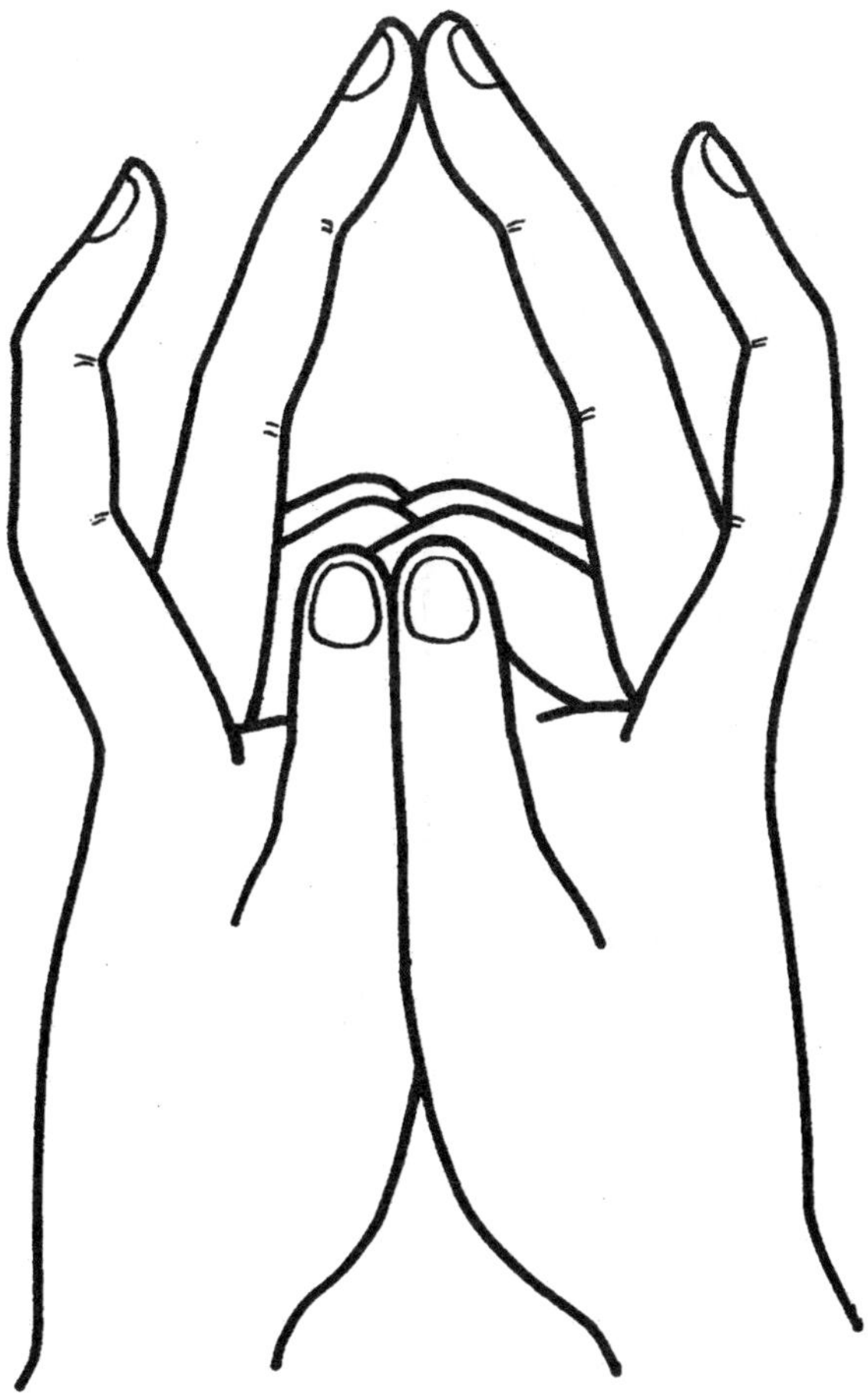

二手内縛して二中指を竪て合せ、二頭指を屈して鉤形の如くにし、二中指の背につけるかのようにして、三鈷杵のようにする。摩麼雞印ともいうが、印相の異なるものが多い。真言は、

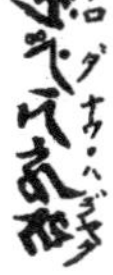

烏枢沙摩又印

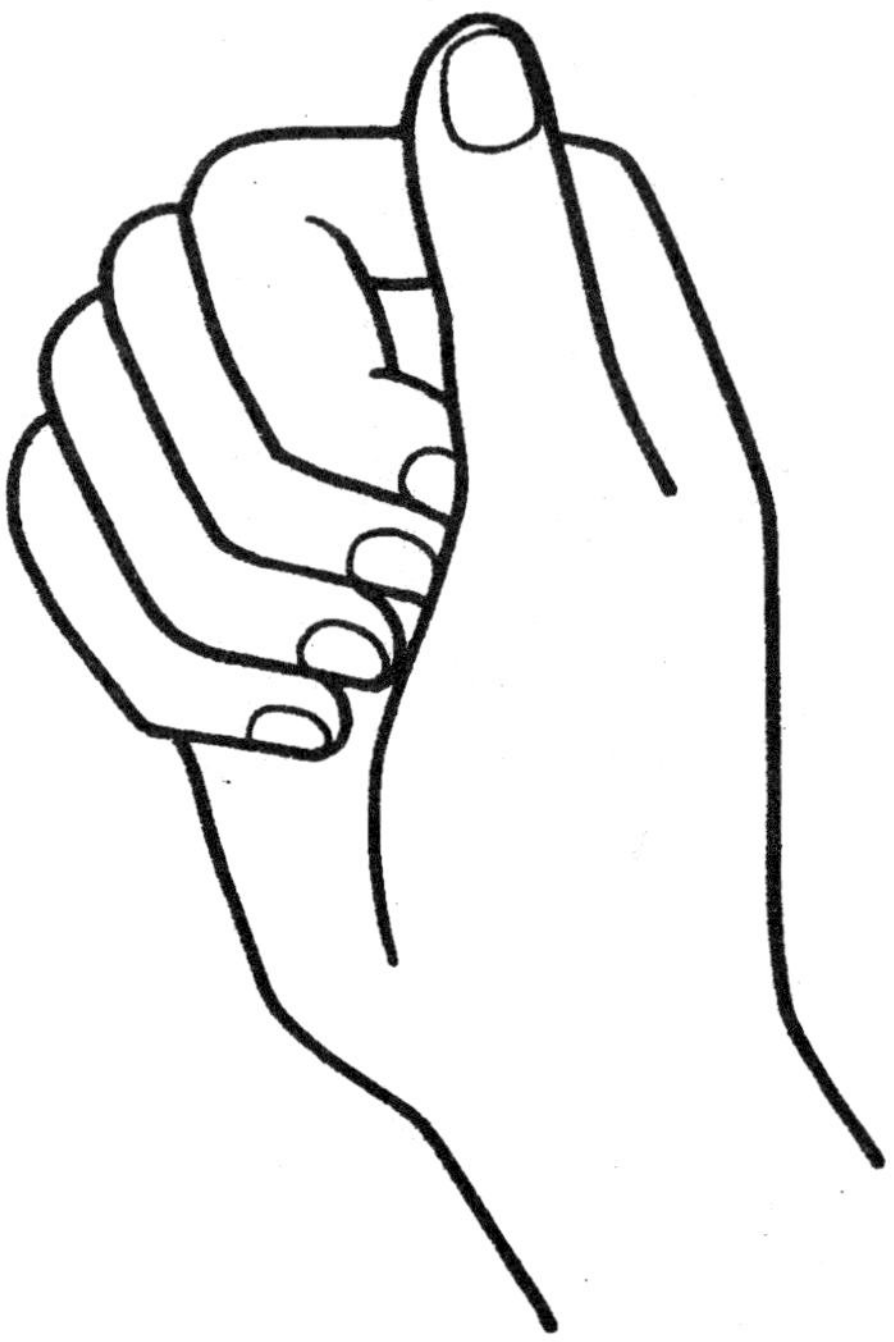

右手を拳になし、大指をたてて頭指側を押し、五処を加持する。

金剛童子根本印

（こんごうどうじこんぽんいん）

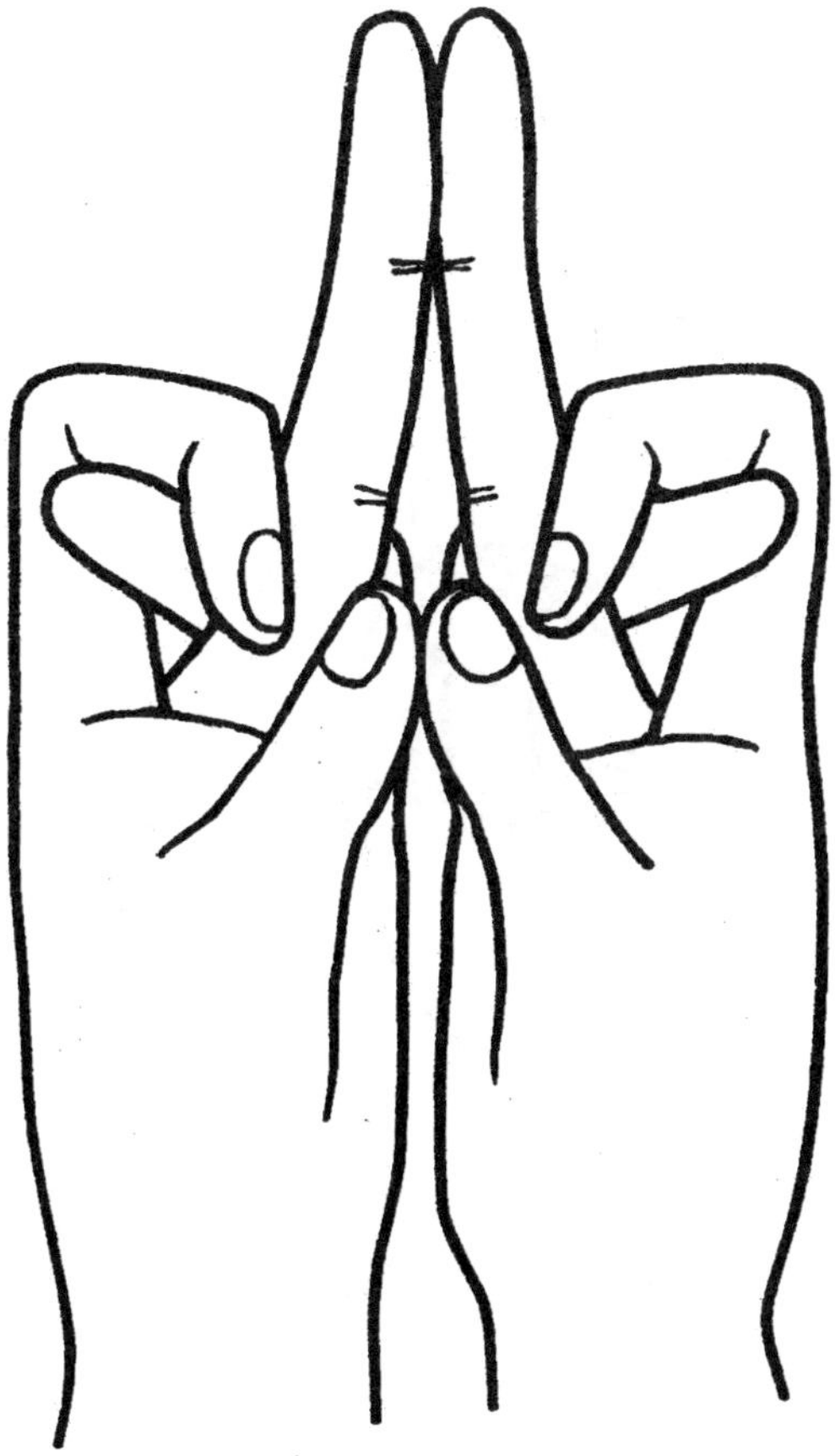

Vajra-kumāra Mūla-mudrā,
Siṁha-mudrā

師子印と号する。二中指を以て相背を竪てて、二無名指、中指の中節の外に横に交える。二頭指鉤して二無名指の甲を押して二無名指を屈せしめて二大指を並べて立てる。智證伝では、二中指二寸程相い去く、とある。真言は、

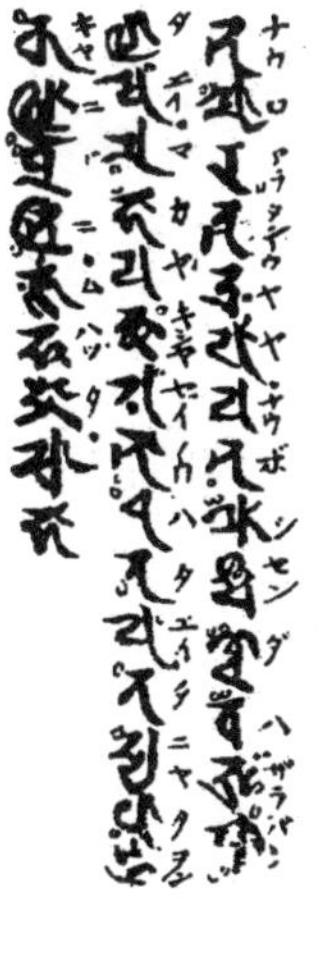

独鈷印（とっこいん）

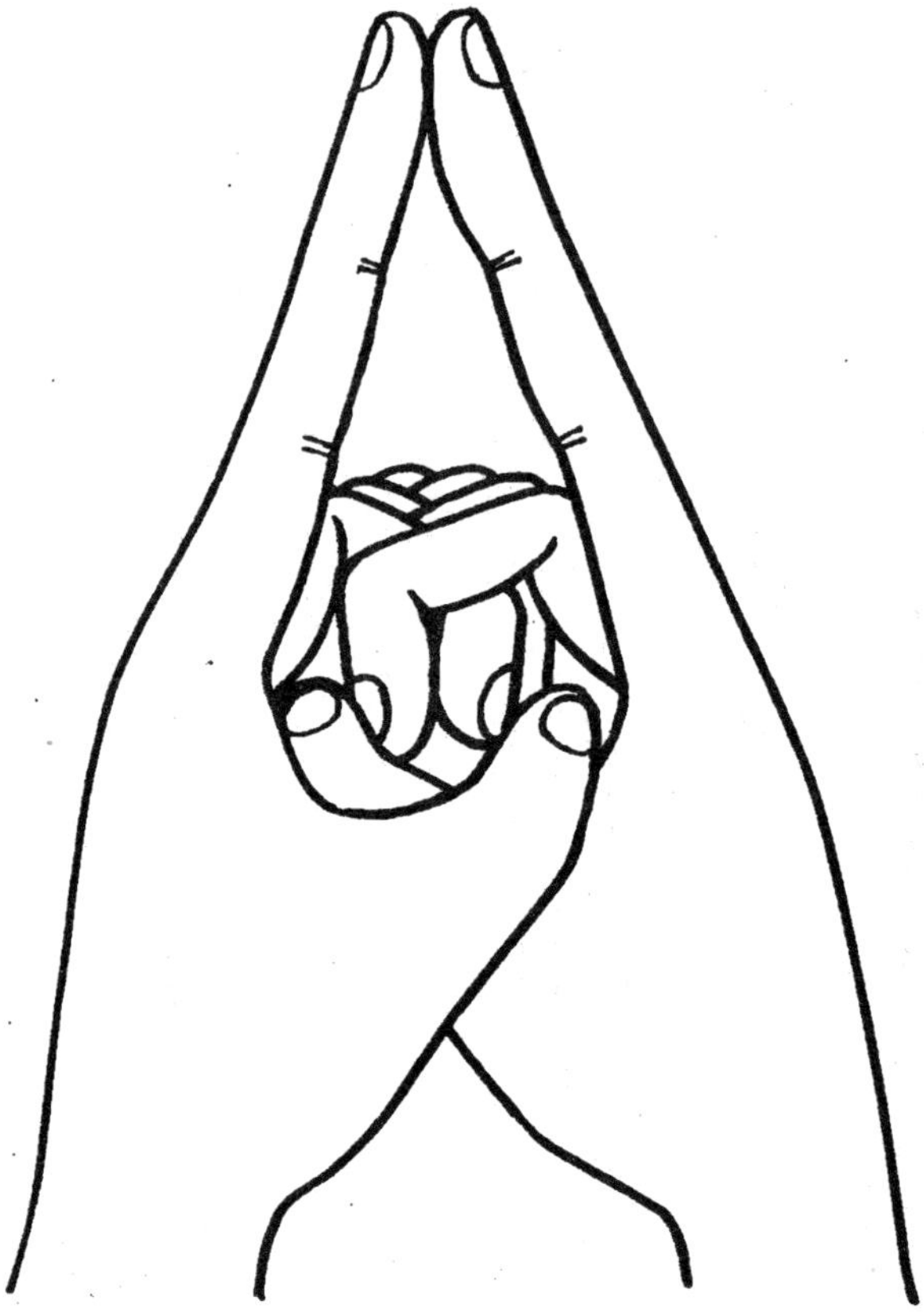

内縛して、二大指を以て掌に入れ、二小指の甲を押し、二頭指を立て合わす。不動根本印二〇六頁参照。真言は、

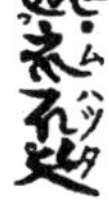

コン・きャニ・ムハッタ

毘沙門（びしゃもん）

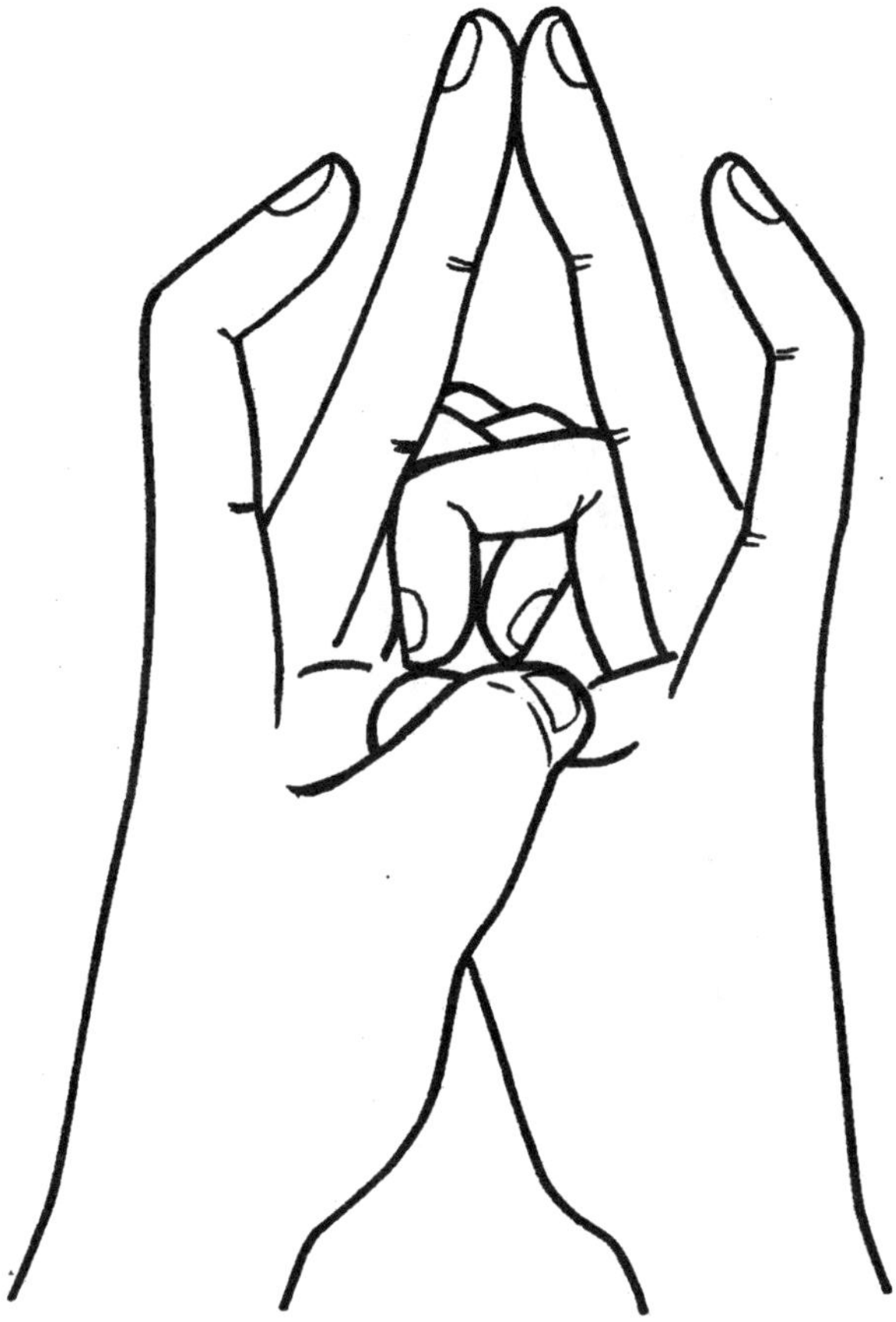

内縛して二無名指を立て合せ、二頭指を屈して鉤の如くし、着けない。

又印（毘沙門二）

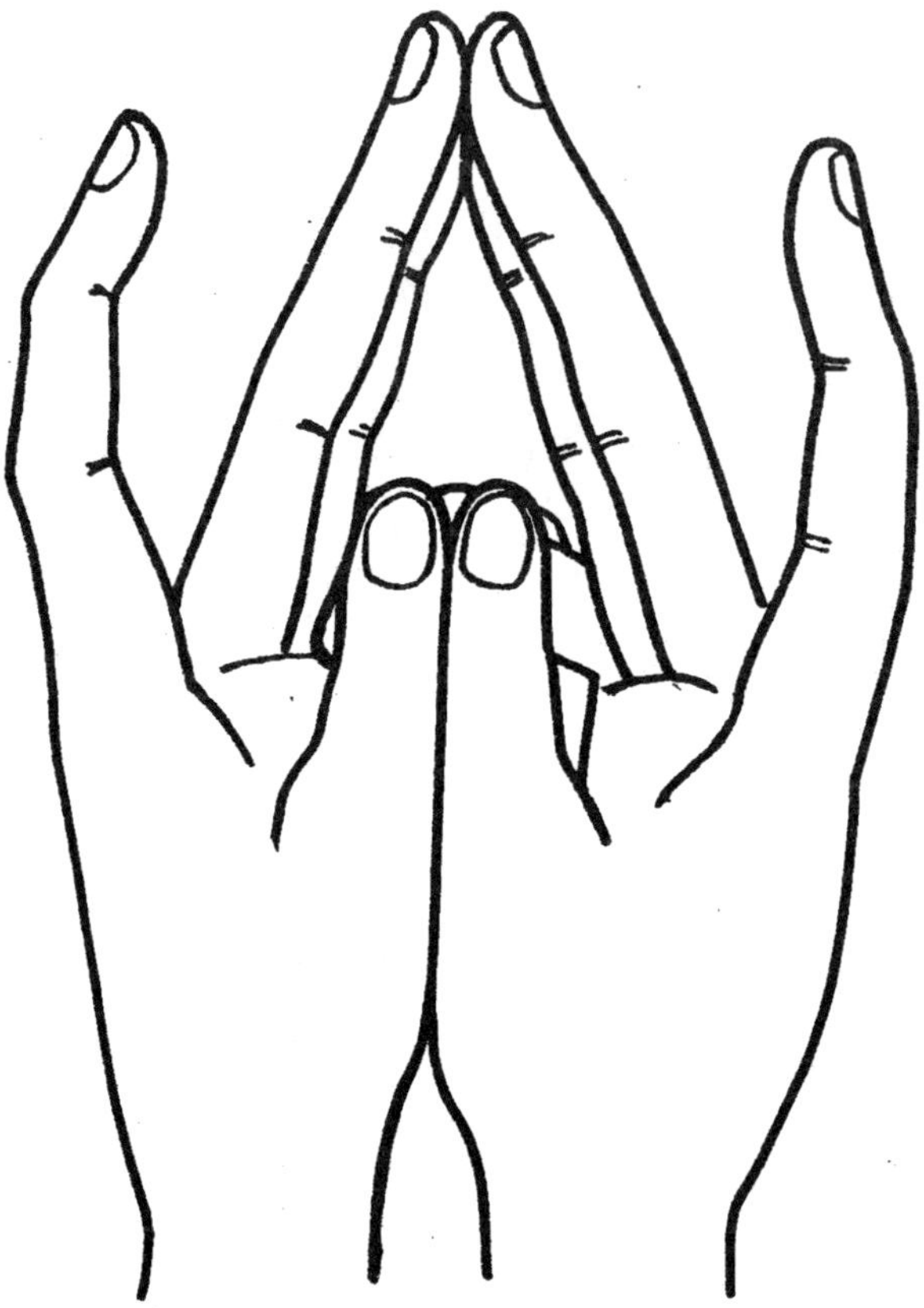

Vaiśravaṇa

二手虚心合掌し、二小指を掌に入れて相交え、二大指並べ立て、二中指二無名指を立て合せ、二頭指を二中指の背に屈して一寸程にし相着けない。胎蔵多聞天の印で伽駄棒と名づく、と薄双紙にはある。真言は、

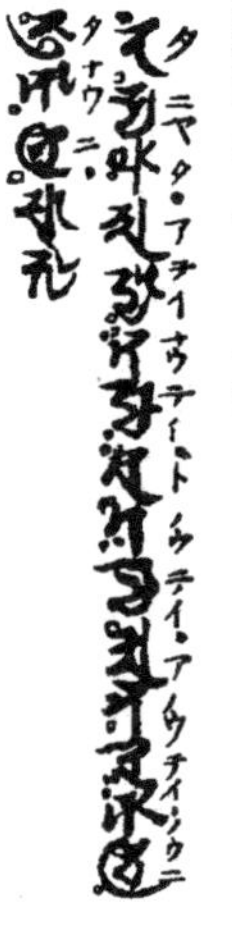

又印（毘沙門三）

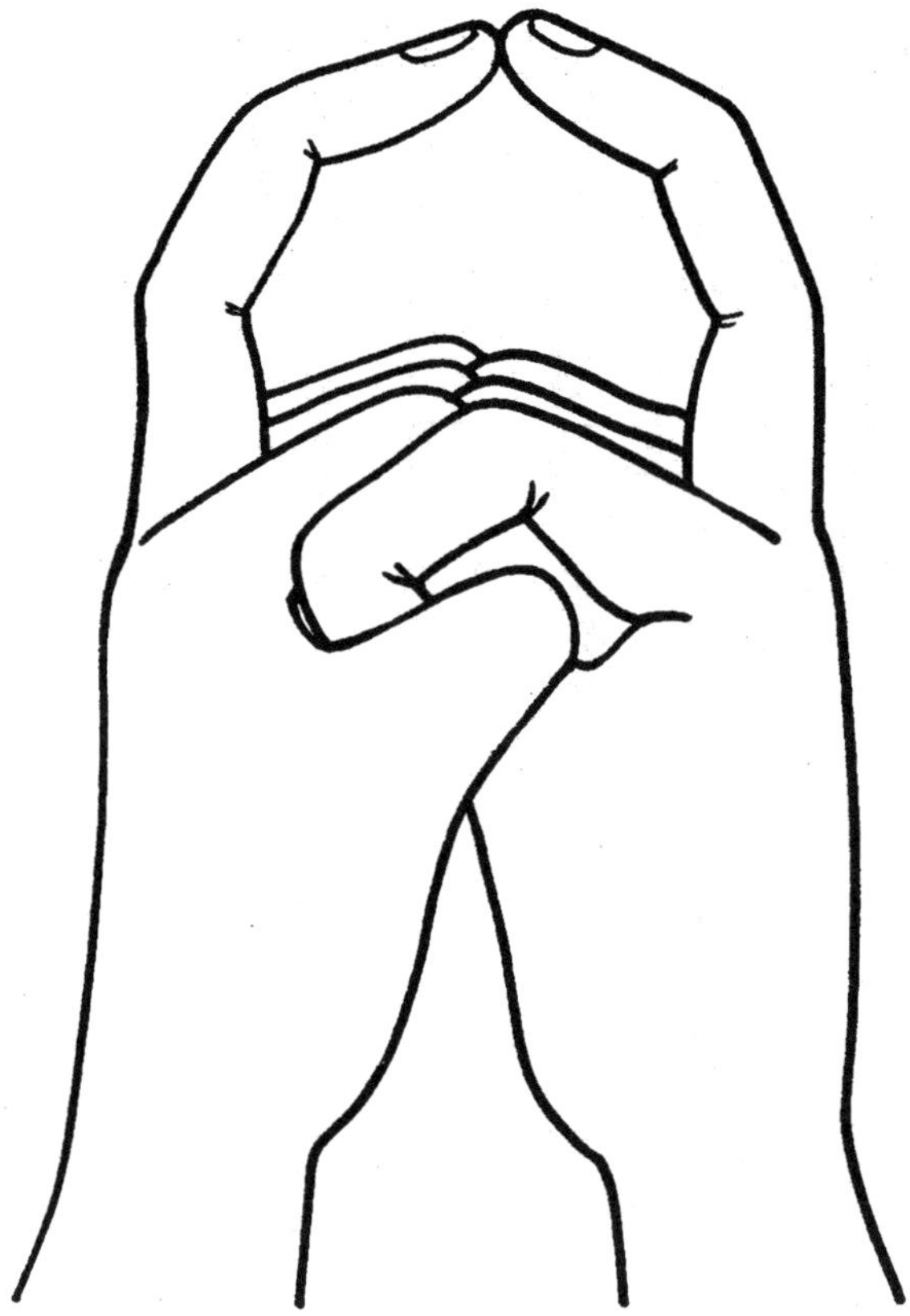

内縛して二中指を立て合わす。塔宝棒と名づけるとされ、口伝では中指宝形の如し、とされる。二中指立て合わすのは禅林寺の伝。

吉祥天（きちじょうてん）

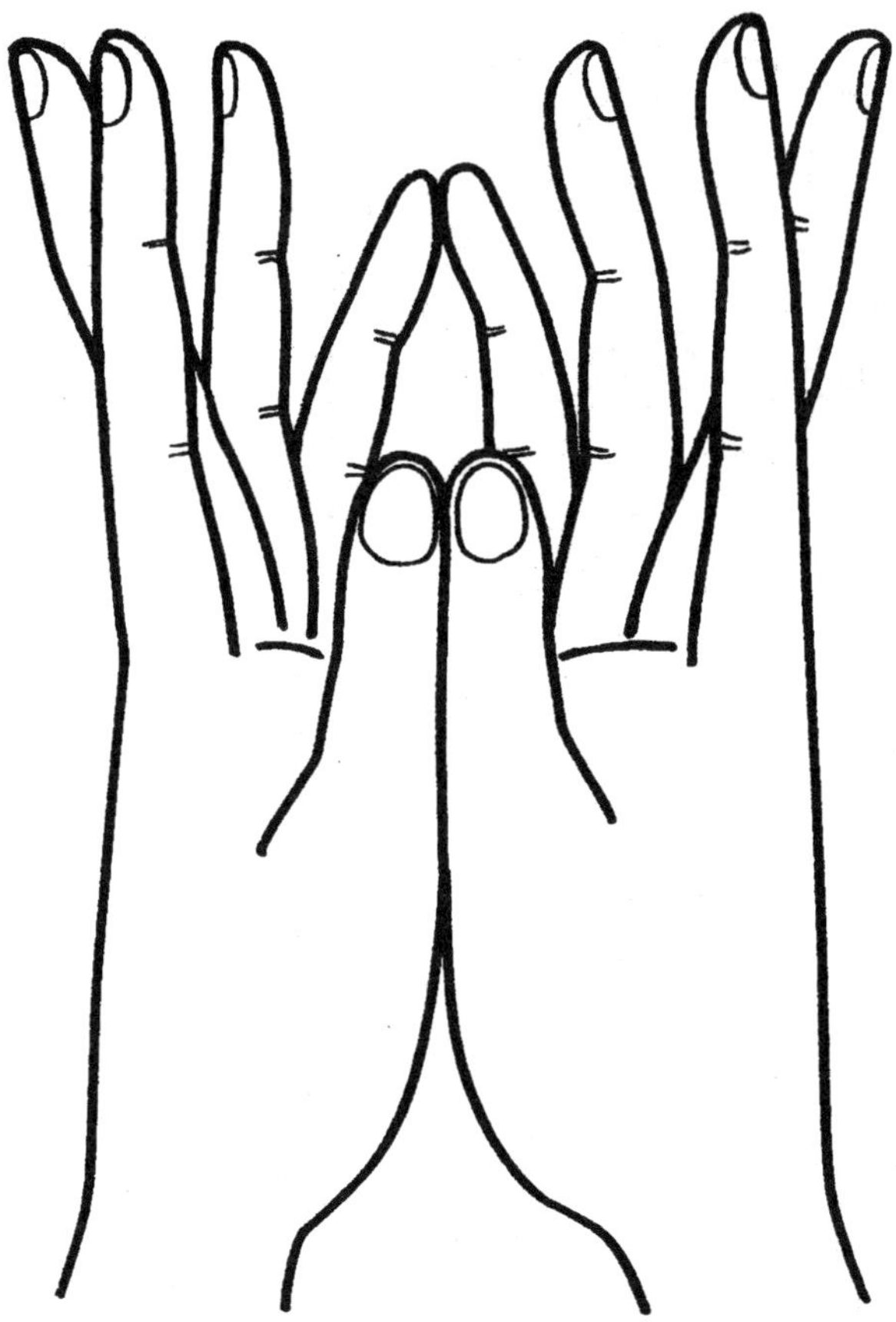

Śridevi

八葉の印。二手虚心合掌し、二頭指二中指二無名指を開き、屈して蓮花の形の如くにする。二大指二小指を立合す。口伝では、八葉の上に宝珠ありと観ずる。吉祥天身印として説かれる。真言は、

マ カ シリ ヤ エイ

内縛三鈷印（ないばくさんこいん）

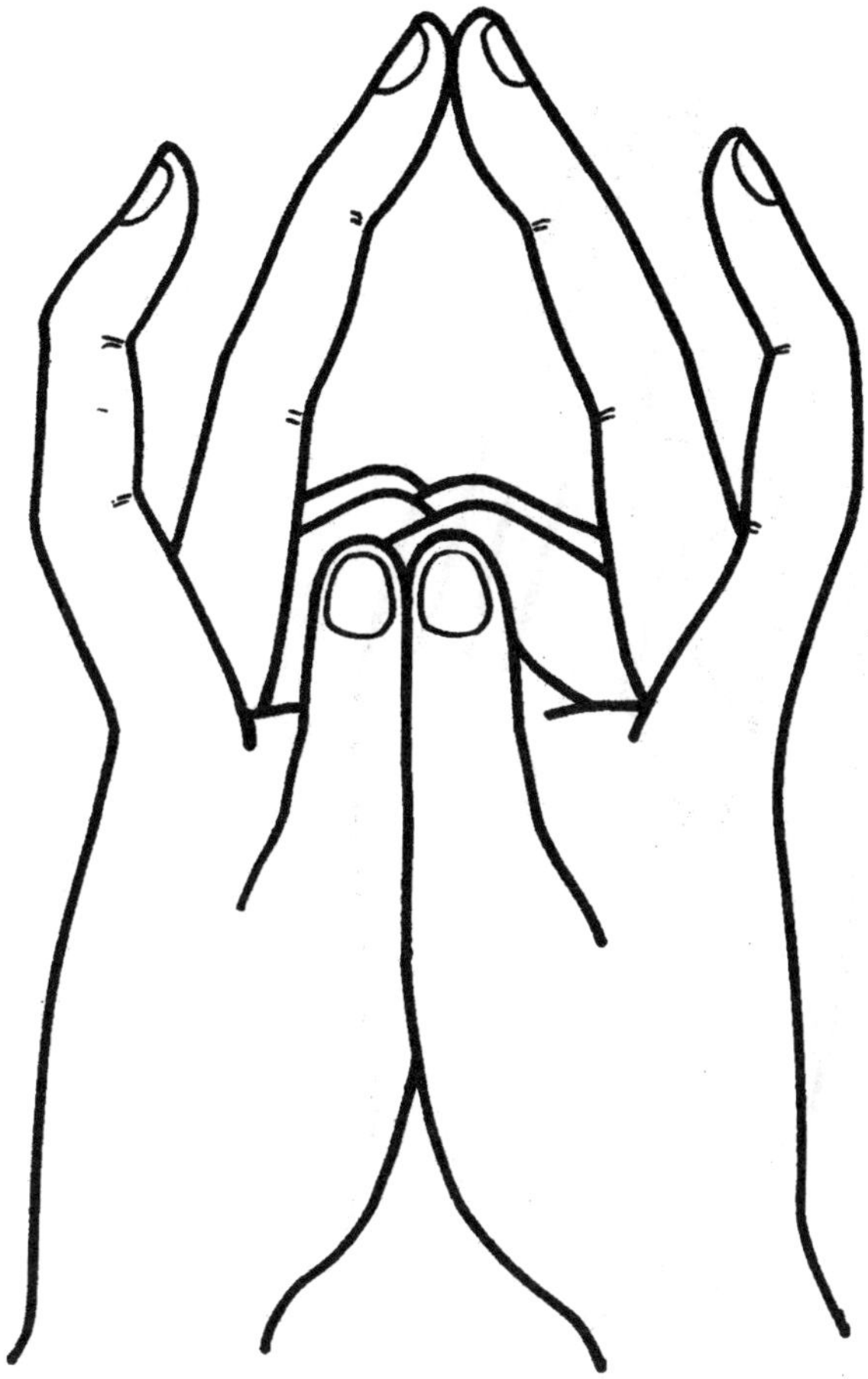

前出。二三五頁を参照。

焔魔天

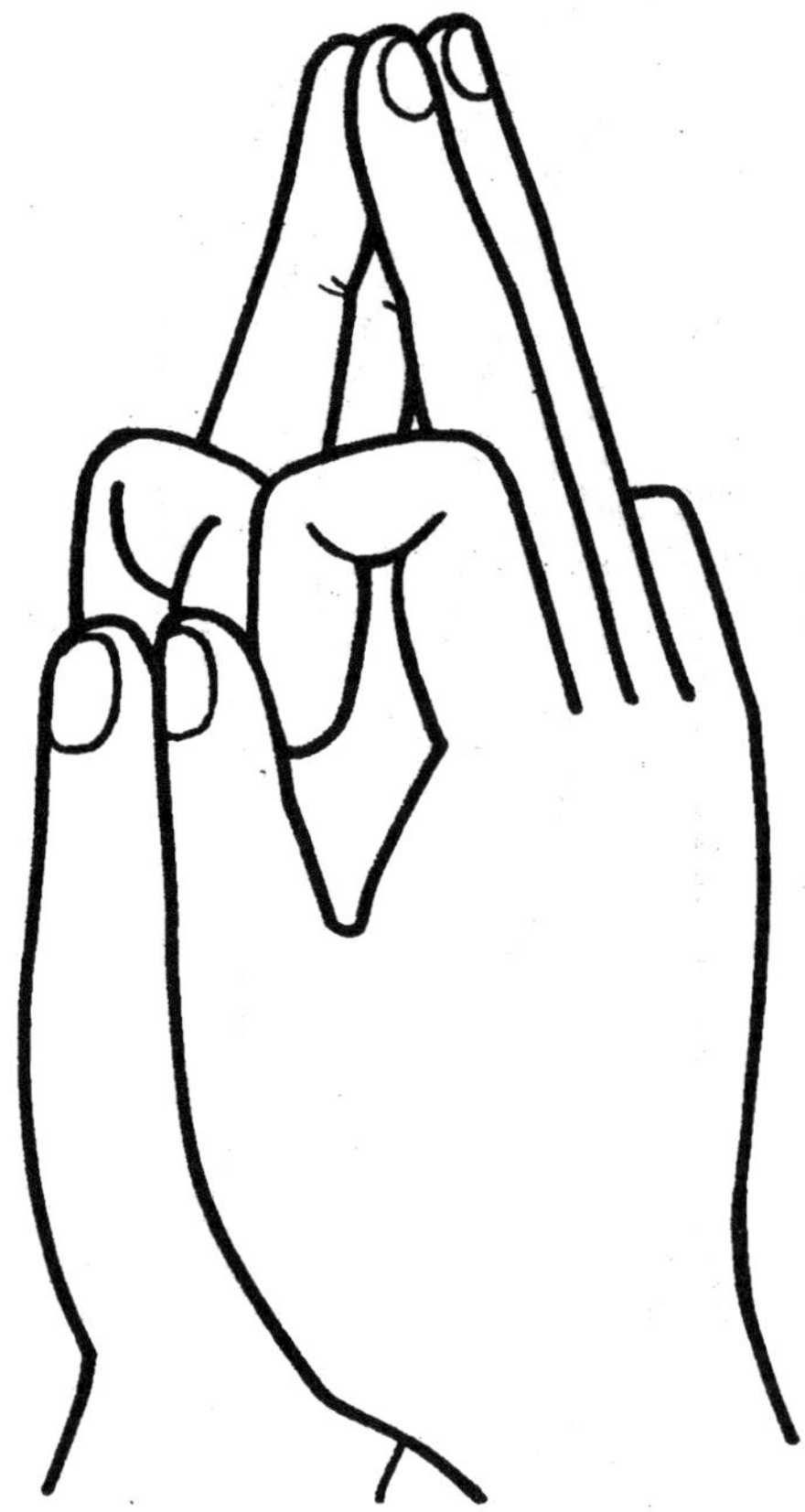

Yamarāja

壇荼印。二手虚心合掌し、二頭指二小指を屈して掌の中に入れる。真言は、

[illegible]

焔魔后（普印）

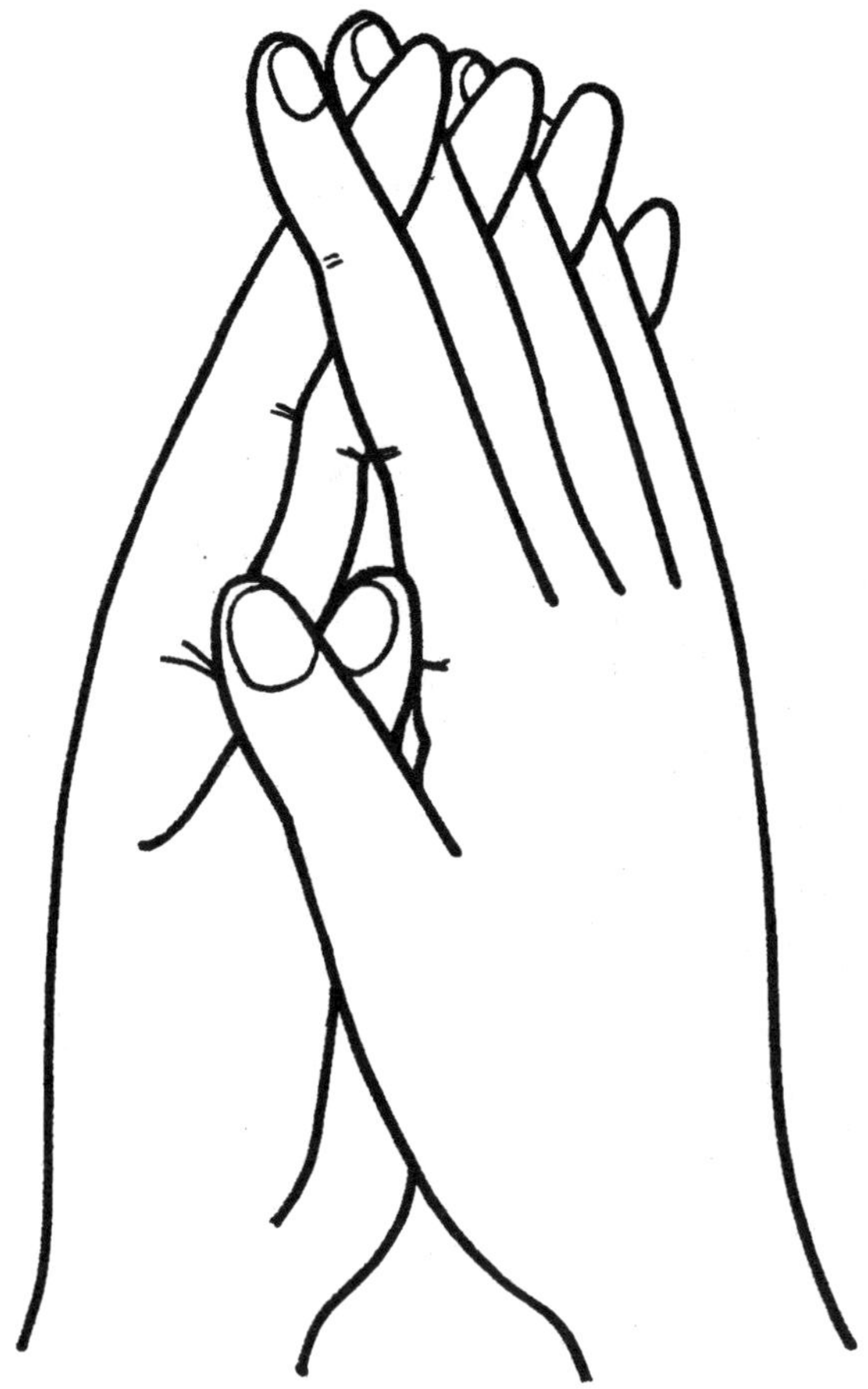

Yama-mātā

金剛合掌。真言は、

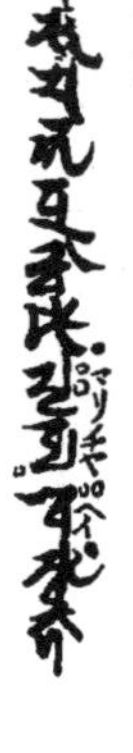

焔魔妃（えんまひ）

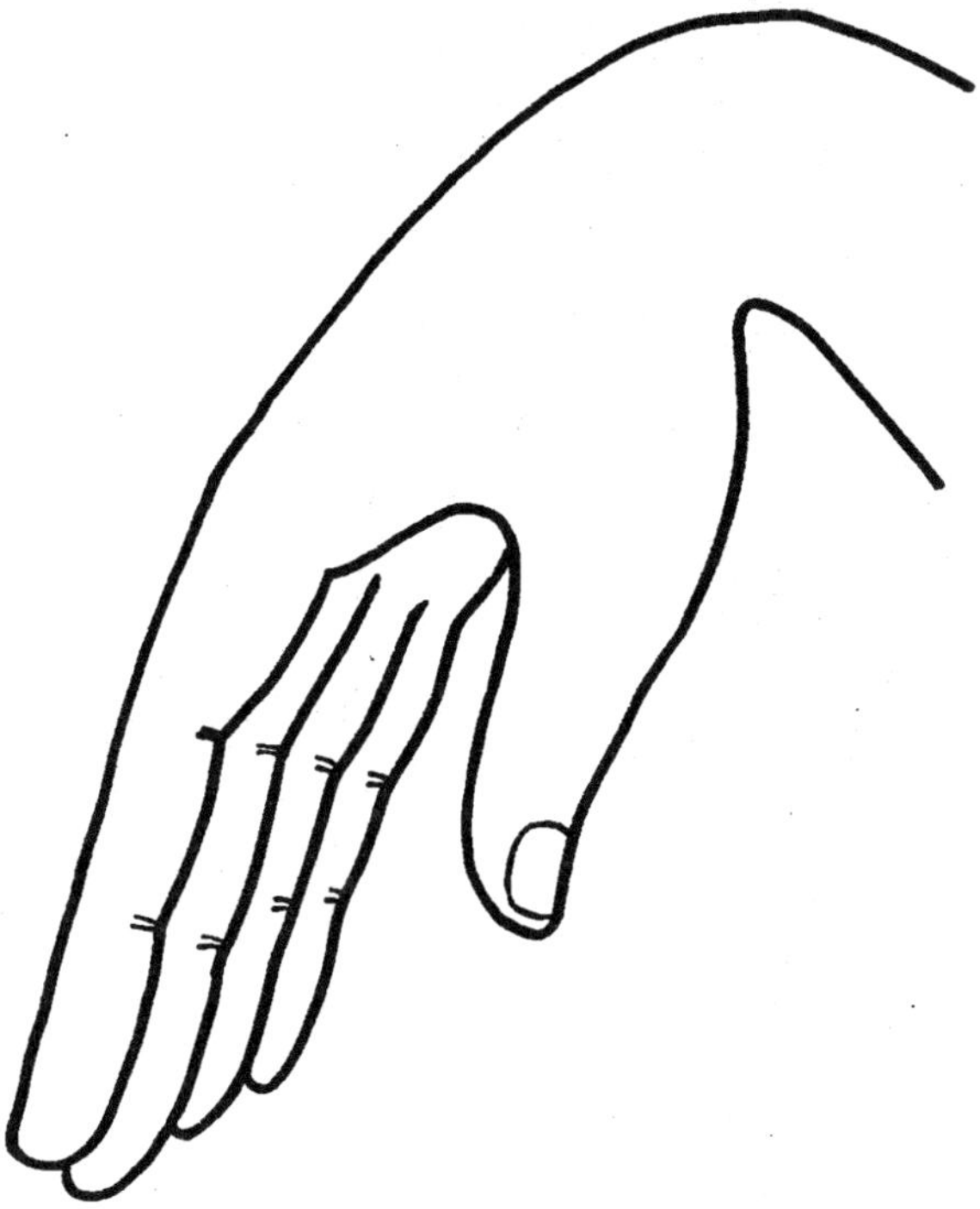

Yami

死后とも名く。右手を下に向け健吒の如くにする。健吒は鈴である。この印を焔魔妃鐸印というが、焔魔妃と焔魔后の同異については異説が多い。真言は、

太山府君（普印）

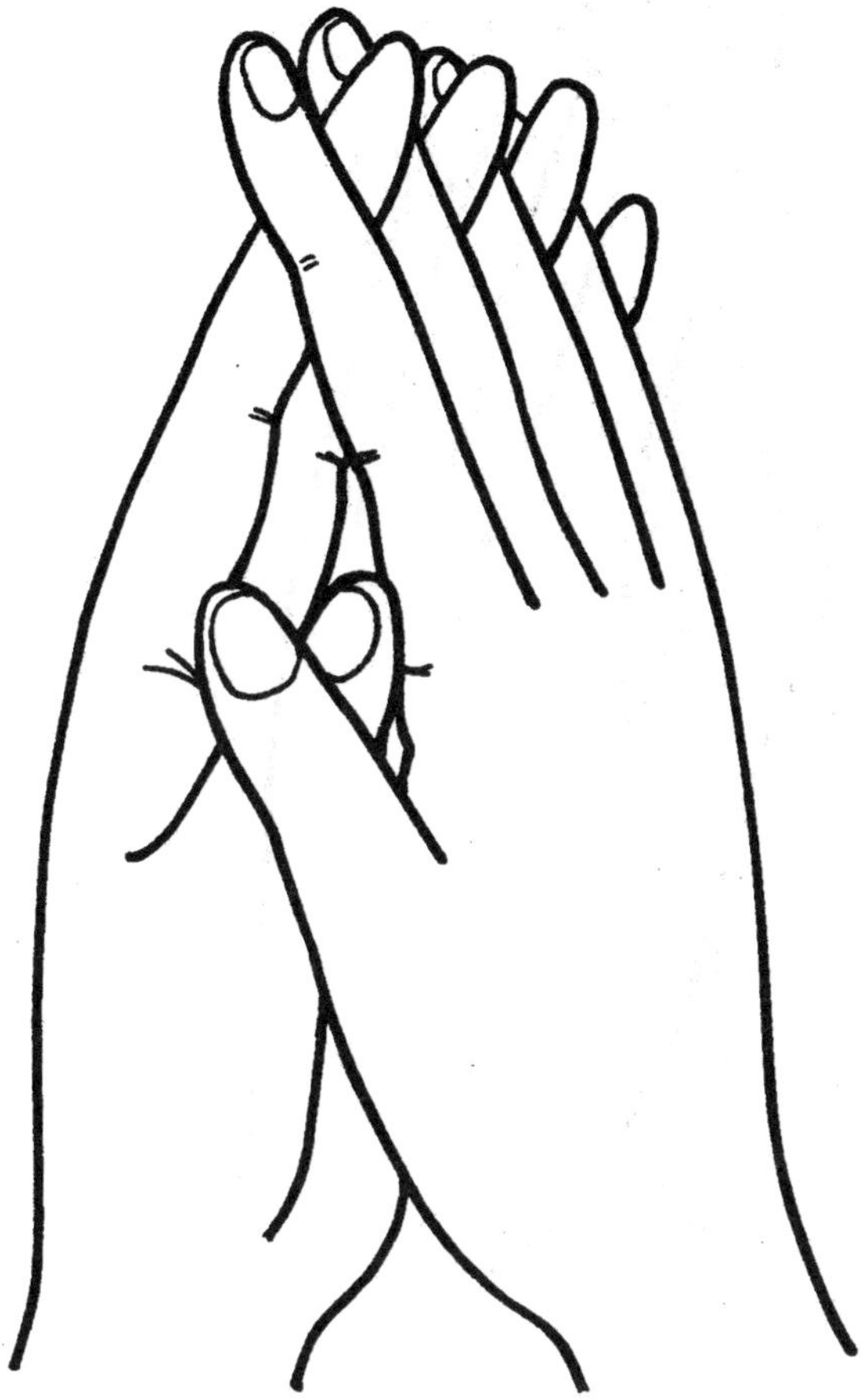

金剛合掌。真言は、

五道大神（普印）

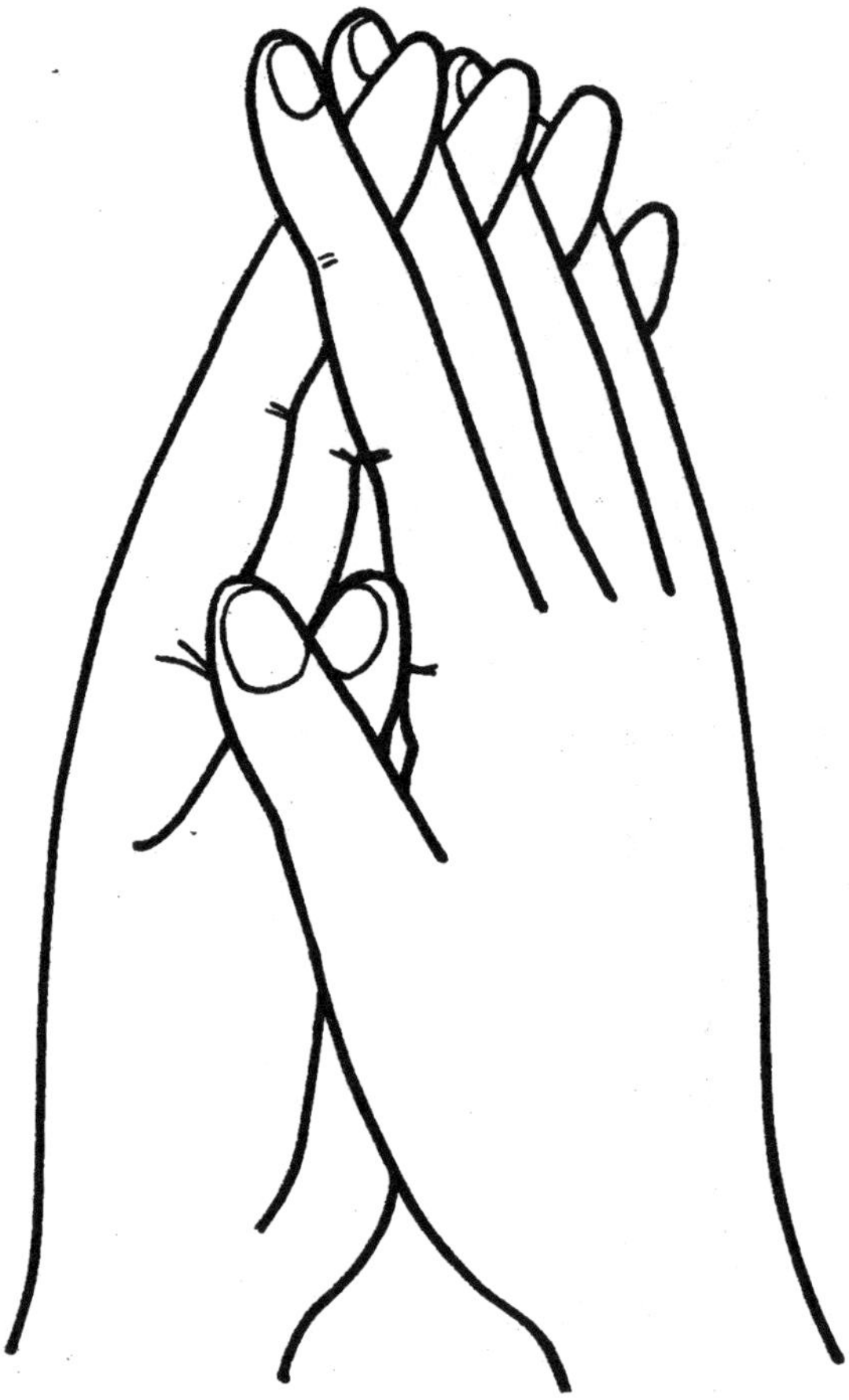

（Pañcapatha Mahādeva）

金剛合掌。真言は、

唵・閻魔羅闍耶・烏揭羅弉利耶・阿揭車娑婆賀

司命（普印）

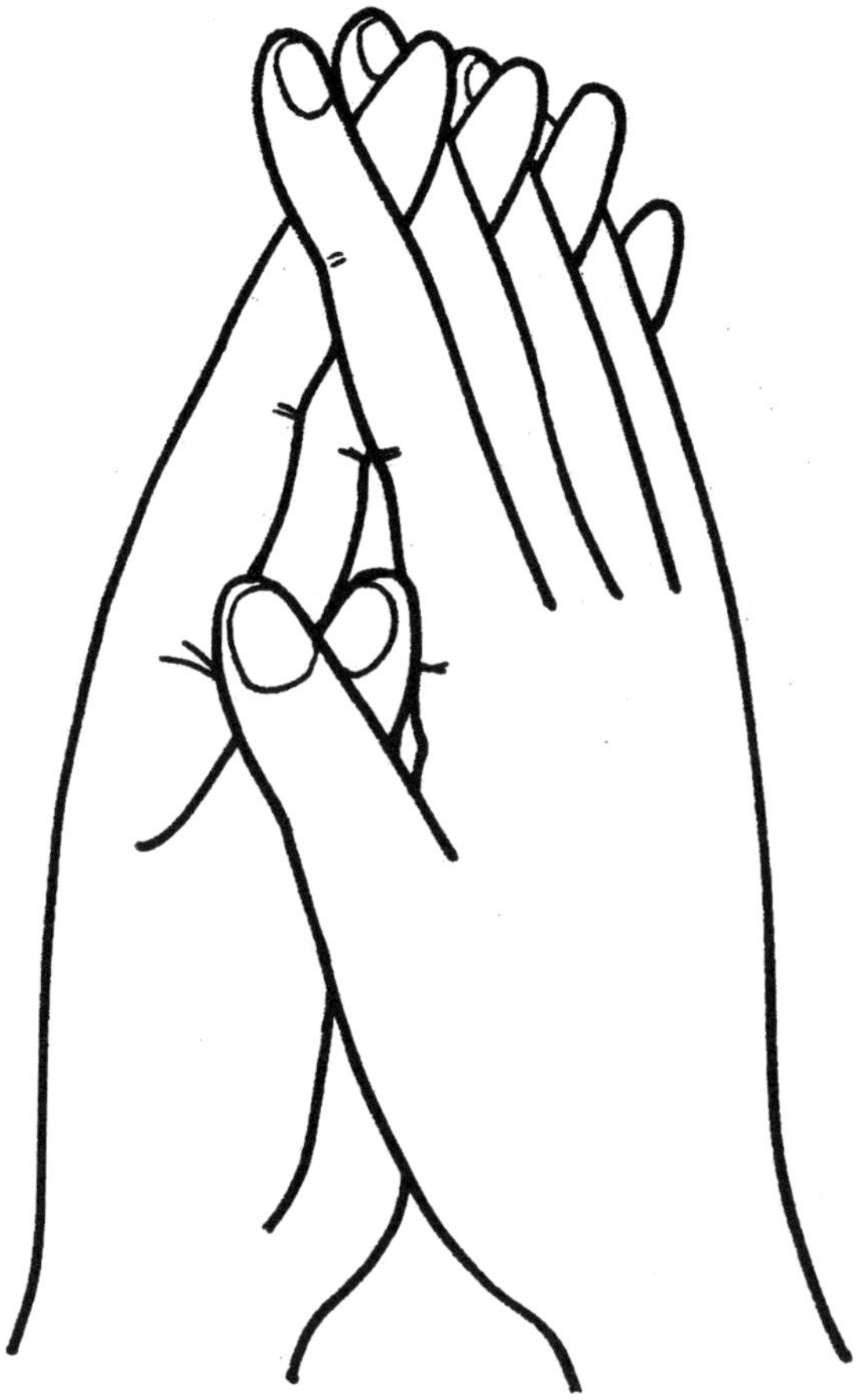

金剛合掌。真言は、

司命司命多都多都唵多本尼耶婆訶

深沙神

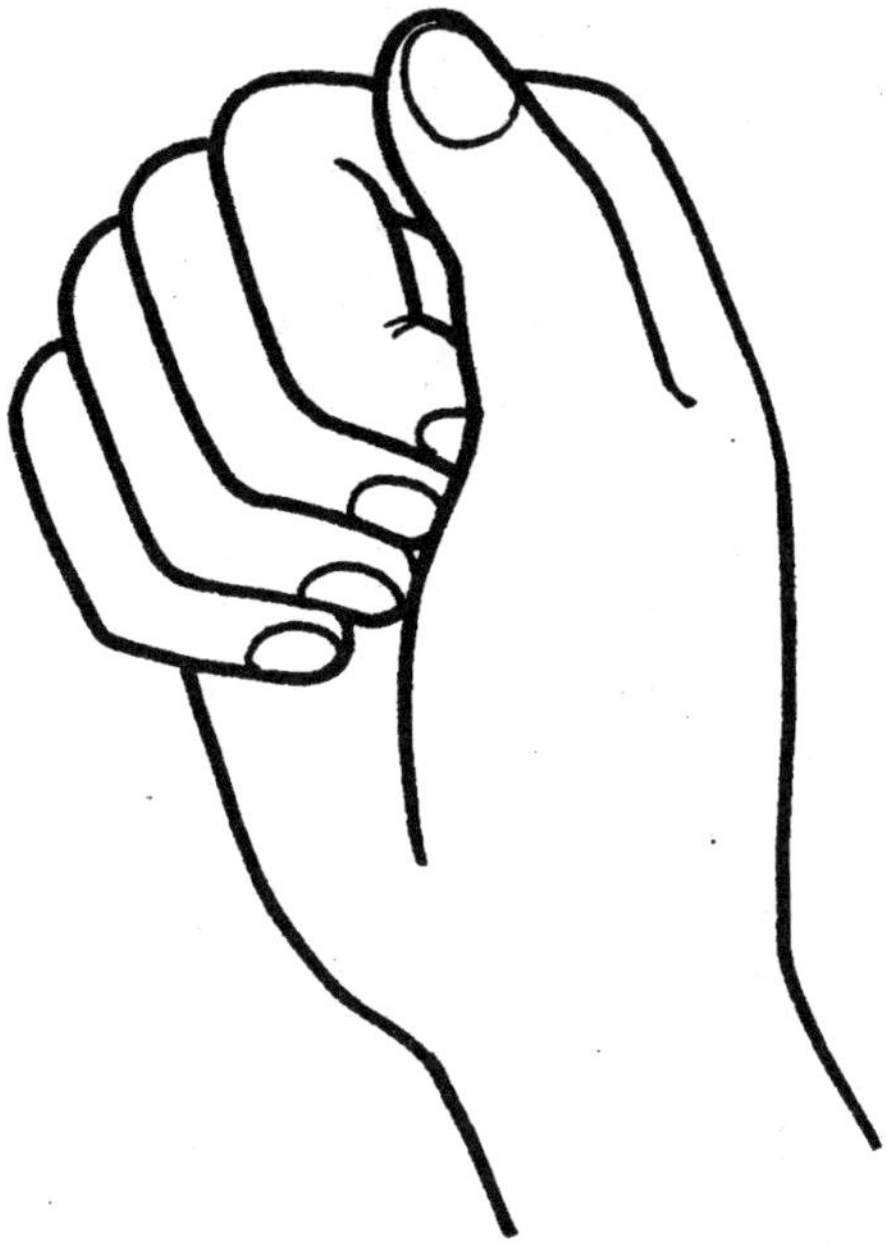

深沙大将。右手拳になし、大指来去させる。真言は、

荼吉尼（だきに）

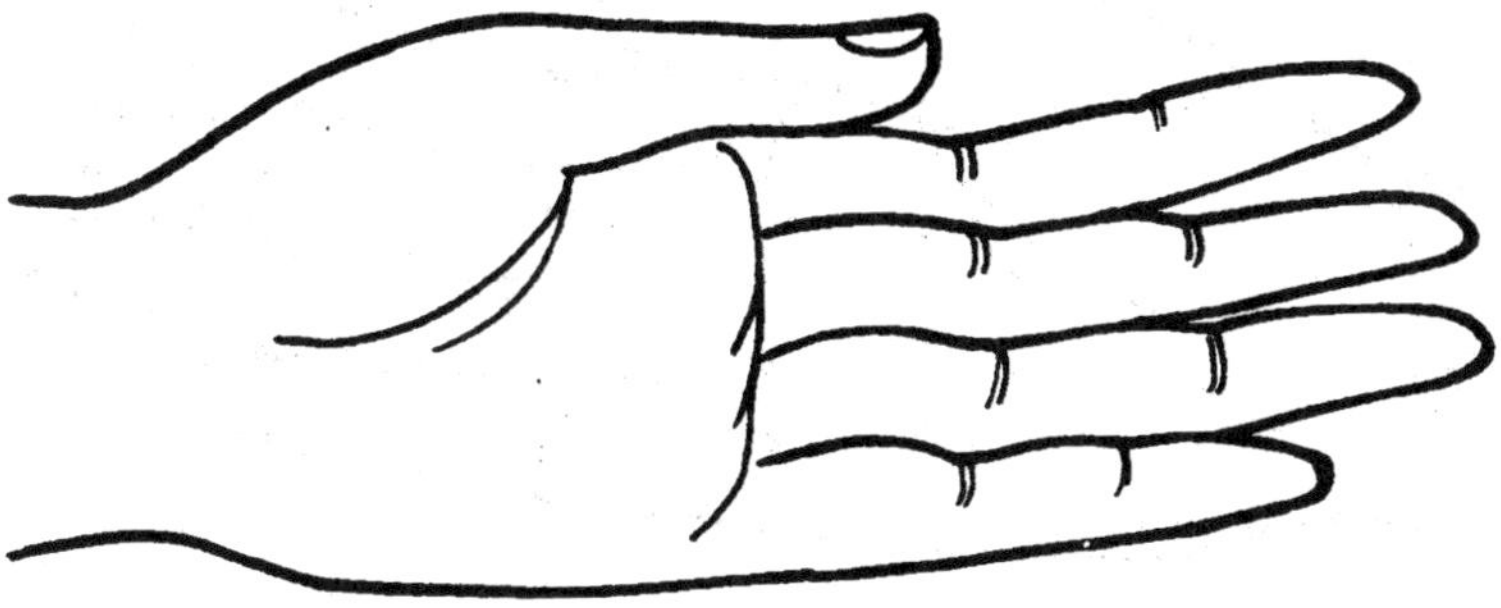

Dākini

左手を以って口をおおい、舌を掌に触れ、人血を食う勢の如くする。真言は、

遮文荼

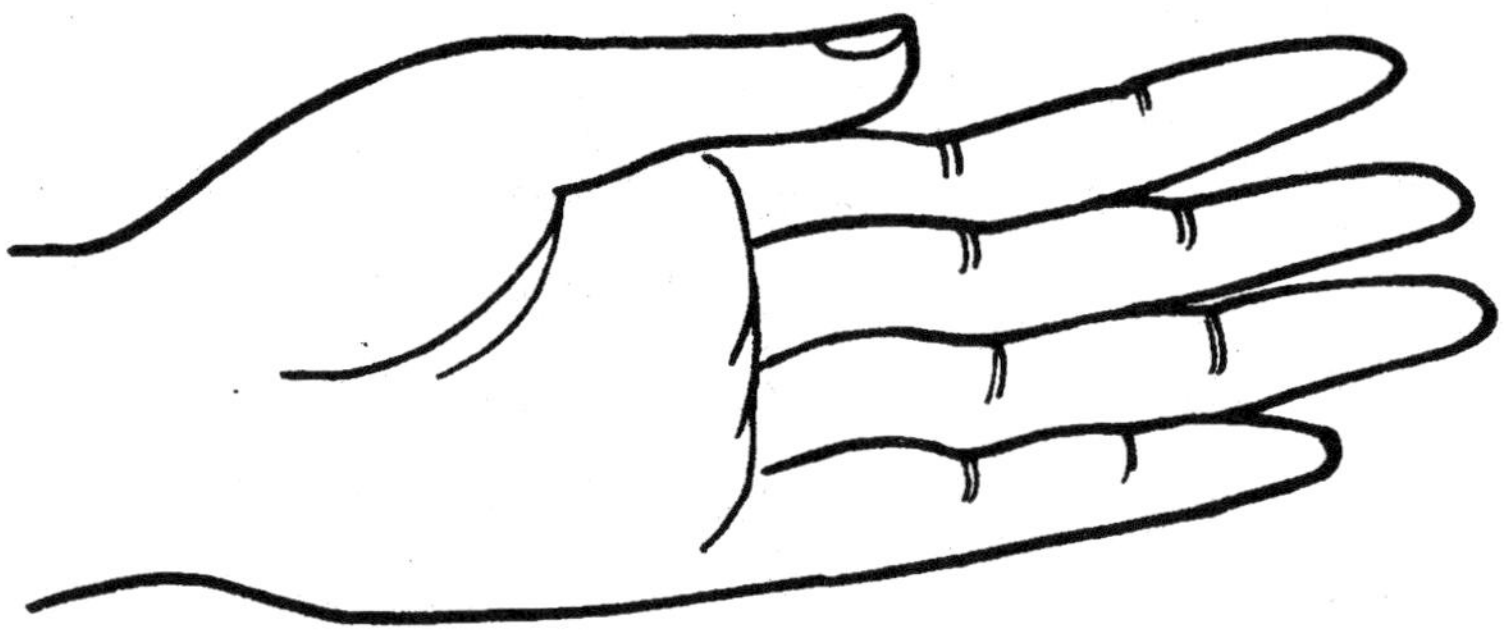

Cāmuṇḍā

左手を仰げて髑髏を持つ如くにする。
伏魔印とも名づける。

司録（普印）

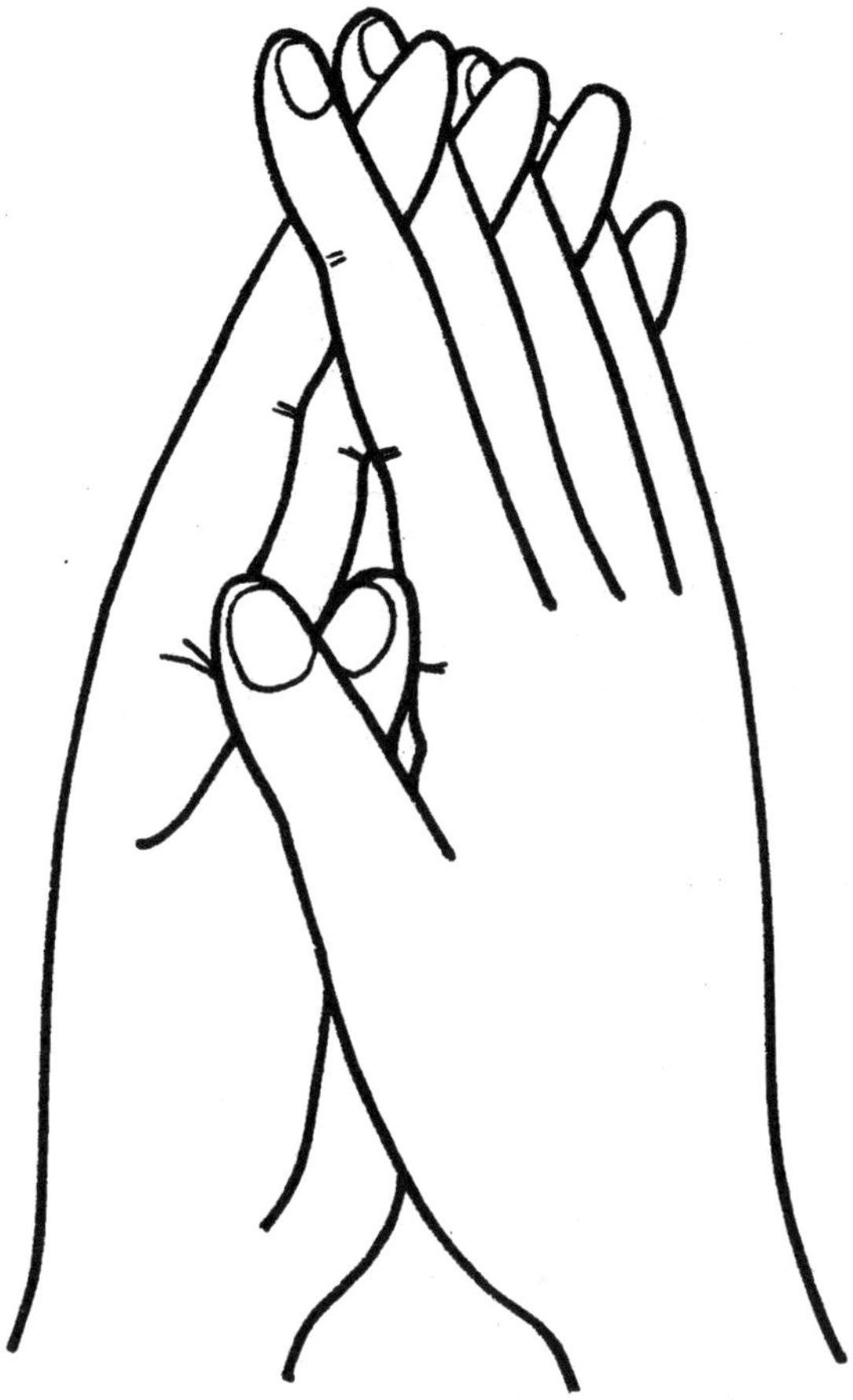

Citragupta
金剛合掌。

成就仙（普印）

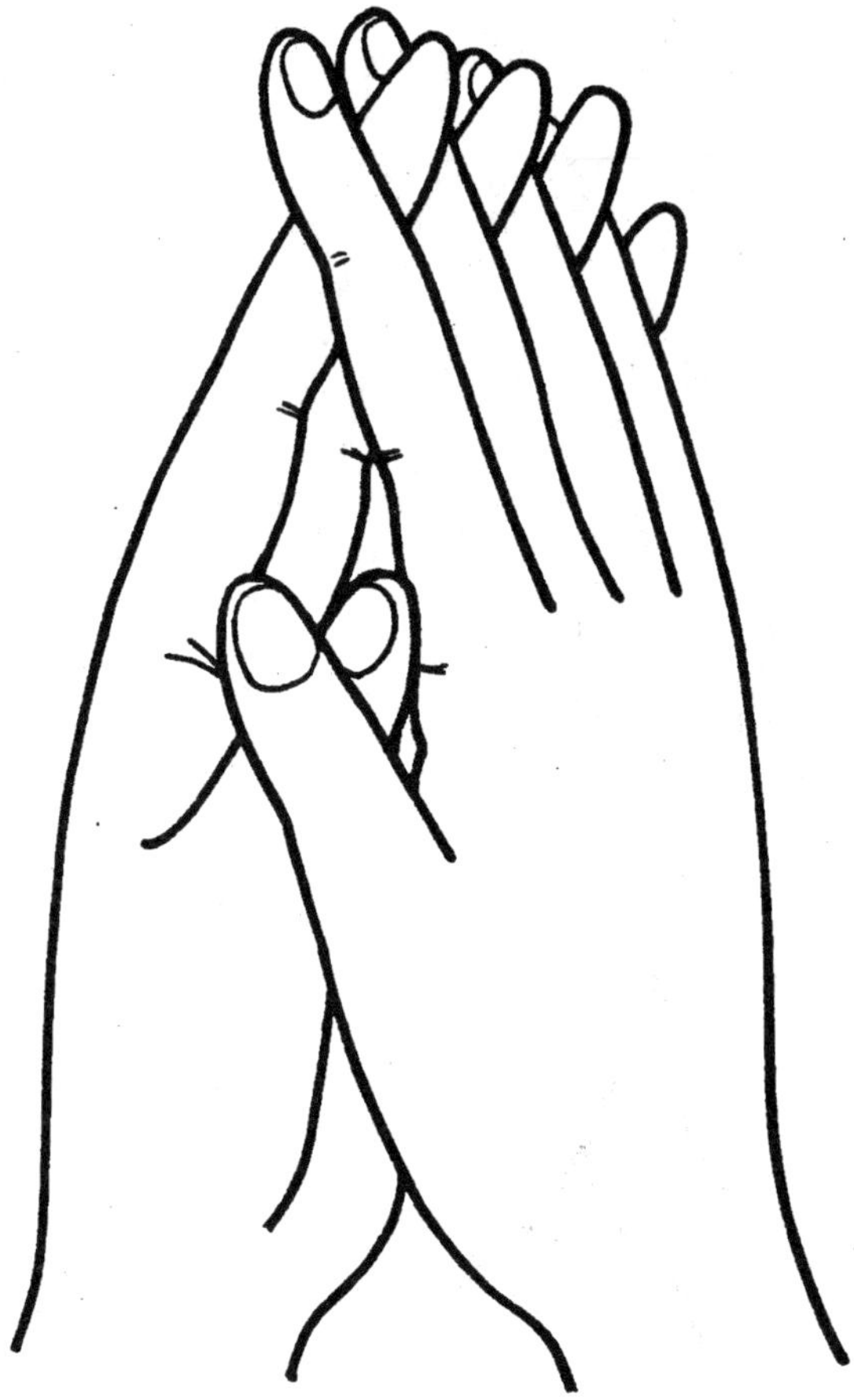

Siddha-ṛṣi

金剛合掌。真言は、

毘那夜迦（びなやか）

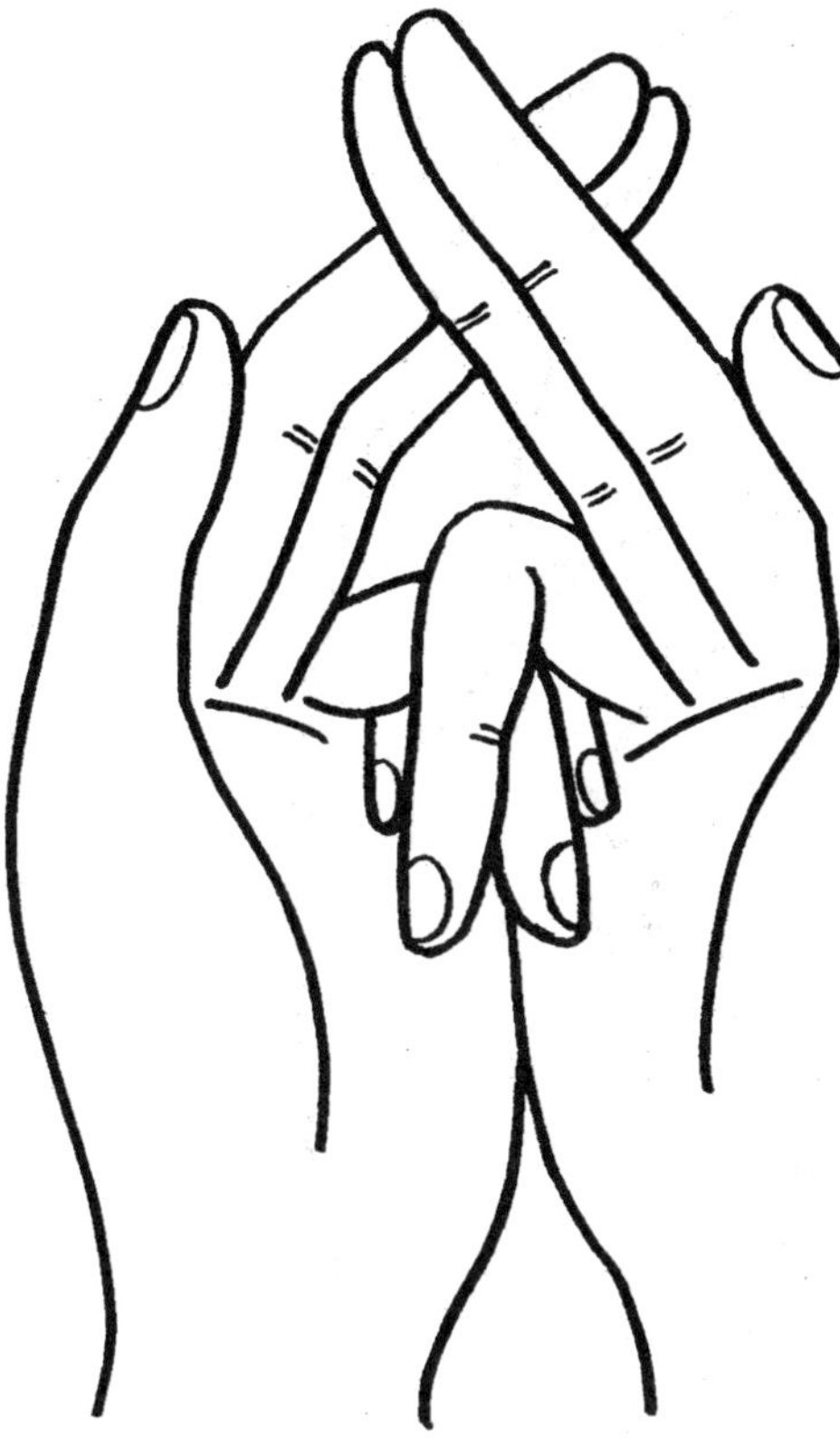

Vināyaka

二小指二無名指を以て鉤して内に向け二中指を相竪して交え、二風を各々中指に付け、二大指を頭指の側に近づけ、五処を加持する。真言は、

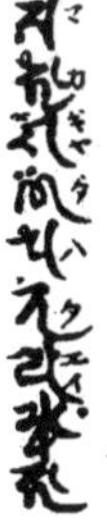

諸神

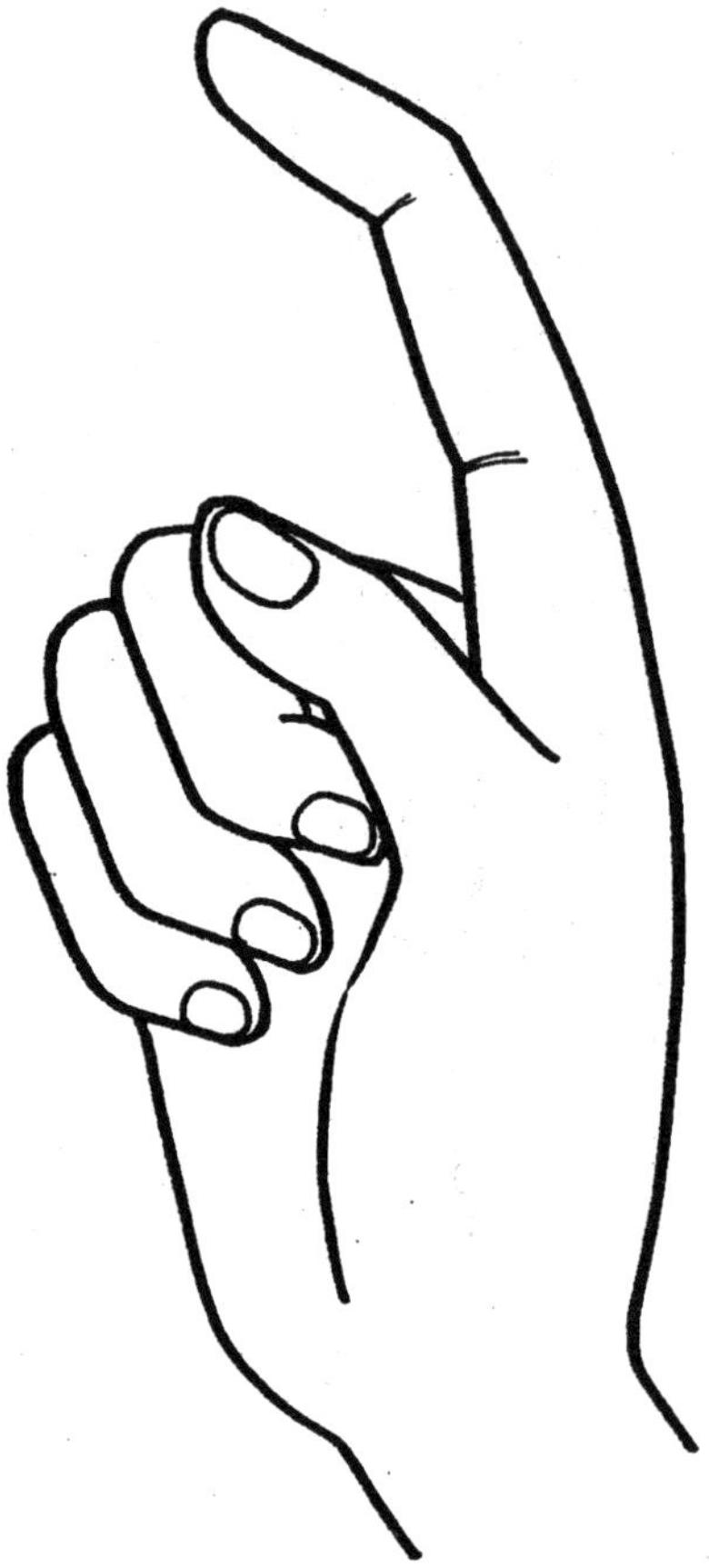

右手の拳の頭指を少し屈してのばし、召く。

水天（竜索印）

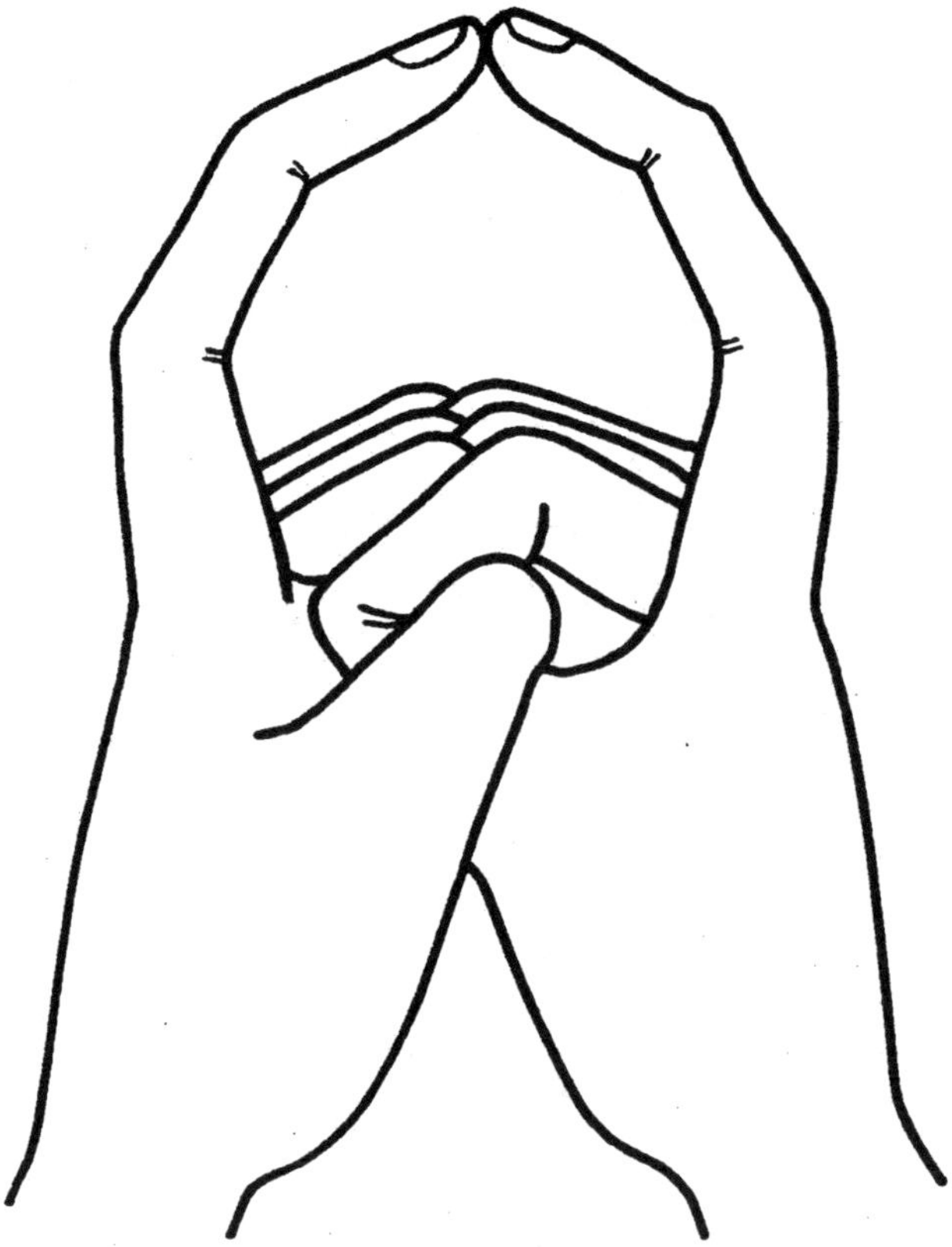

Varuṇa, Pāśa-mudrā

内縛して、二頭指を立て合わせ円かにして環の如くする。二頭指の円形は竜頭を、内縛は索体を表わす。二頭指の円形は衆生の願望をして円満ならしむる義を表わす。竜王六六頁、十二天（水天二）二七〇頁を参照。真言は、

水天二

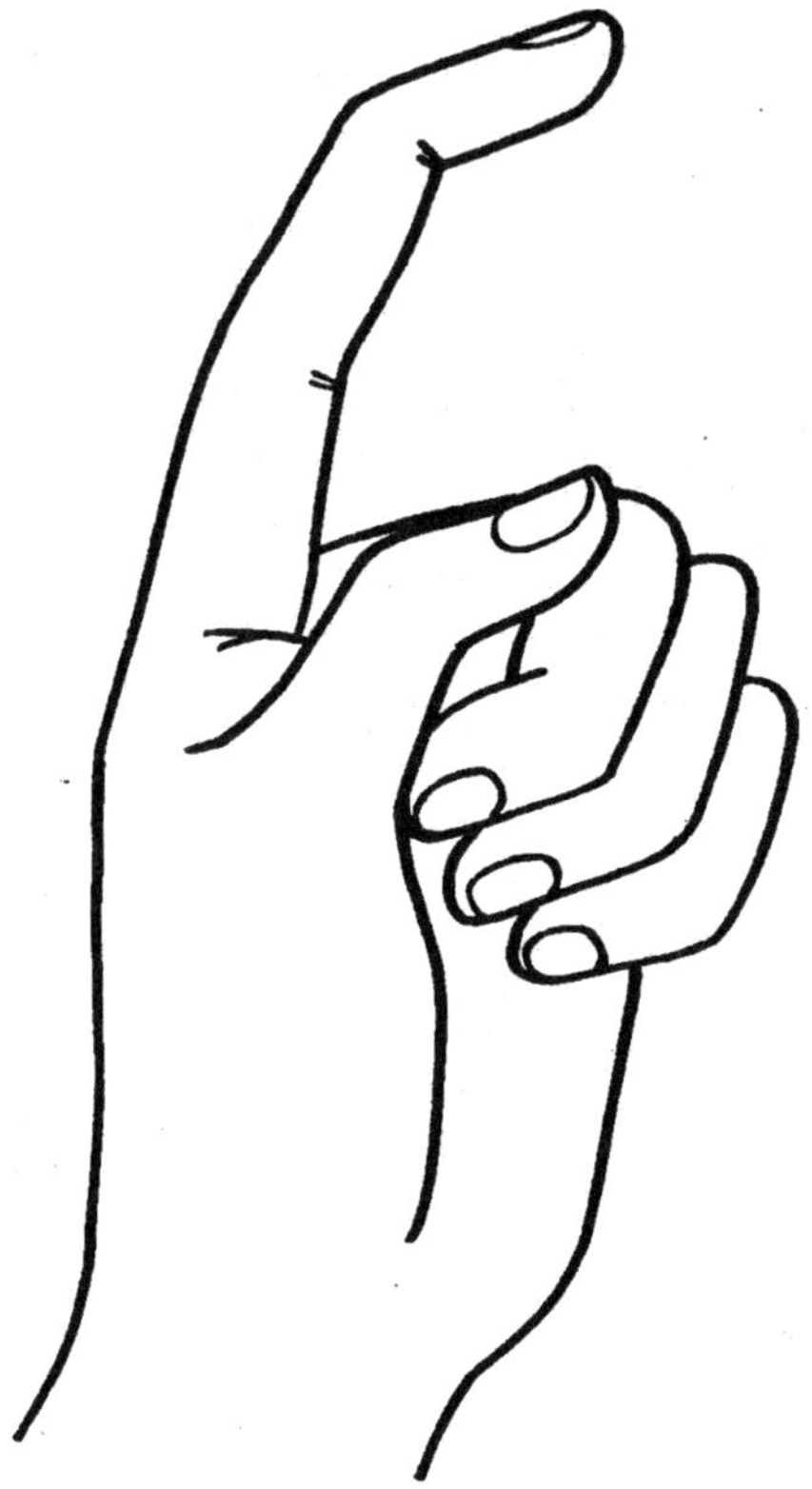

左手を拳にし、頭指を申べて鉤屈する。右手は腰に安ずる。竜索の半印。

諸竜(しょりゅう)

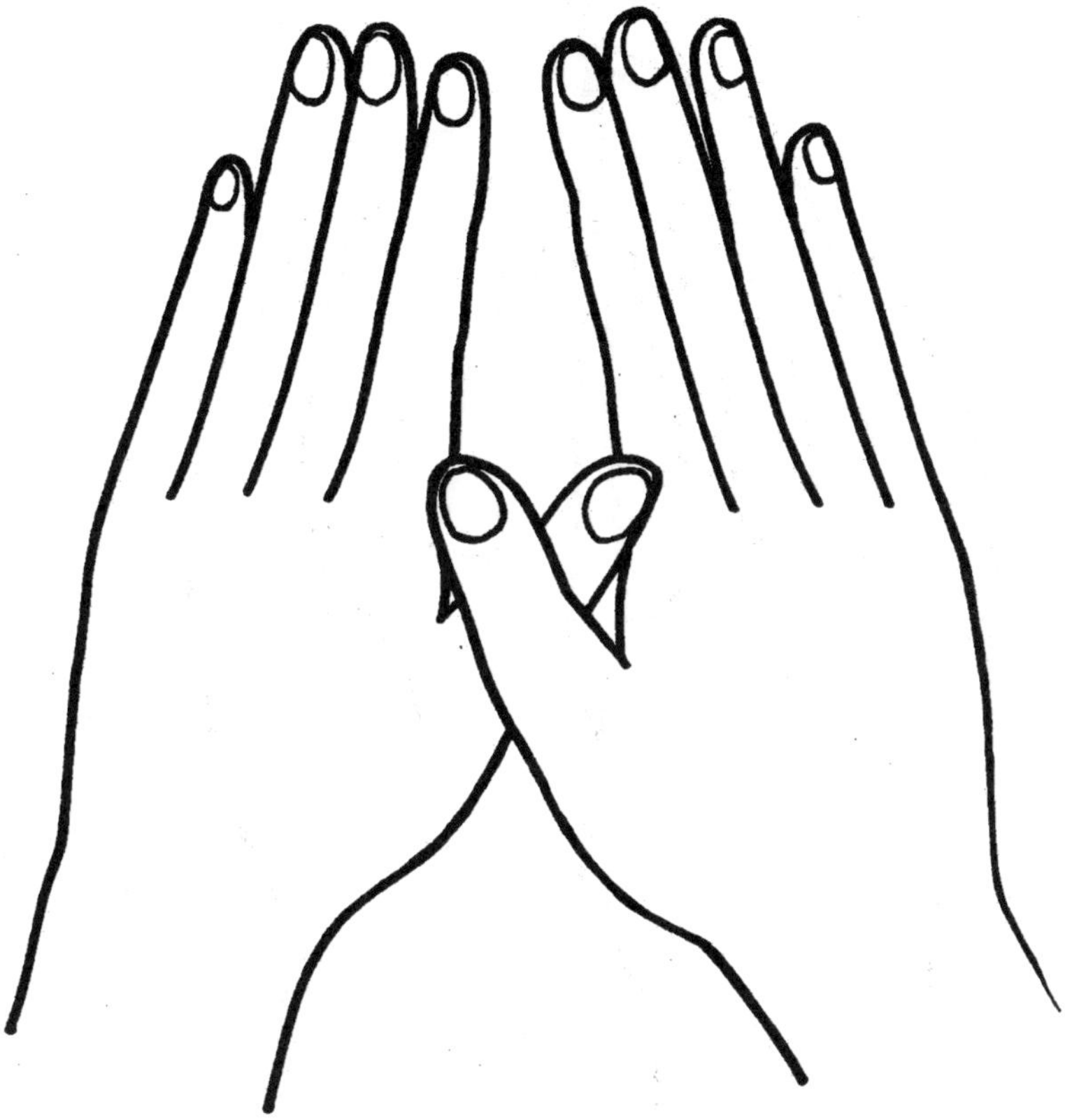

Nāgas

二手五指をのばし、掌を覆い二空を相まつわせ、三転する。真言は、

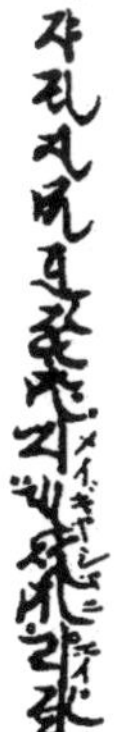

地天（じてん）

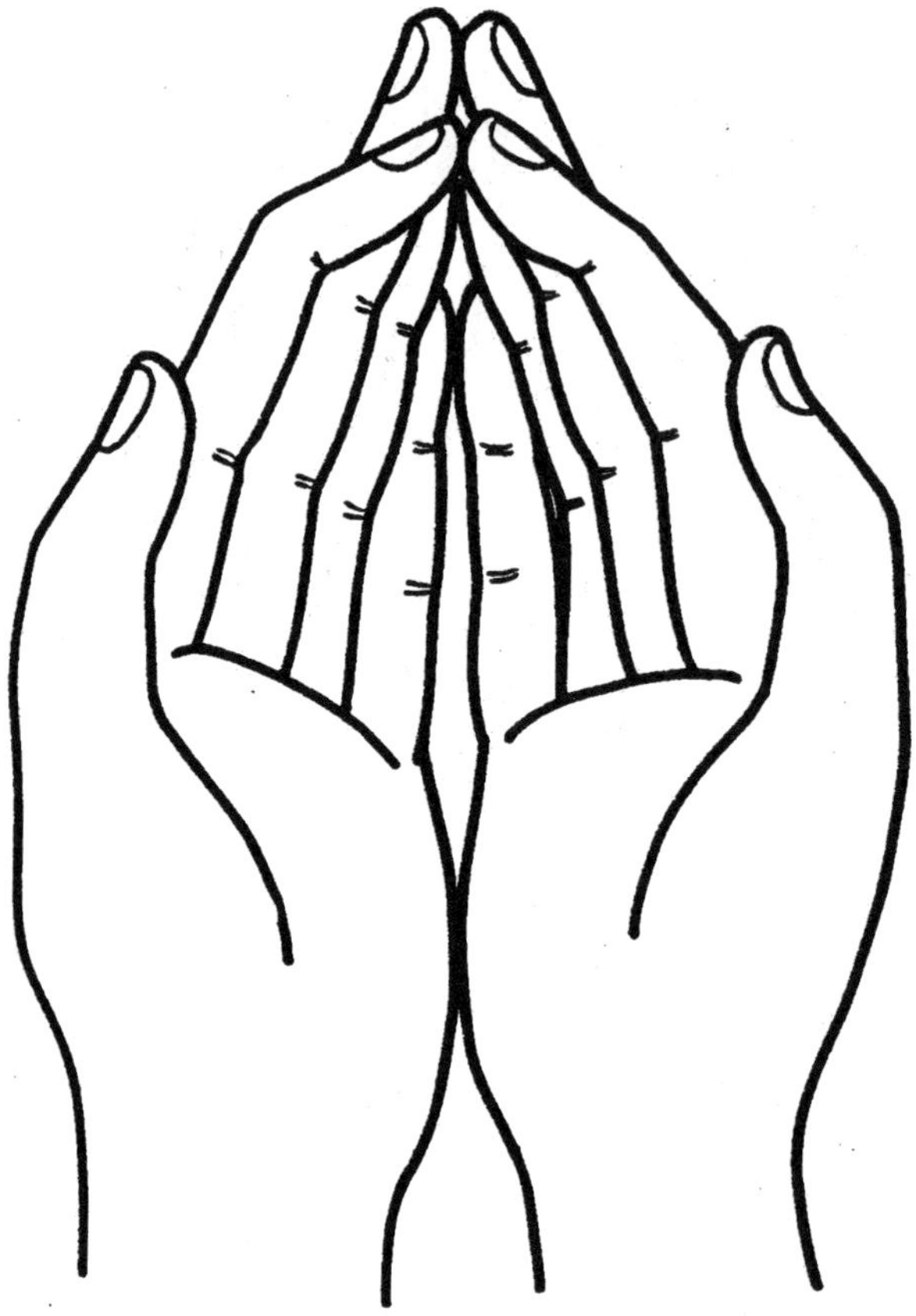

Pṛthvī

大指以外の八指は先を円くし合わせ、二大指は蓋の如くつける。鉢印。真言は、

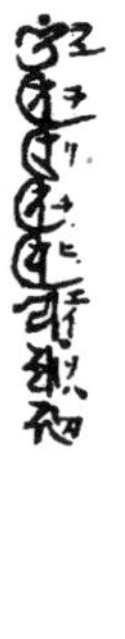

聖天（請召印）

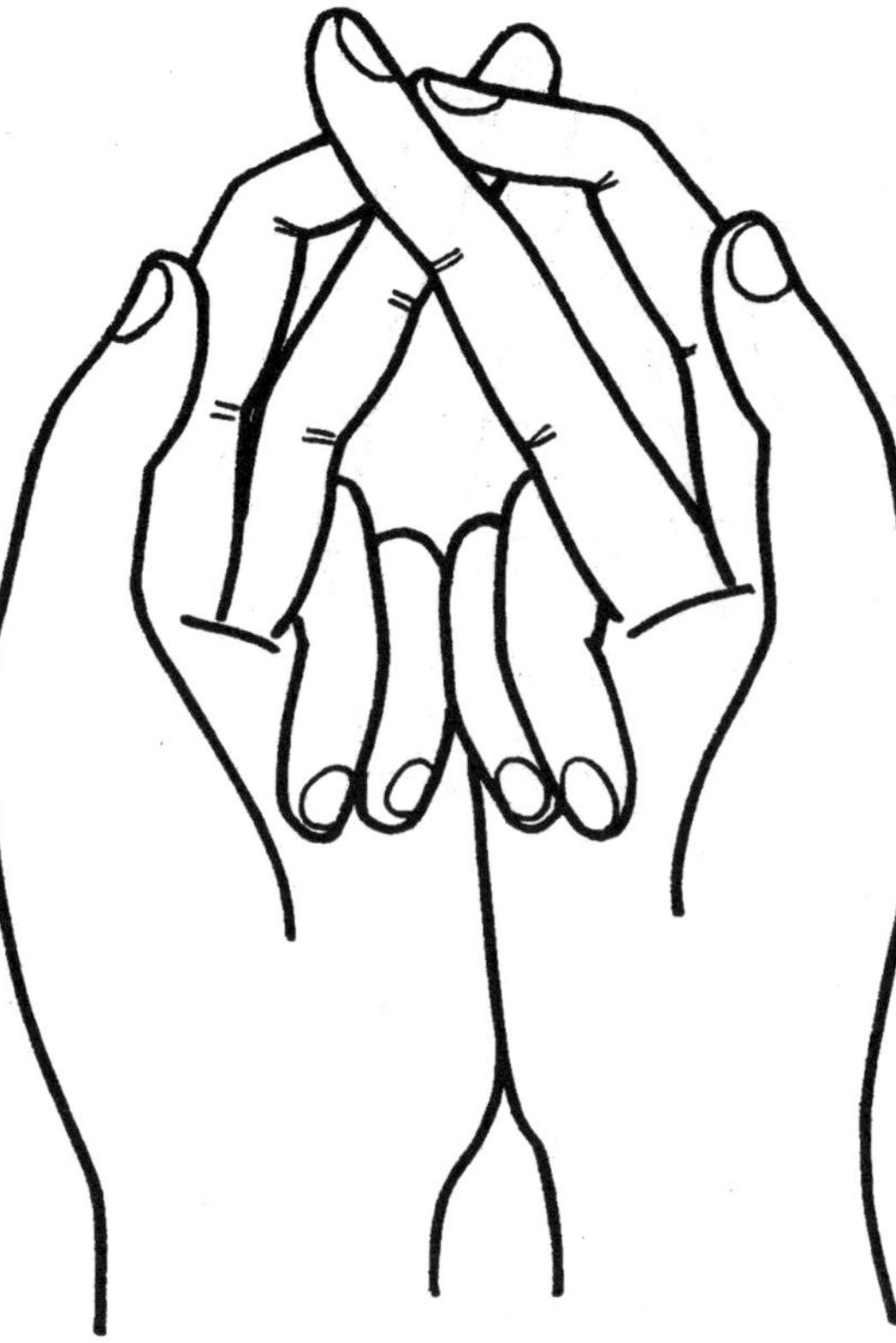

Gaṇapati

二小指二無名指を屈め掌に入れ、二中指は右で左を押し交え立て、二頭指を中指の背に著け、二大指を以って二頭指第一の文の側に著ける。大指を去成する。真言は、

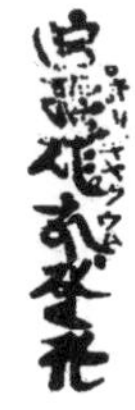

聖天二

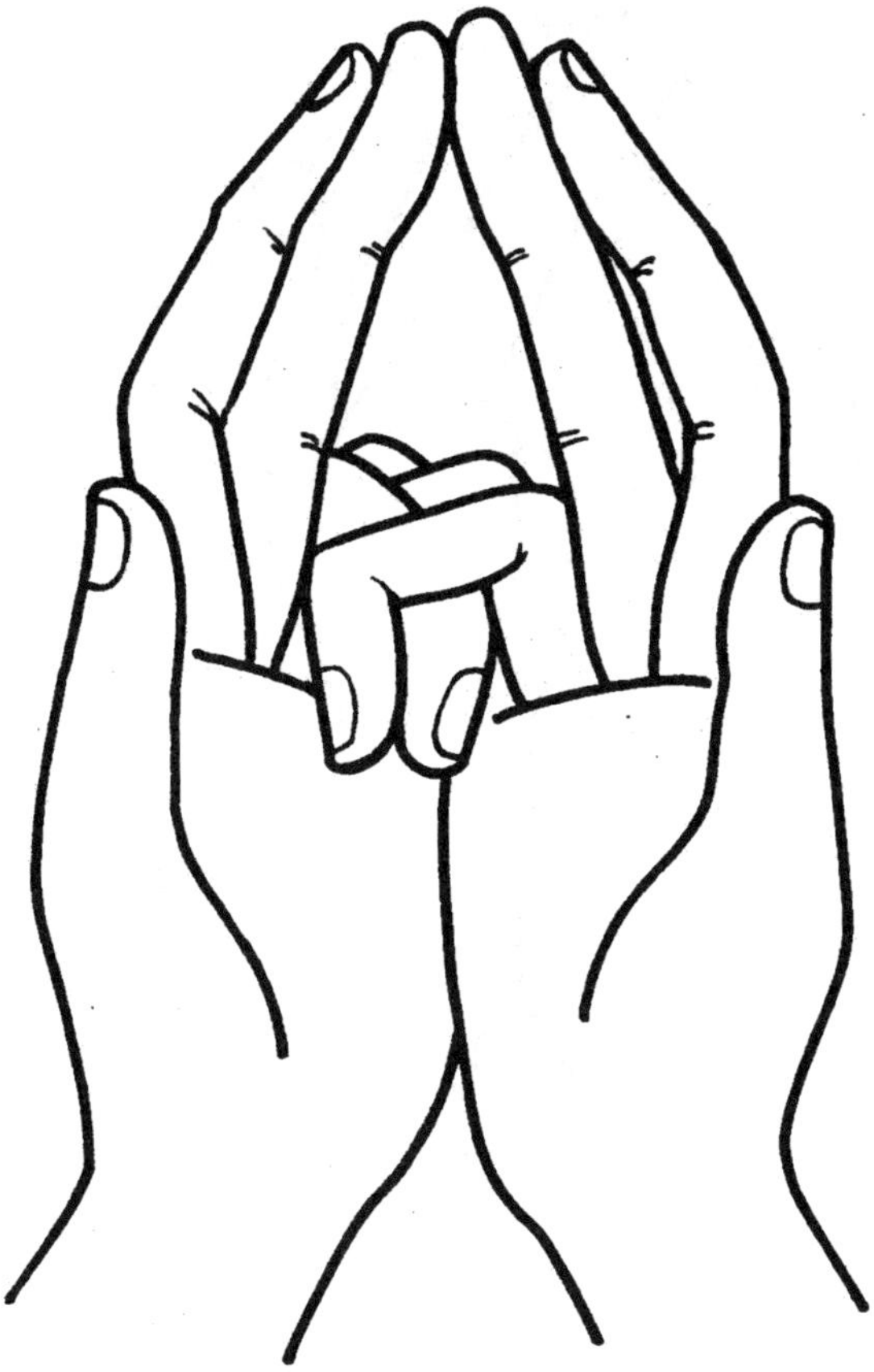

師伝の印。身印という。内縛して二中指を竪て合わせ、二頭指各々中指の後に付け、二大指を開き左右の頭指に付ける。七処を印する。口伝では箕の印とされる。真言は、

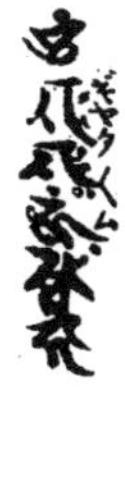

十二天（伊舎那天）

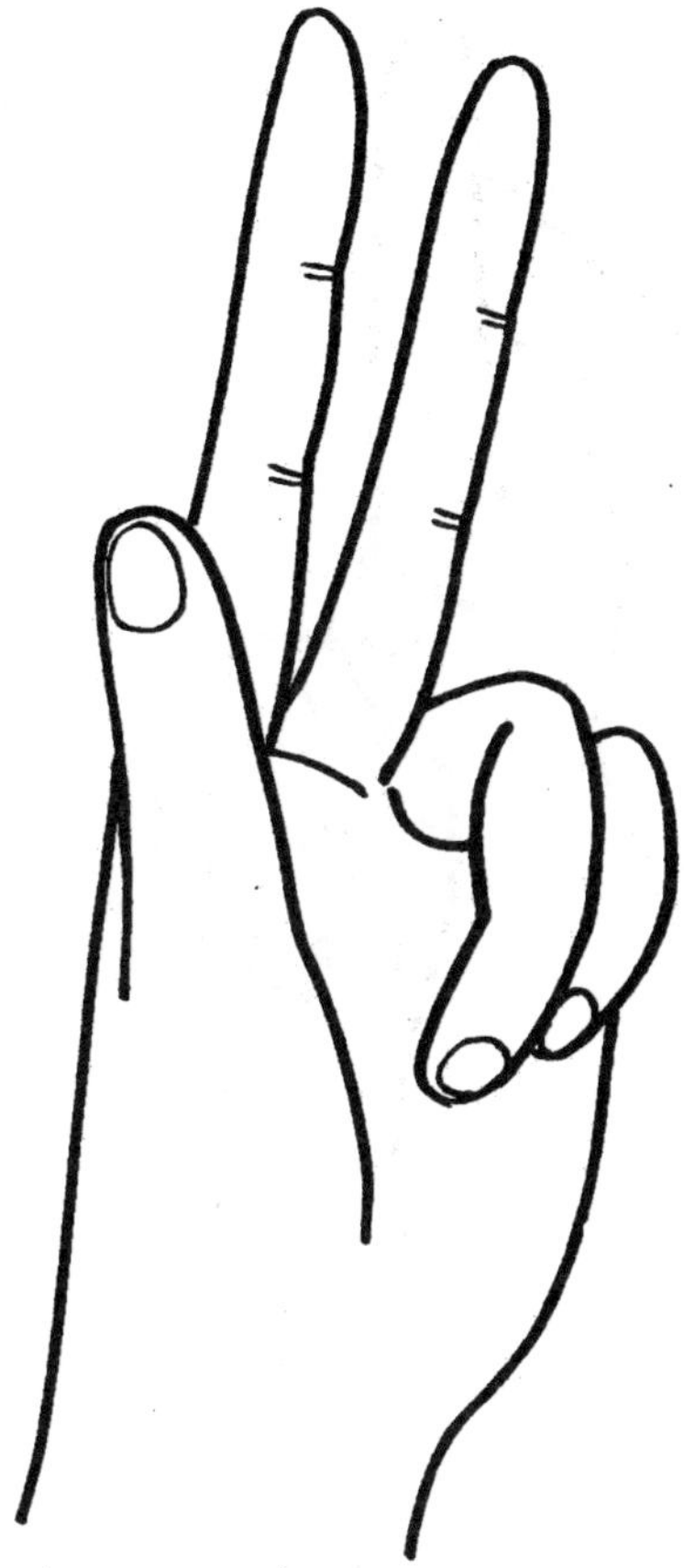

Īśāna

伊舎那は大自在天の化身。右手は拳にして腰に安んじ、左手は無名指小指を屈し、他の三指を少し離し立てる。これは三鈷の形である。真言は、

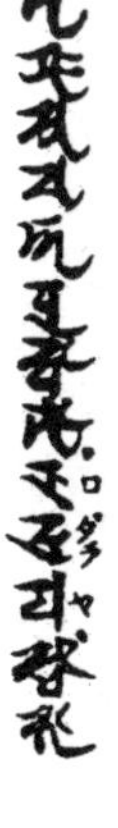

十二天（帝釈天）

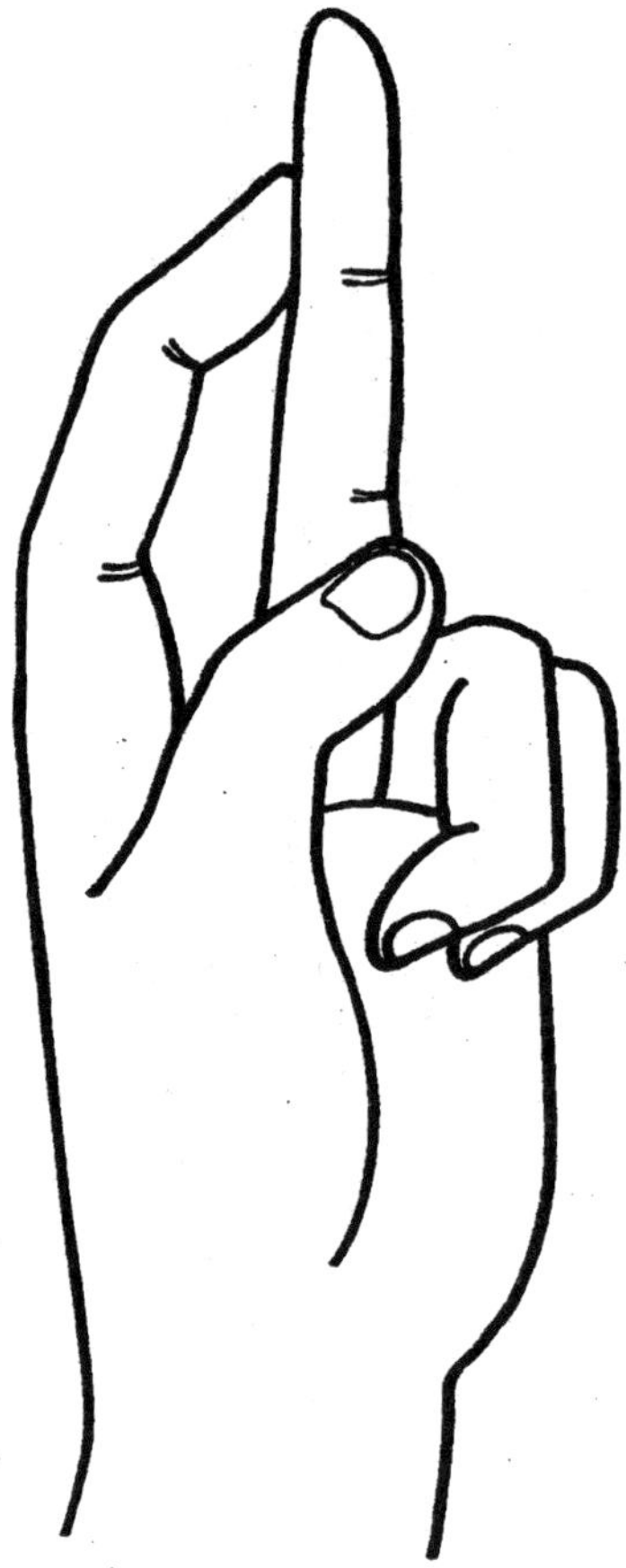

Śakra, Indra

左の無名指小指は前の印の如くにし、頭指を屈して中指の背につけ、大指は少しこれを屈する。十二天軌所説の印相である。真言は、

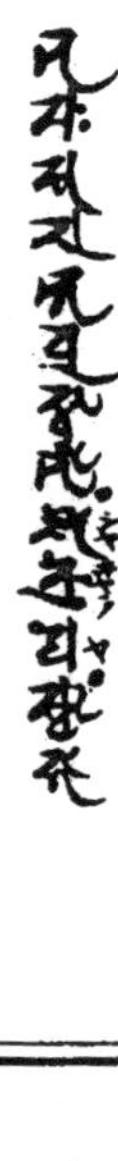

十二天（帝釈天二）

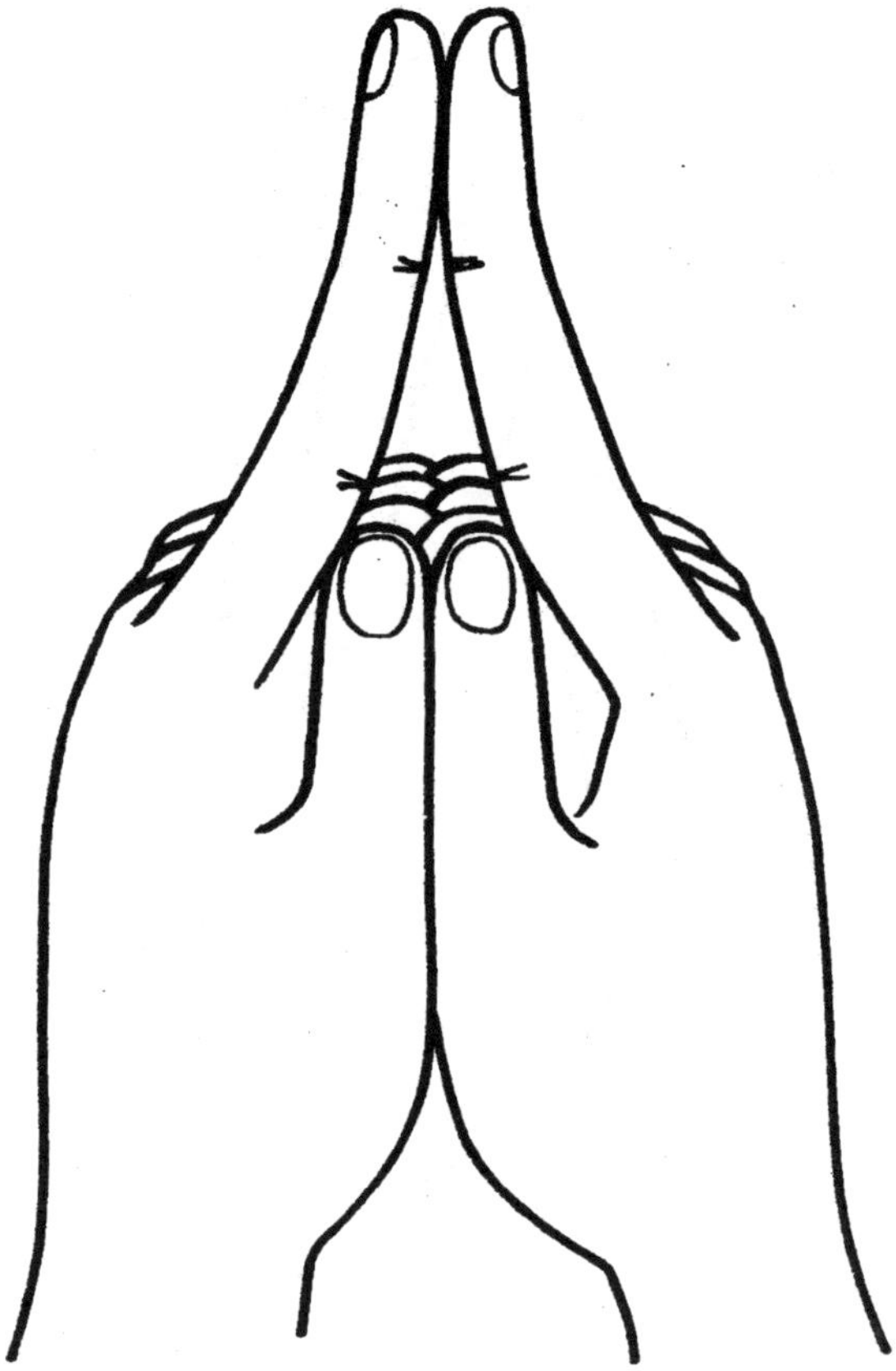

内縛して二頭指を立て針の如くにし、二大指も立てる。胎蔵四部軌の説。

十二天（火天）

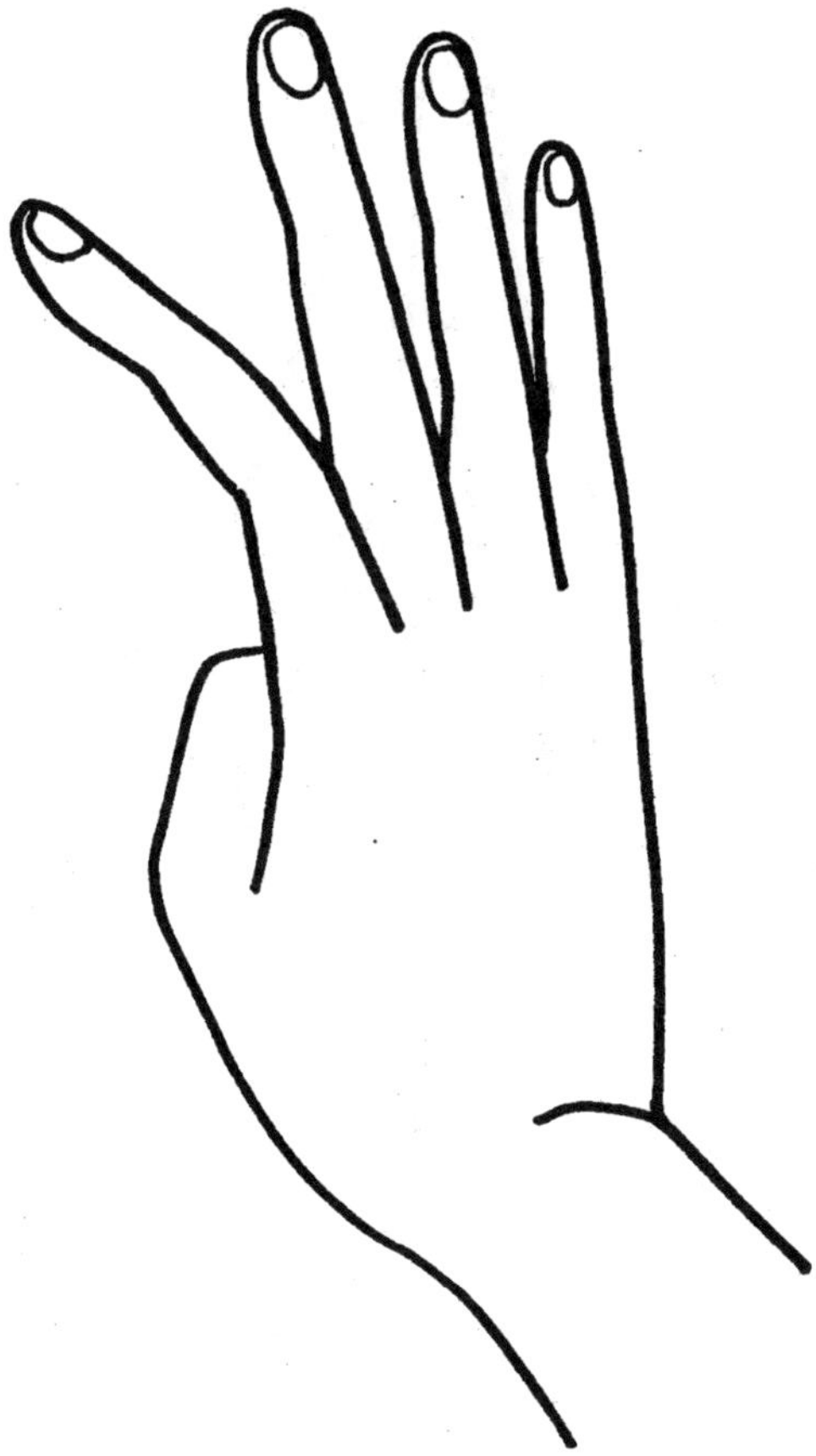

Agni

左手は腰に安んじ、右の掌を開いて大指を屈して掌の中に着け、頭指の中節を屈する。真言は、

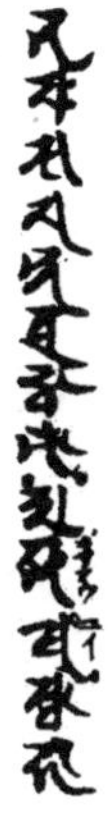

十二天（焔魔天）

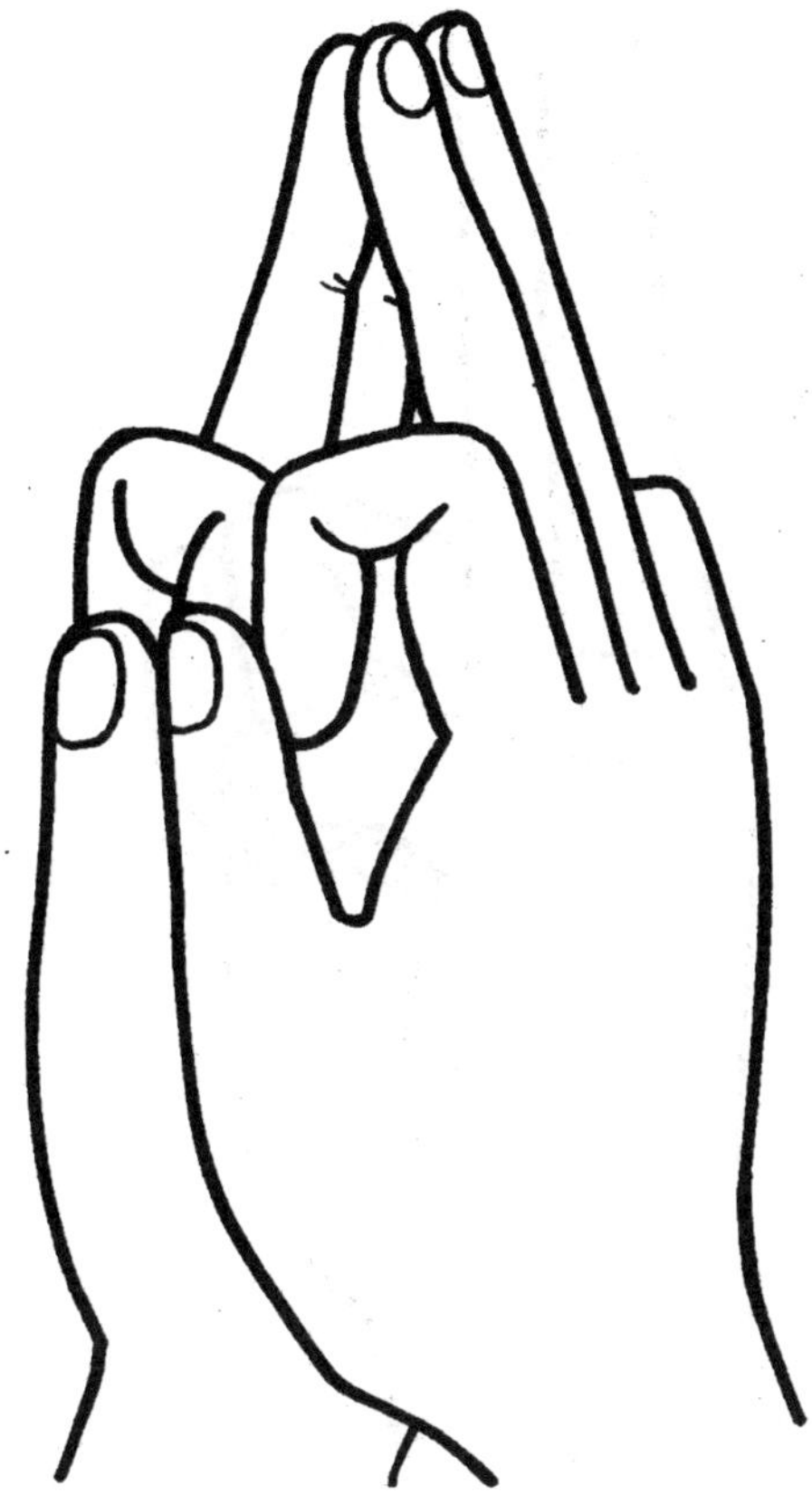

前出。二四四頁参照。

十二天（羅刹天）

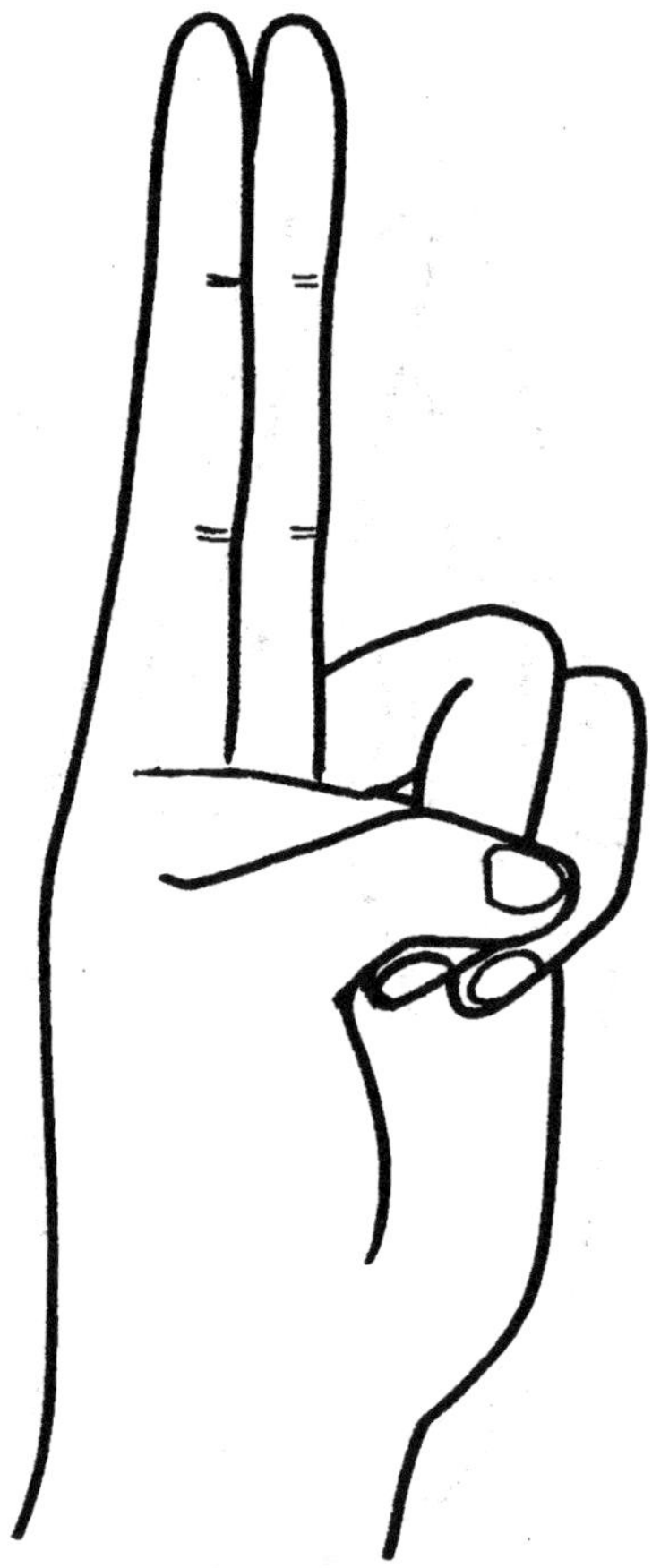

Rākṣasa

左手で剣印をなす。刀印。真言は、

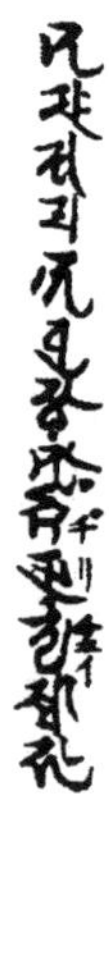

十二天（水天）

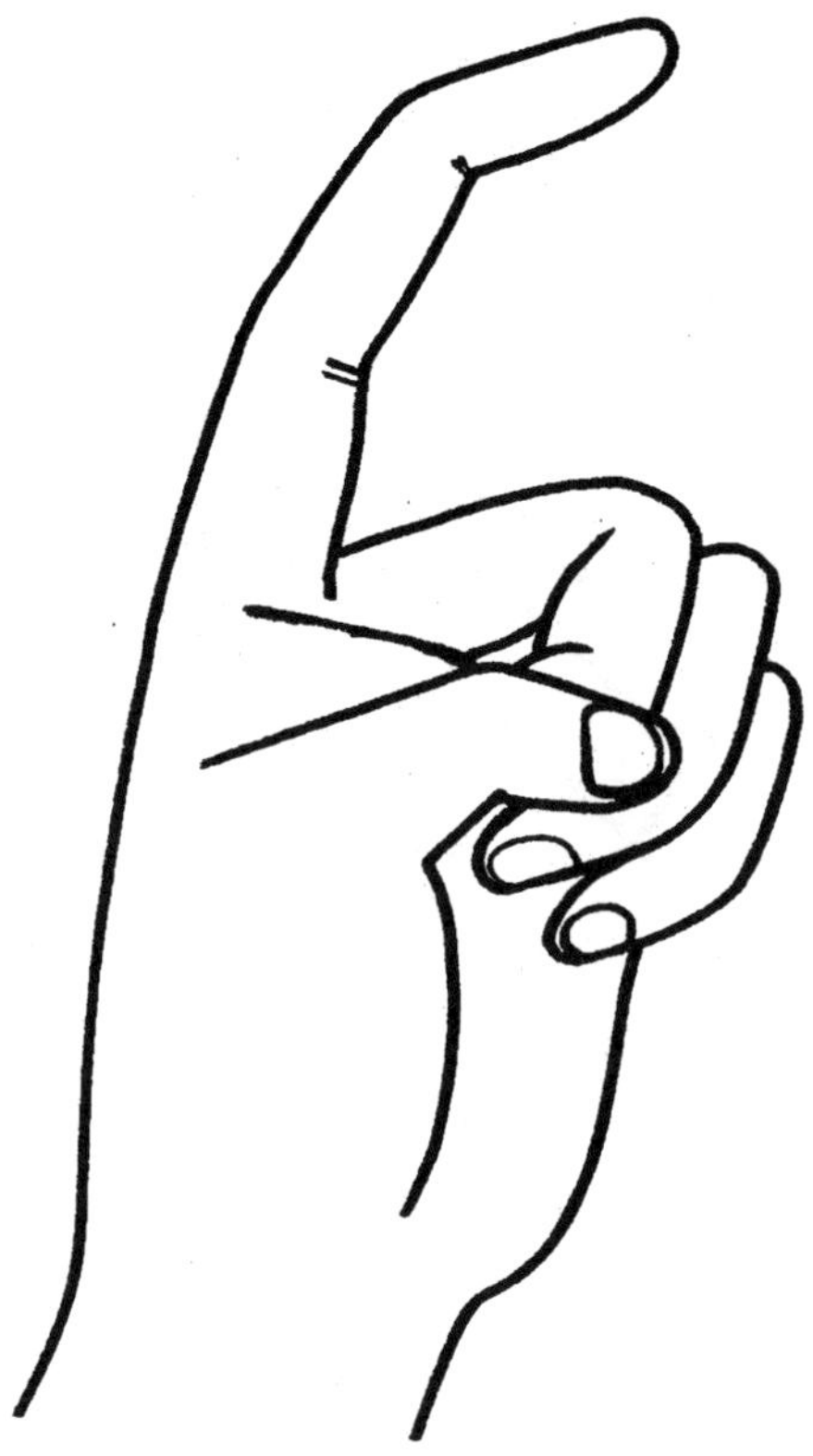

Varuṇa

左手拳にして、大指を掌に入れずに、頭指を立てて少し屈する。これは十二天軌の説。

十二天（水天二）

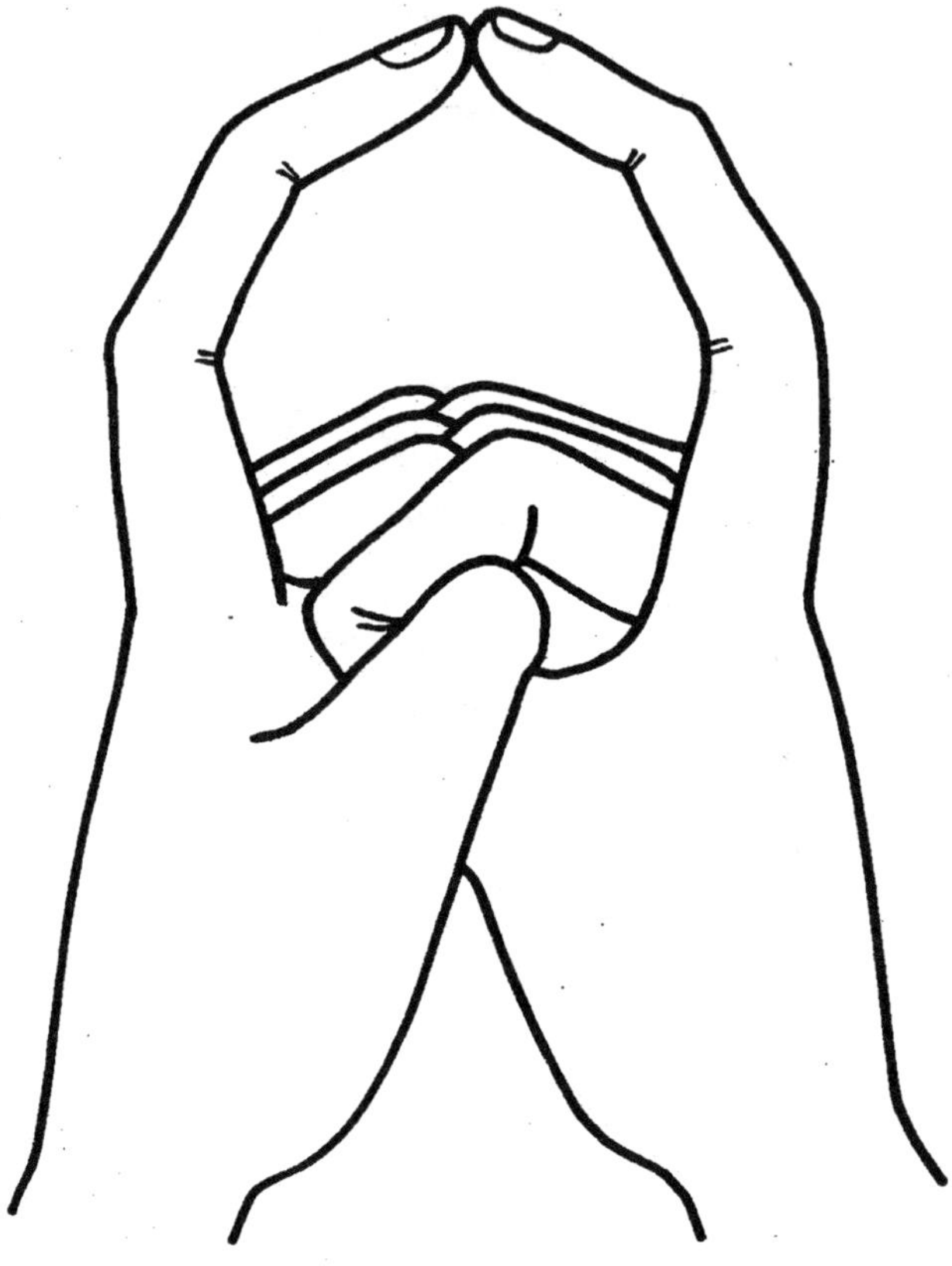

内縛して二頭指を立合わせ円の如くする。竜索印三五七頁参照。

十二天（風天）

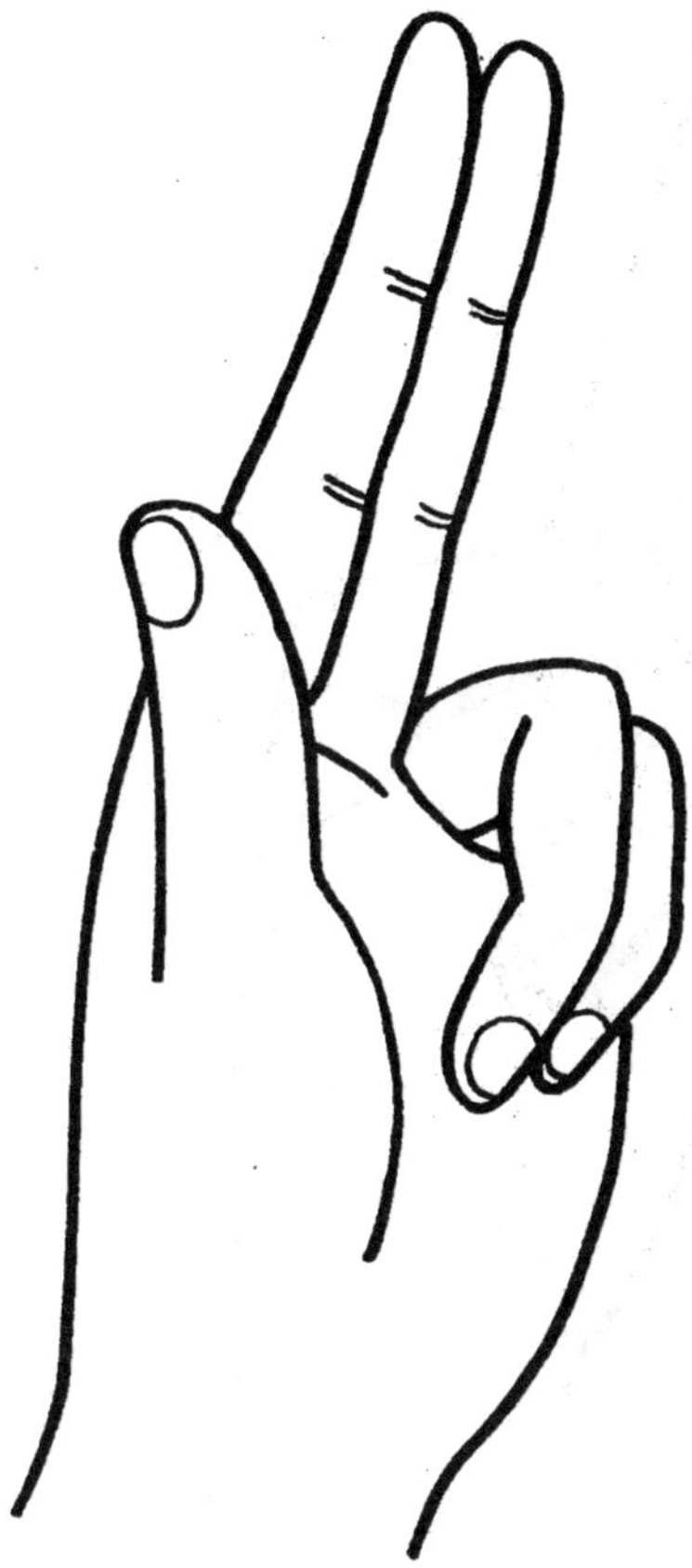

Vāyu

左手を直ぐ立て小指無名指を掌に着ける。大日経疏の説。真言は、

十二天（風天二）

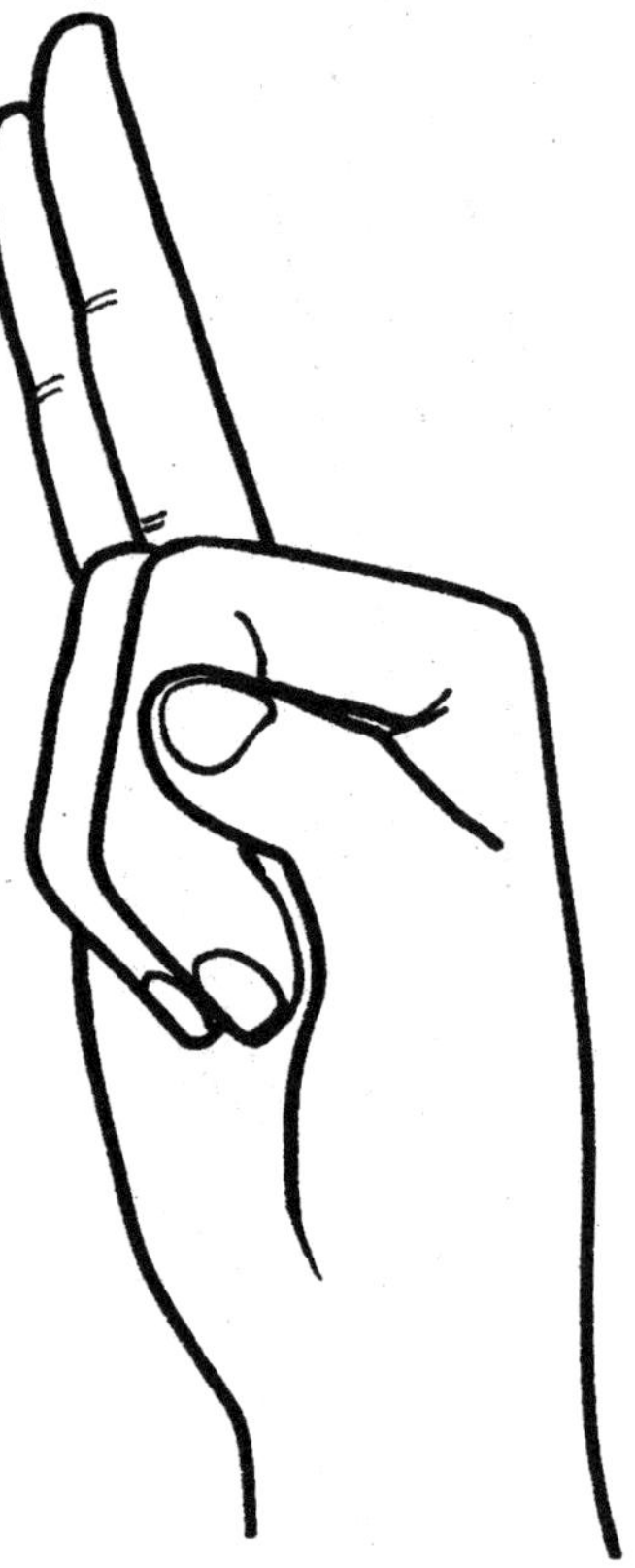

右手拳にし小指無名指を立てる。この印を風幢の印といい、風天の三昧耶形たる風幢を表わす印である。四部儀軌の説。

十二天（毘沙門天）

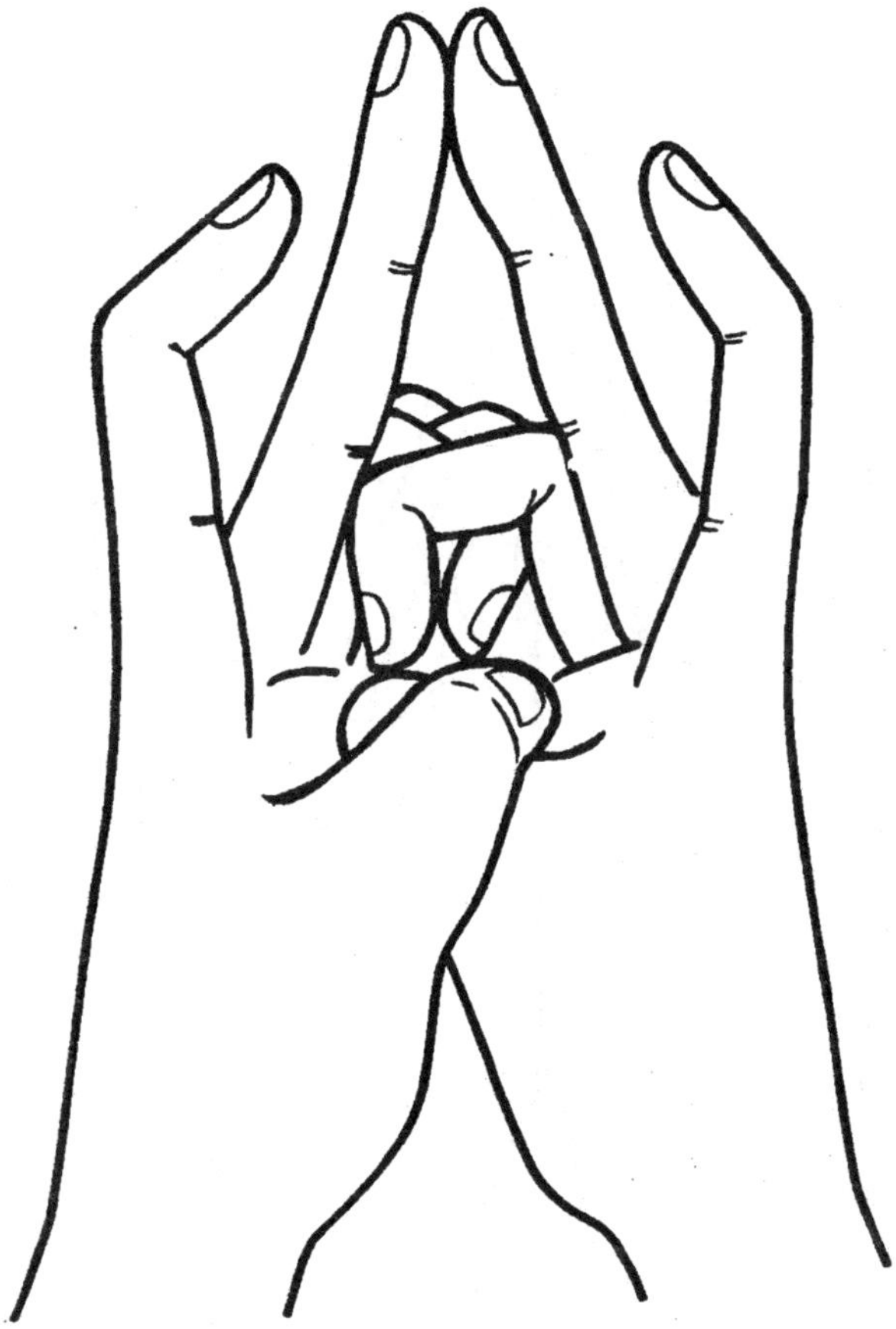

前出。二三九頁参照。真言は、

タニャタ・アディナウティドナウティ・アナウティナウニ。

十二天（毘沙門天二）

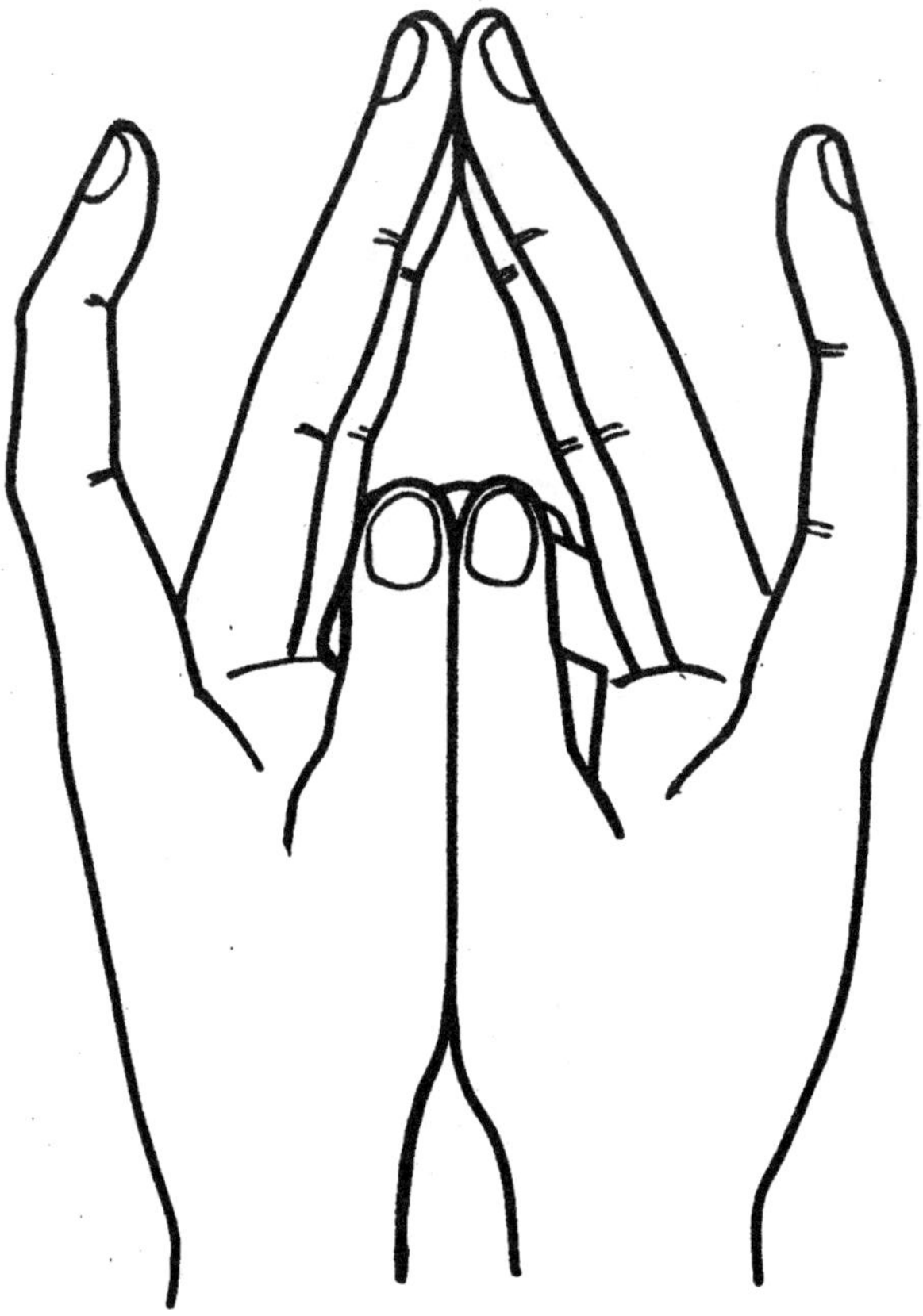

前出。毘沙門二一、二四〇頁参照。真言は前に同じ。

十二天（梵天）

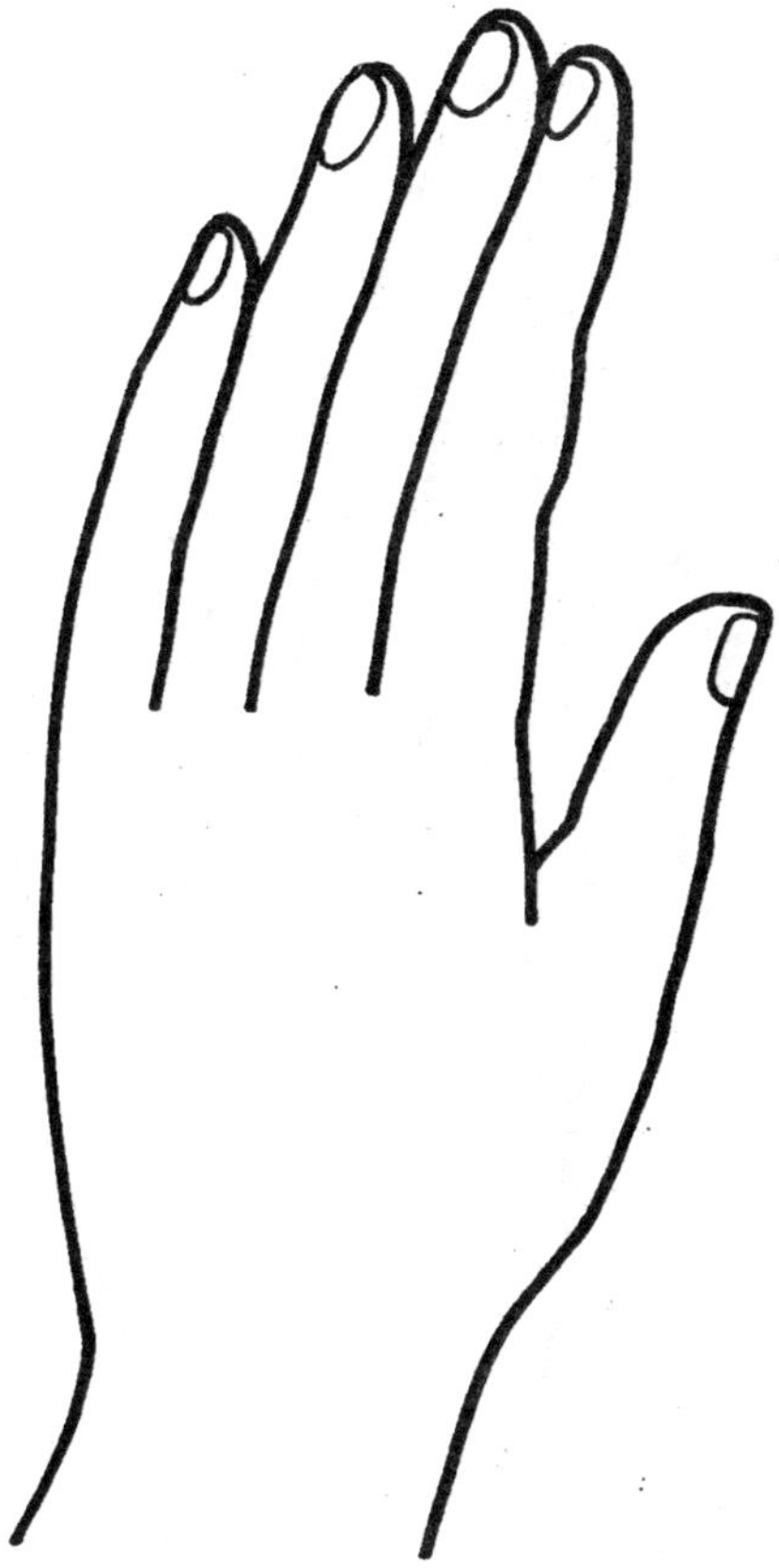

Brahmā

左手の五指をのばし微かに屈する。半蓮華の印。真言は、

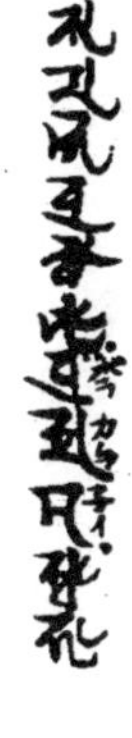

十二天（地天・鉢印）

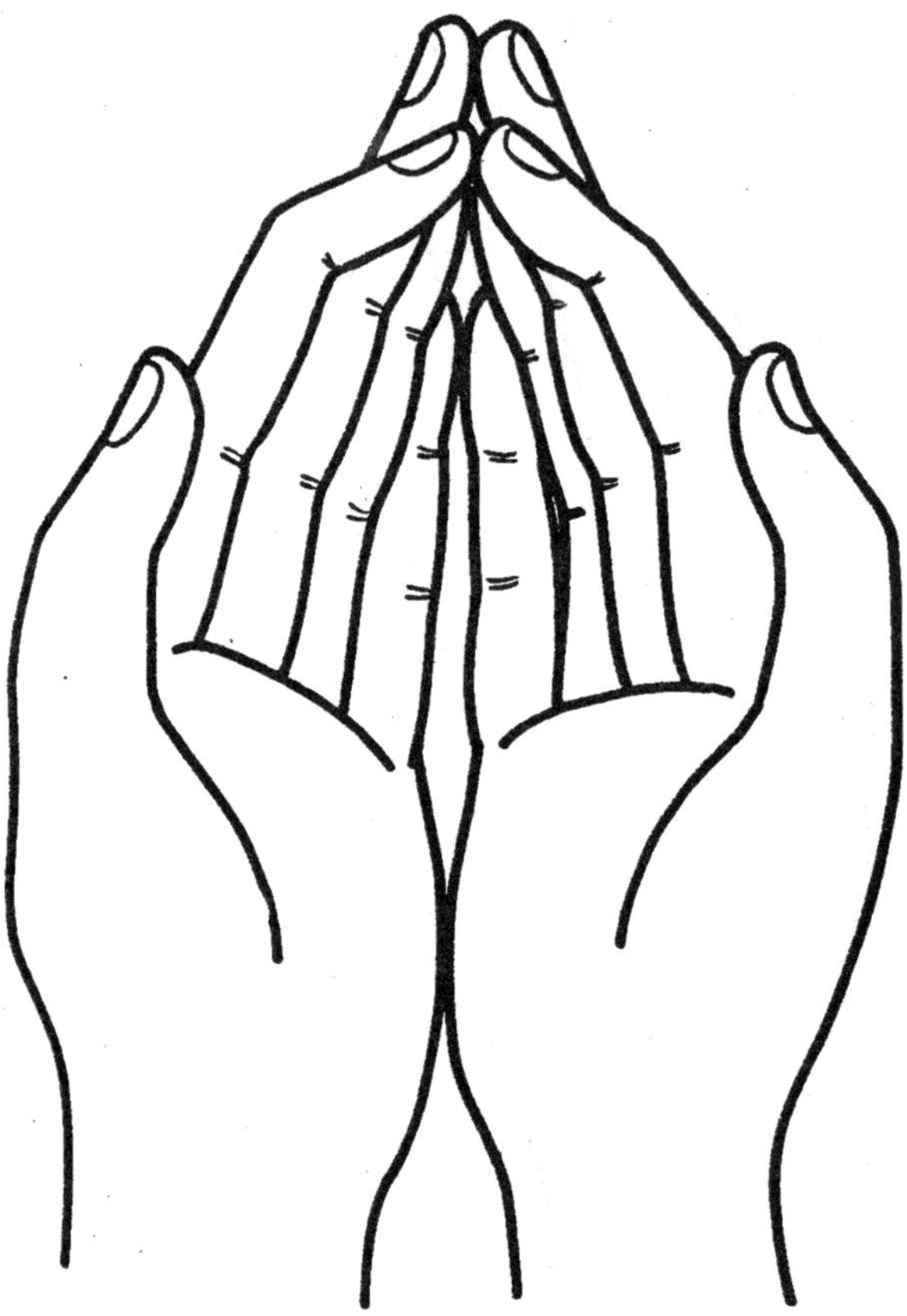

Pṛthvi

前出。二六〇頁参照。

十二天（日天）

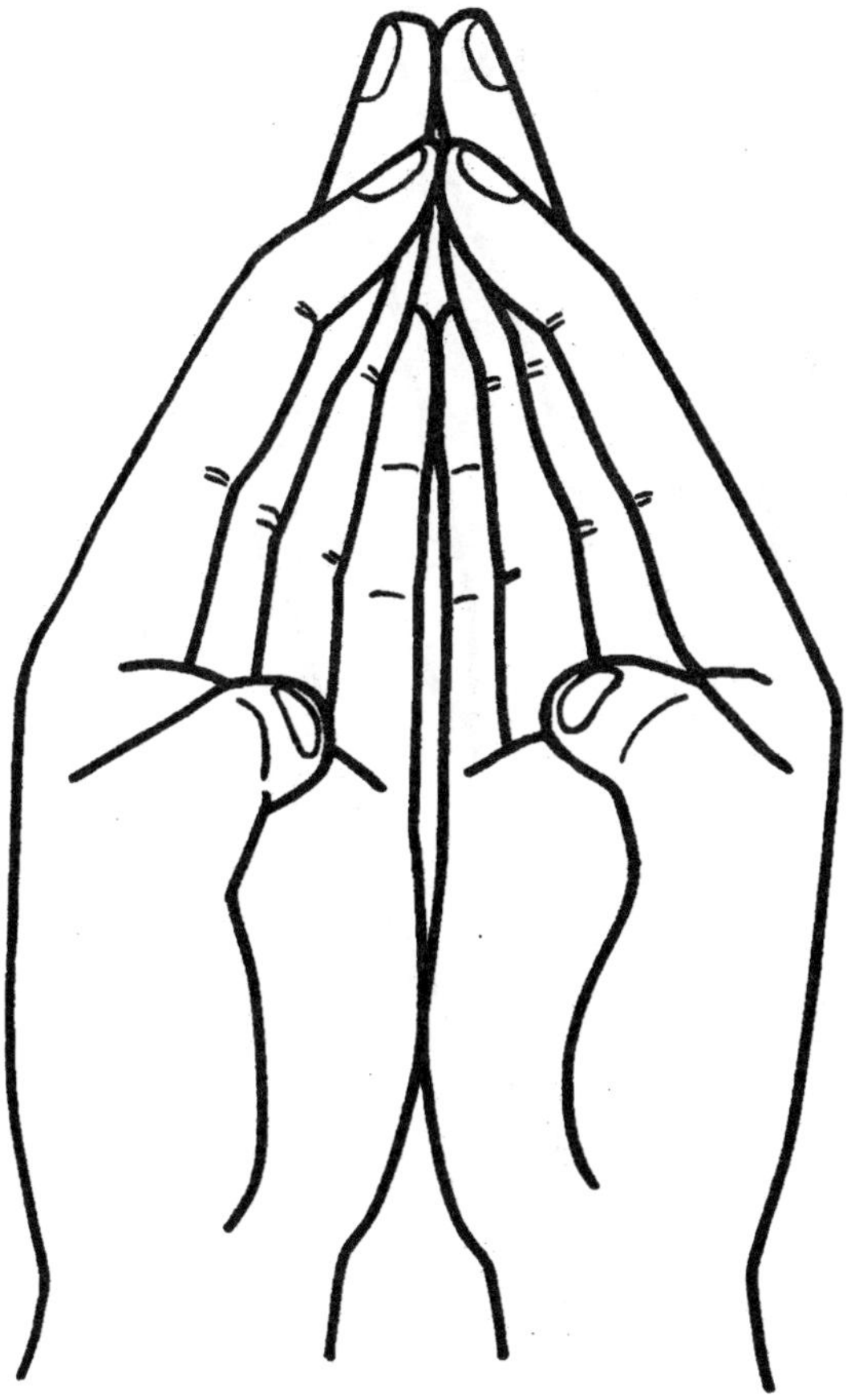

Ādityaḥ Sūrya

鉢の印を作り二大指を並べて掌の中に入れ二無名指の本を押える。福智顕現印と名づけられ、菩提心開発の義である。真言は、

十二天（月天）

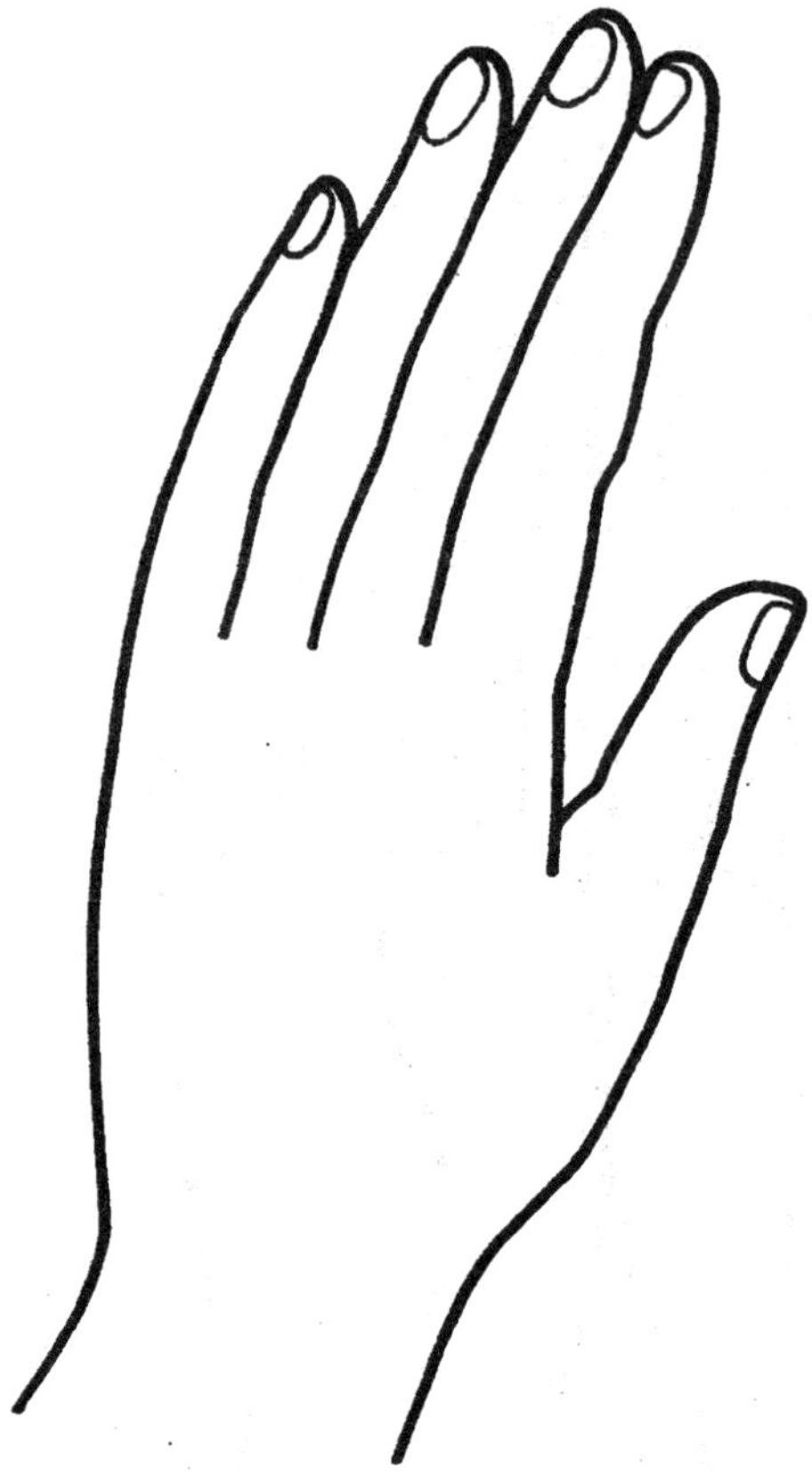

Candra

梵天の印の如くし、掌の中に白月を観じる。真言は、

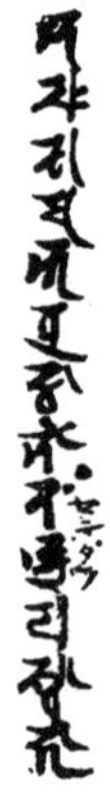

縁覚（えんがく）

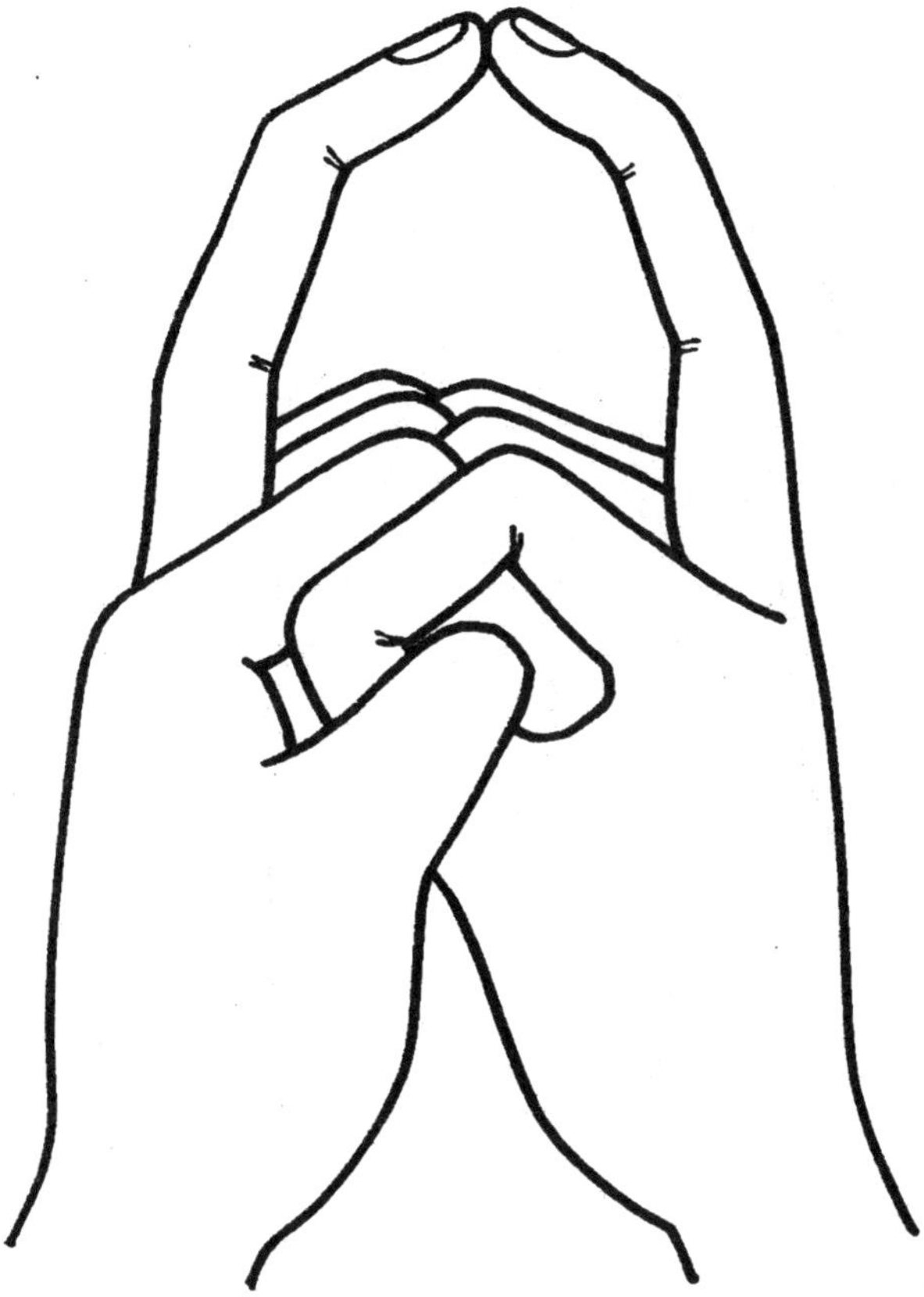

前出。五五頁参照。真言は、

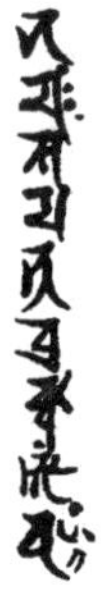

摩利支天根本印（名身印）

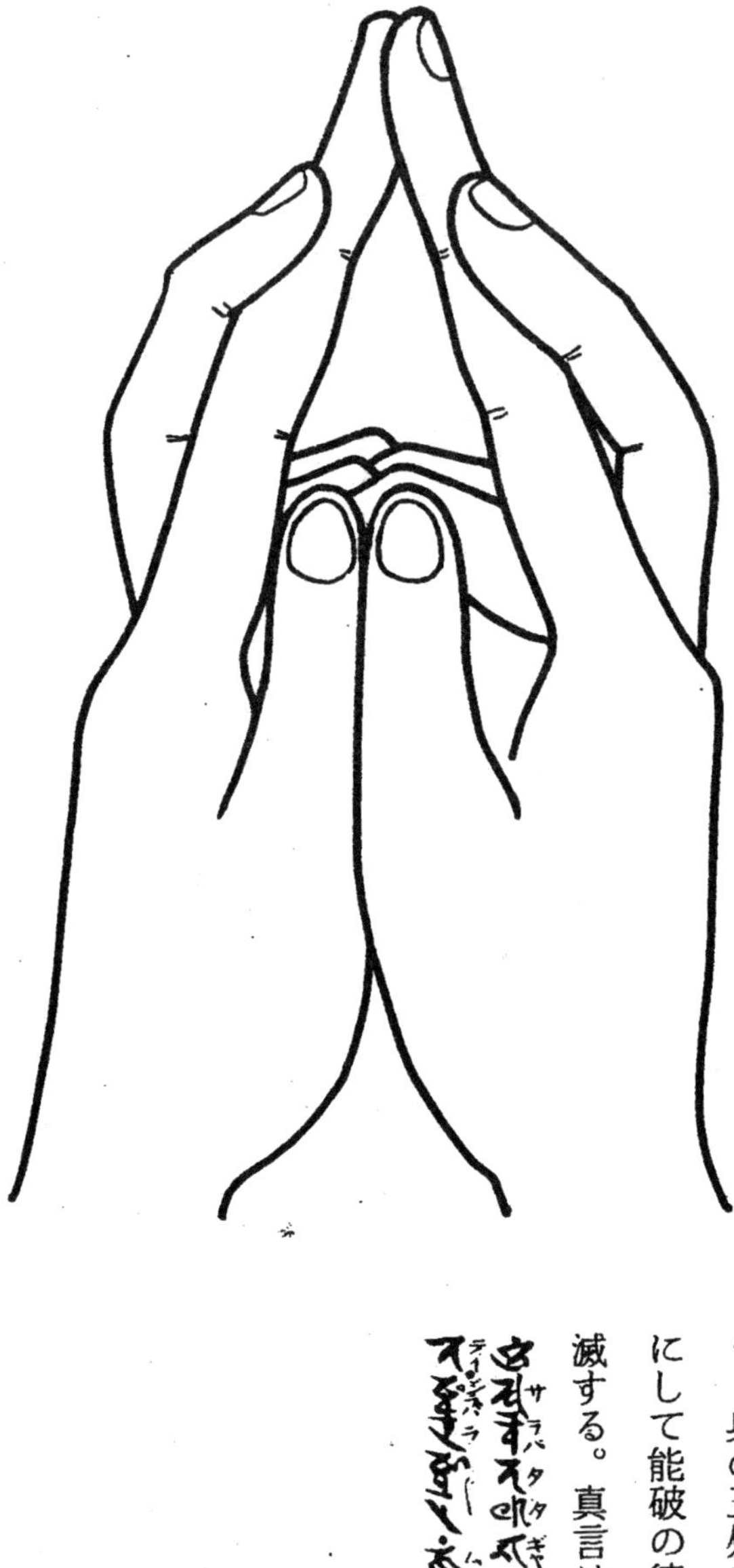

Mārīci Mūla-mudrā

大金剛輪印の如くに二手小指無名指を内に相い合せ、二頭指二大指を並べ立て合せて、二中指を以って二頭指を纏う。身の五処を印する。これは八輻輪にして能破の徳を具し一切の障難を破滅する。真言は、

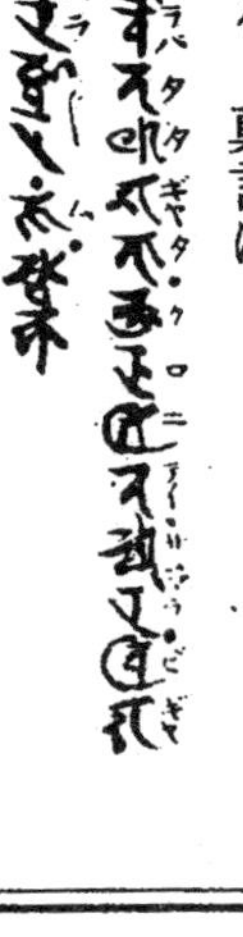

摩利支天隠形印（亦名安怛袒那印）

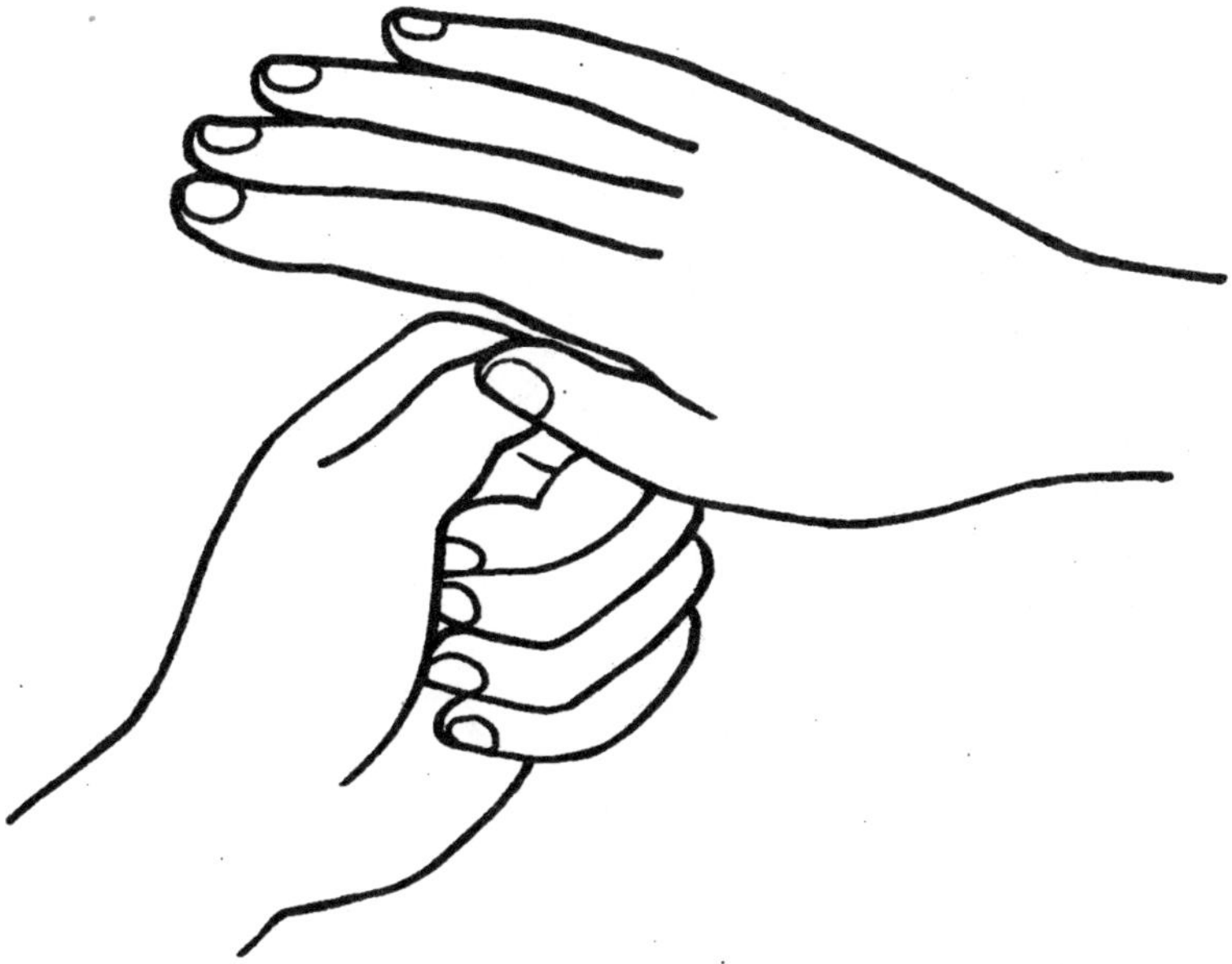

宝瓶印・摩效印・甲冑印・金剛城の印ともいう。左手を虚掌に作り、右手の掌を以って左手の上に横たえ、覆う。この印は摩利支天菩薩の身であり、左手の掌は摩利支の心、右手の掌は摩利支の身であるという。真言は前に同じ。

訶利帝請召印（かりていしょうちょういん）

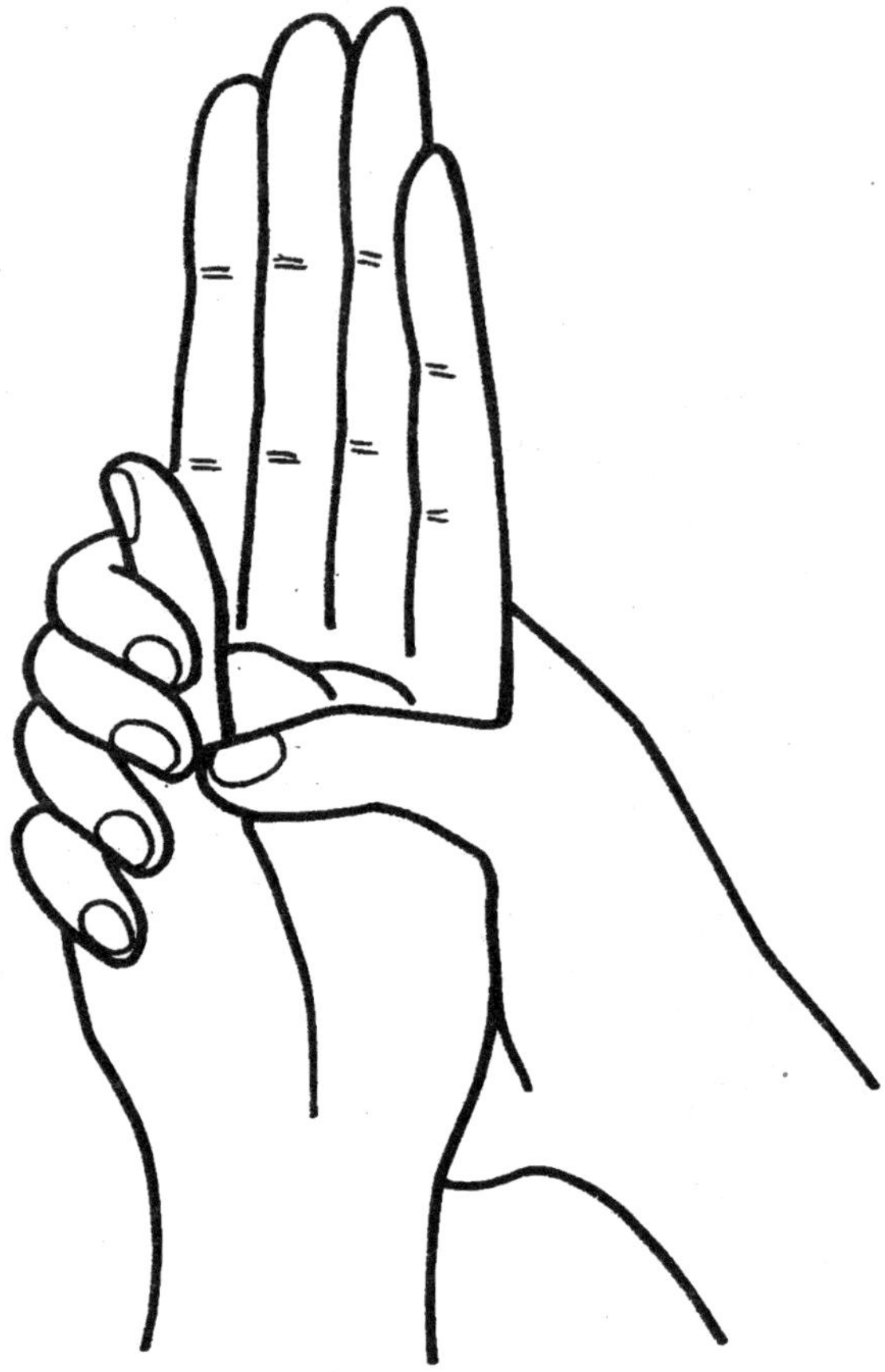

Hāriti Āhvāna-mudrā

右の手指を以って左の手に於て背より挟み入れ、左の手掌を把り、左の手身に向いて三たび招く。真言は、

ドドマリギャキテイ

（訶利帝）降伏印

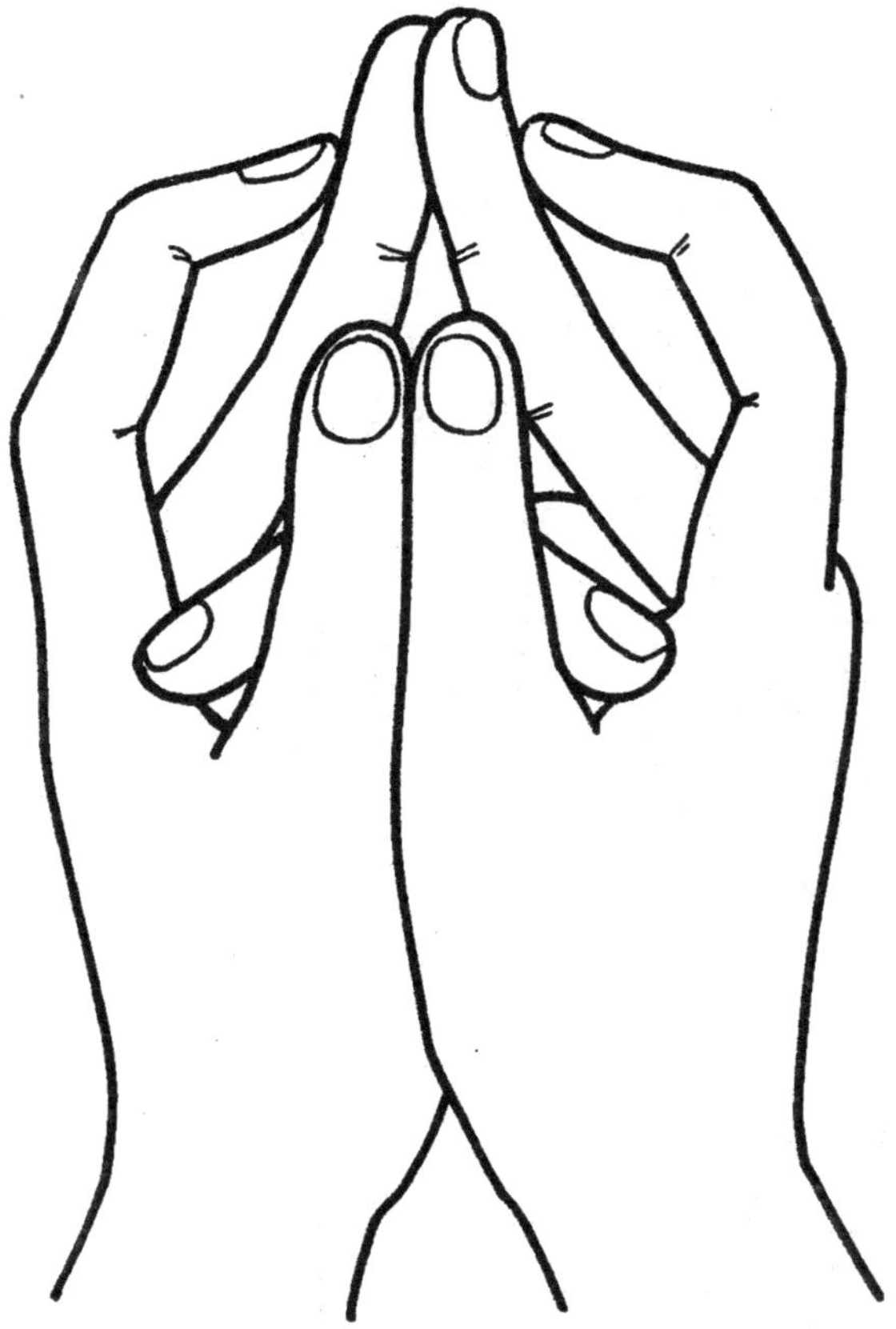

二手内に相い挟んで、二小指相鉤して、二無名指各々左右の虎口に入れて、中指を竪て合せて二頭指各々中指の背を捻じ、二大指各々中指の中節を捻ずる。虎口とは頭指と大指の間である。この印は盗人を降伏する義であり、二無名指は盗人と観じて厳しく押す。二六五頁参照。真言は前に同じ。

（訶利帝）愛子印

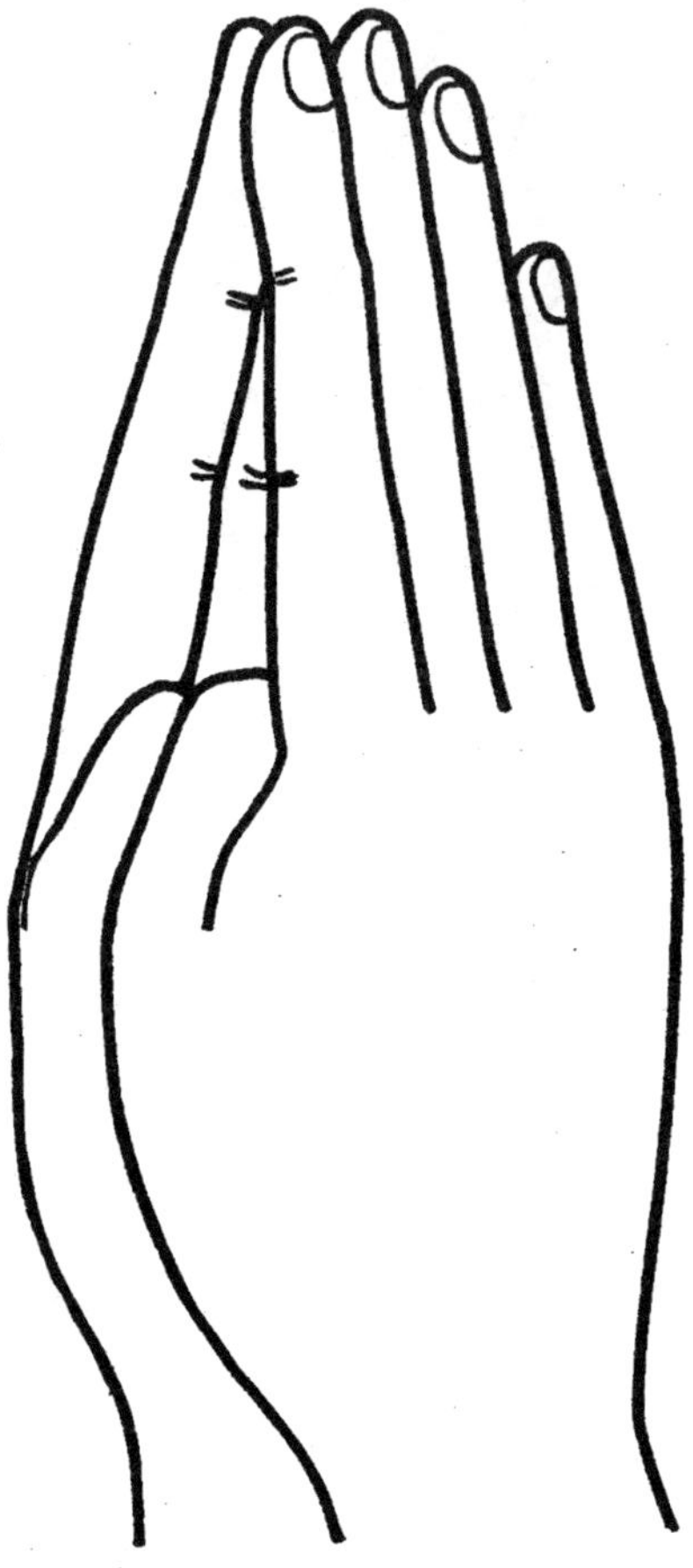

Piṅgala

二手合掌、二大指を並べ屈して掌中に入れる。愛子は氷迦羅のこと。真言は前に同じ。

咒賊経降伏印

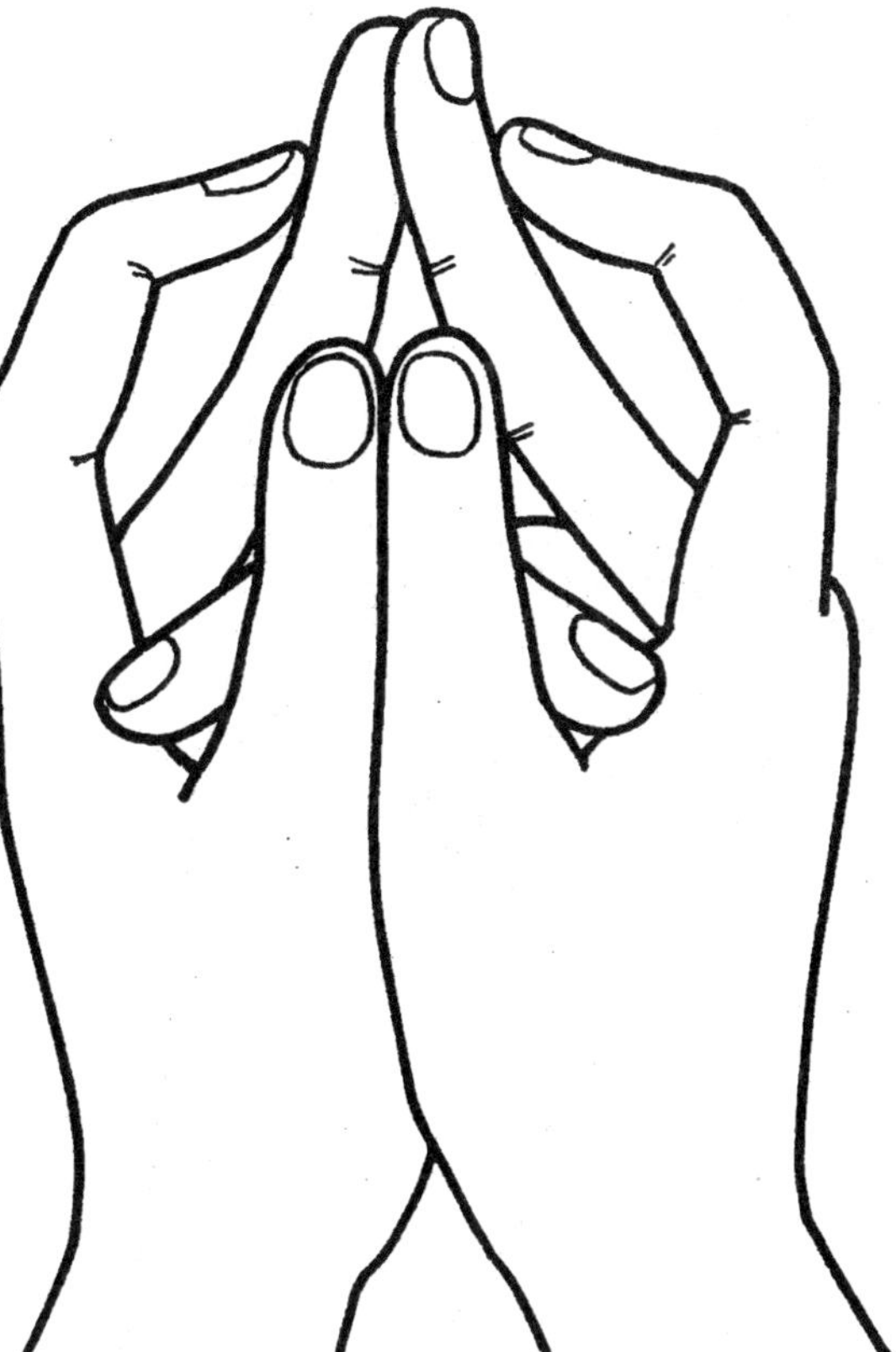

二手内縛して、二中指を立て合わせ、二頭指を屈して二中指の上の節につけ、二大指を並べ立て二中指の中節の文を押す。二無名指、二頭二大指の跨より指し出して、二小指相かけて鉤結する。この印は三鈷の形を表わし、二無名指は盗人、三鈷を以って盗人を責める形の故に二大指を以って堅く押す。降伏印。真言は、

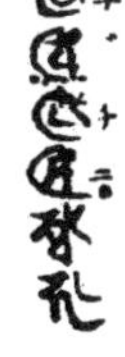

童子経乾闥婆王印（どうじきょうけんだつばおういん）

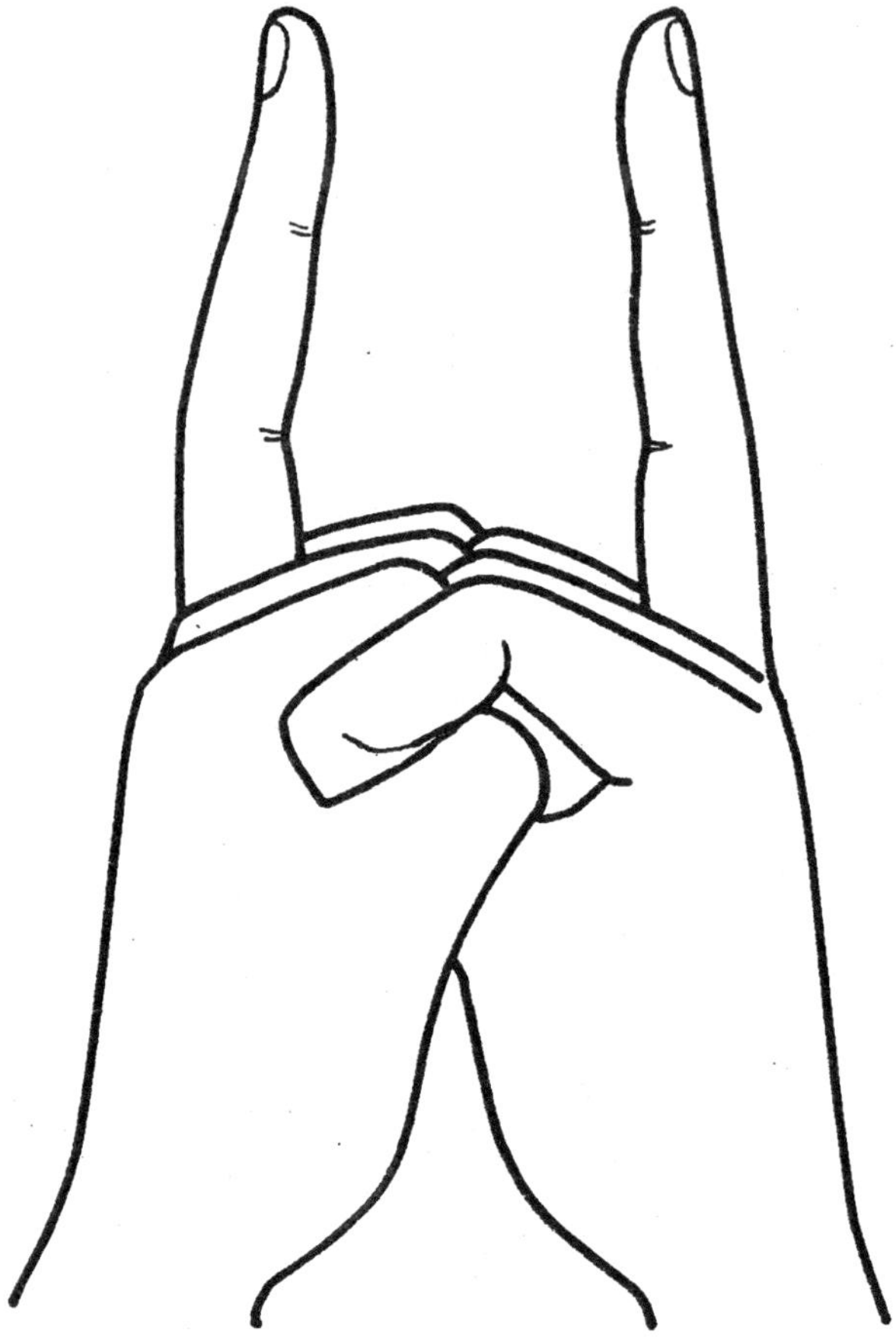

Kumāra-sūtna Gandharva-rāja-mudrā

内縛して無名指をのばす。真言は、

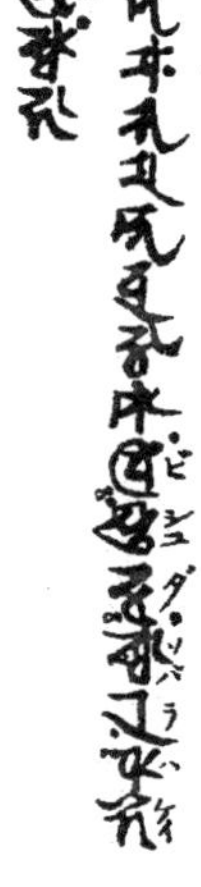

北斗一字頂輪王印

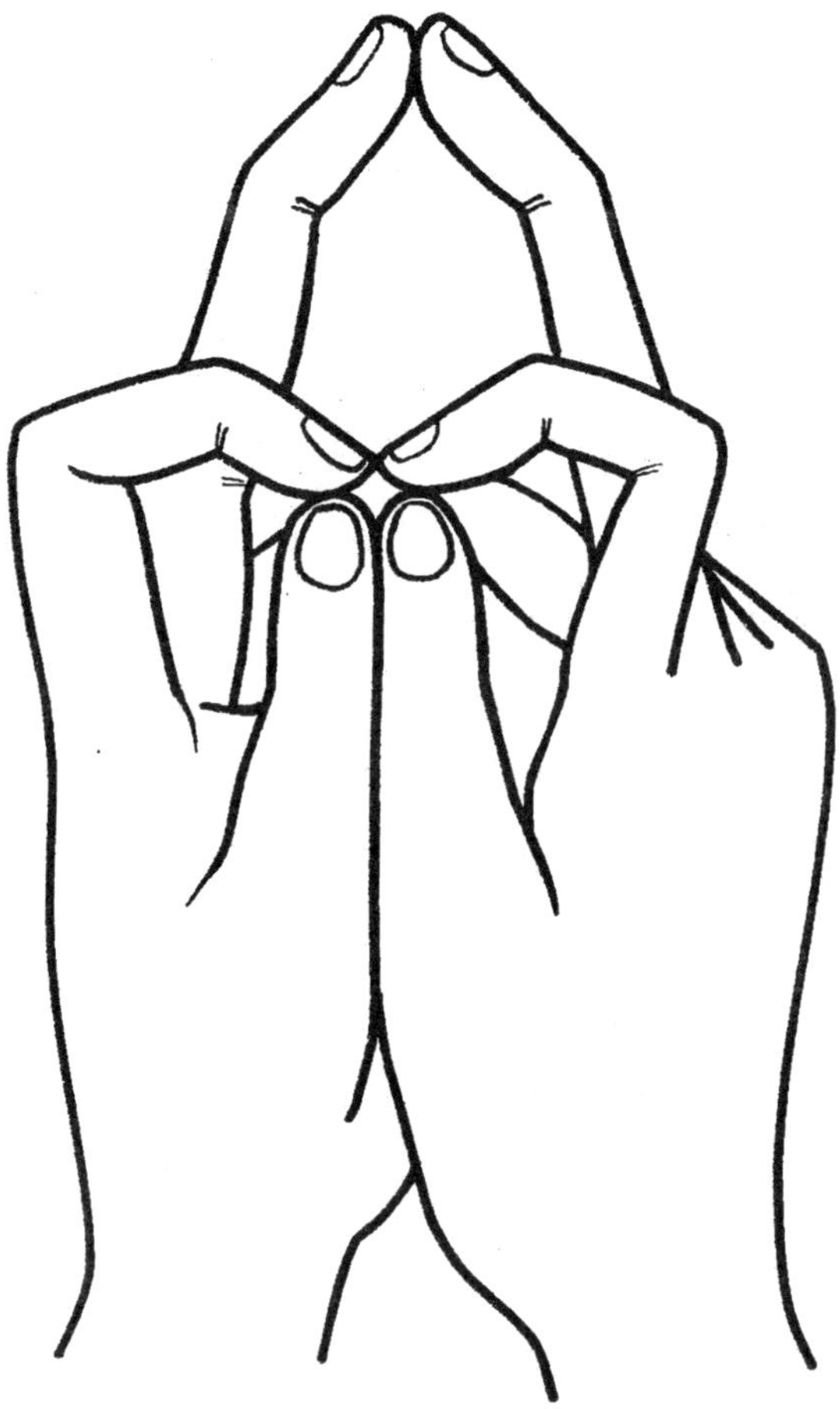

Ekākṣara-cakravarti-mudrā

内縛して、二中指直ぐ立てて剣形にし、二頭指平に屈して二大指の甲を捻ずる。この印は八輻輪の印であり、二頭指二大指の端を押すこの印は大日金輪釈迦金輪に通ずるとされる。真言は、

北斗惣印（ほくとそういん）

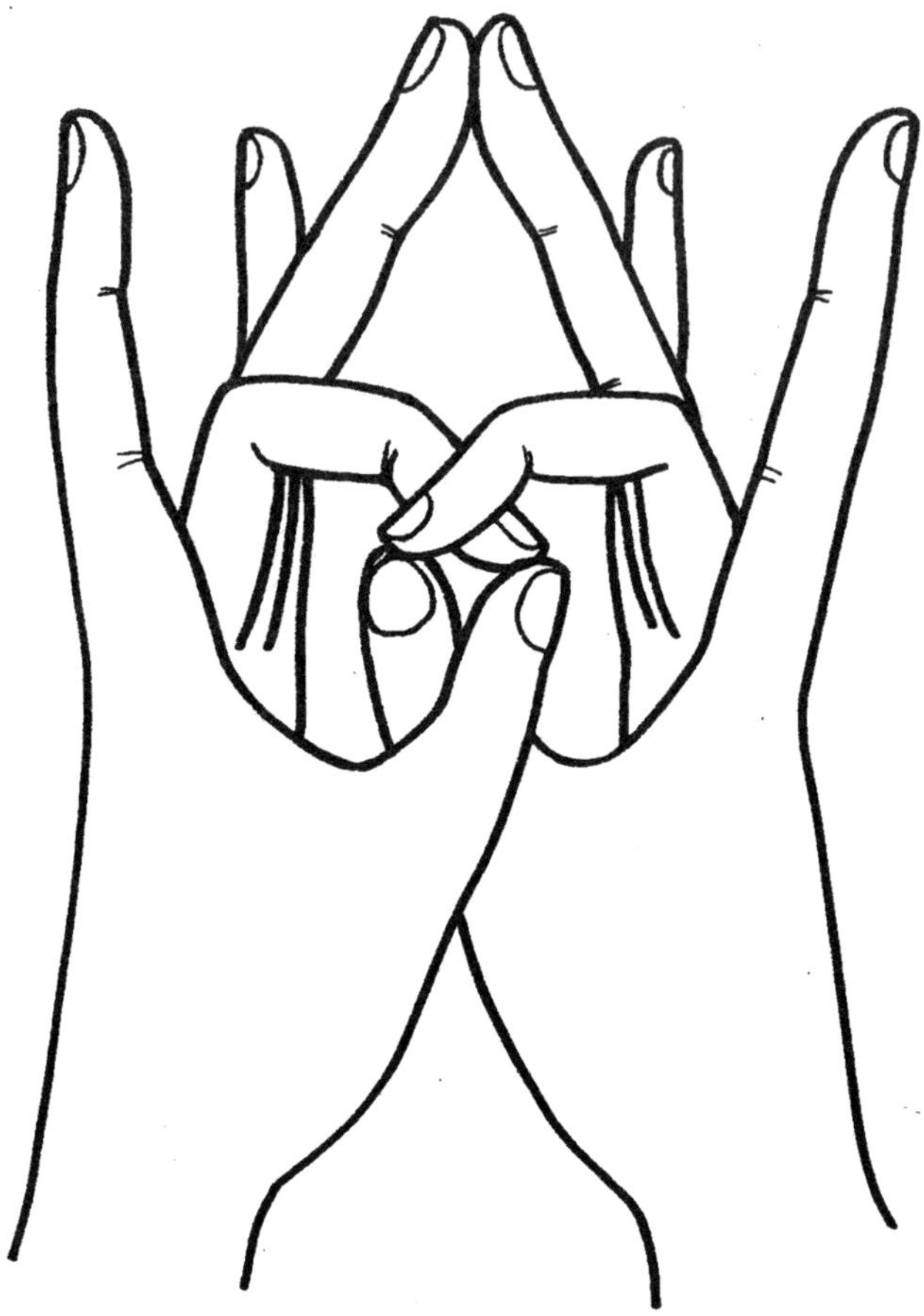

二中指二大指を相係けて捻じ、二無名指の前面を合わせ、二小指二頭指を張り立たせる。これは七星を表わす。真言は前に同じ。

召北斗印（ちょうほくといん）

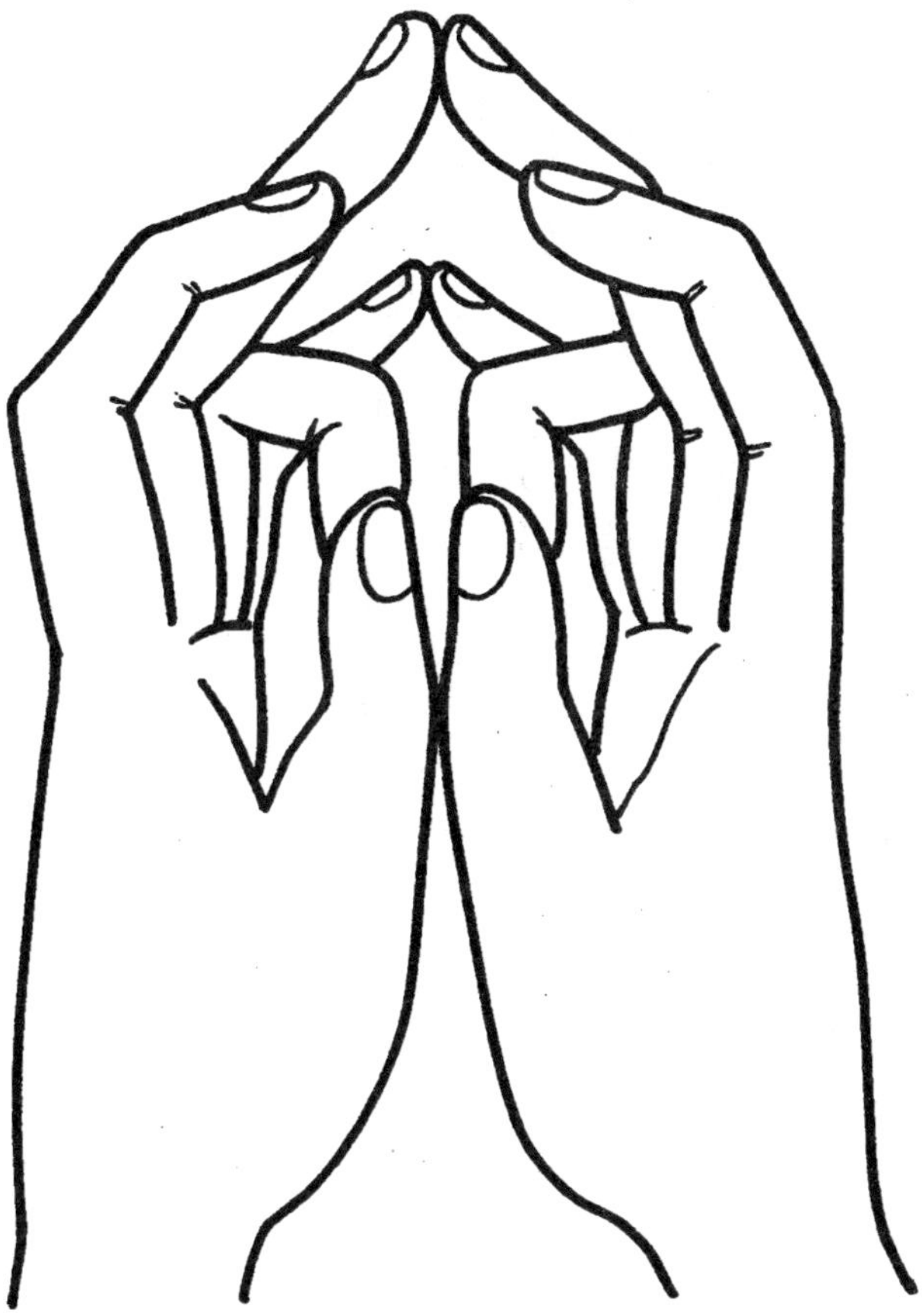

虚心合掌して二大指を以って二無名指の甲を捻じて、二中指二小指を蓮葉の如くして、二頭指を少し開き屈して来去する。真言は前に同じ。

諸曜（しょよう）

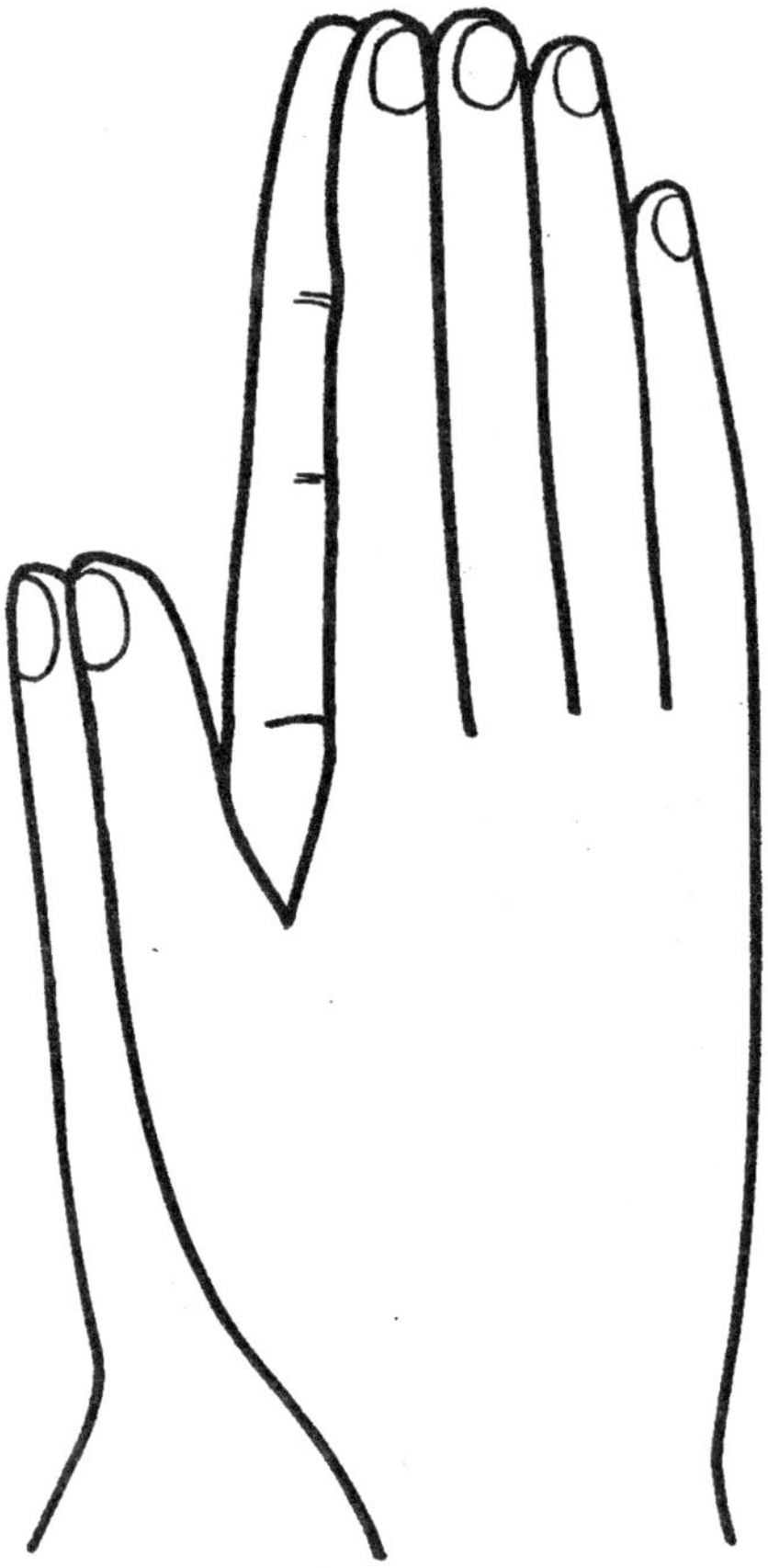

Vāra

二手合掌して二大指を並べ、他の指と相離す。真言は、

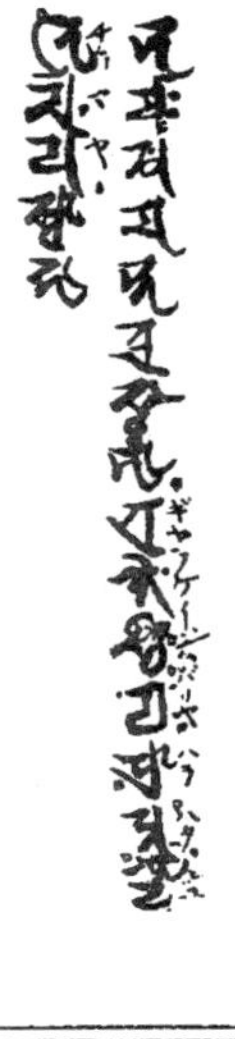

諸（しょ）宿（しゅく）

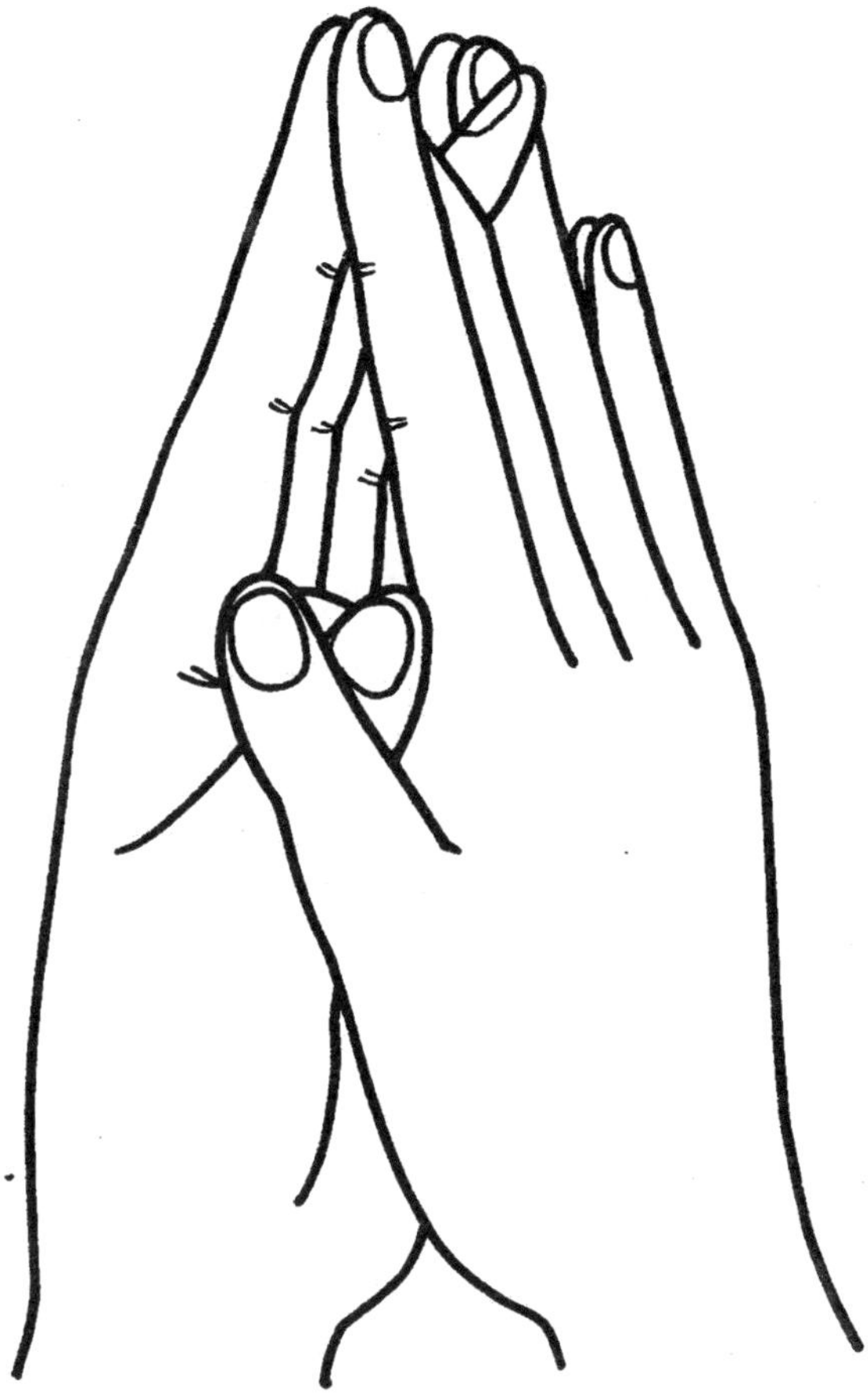

Nakṣatra

虚心合掌して、二中指二大指を相交えて、右で左を押す。真言は、

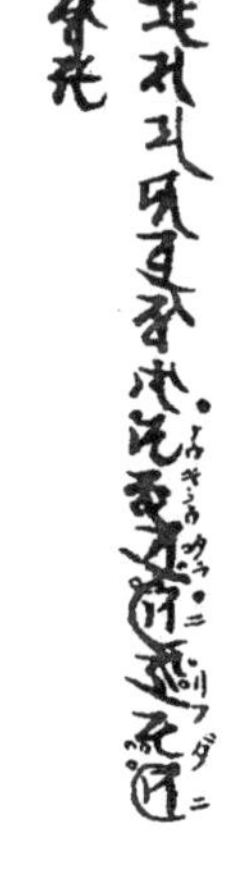

阿閦（羯磨印）

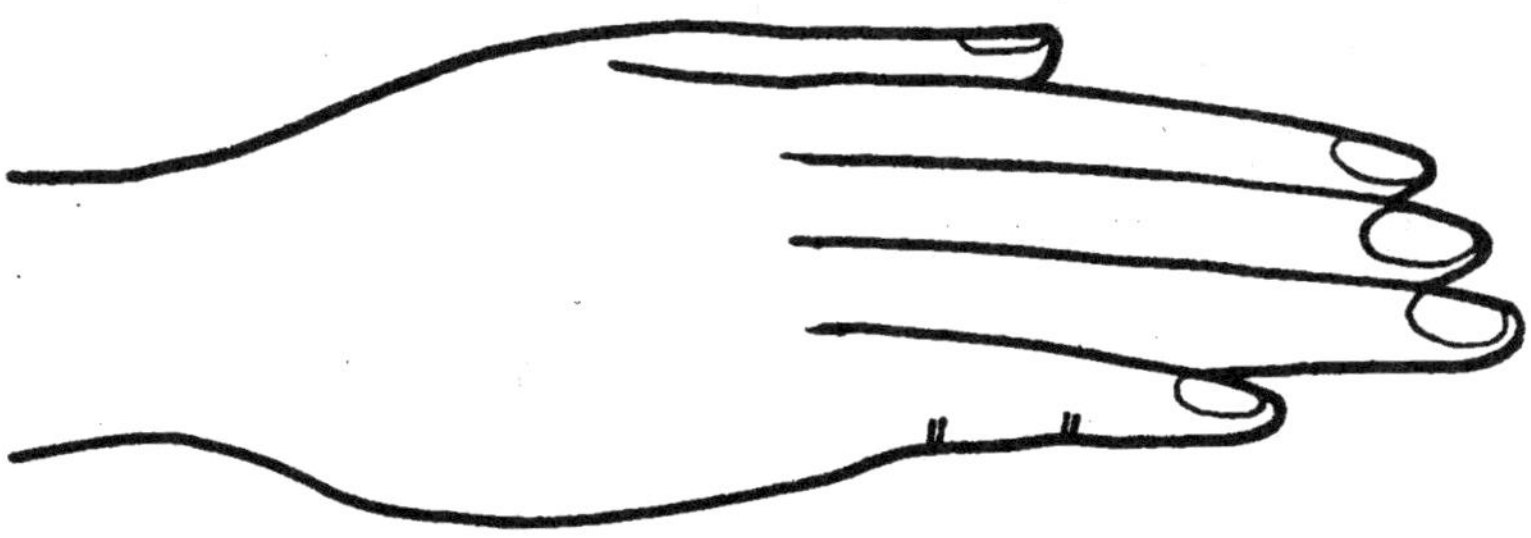

Akṣobhya Karma-mudrā

左拳を臍におき、右手は掌を膝の上にかぶせて指先を地に触わる触地印。心不動を得る。真言は、

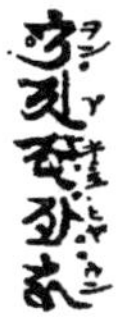

（阿閦）三昧耶印

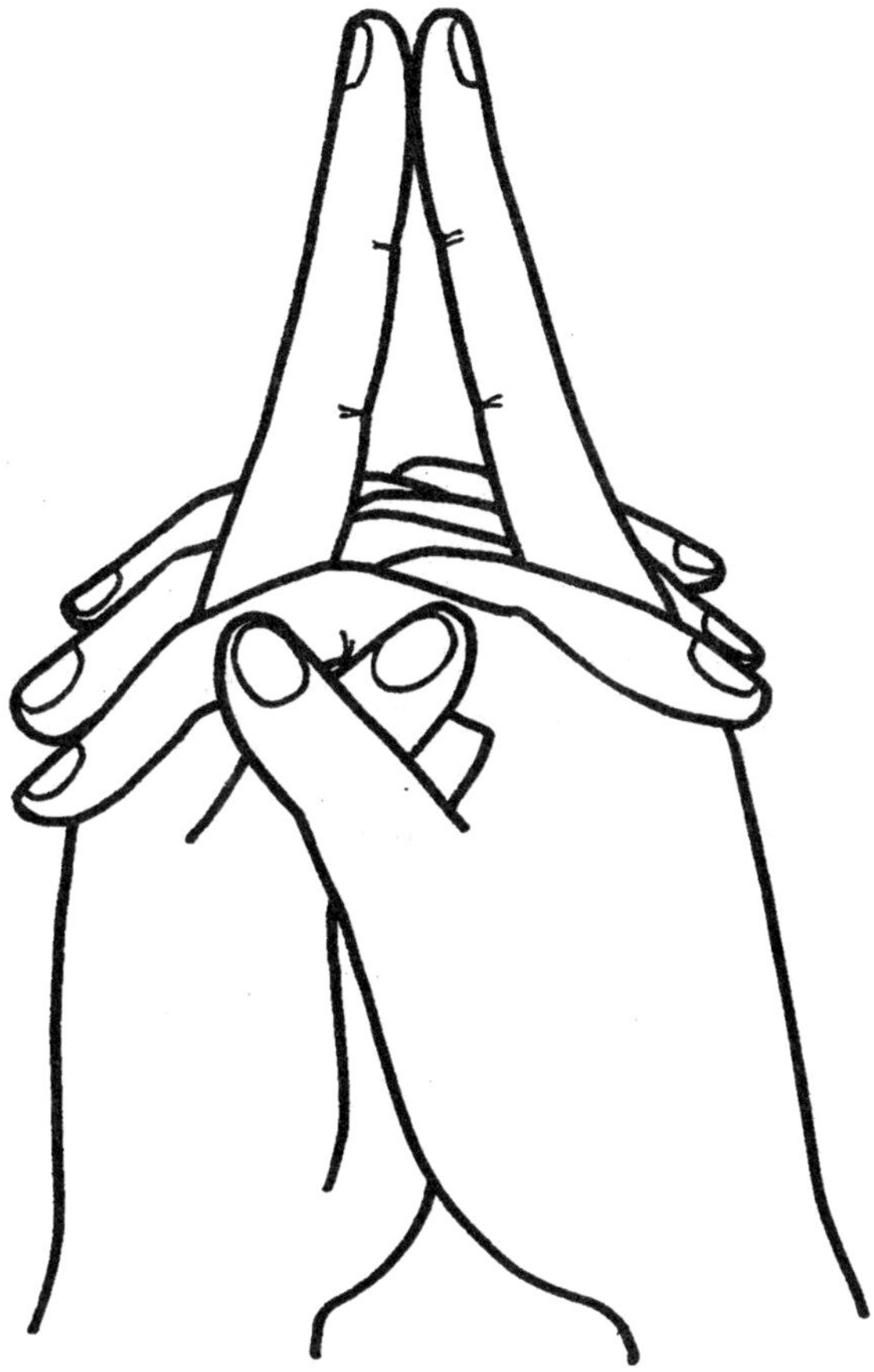

Akṣobhya Samaya-mudrā

金剛縛にして、二中指を立て針の如くにする。独鈷の形。この尊は菩提心をつかさどり、菩提心は生仏不二独一実相なる故に、独鈷杵はその義を表わす。

真言は前に同じ。

宝生羯磨印（ほうしょうかつまいん）

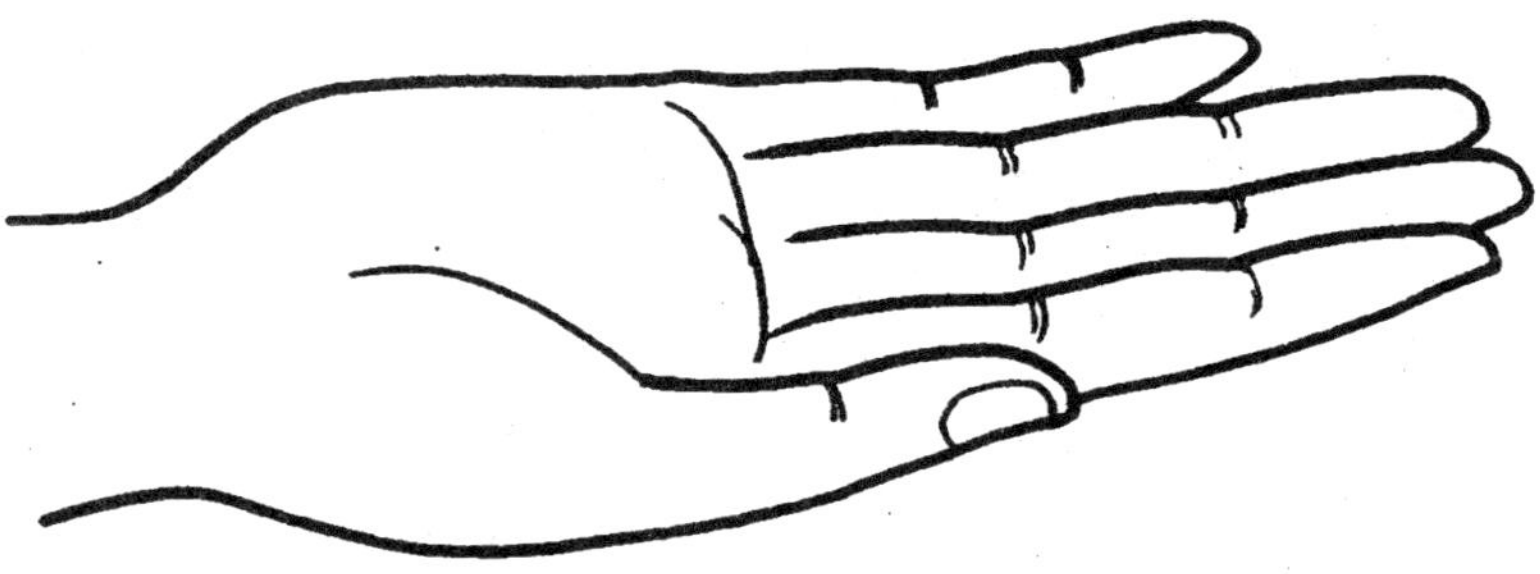

Ratnasambhava Karma-mudrā

左拳は臍に安んじ右手は施願の相にする。この印は授所願印、満願印とも名づけられる。五指間より如意珠が雨のごとくふる。真言は、

宝生三昧耶印

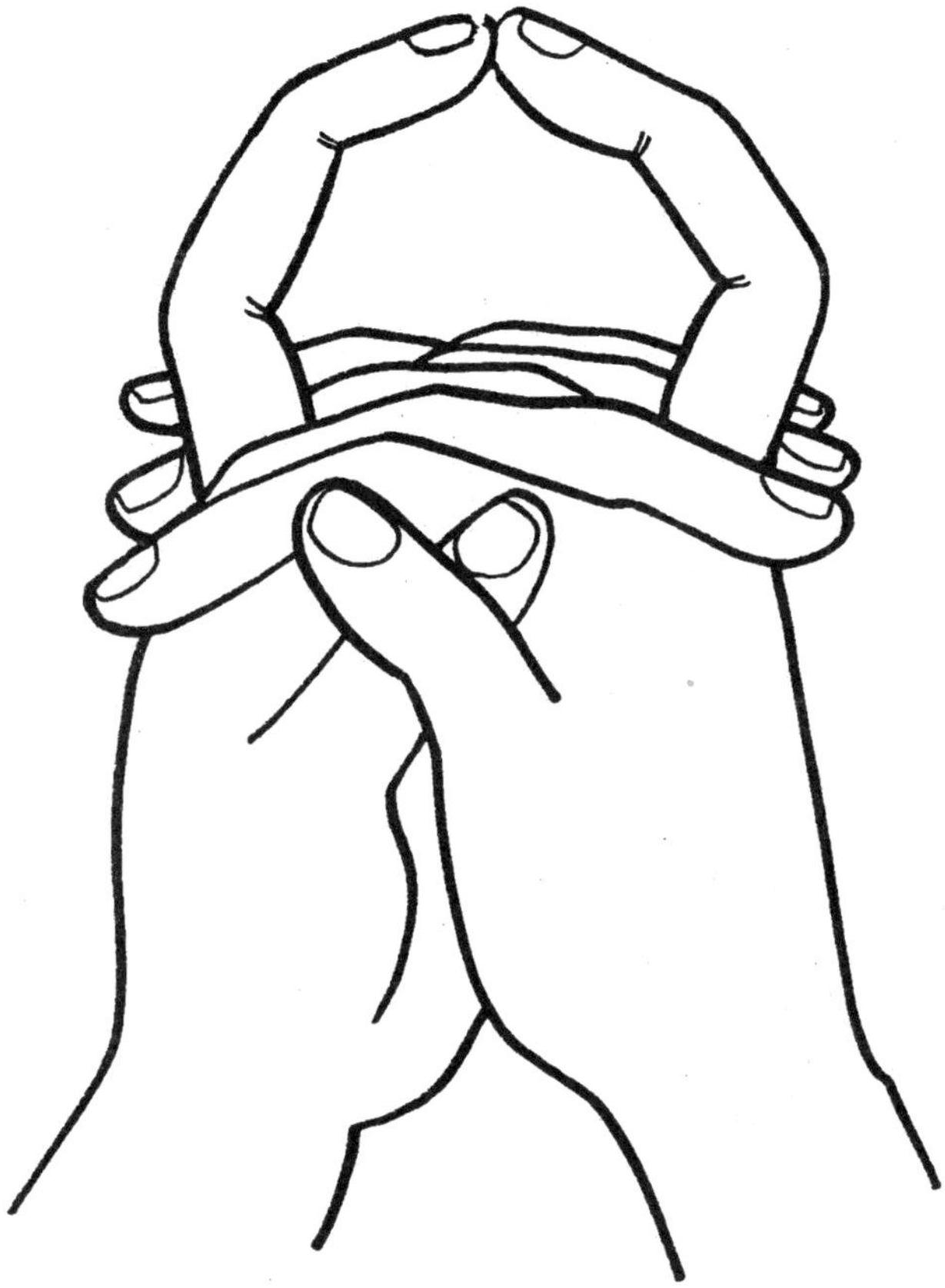

Ratnasambhava Samaya-mudrā
金剛縛にして二中指を立て、宝形の如くにする。宝珠の形。真言は前に同じ。

守護経能与無上菩提最尊勝印

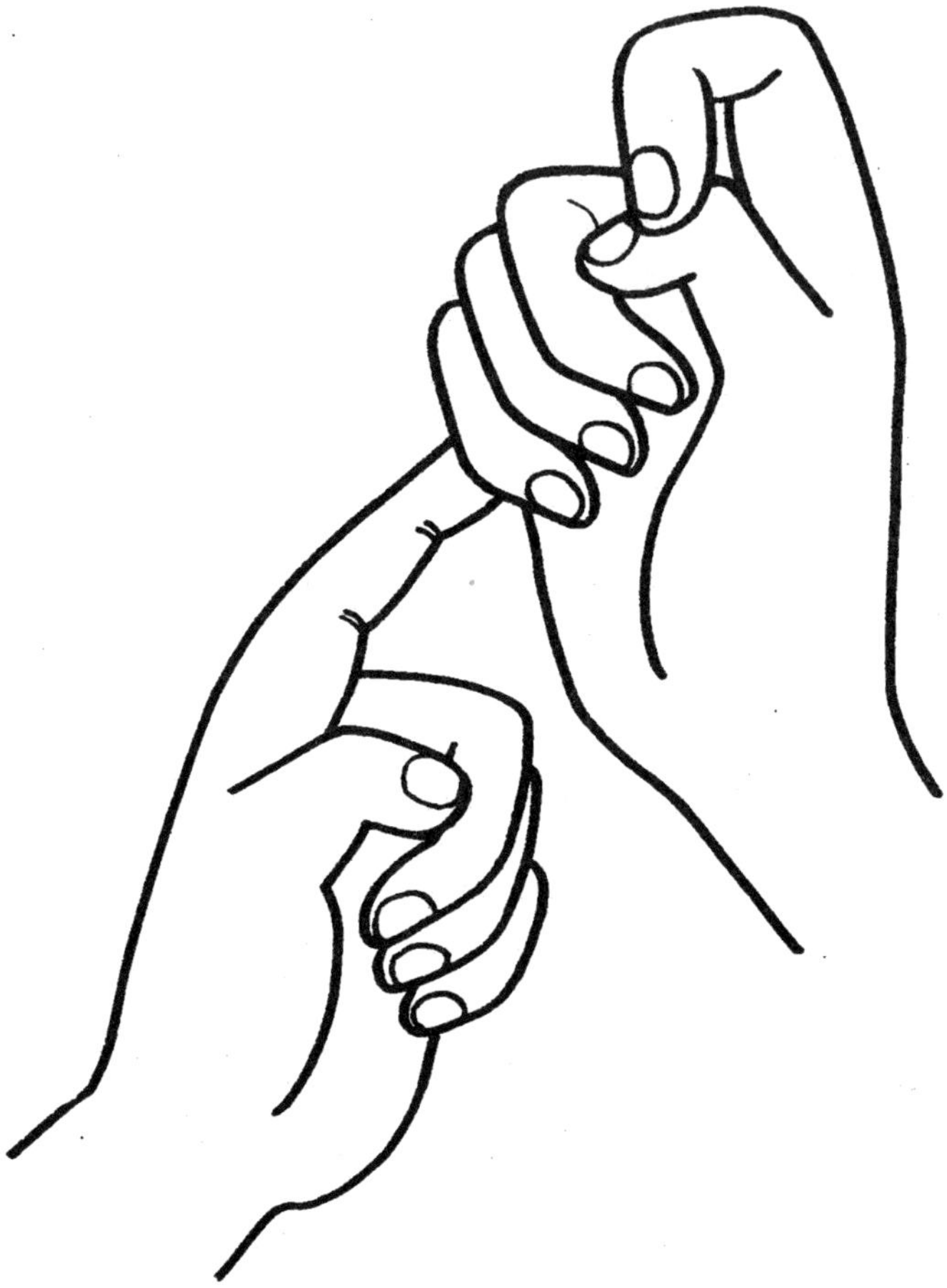

Rakṣā-sūtra Vijaya-mudrā

智拳印二六頁。

金剛随心（こんごうずいしん）

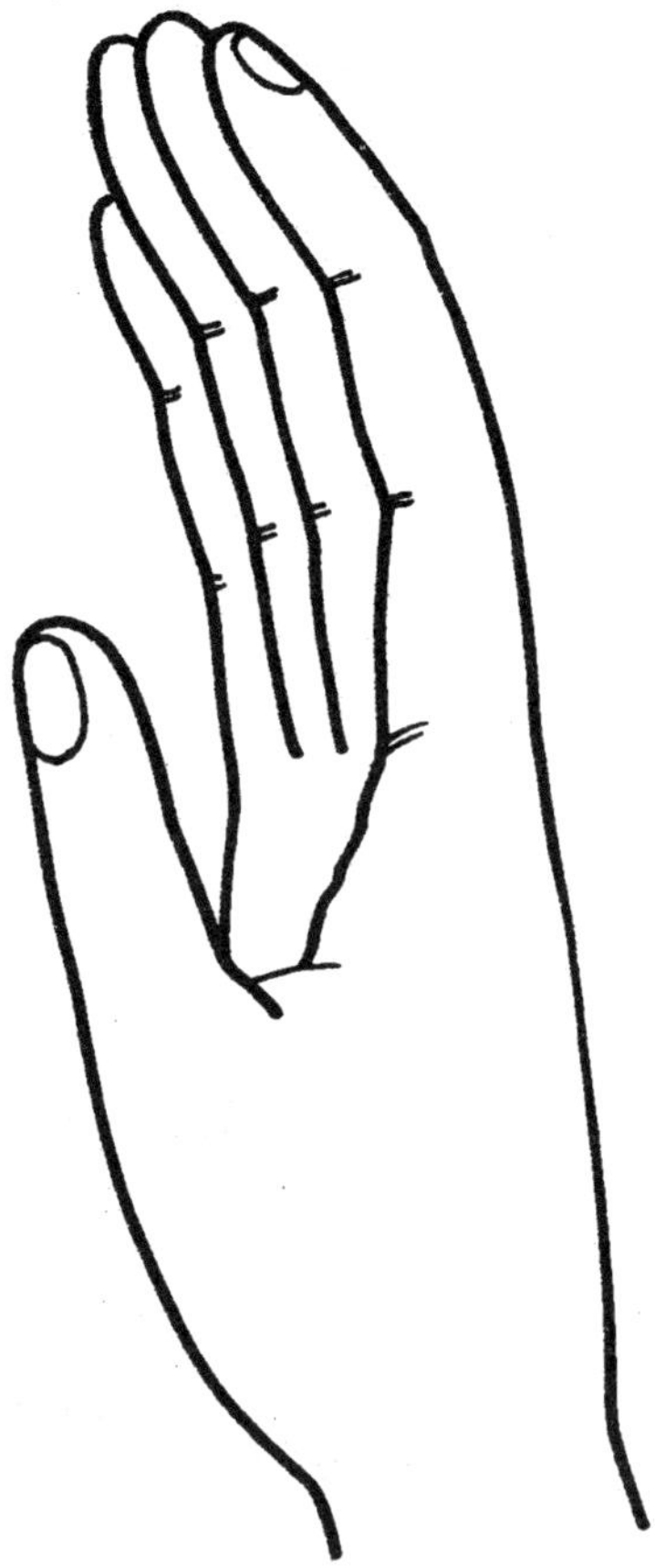

真言は、

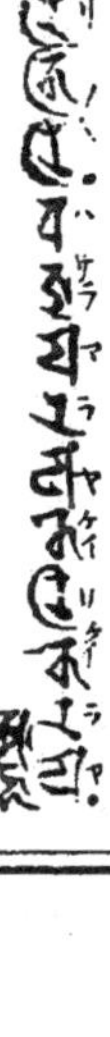

能摧伏印

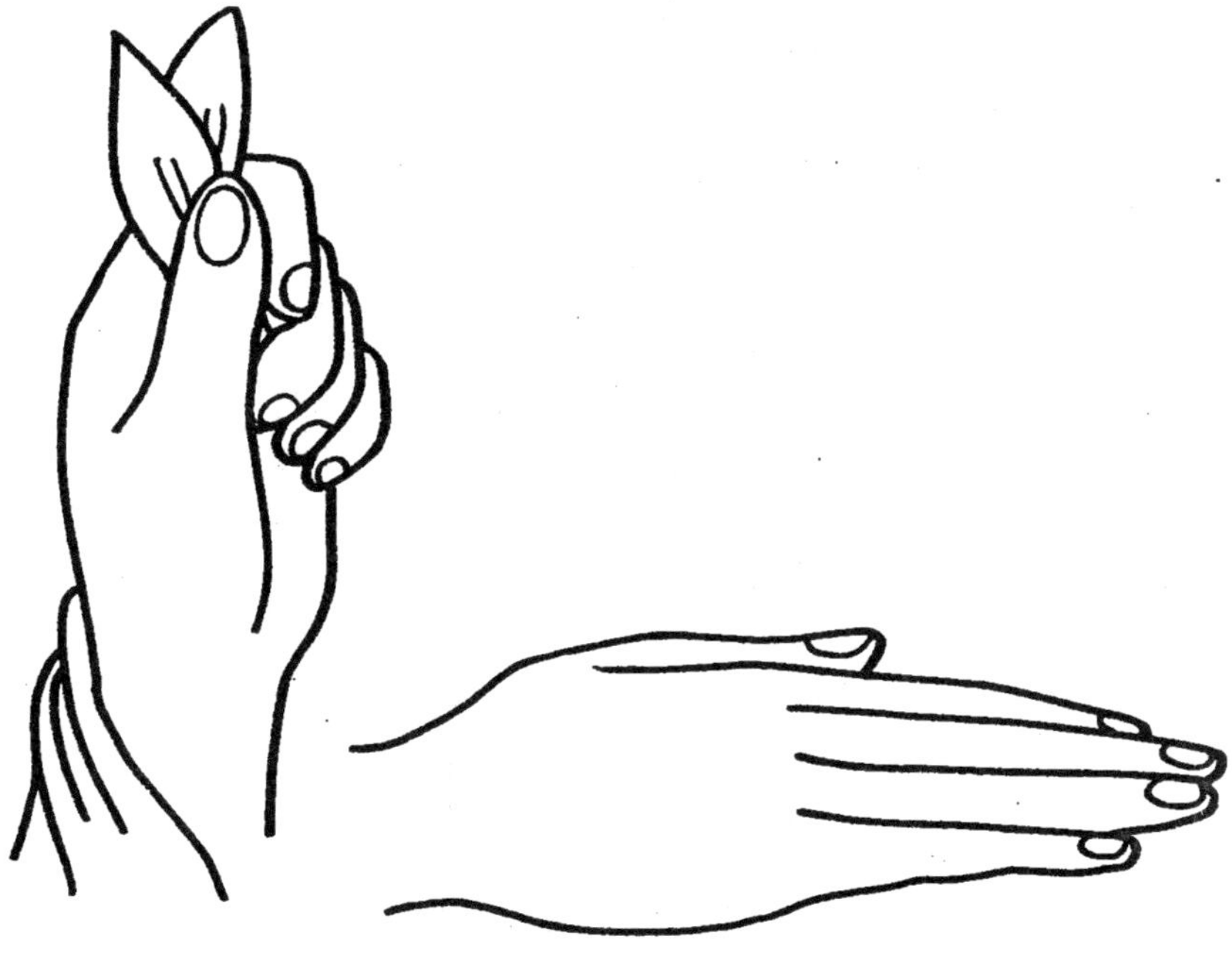

左手で袈裟の両角を執り、右手は地に安ずる触地印。

我思フ神之真言ヲ念誦スベシ　口傳

満(まん)願(がん)印(いん)

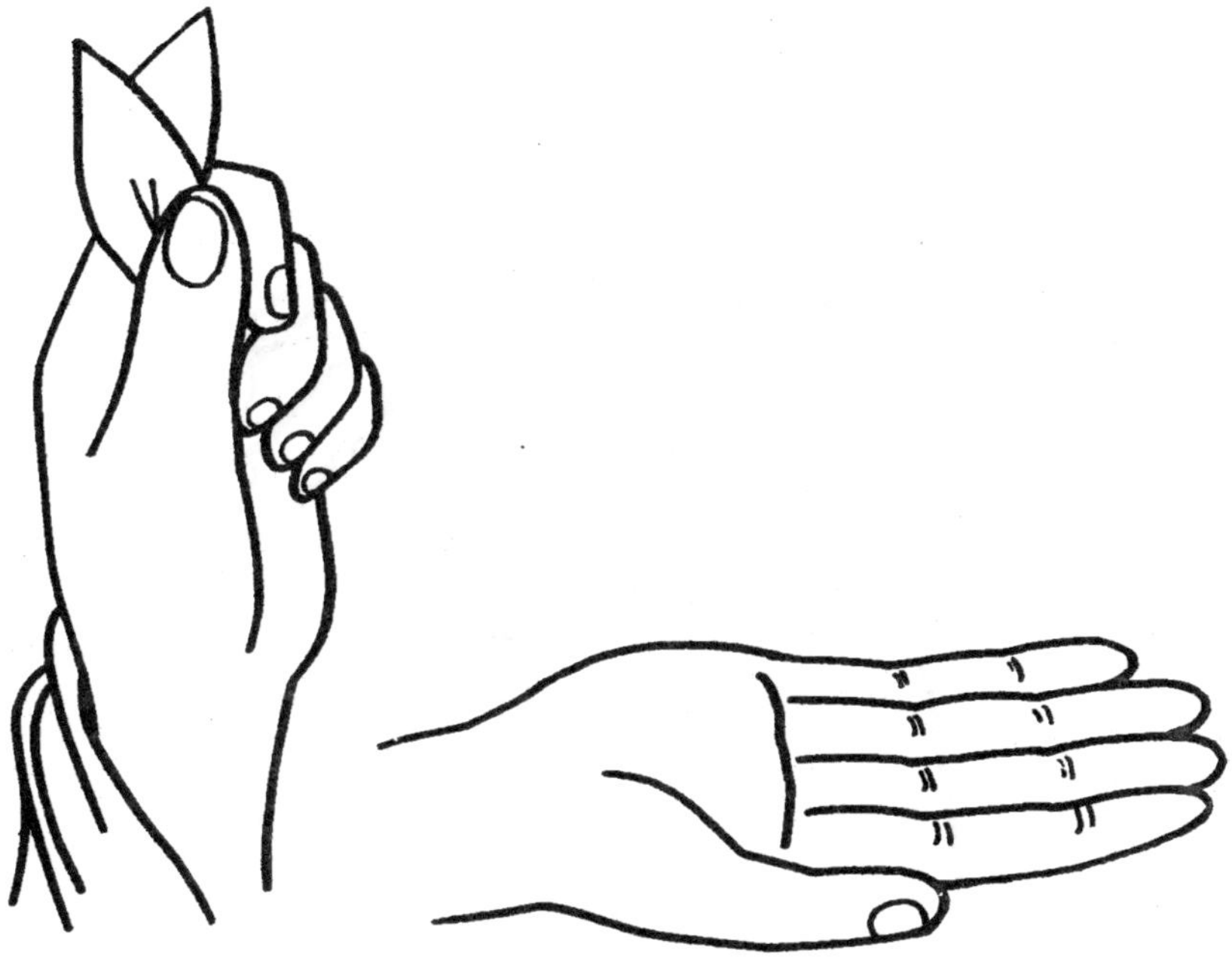

左手は前の如くに袈裟の両角を執り、右手は掌を仰むける与願印。真言は、

最勝三昧印
（さいしょうさんまいいん）

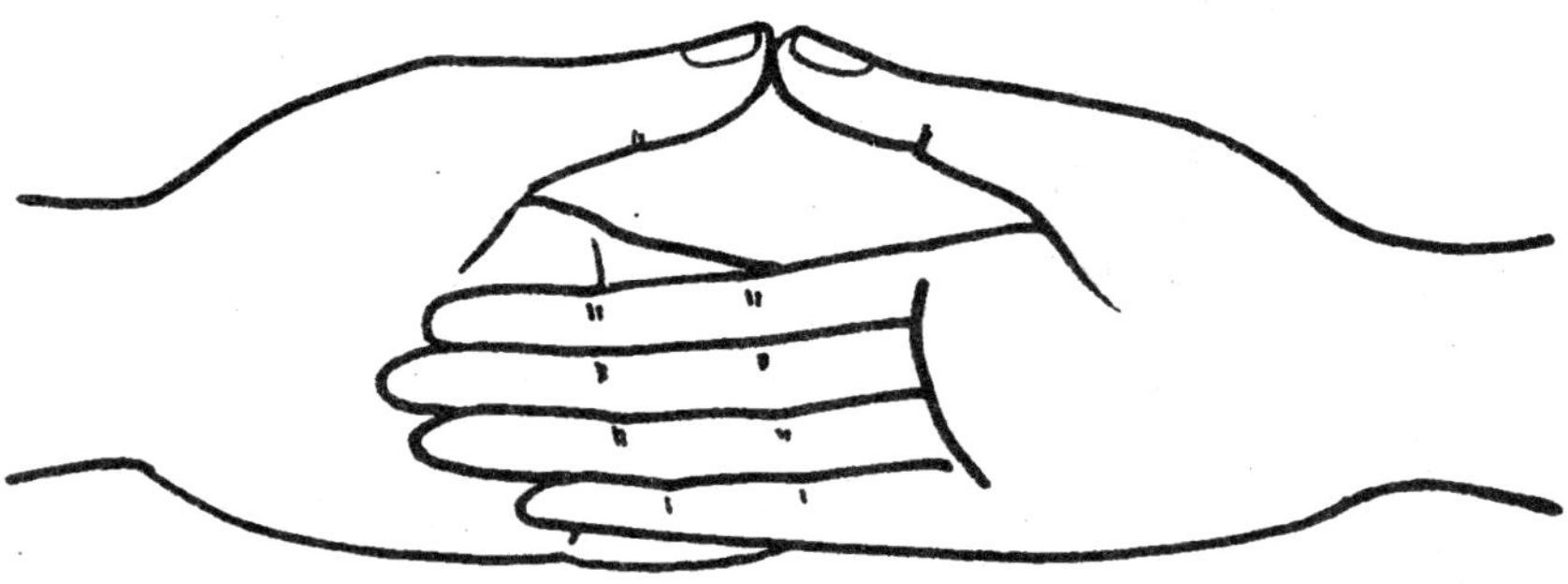

Vijaya Samaya-mudrā

法界定印九頁に同じ。真言は、

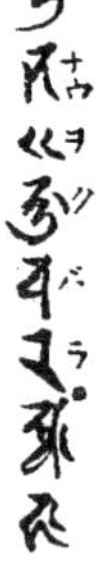

施無畏印（せむいいん）

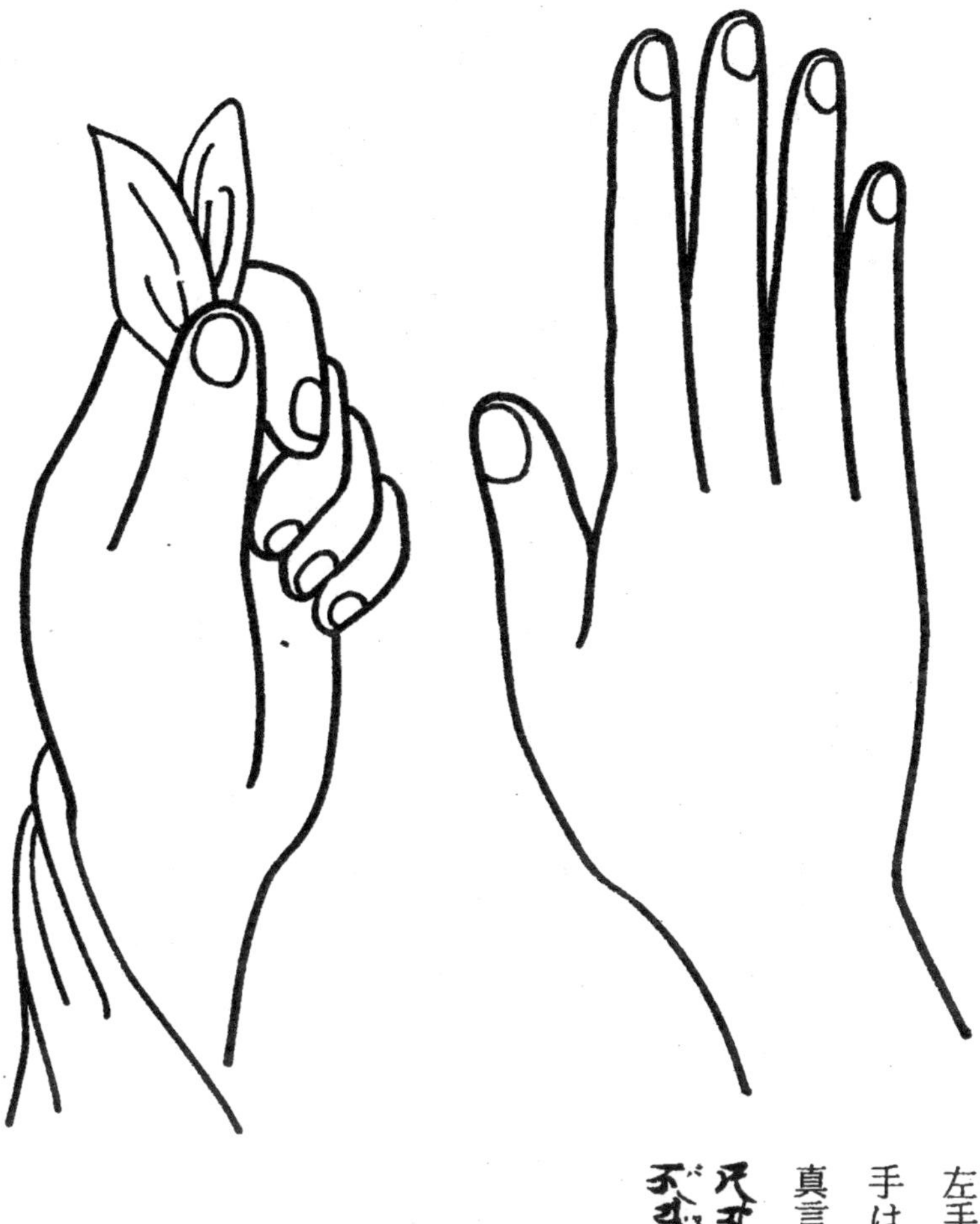

Abhayandada-mudrā

左手は前の如く袈裟の両角を執り、右手は掌を展げ五指を立てる施無畏印。

真言は、

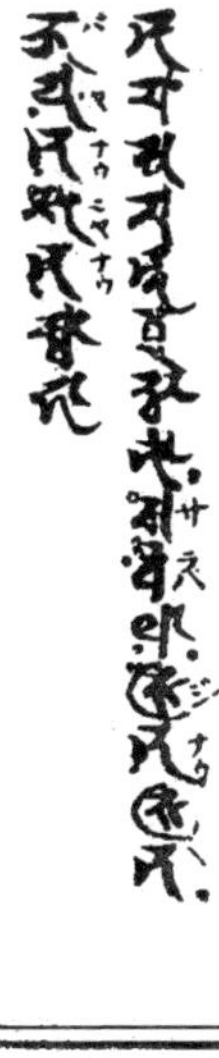

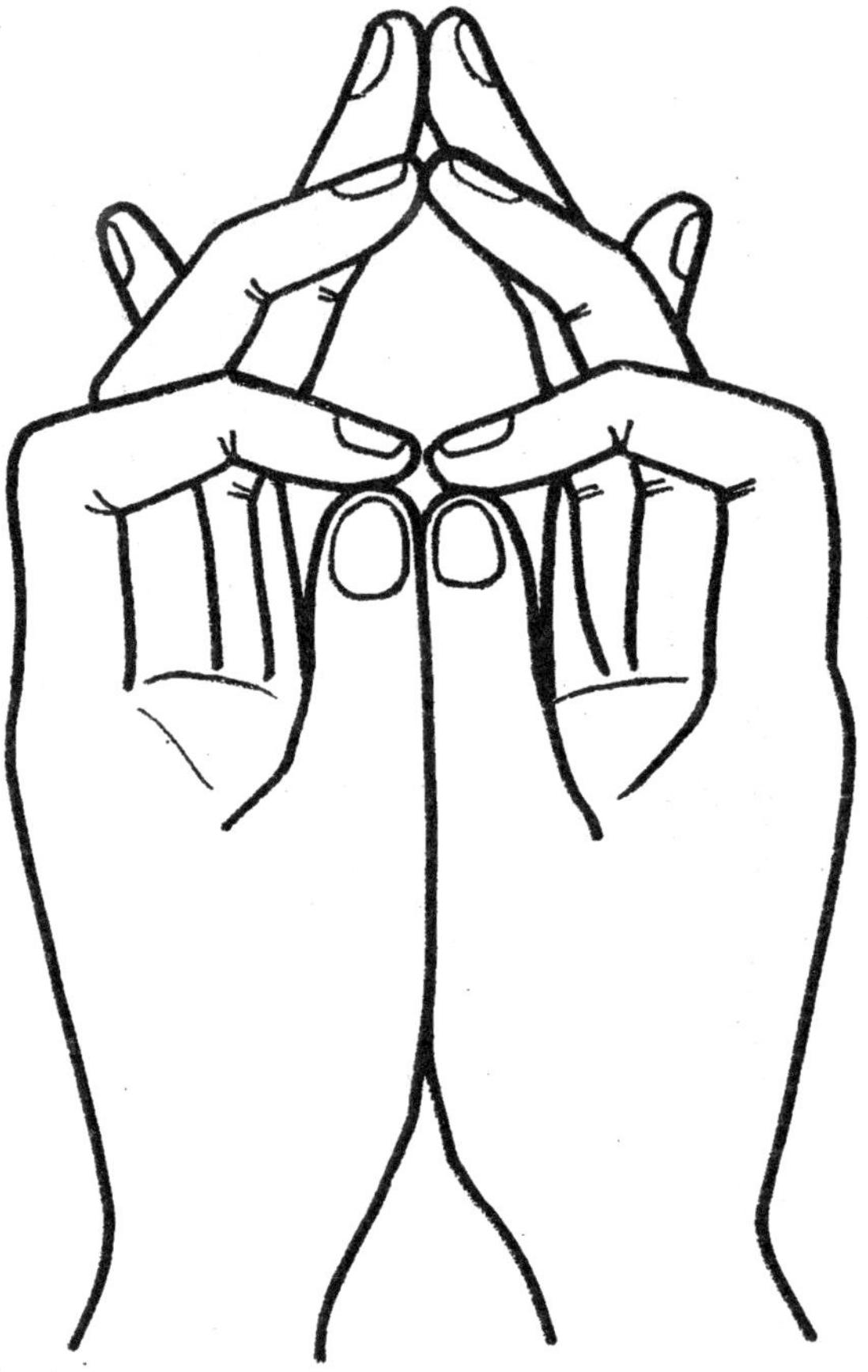

宝楼閣経根本印

（ほうろうかくきょうこんぽんいん）

Ratnakūṭa-sūtra Mūla-mudrā

刀印即ち大慧刀印ともいう。二手虚心合掌して二頭指を屈して二大指の端と合わせ環のごとくし、二中指は屈して宝形の如くし、二無名指を独鈷の如くし、二小指を開き立てる。真言は、

ナウマク サラバタタギャタナン・オン・ビホラギャラベイ
マニハラベー・タタギャタ・ニタラシャデ・マニ〳〵
・ソハラベイ・ビマシー・サギャラゲンビレイ・ウン
ム・ジムバラ〳〵・ボタビロキテイ・グキャ・ジュ
タキャラベイ・

三〇二

宝楼閣経心印（亦名安慰印）

（ほうろうかくきょうしんいん　またあんいのいんとなづく）

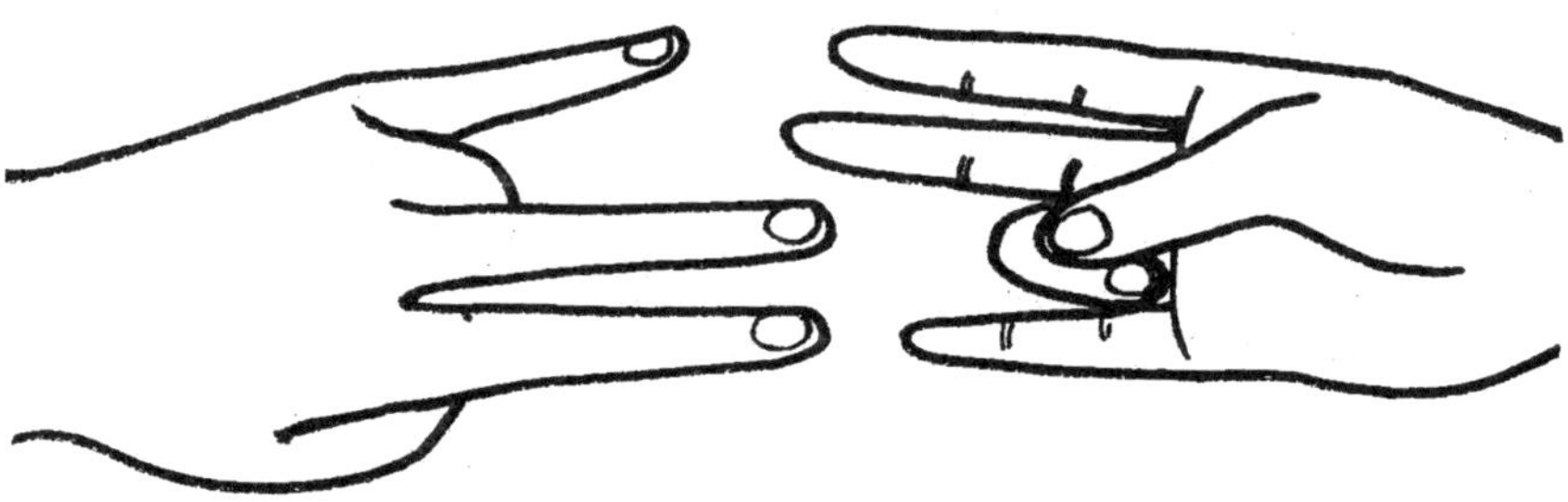

Citta-mudrā

右手掌を仰け、心に安んじ、大指と無名指を相捻じ、他の三指を申べて心を掩い、左は前の如く左の膝の上を覆う。安慰の印とも名づける。真言は、

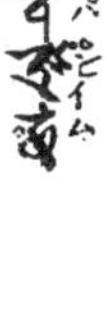

宝楼閣経随心印

（ほうろうかくきょうずいしんいん）

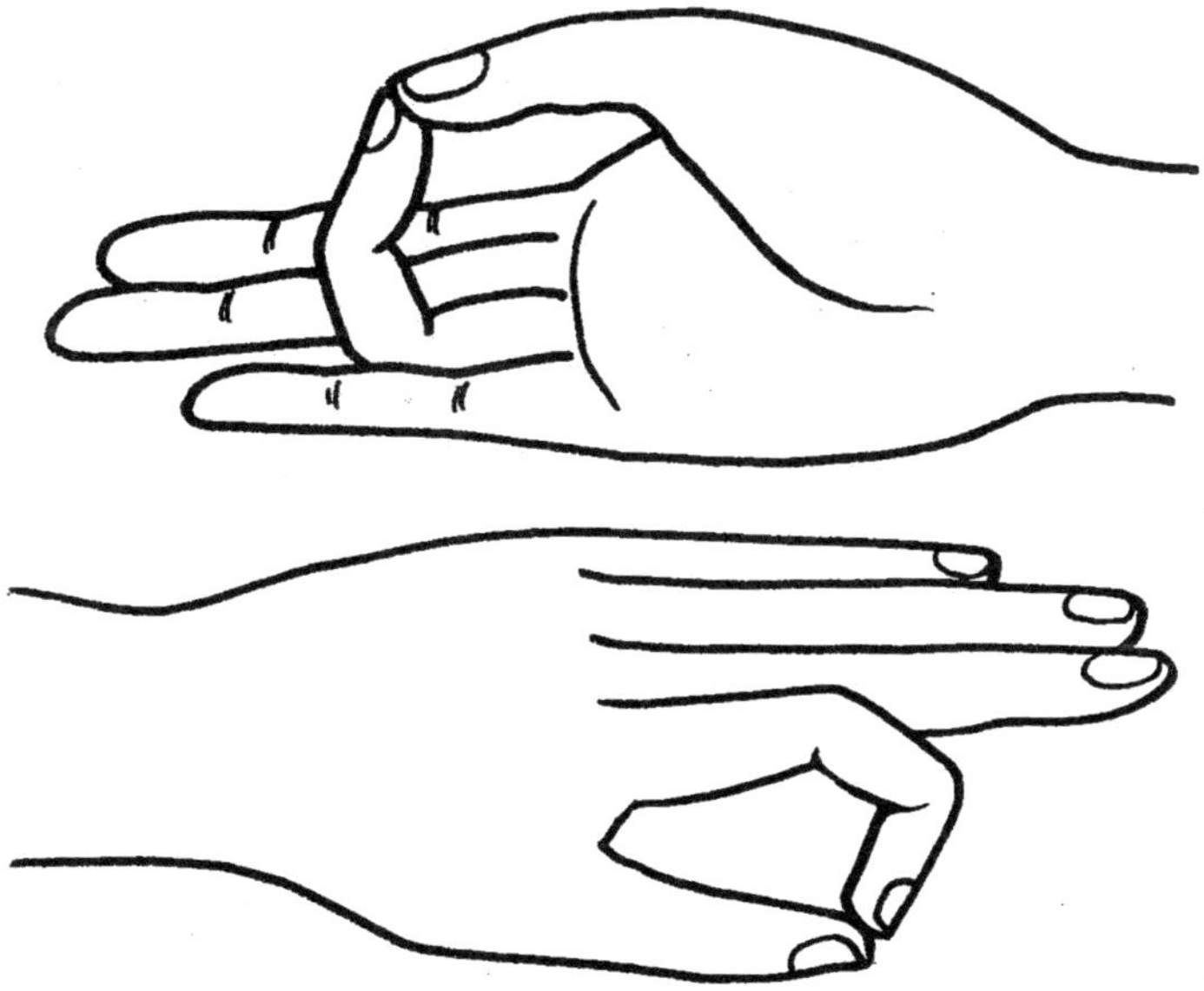

Anucitta-mudrā

右手は心印の如くし、左手は大指と頭指を相捻じて環の如くにして、他の三指は展べて左の膝の上に置く。この印はよく一切の事業を成弁して一切の罪を滅して一切の煩悩を除き、仏菩提を得るとされる。真言は、

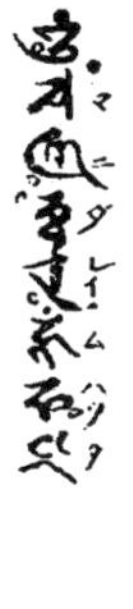

金剛手菩薩（こんごうしゅぼさつ）

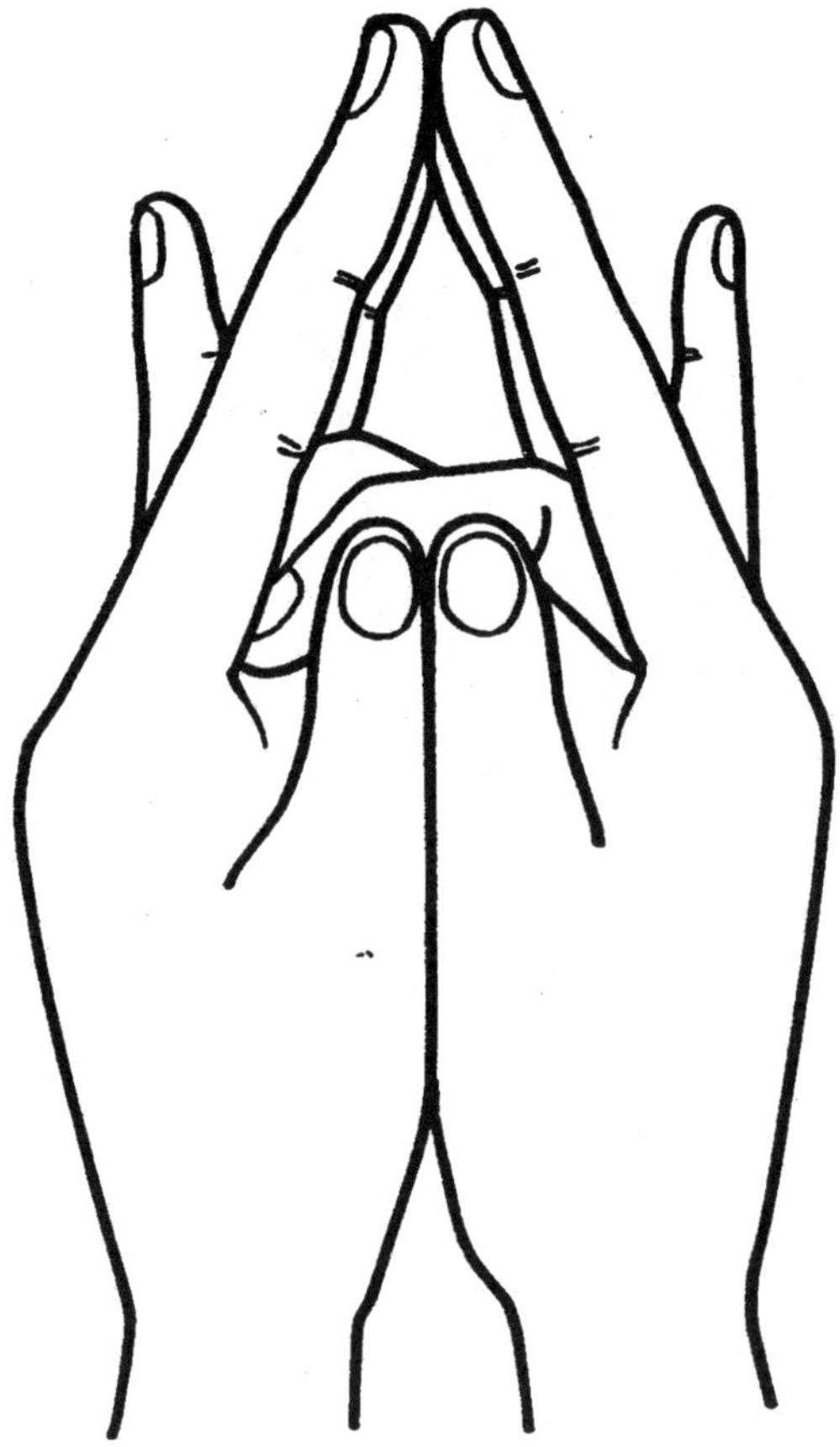

Vajra-pāṇi

虚心合掌し、二中指を二相刃にし、二小指を開き立てる。真言は、

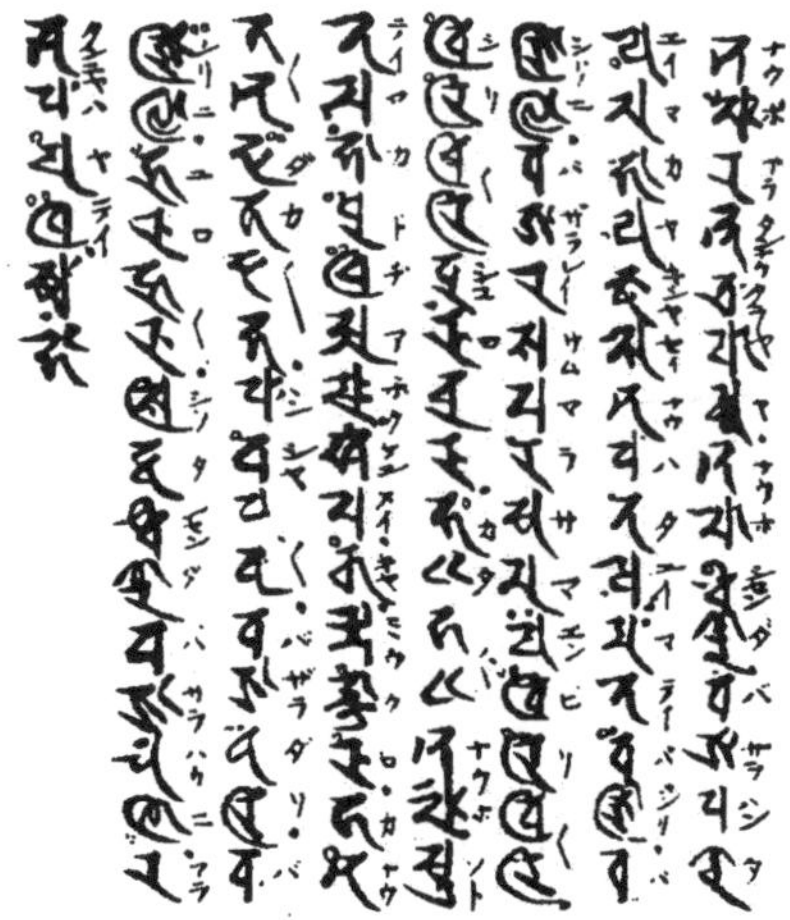

宝金剛菩薩（ほうこんごうぼさつ）

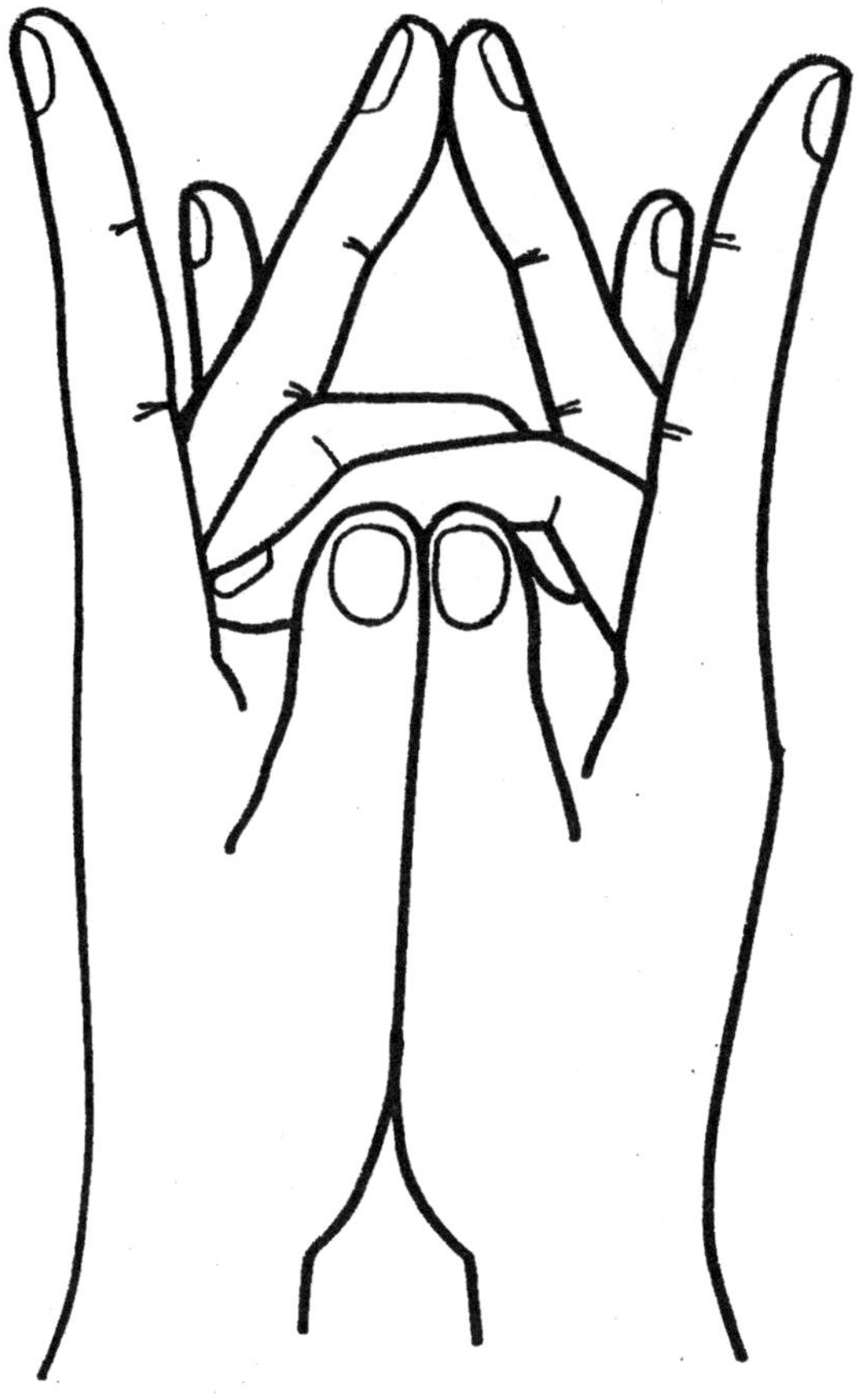

Ratnavajra

前の金剛手印のごとくして、二頭指を開き立て、印を心に当てる。真言は、

菩提場経根本印（ぼだいじょうきょうこんぽんいん）

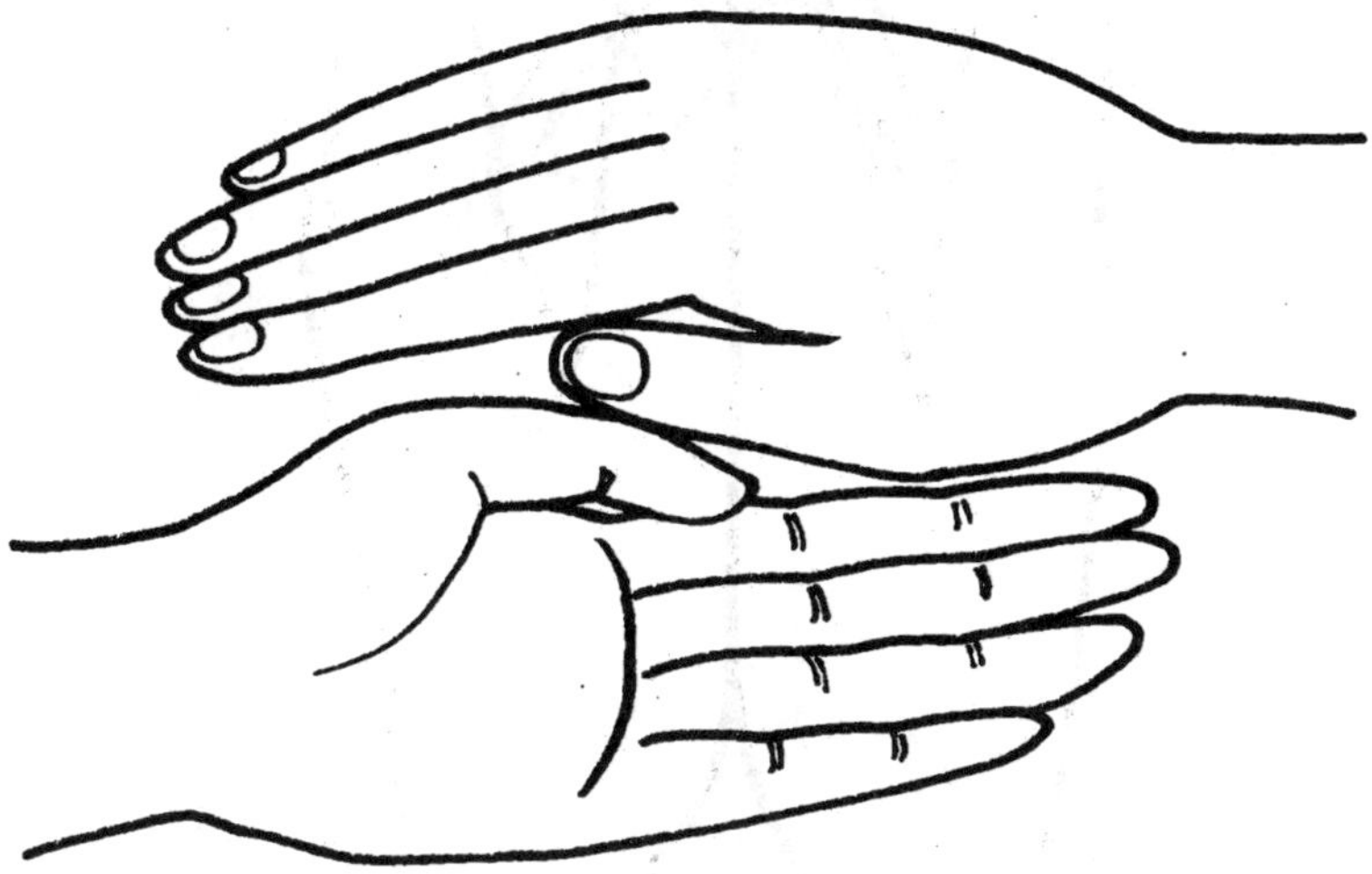

Bodhi-maṇḍa-sūtra Mūla-mudrā

二手平に展べて、右の手を以って左の手の仰げた掌を押して心の上に安ずる。梵篋の印。諸儀軌稟承録九では法界定印。真言は、

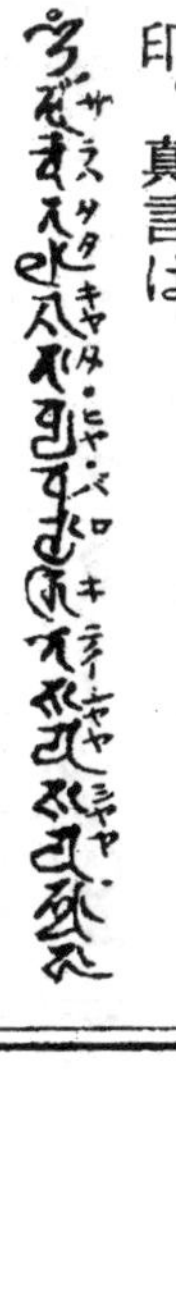

雨宝陀羅尼経根本印

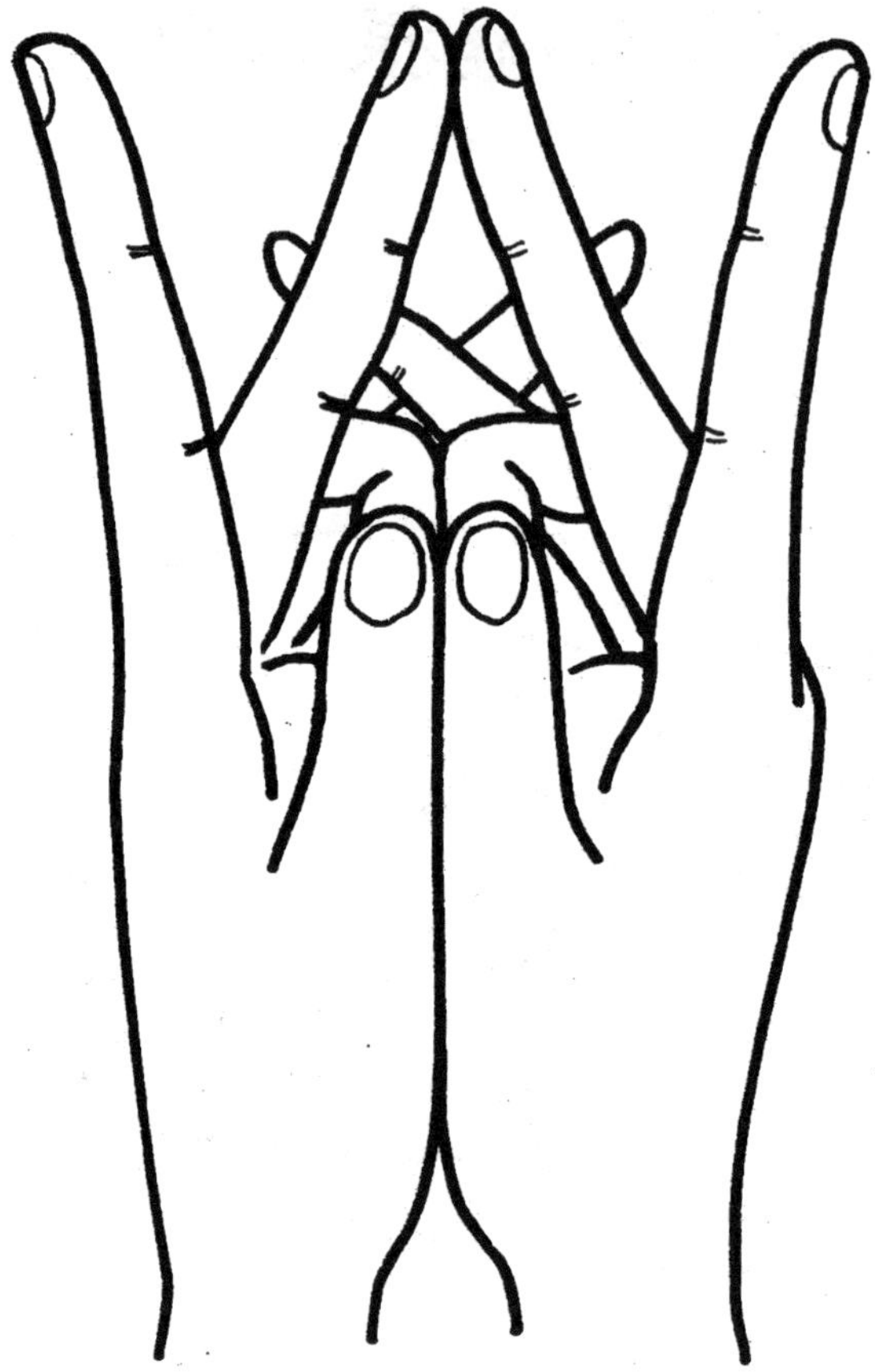

Ratna-varṣa-dhāraṇi-sūtra Mūla-mudrā

二手を屈して無名指を以って大指を押し、大指を以って無名指の甲上両手を押える。二中指を立て合わせ、二大指をならび立てて二無名指の背を押し、二小指を深く交えて二中指の中節の背に着け、二頭指を直ぐ立てる。真言は、

ナウボバギャバテイ・サラダラ・サキャラ・チリクシャヤ・
タキャタヤ・タニヤタ・ロ イ・バムタ ナ・
キャレイ・アキャレイ・アシャバレイ・ウヤ・タニ・ウベイ・タ
ニ・サッシャハ・チ・ダシャバ・チ・ダナウバ・ナ・シリベ・チ・ハラ
ババ・ナ・アマレイ・ビマレイ・ロ ロ・ソ ロ・ベイ・ビ マレイ・
アダタ タ シッティビ タ タ シッティビ シハバケイシン・フウ レイ
ホウク レイ・ナ ナ ノイ・ト ド ノナ タ タ レイ・タラ タラ・バ
ジイ・ア・バ リタ ニ・ホウケイ・コウケイ・ロ ケイ タケイ・バラキニ・ニ
シハダ ニ・バキャバ・バザラ タラ・サキャラ チリク カン・ソ

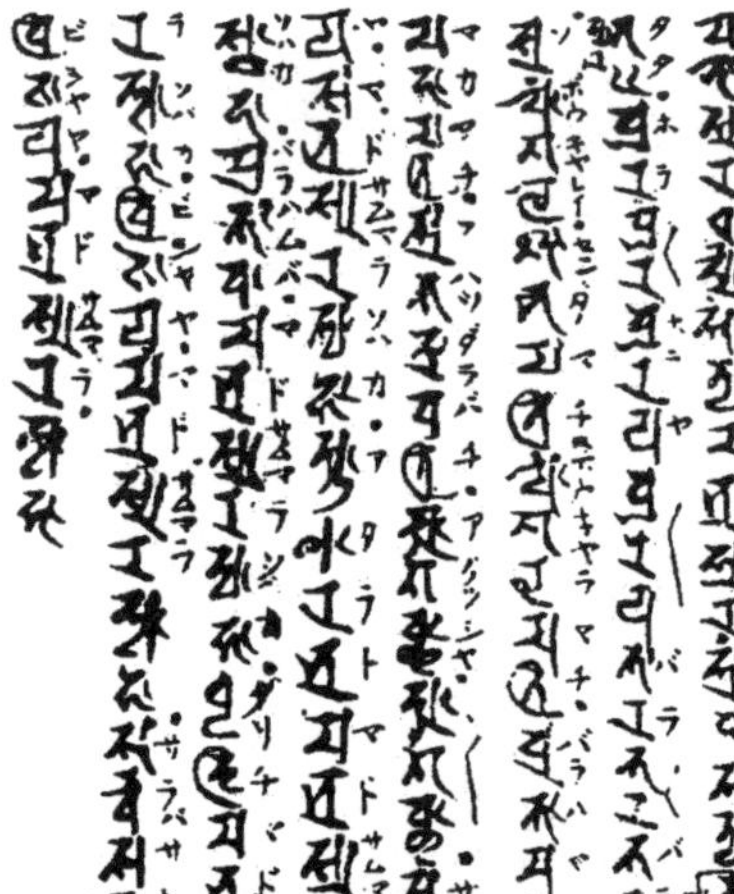

無垢浄光陀羅尼八葉印（むくじょうこうだらにはちよういん）

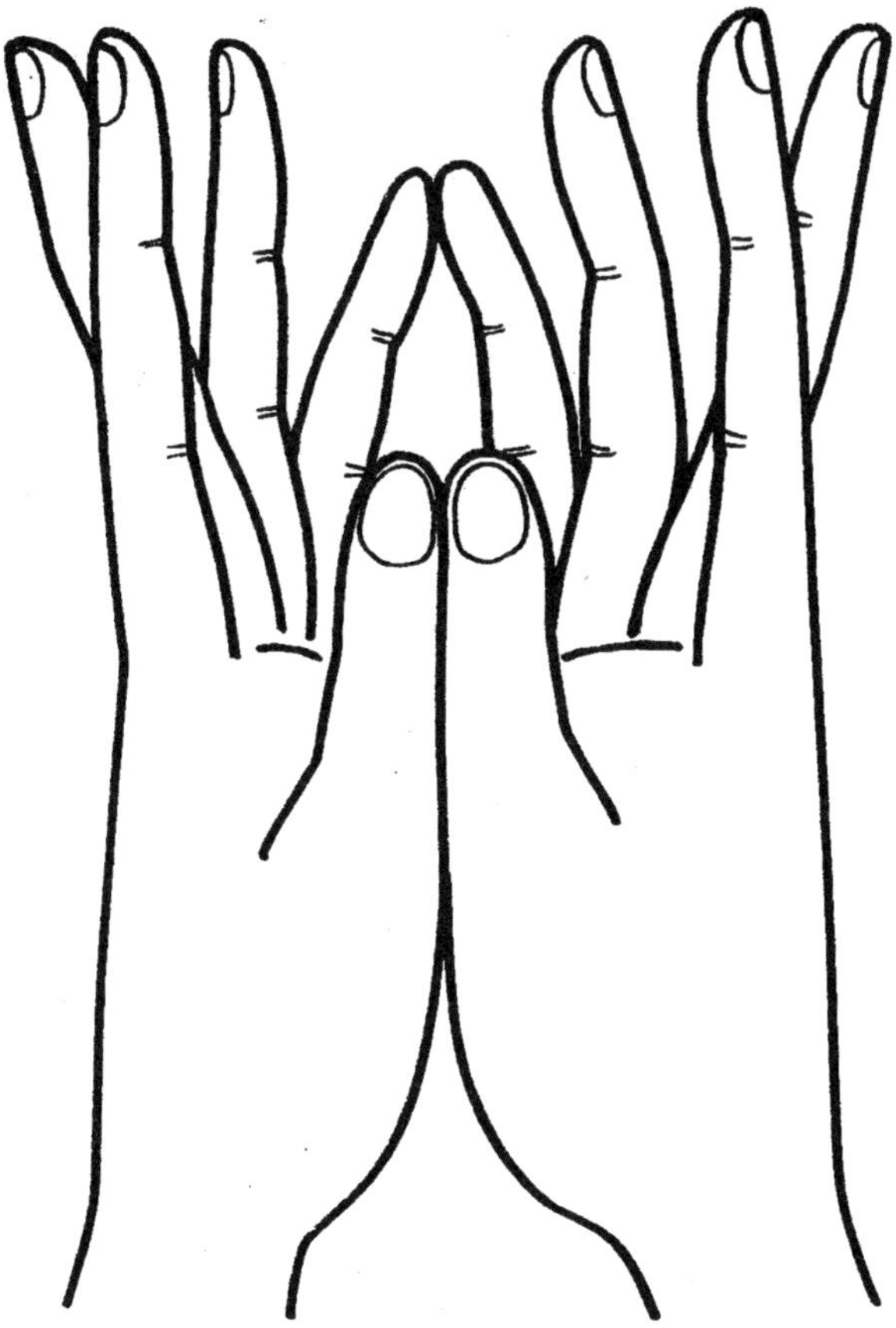

Vimala-prabha-dhāraṇi Aṣṭadala-mudrā

前出。二一頁参照。真言は、

阿弥陀根本印

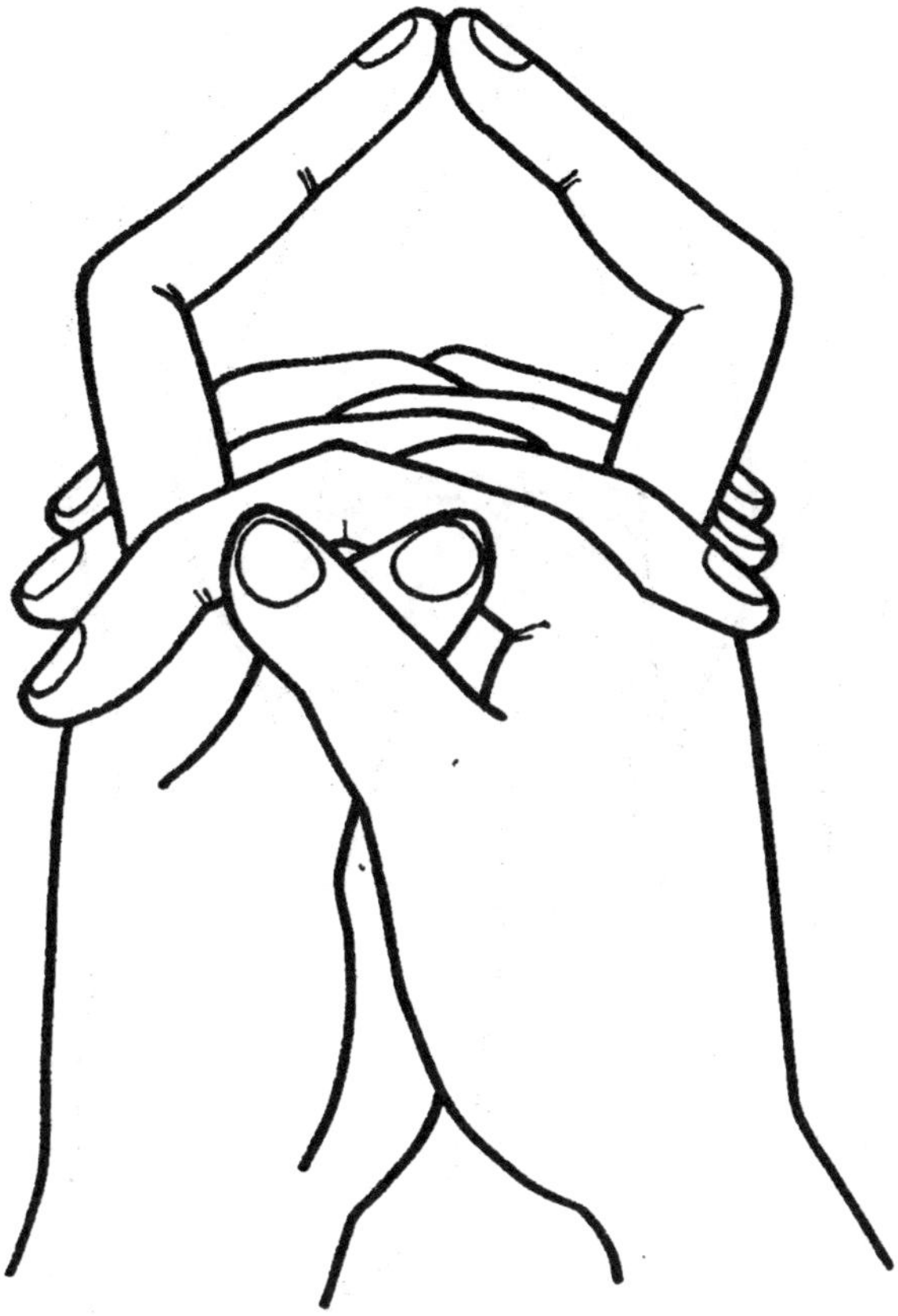

前出。一頁参照。真言は前に同じ。

熾盛光

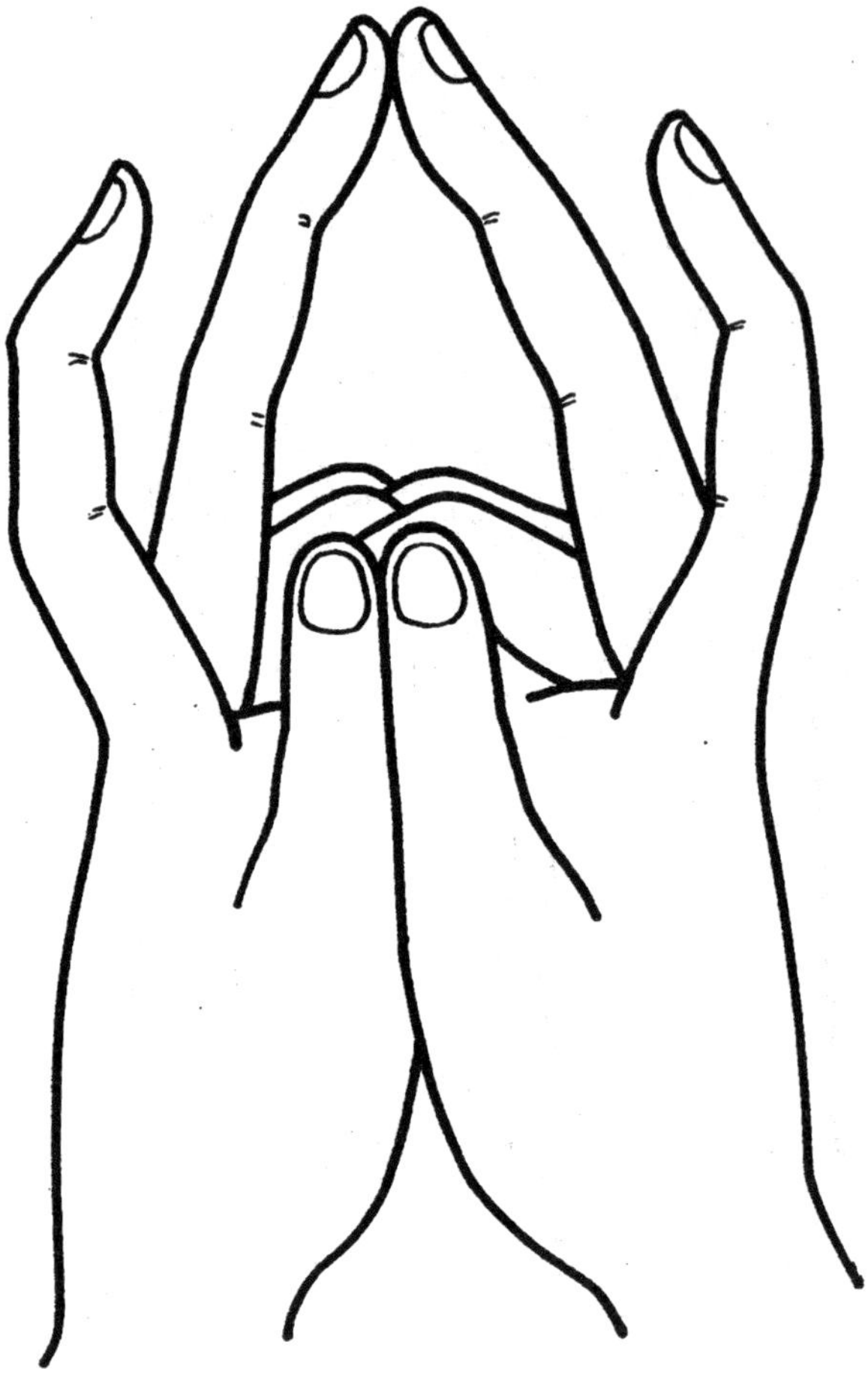

Tejaprabha

内三鈷印。二手内縛し拳となし、二中指を立て合わせ、二頭指を屈して中指の後に金剛杵の如くして、二大指は各各中指の第二節の文を押す。真言は、

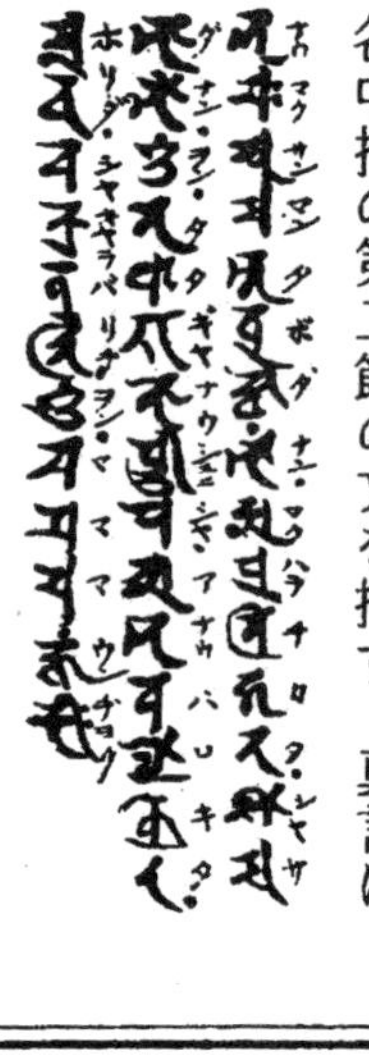

多羅(たら)青蓮(しょうれん)根本印(こんぽんいん)

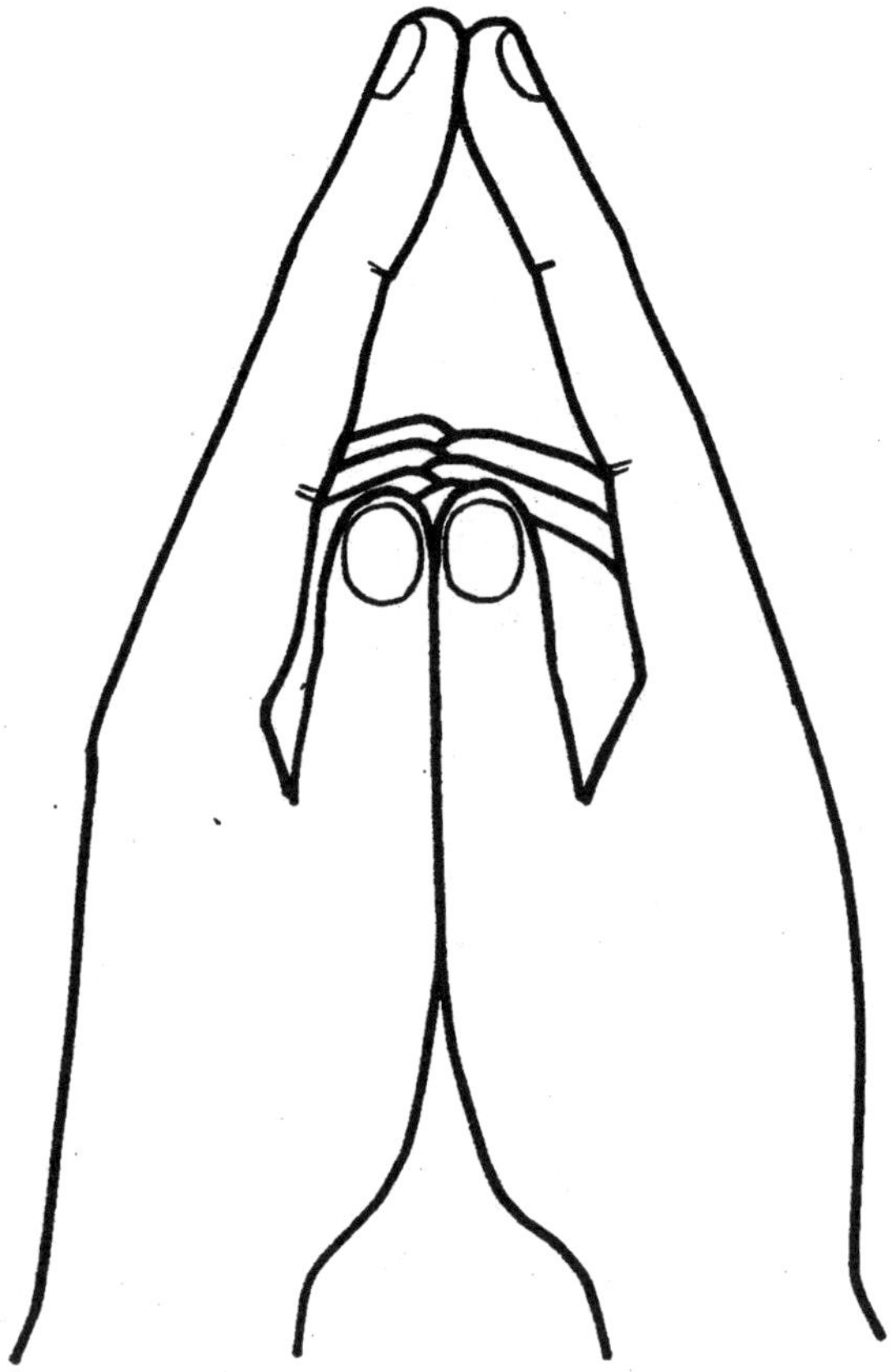

Tārā

二手内縛して、二頭指を立て合わせ、二大指を並べ立てる。これは青蓮形である。この尊は観音の慈眼より生ずる故に、印も形もともに青蓮である。真言は、

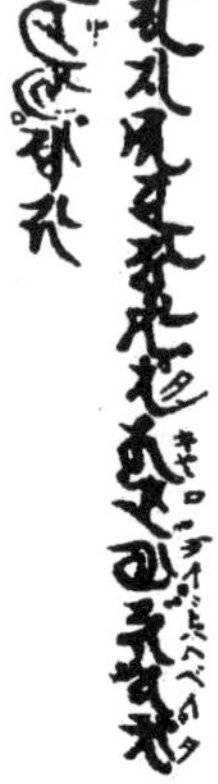

毘倶胝

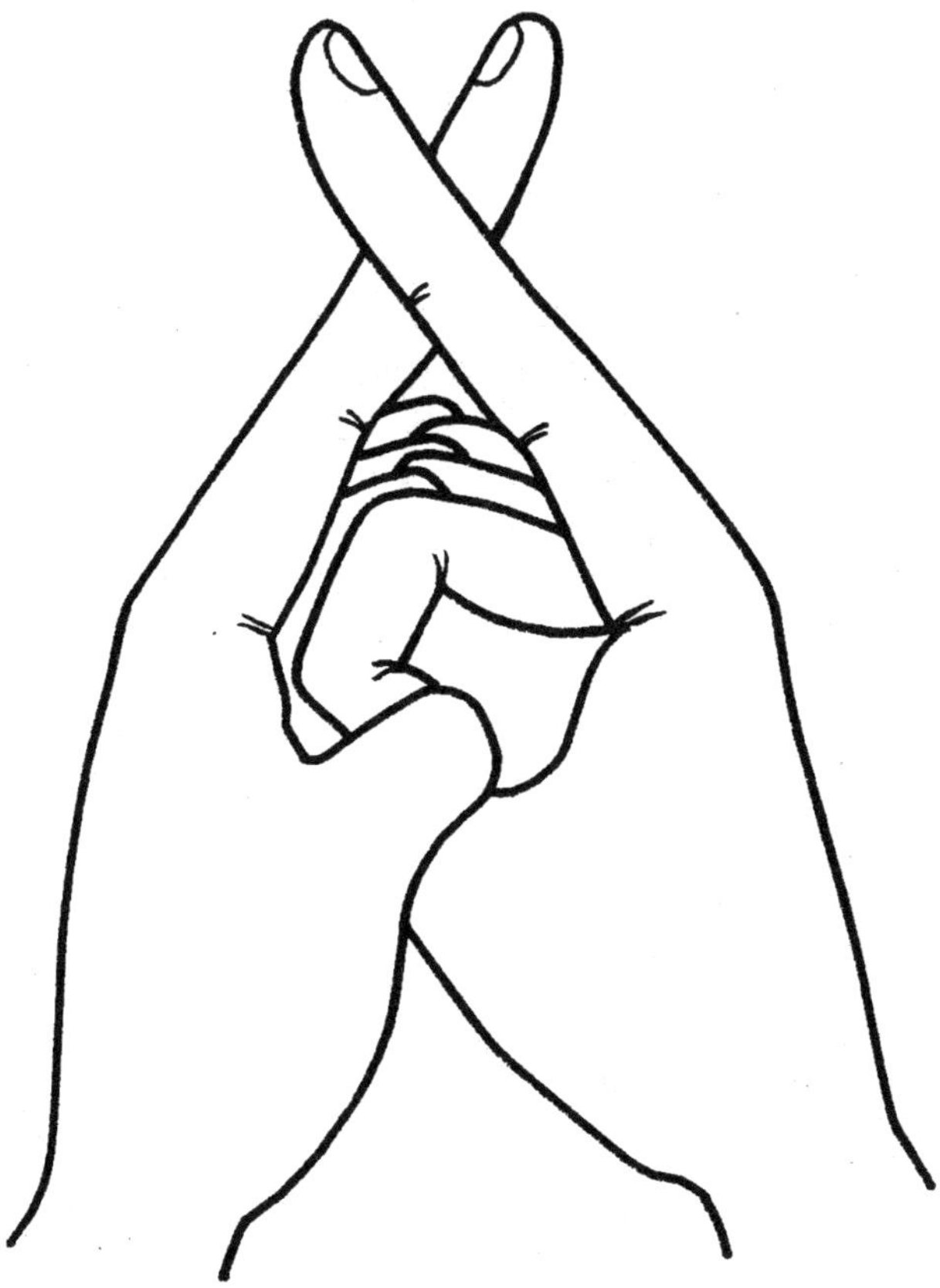

Bhṛkuṭī

内縛して二頭指の右を以って左を押し交立する。真言は、

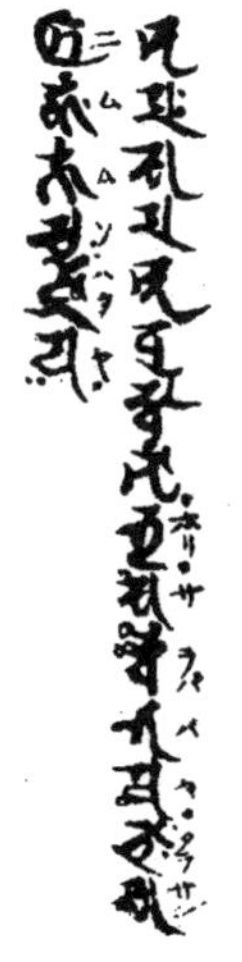

毘(び)倶(く)胝(ち)二

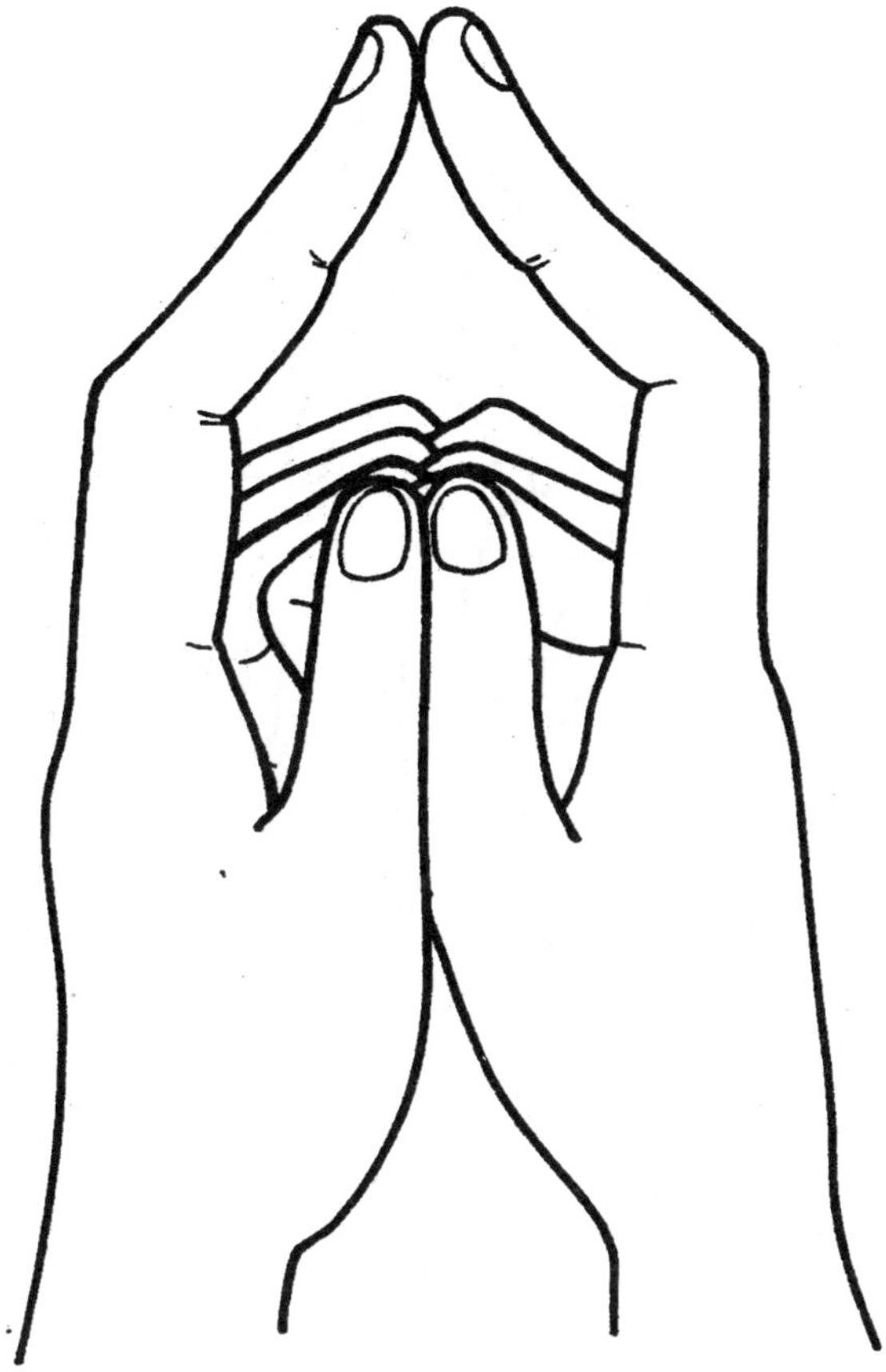

二手内縛して二頭指を微かに屈して、蓮葉の如くし、二大指を並べ立てる。

青頸（しょうきょう）

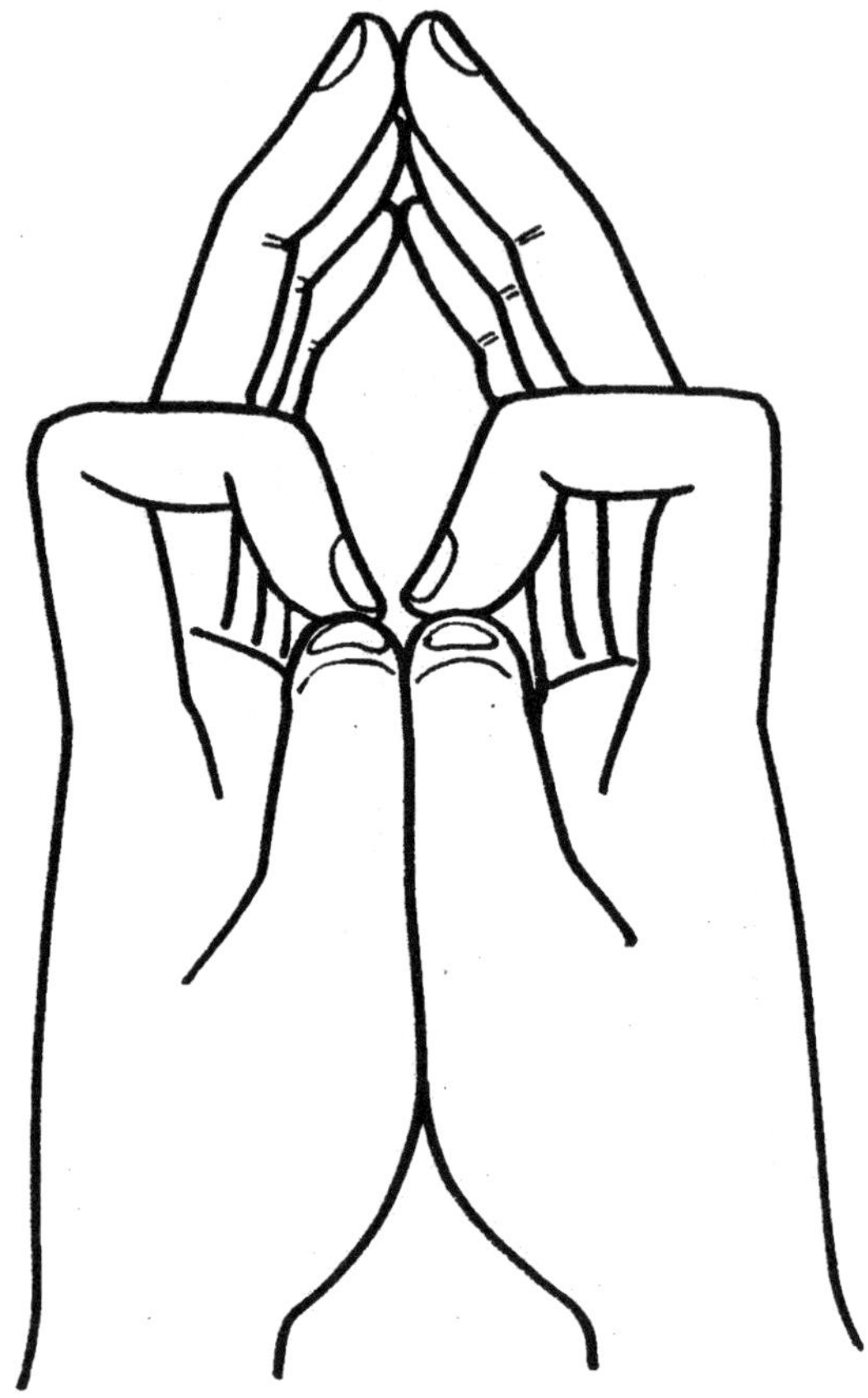

Nīlakaṇṭha Lokeśvara

口決では法螺印。虚心合掌して二大指を並べて掌の中に入れ、二頭指を屈して各々二大指の上の節を握る。二中指、二無名指、二小指は円く立て合わす。口伝では、二中指は蓮葉、二頭指を以て二大指を絞るは螺、二無名指を立てるのは杖、二小指を交えるのは輪、というように一印に四種を具足する、という。真言は、

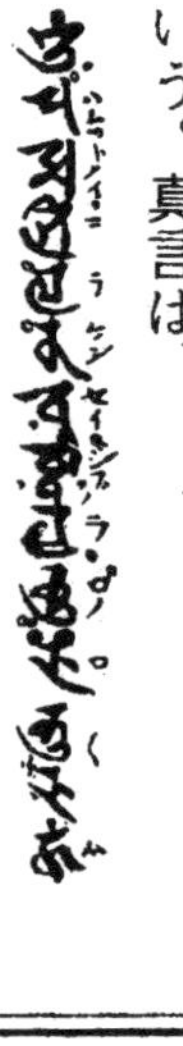

青頸二（号大悲心印）

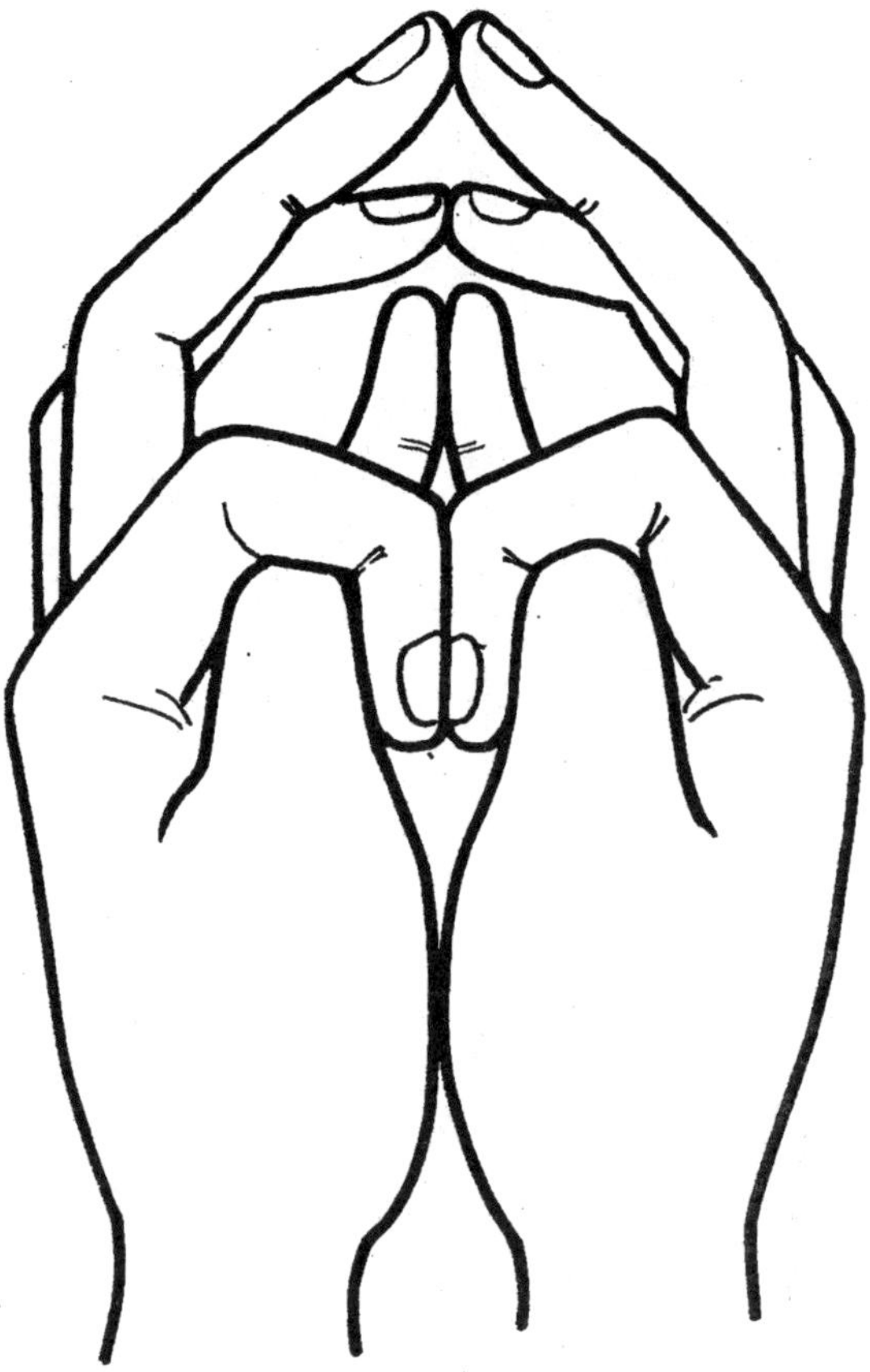

虚心合掌し、二頭指を屈してそれぞれ二大指の第二節を紋る。二中指を立て合わせ、二無名指を立てて端をまるくし、二小指は直ぐ立て合わせる。これは、二中指は蓮葉、二頭指を以って大指を紋るのは螺、二無名指を円くするのは輪、二小指を直立するのは杖、というように一印に四種を具足するとされる。

阿麼𪘂（観音）

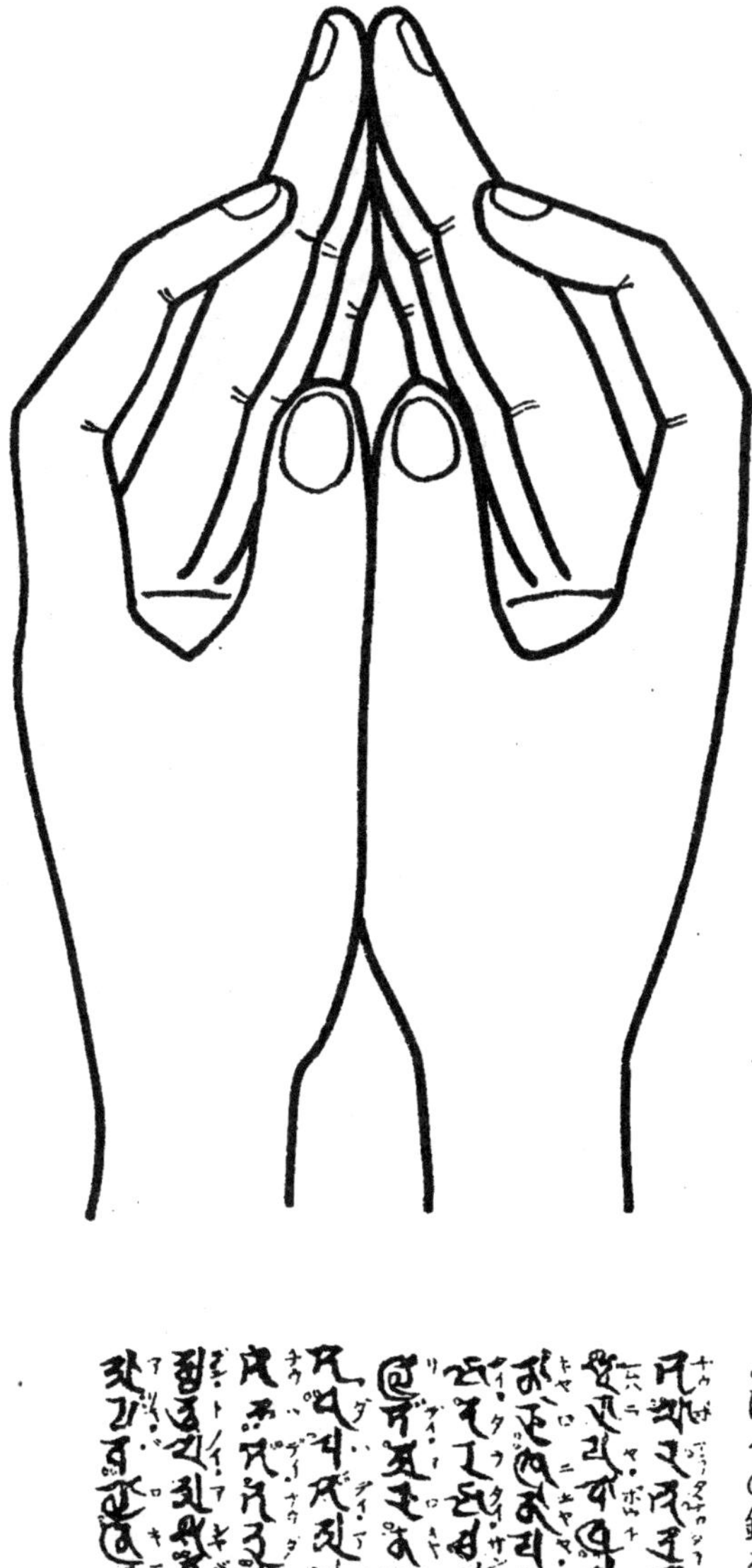

Abaṭī

芙蓉合掌して二頭指を鉤のごとくして心に当て、真言の沙嚩賀の字に至るごとにその鉤を動かす。真言は、

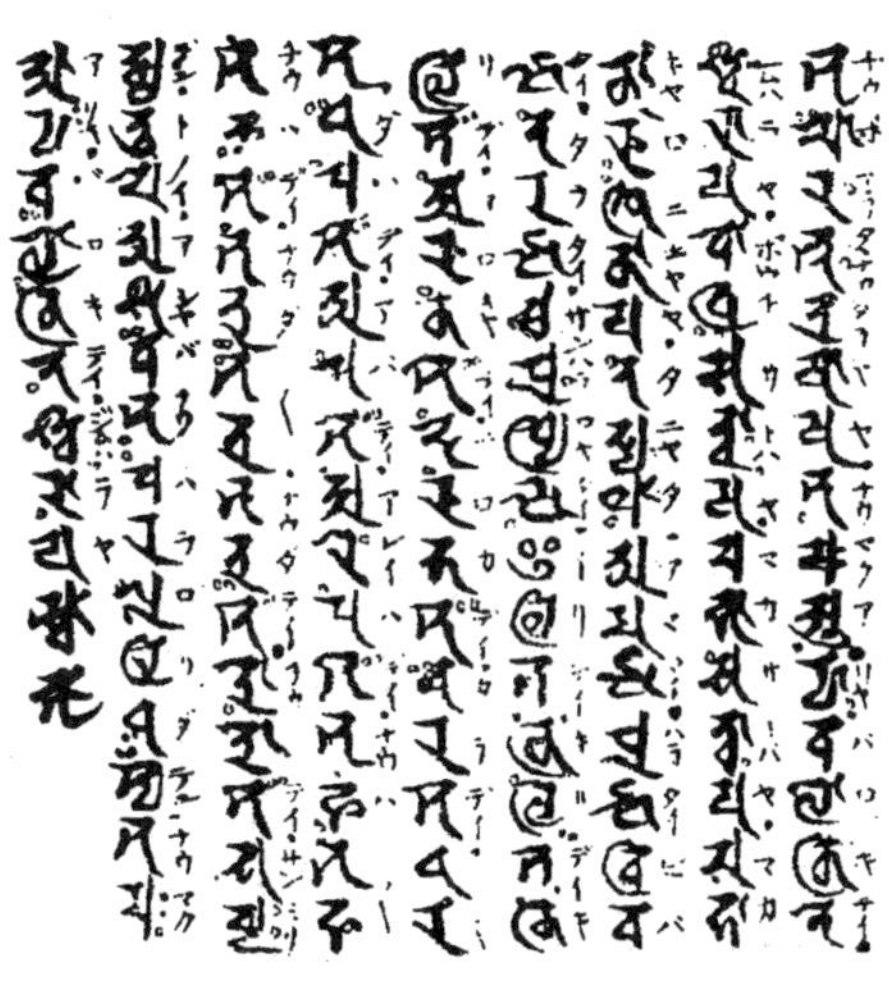

香王八葉印

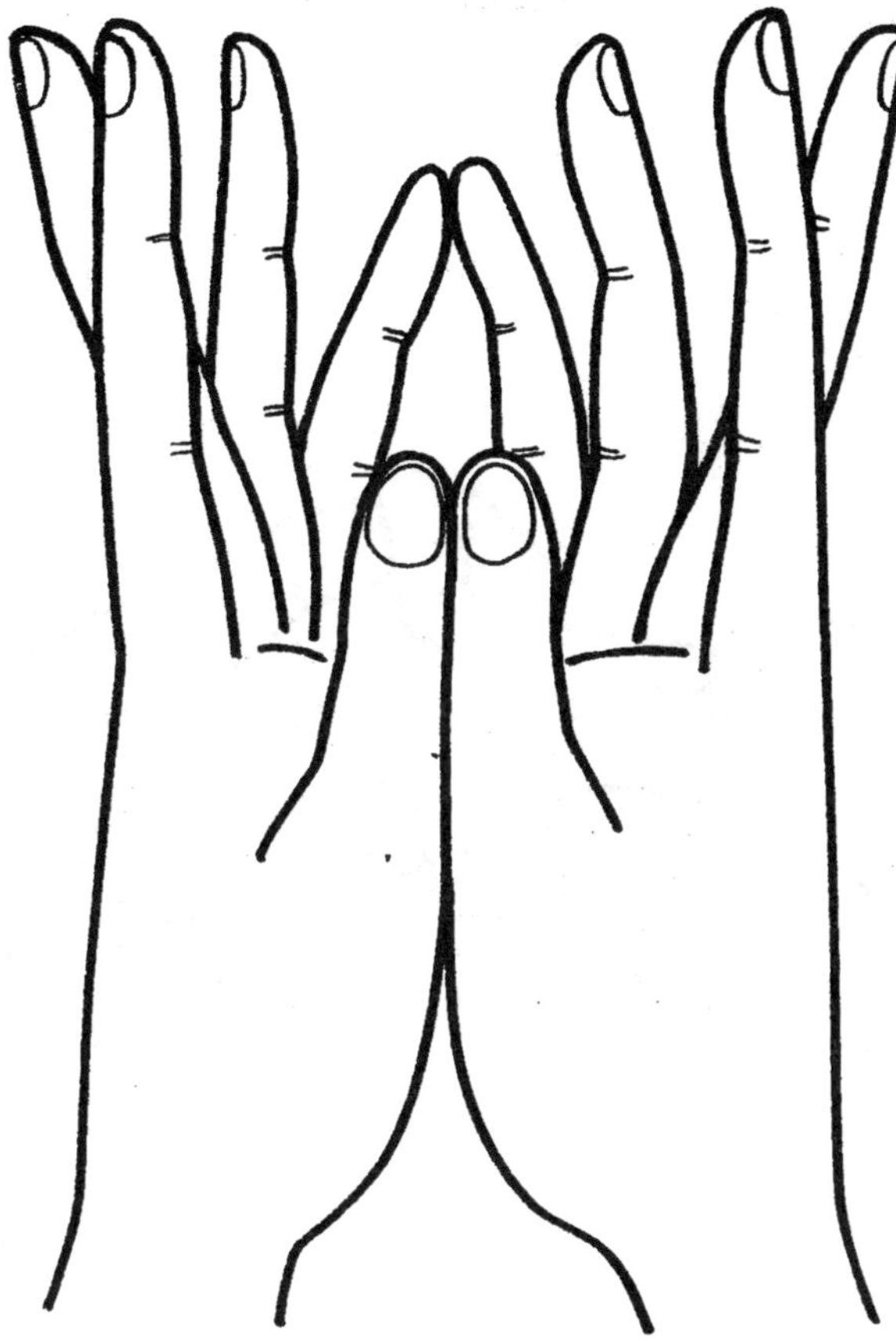

Gandharāja　Aṣṭadala-mudrā

八葉印。真言は、

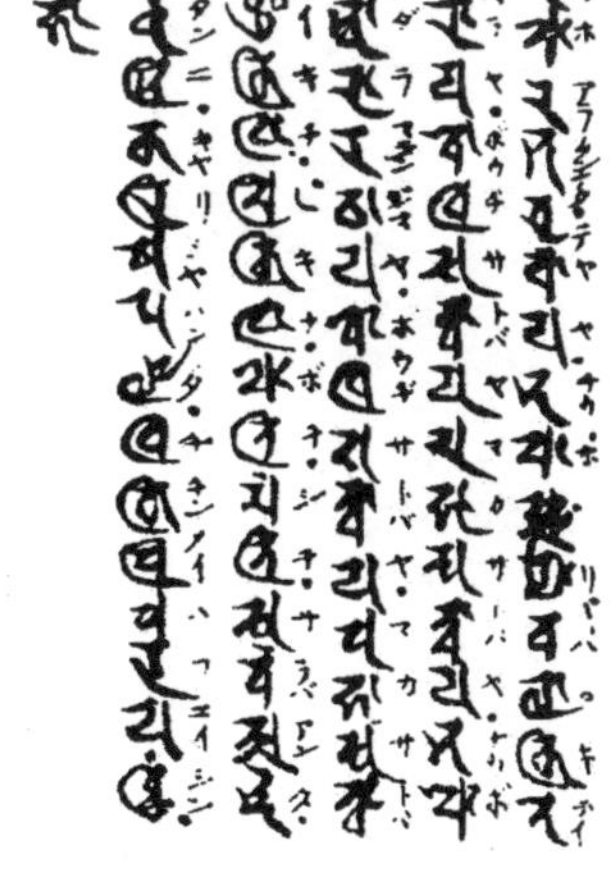

金剛王根本印

（こんごうおうこんぽんいん）

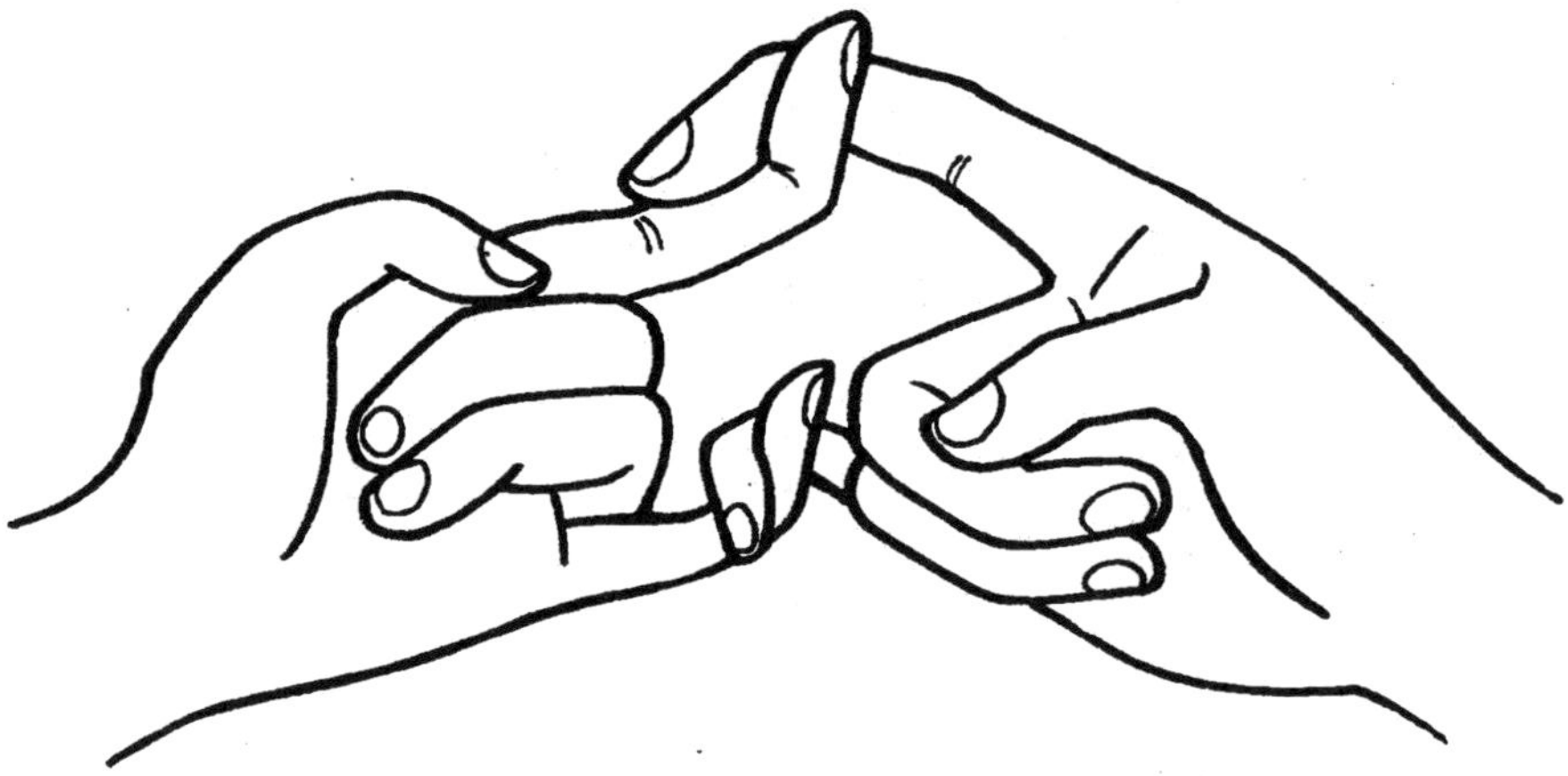

Vajrarāja Mūla-mudrā

二手金剛拳にし、二頭指、二小指を鉤する。小金剛輪印一六八頁参照。真言は、

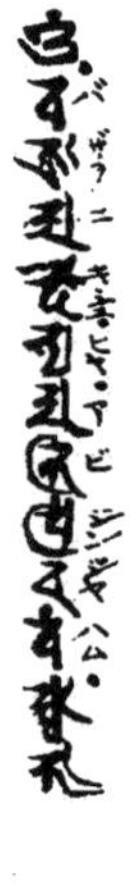

十六尊 意生金剛

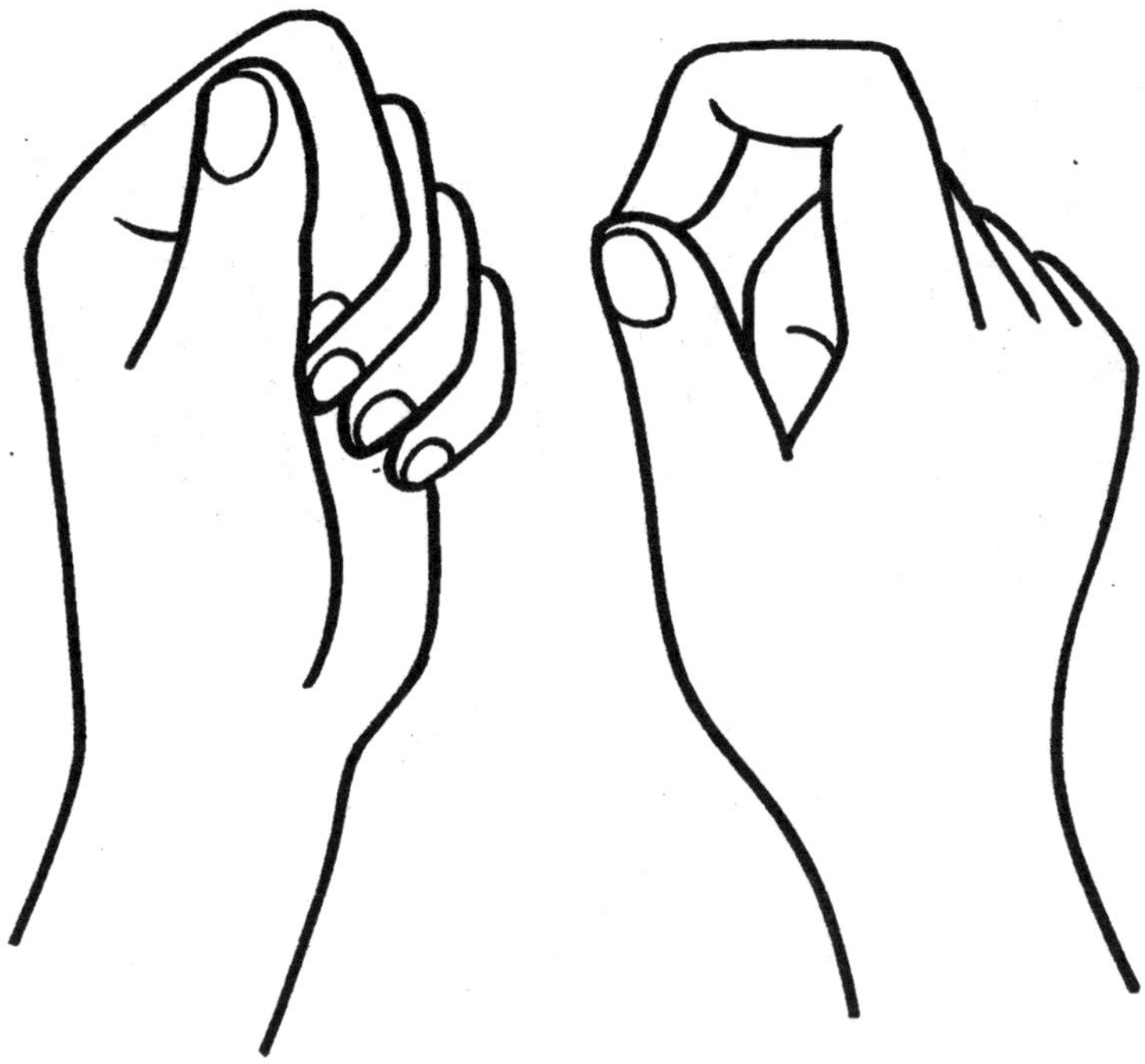

Iṣṭavajra

左拳を以って弓を執る勢をなし、右を以って箭を引く勢をなす。前出の欲金剛羯磨印（三七頁）と印相多少異なる。真言は前に同じ。

計里吉羅金剛

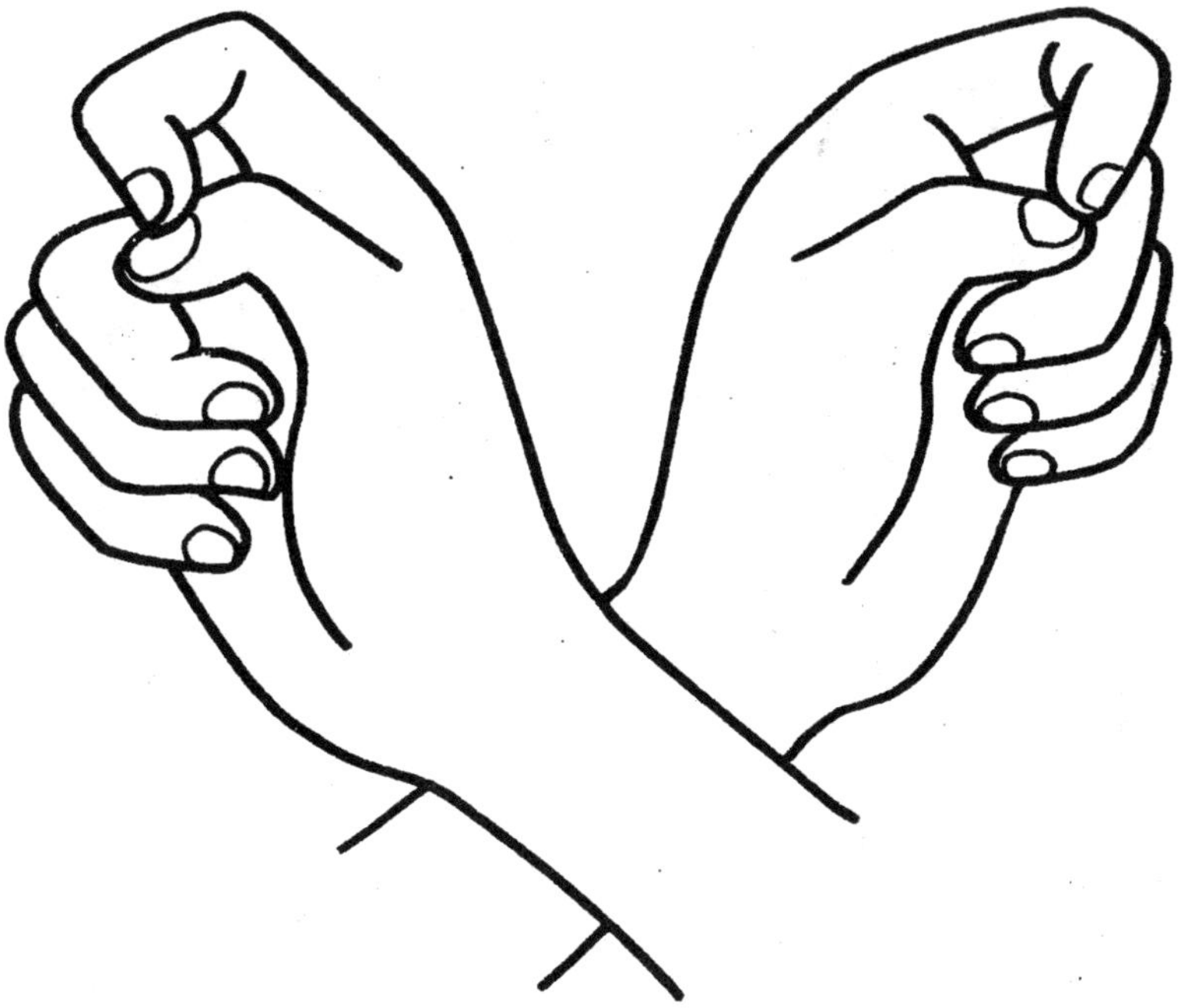

Kelikilavajra

前出。一二六頁参照。真言は前に同じ。

愛金剛（あいこんごう）

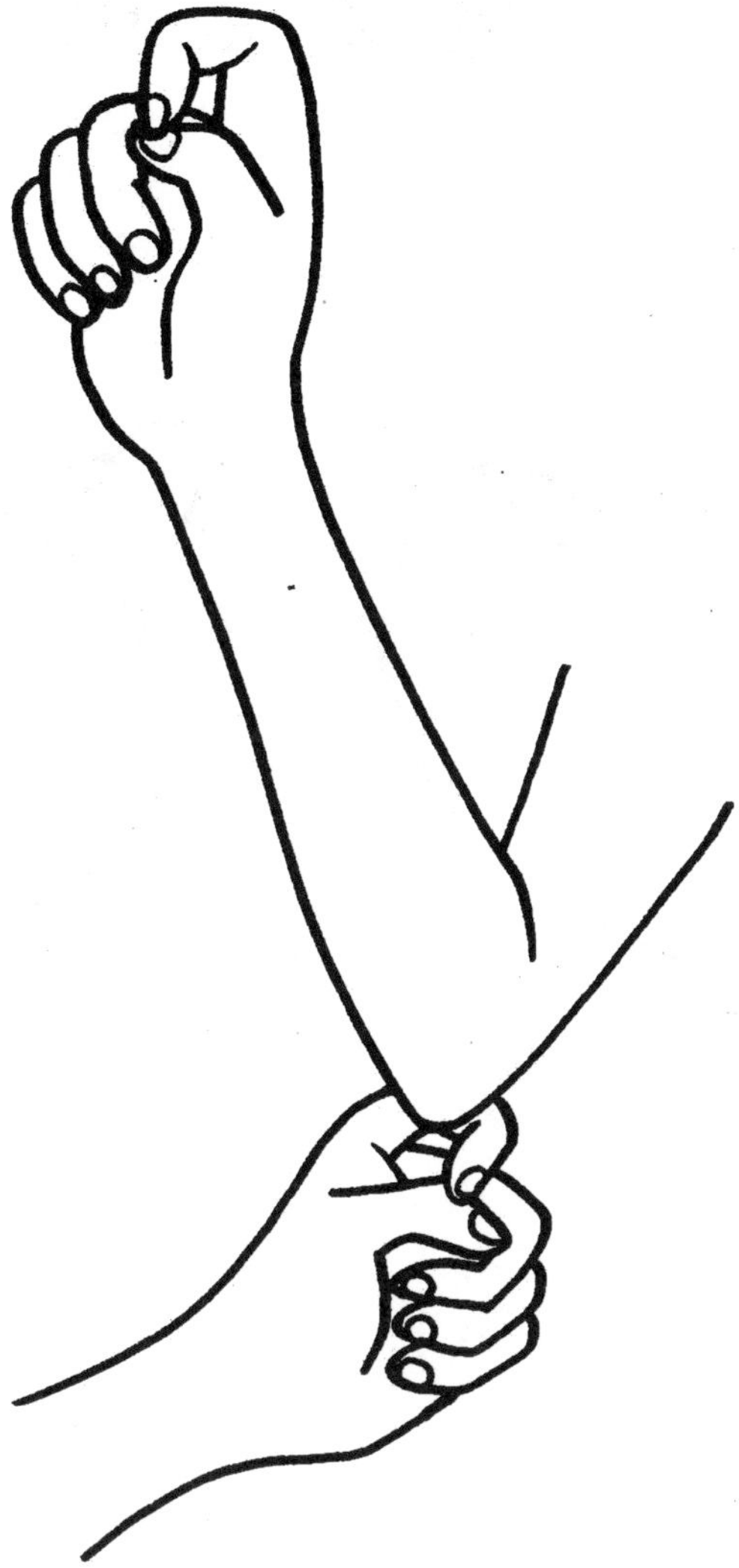

前出。一三九頁参照。真言は前に同じ。

意気金剛

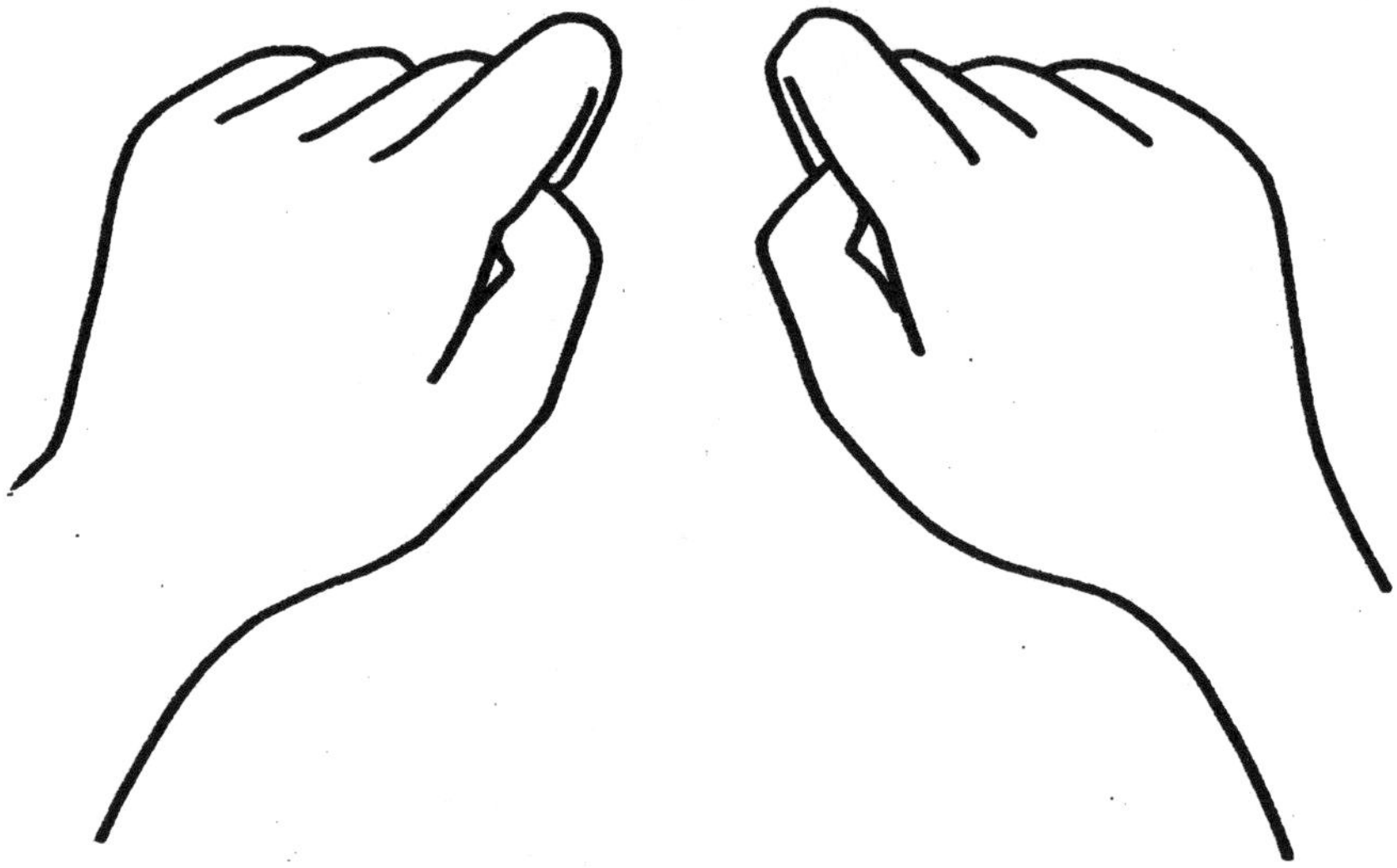

Mānavajra

前出。金剛慢羯磨印 三〇頁参照。真言は前に同じ。

意生金剛女

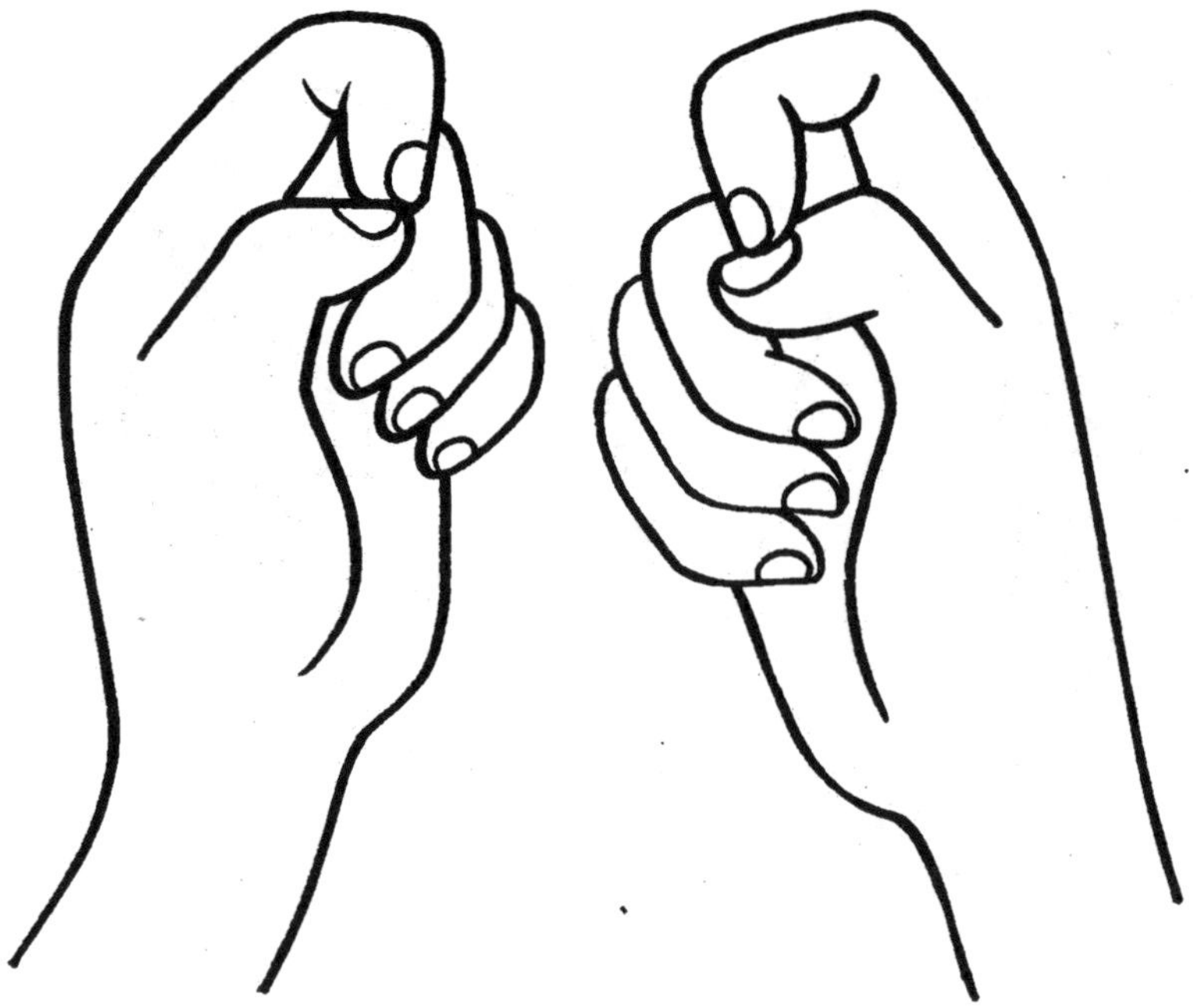

Manojavajriṇī
欲金剛女。前の弓を挽く勢で稍を下に向け、柔軟にこれをなす。真言は前に同じ。

計里吉羅金剛女

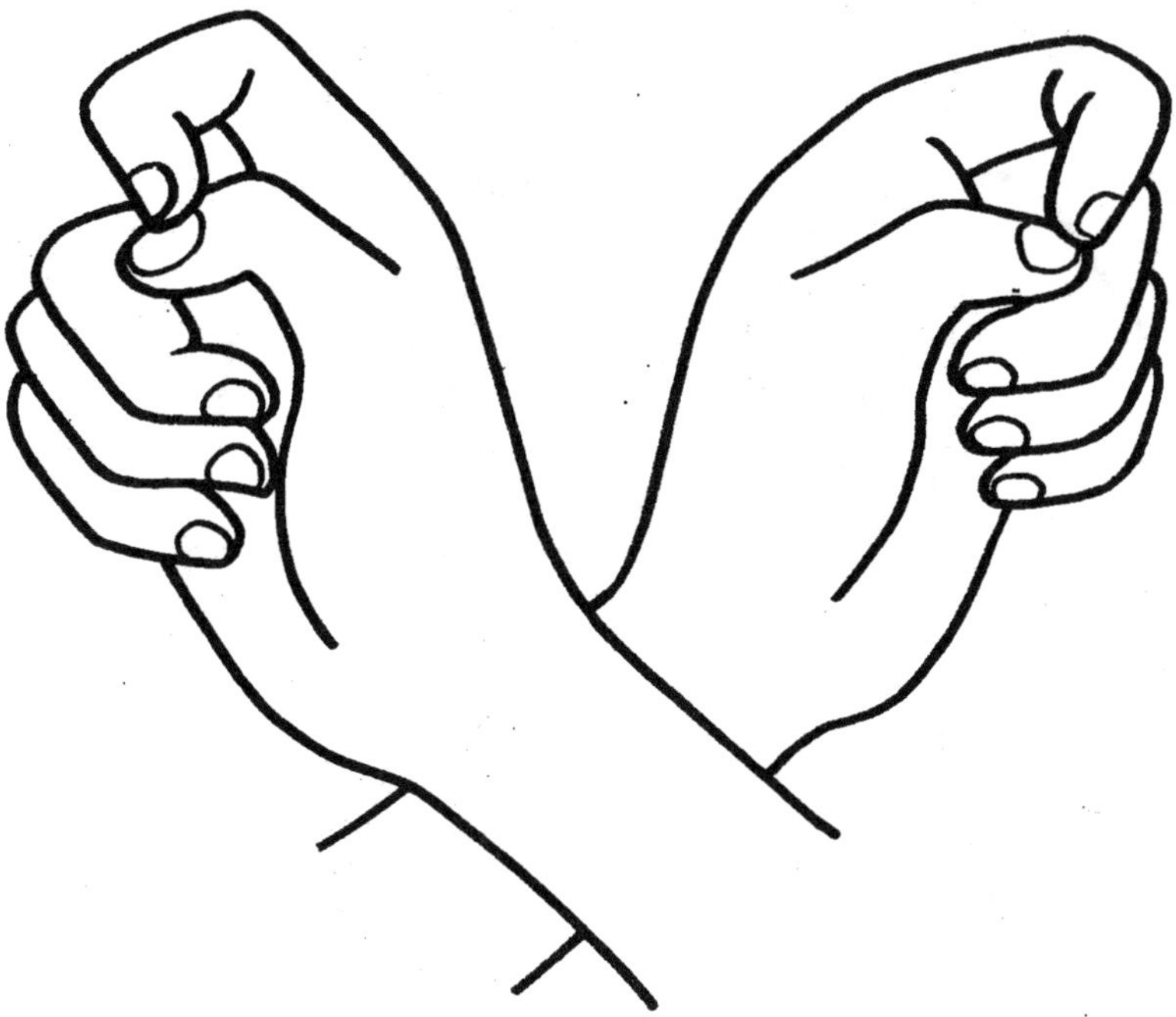

Kelikilavajrini

前の如く勢を柔軟になす。真言は前に同じ。

愛金剛女（あいこんごうにょ）

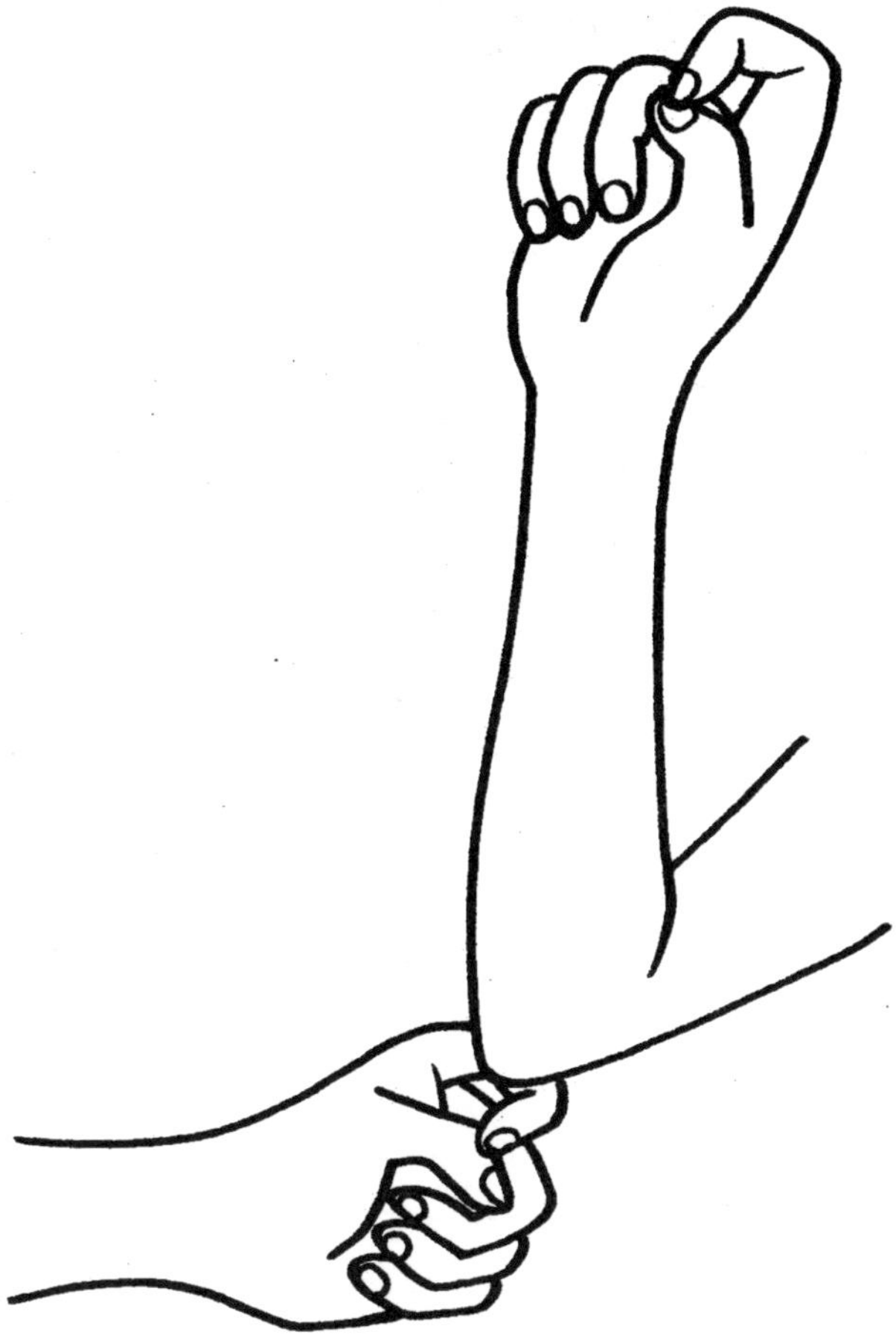

Rāgavajriṇi

前の如く幢印。真言は前に同じ。

意気金剛女

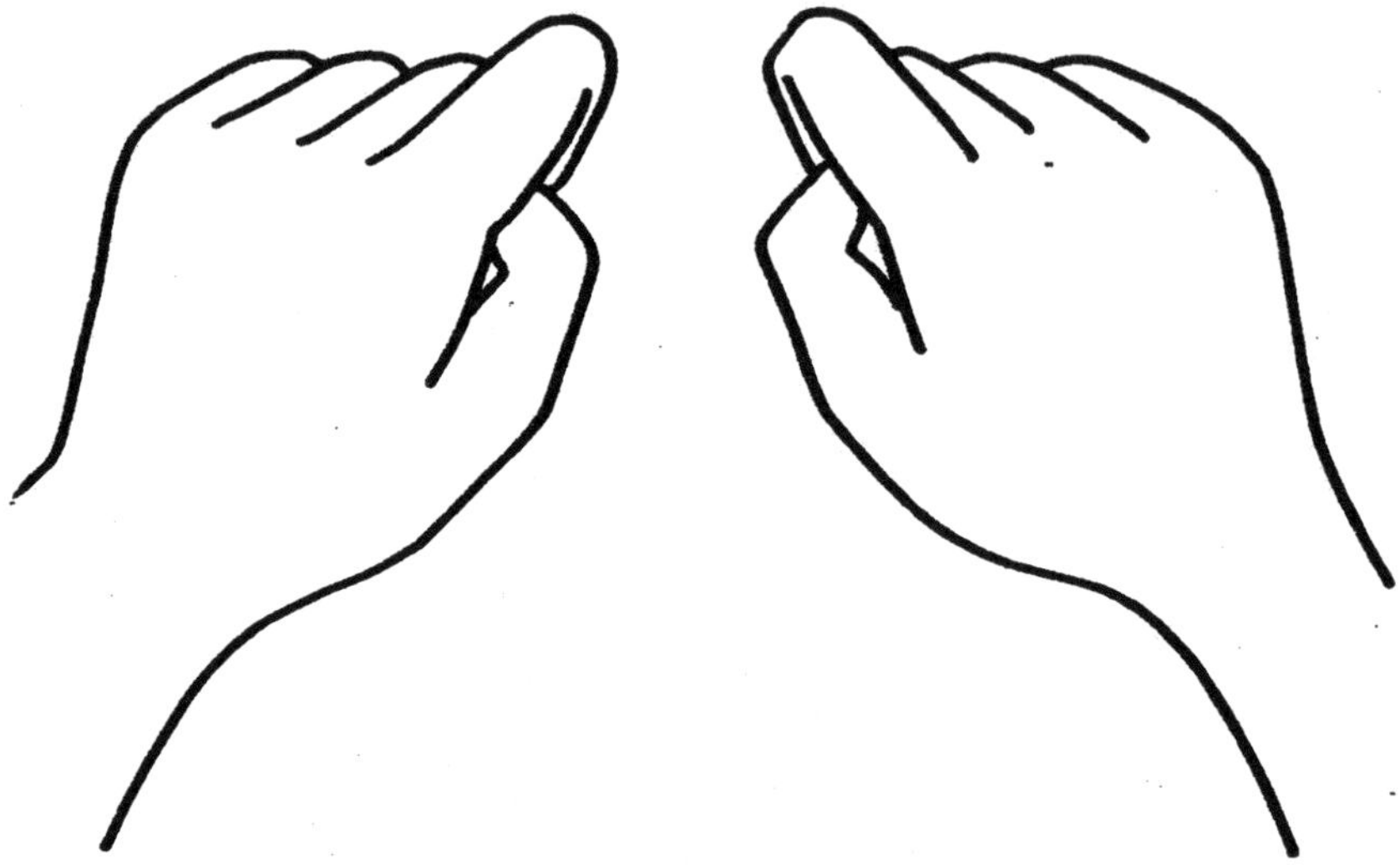

Mānavajriṇī

前の如く二拳を腰に安じる。慢金剛女、

真言は前に同じ。

時春菩薩

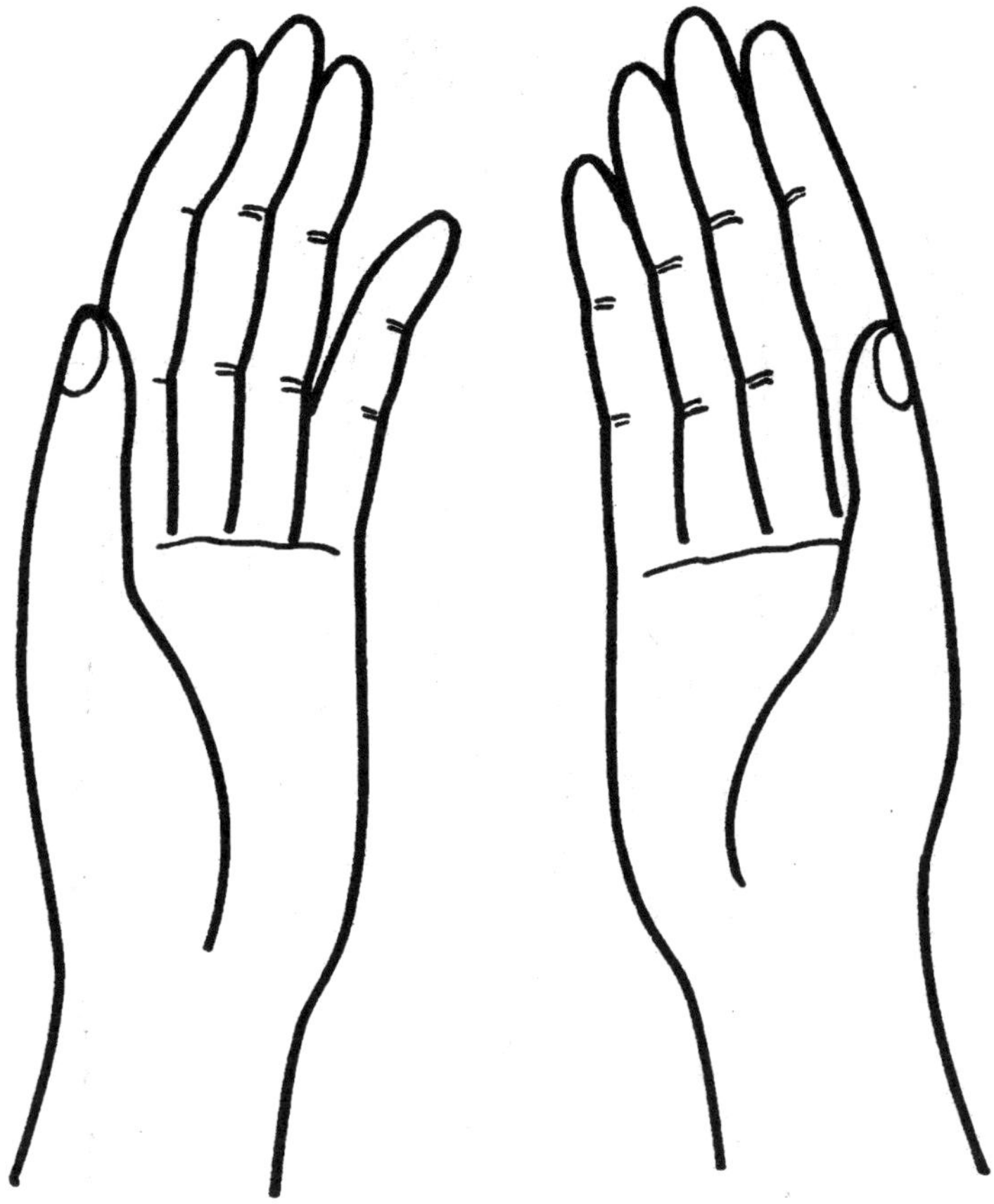

Vasanta

春金剛。縛を以って上に散じる。真言は、

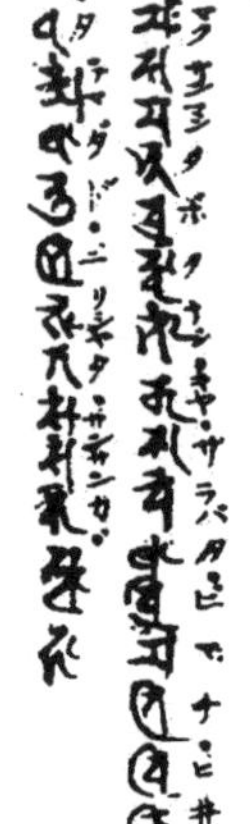

時雨菩薩

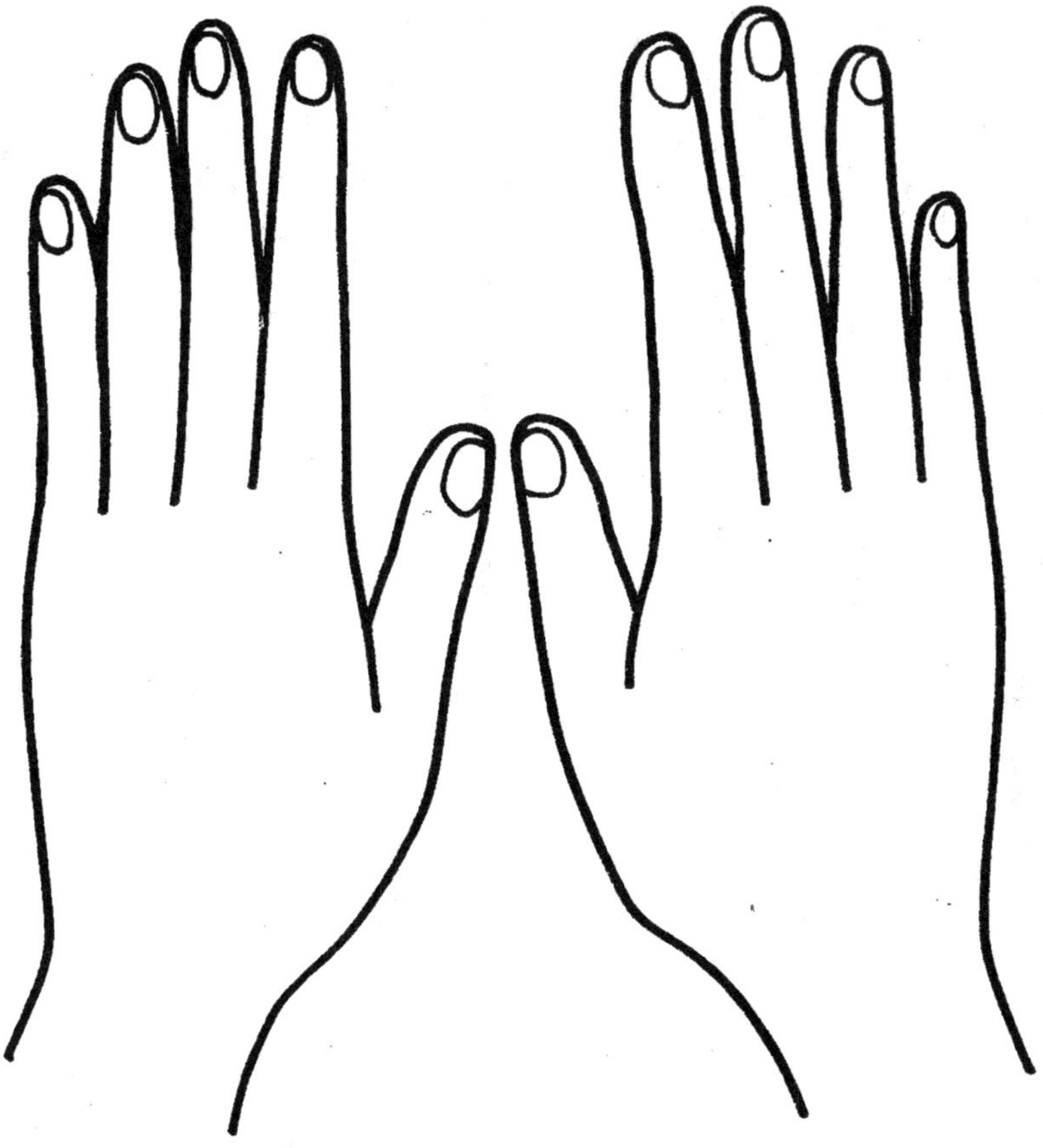

Varṣā

夏金剛。縛を以って二手下に散じる。

真言は前に同じ。

時秋菩薩（じしゅうぼさつ）

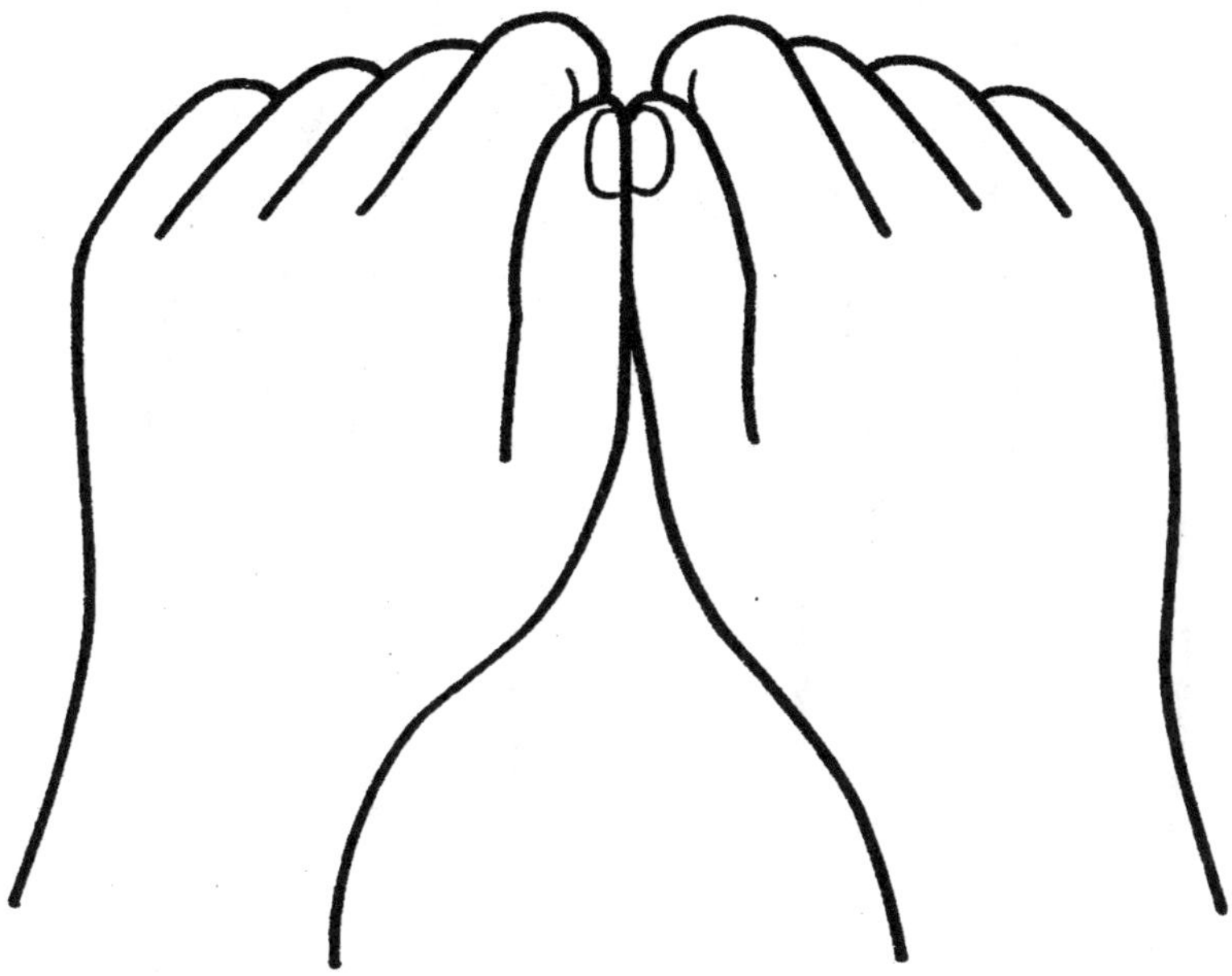

Śarad

秘金剛。縛を以って二大指の先を相い捻じ両目の間に安んじる。真言は前に同じ。

時冬菩薩

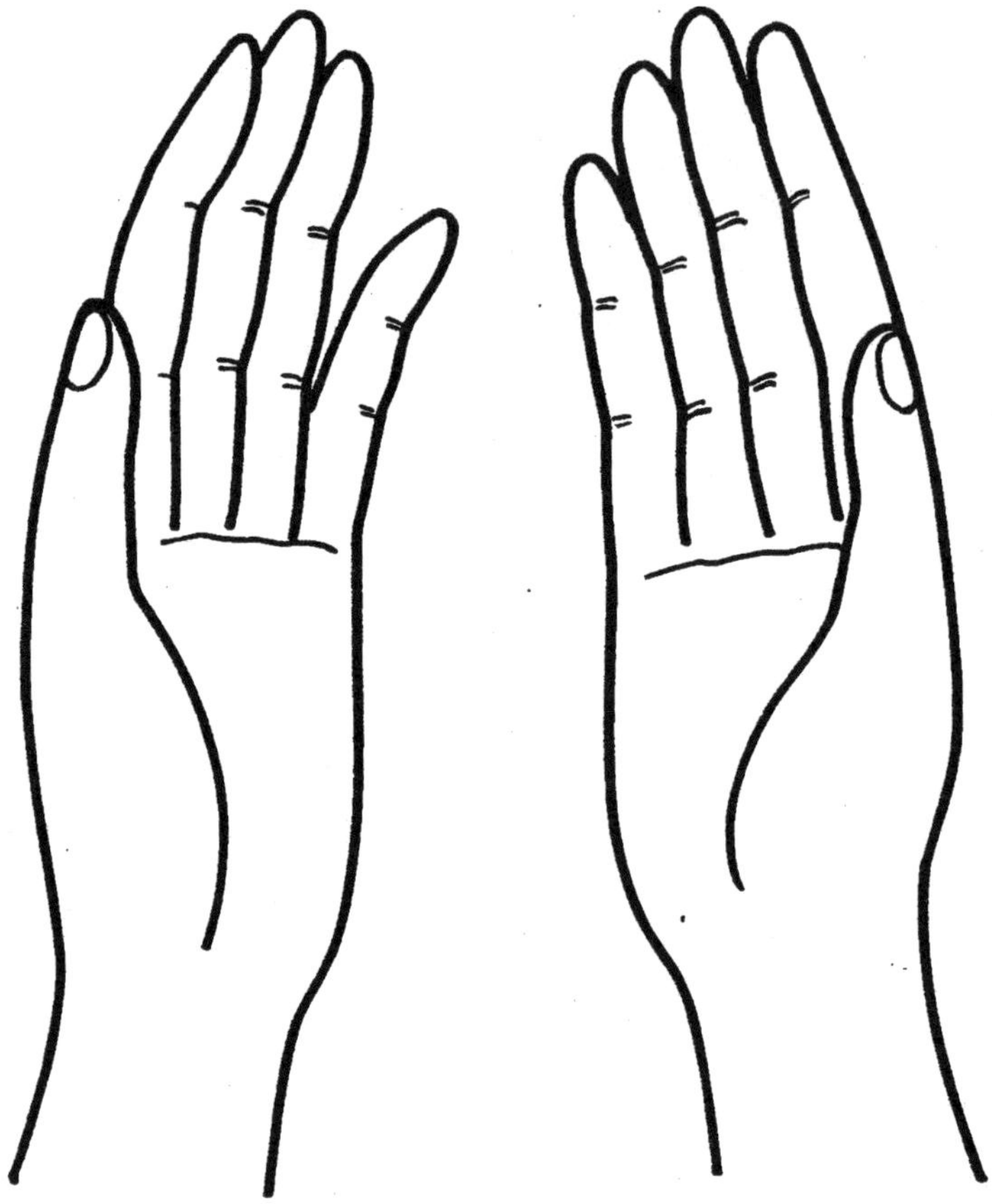

Hemanta

冬金剛。二手を以って胸を塗る。真言は前に同じ。

色菩薩

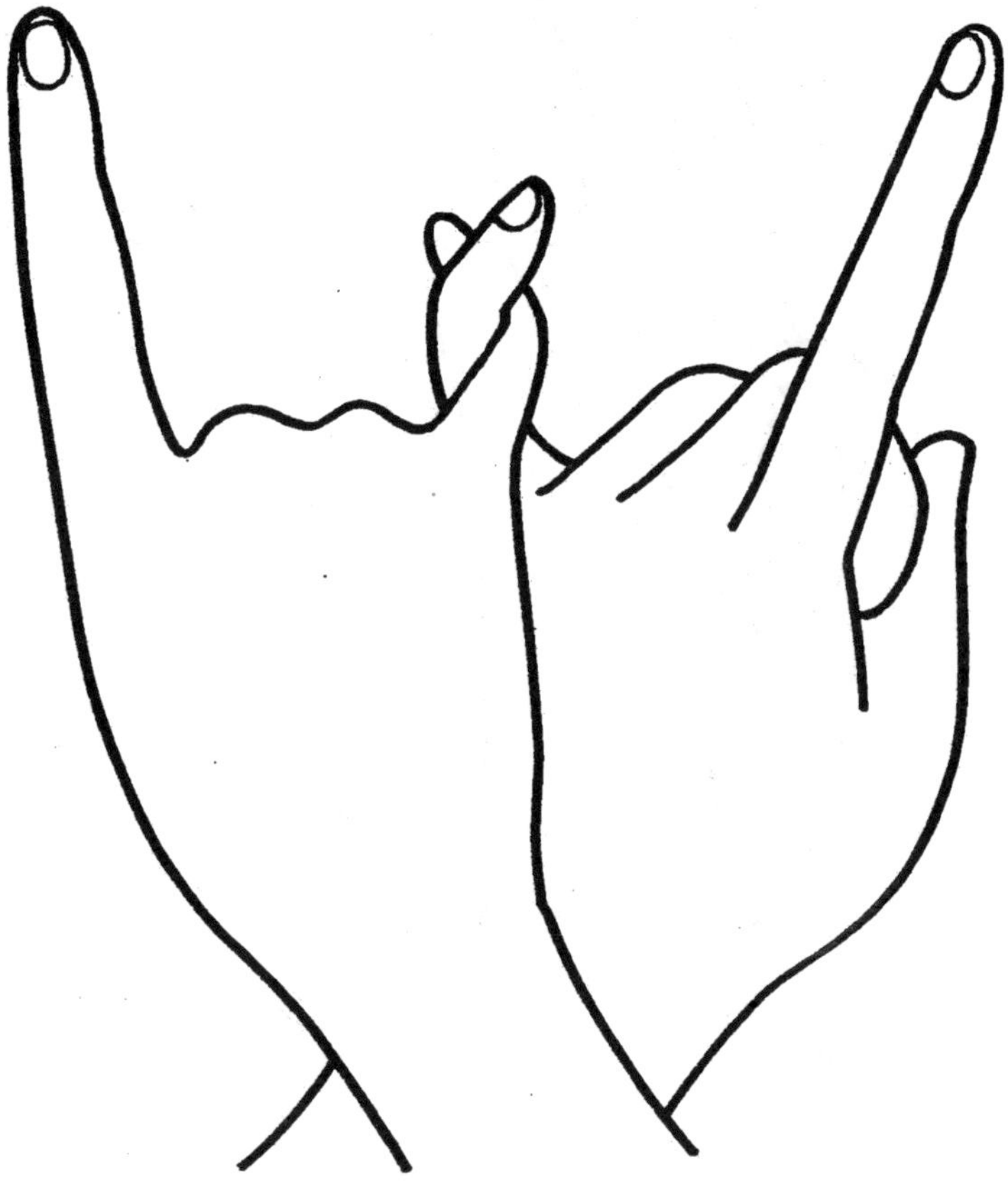

Rūpa

二手金剛拳をなし、二小指を相い鉤し、二頭指を各々直ぐ立て、右の頭指を屈して鉤のごとくする。真言は前に同じ。

声菩薩（しょうぼさつ）

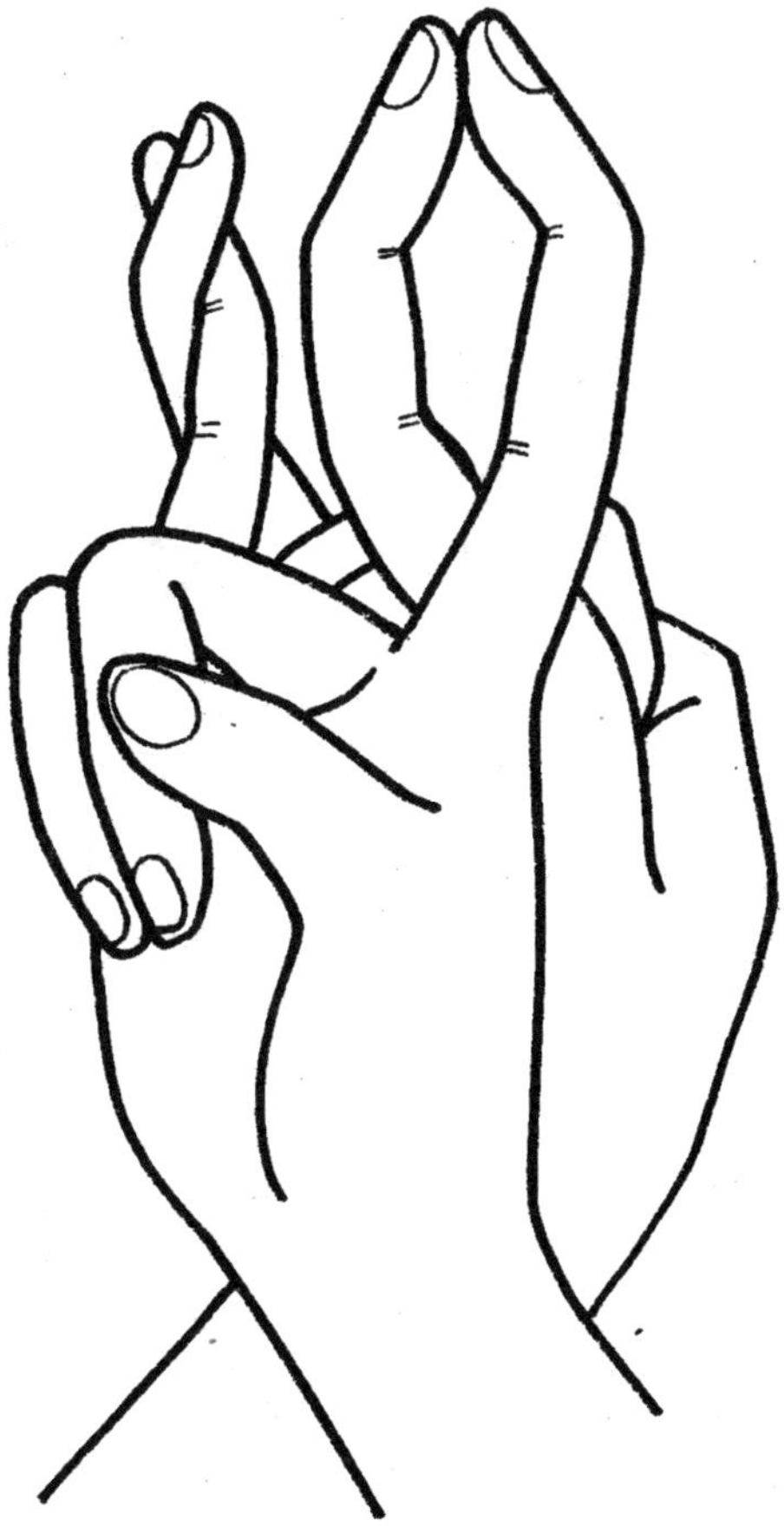

Śabda

前の印の二頭指を相い合わせて環の如くなさしむる。真言は前に同じ。

香(こう)菩(ぼ)薩(さつ)

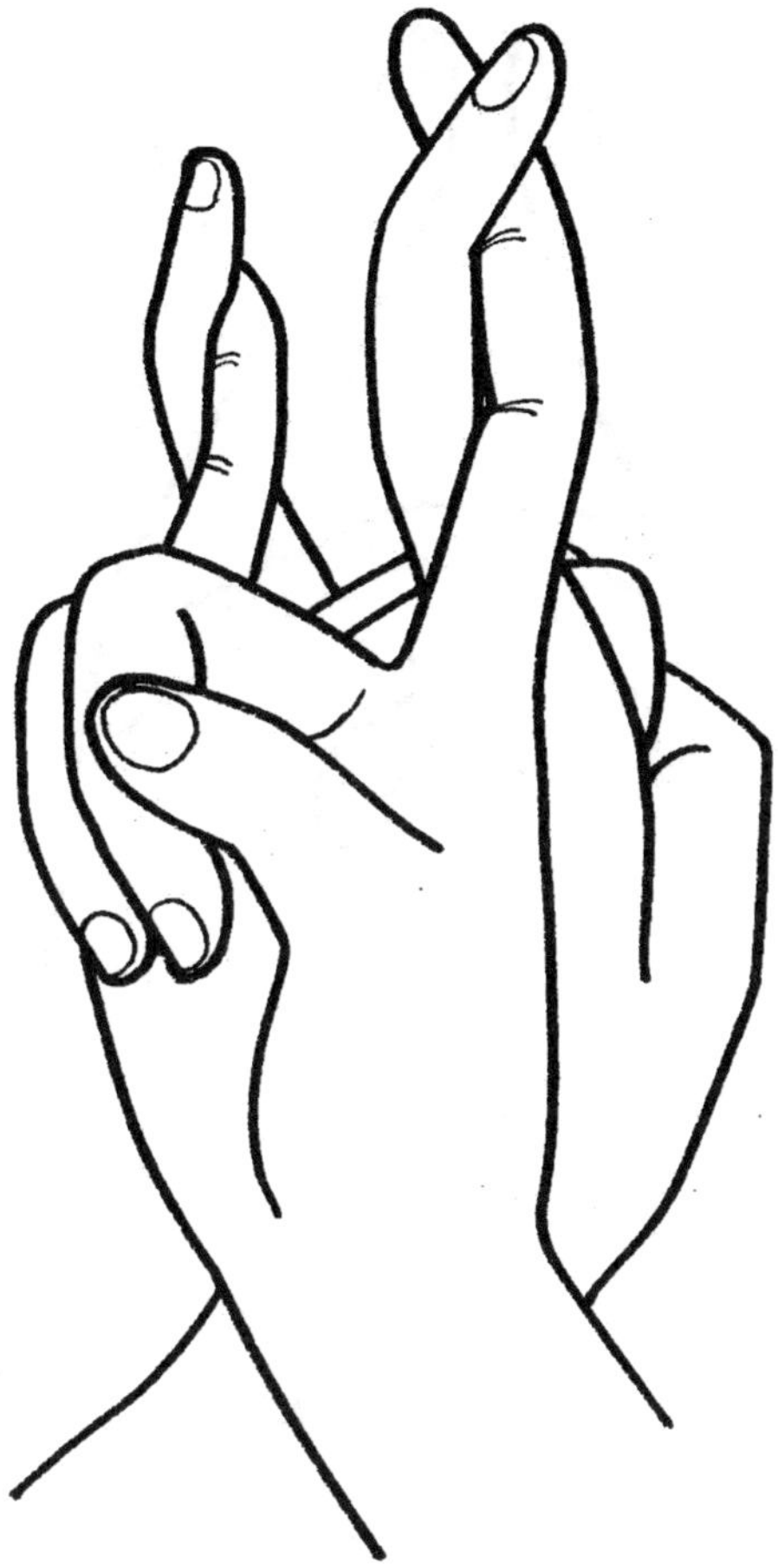

Gandha

前の印の二頭指を相い鉤する。真言は前に同じ。

大黒天神（だいこくてんじん）

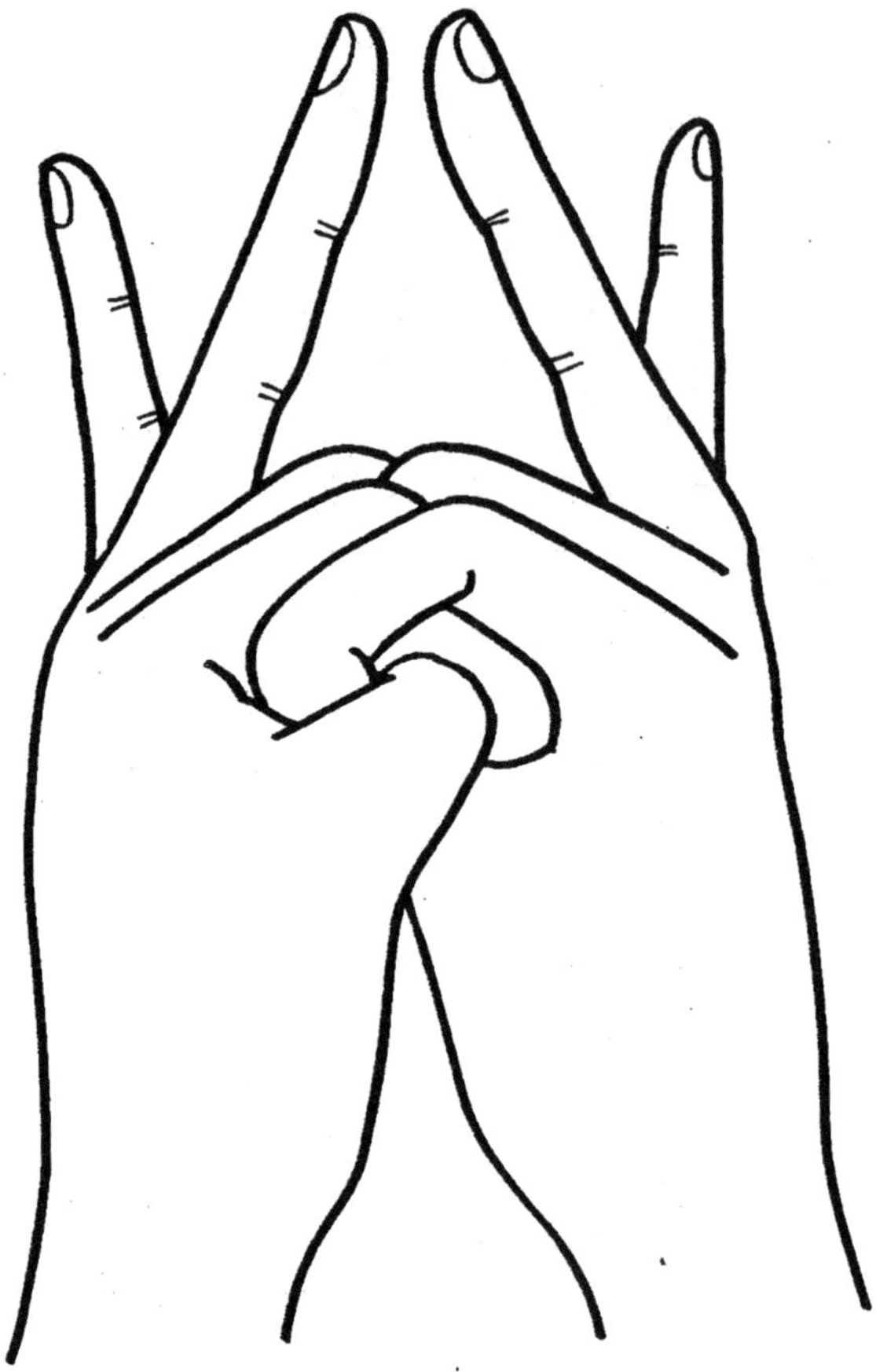

Mahākāla

二手内縛し、二小指二無名指を開き立て、三度来去する。これは鬼神を召き、これを降伏する義であるとされる。真言は、

ミビミ〻・シャハレイ・タラキャライ・

髻文殊（八葉蓮華印）

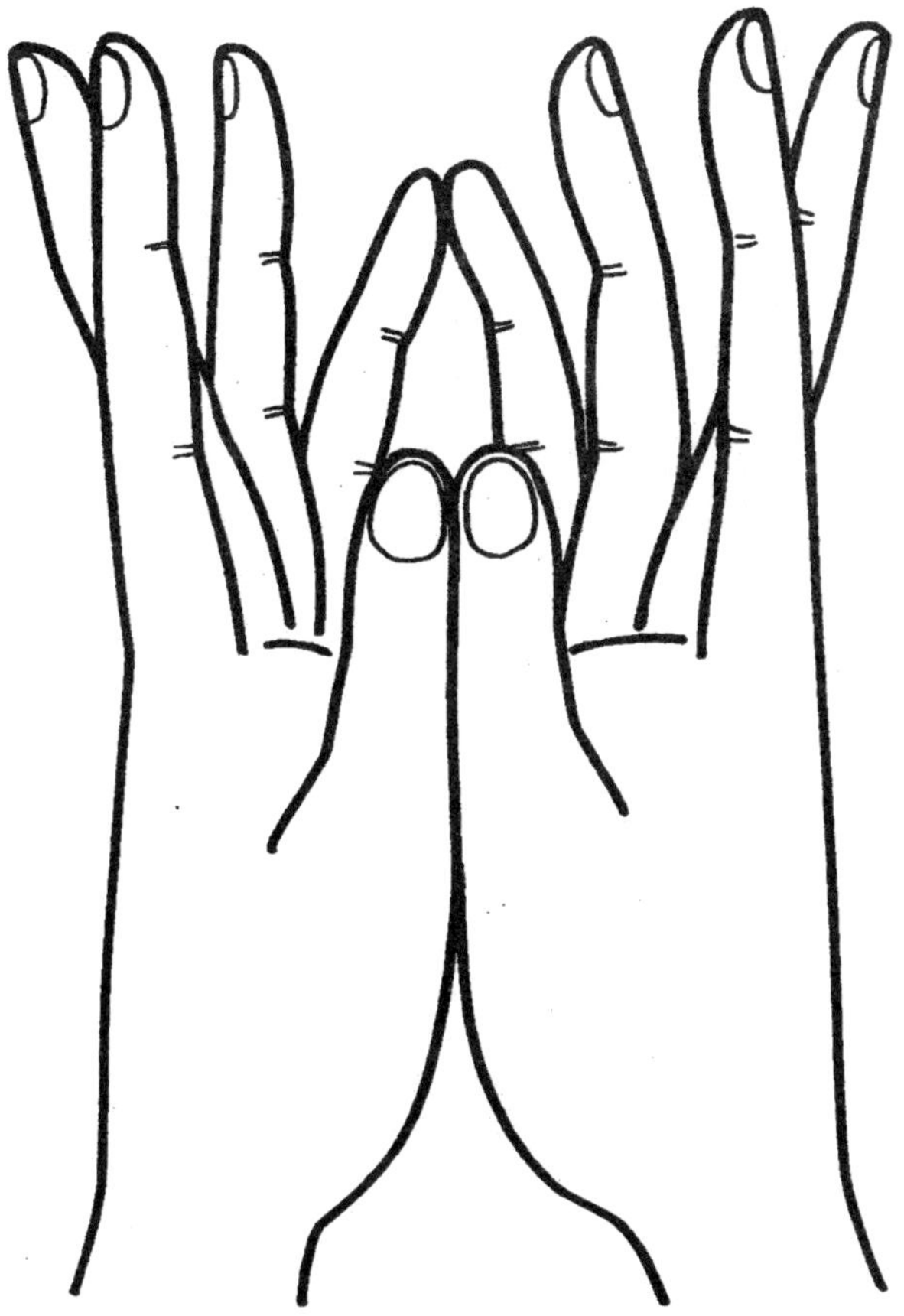

Ekaśikha Mañjuśrī

八葉印二頁に同じ。この上に宝珠を観じる。真言は、

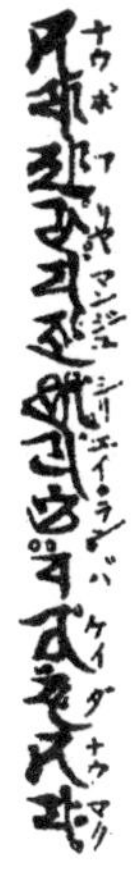

ナウボ アリヤ マンジュシリエイ・ランバ ケイダ ナウマク

髻文殊二

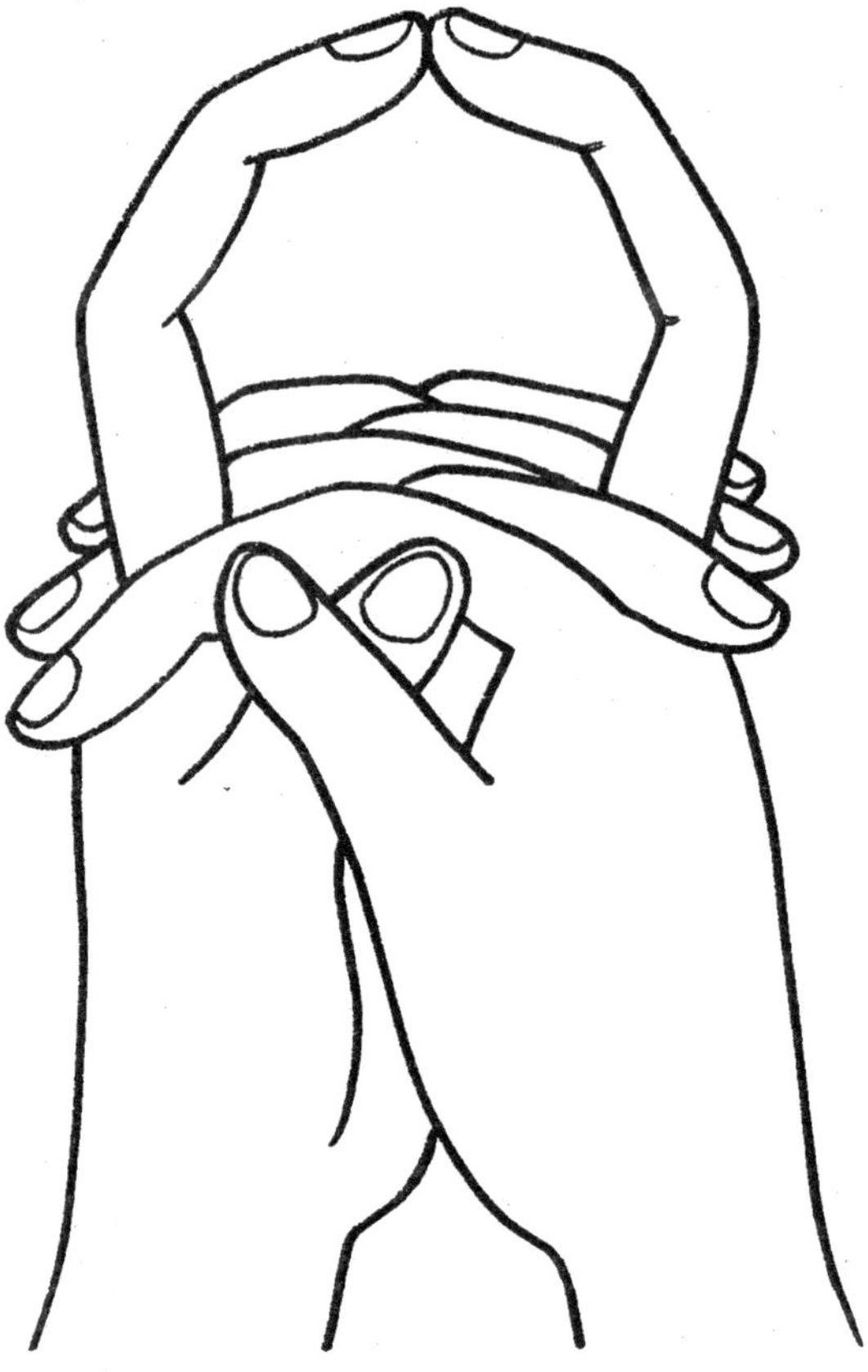

外縛して二中指を宝形にする。師説秘印。真言は前に同じ。

六字文殊（ろくじもんじゅ）

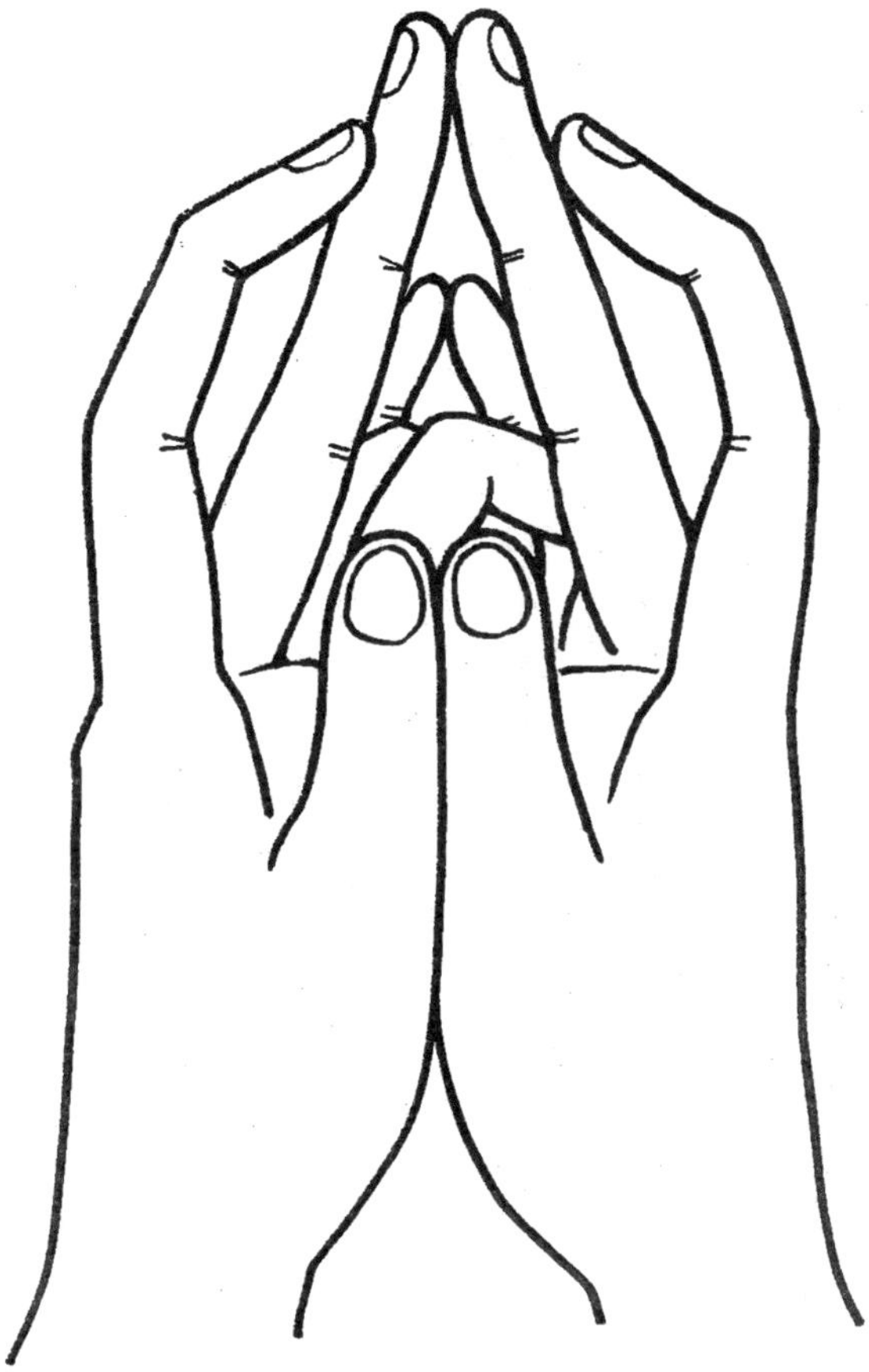

Ṣaḍakṣara Mañjuśrī

掌の中で二無名指を右で左を押すように鉤し、二小指二中指は直ぐ立てて相拄え、二頭指を曲げて、各々中指の背の上節の上を捻じ、頭指を来去する。

真言は前に同じ。

時世根本印（じぜこんぽんいん）

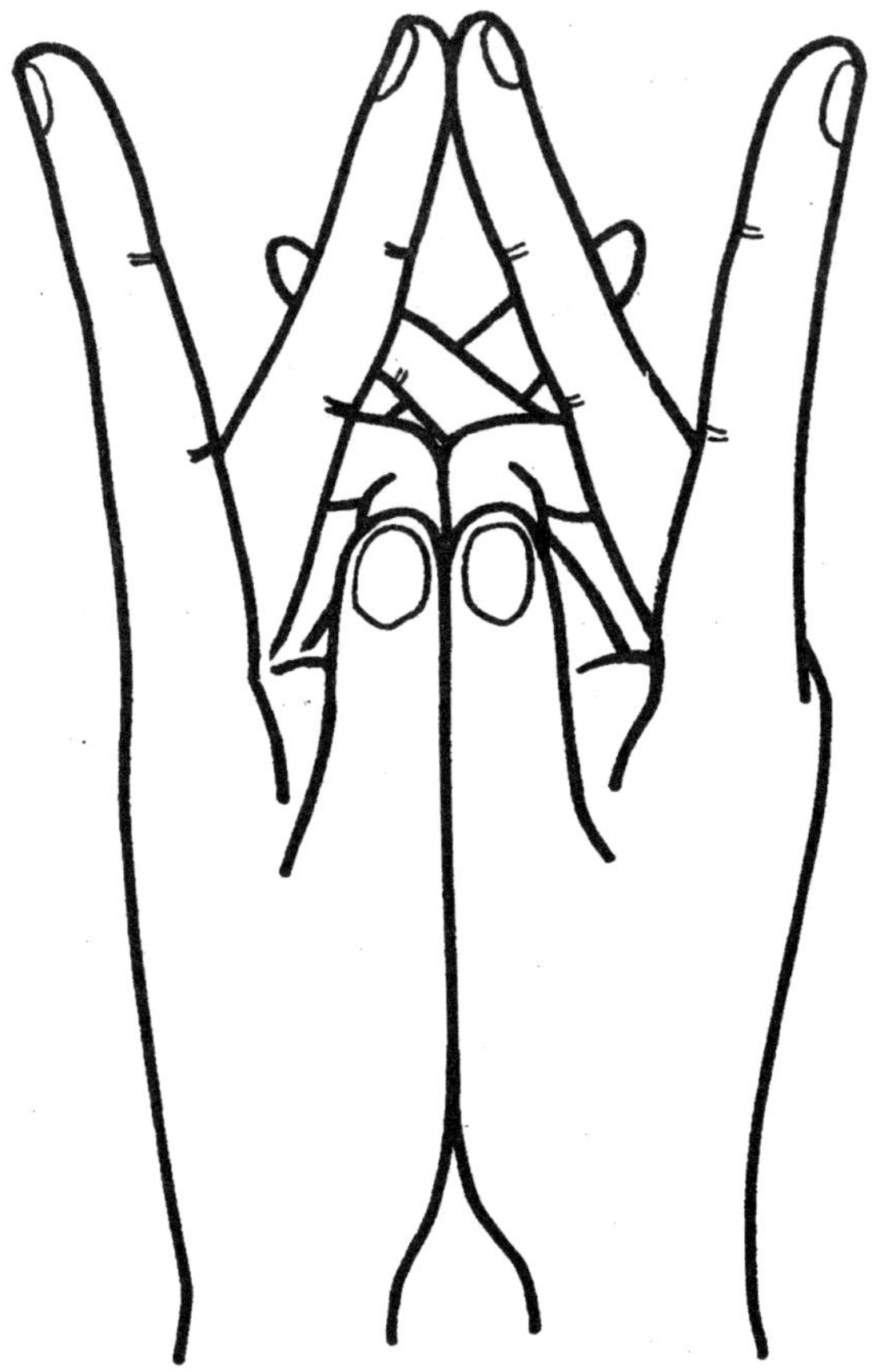

Kāla-loka　Mūla-mudrā

雨宝陀羅尼経根本印に同じ。真言は、

薬王（普印）

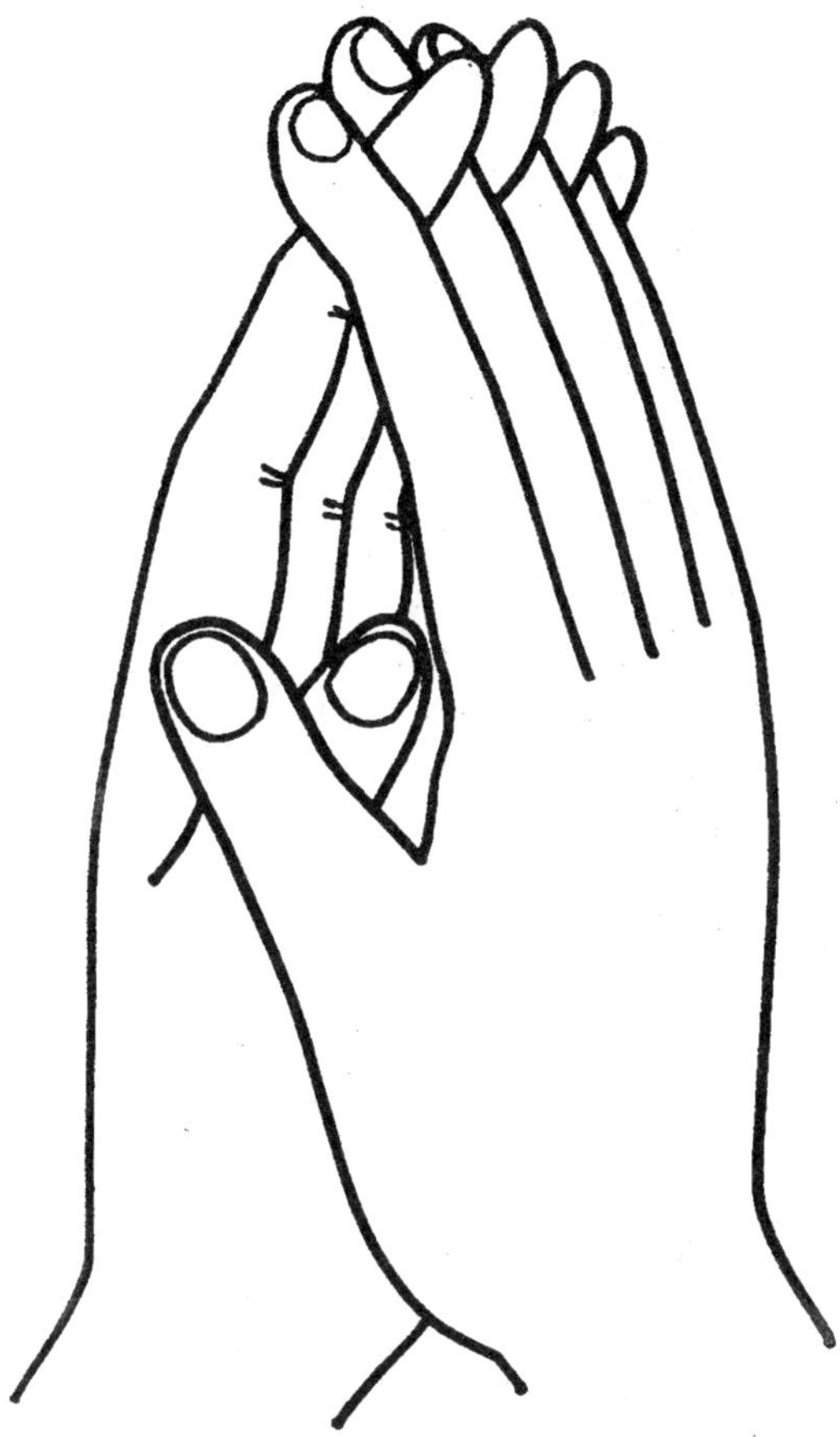

Bhaiṣajyarāja

金剛合掌。真言は、

バイセイジャラジャヤ

摩訶迦羅（まかから）

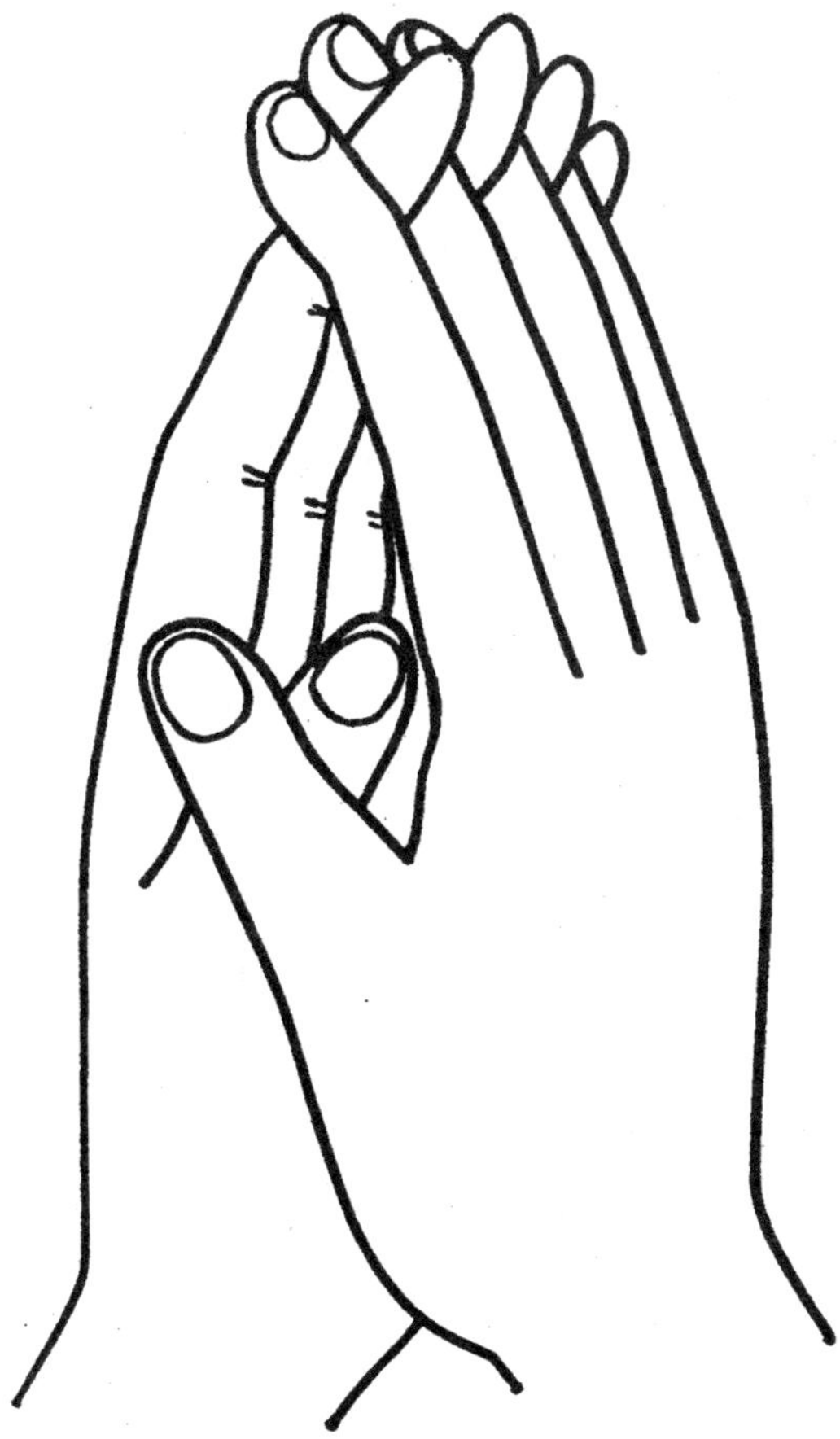

Mahākāla

金剛合掌。真言は、

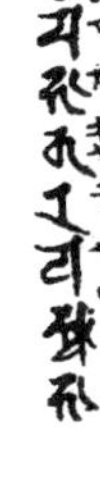

馬鳴（玉環成就一切所願印）
（めみょう（ぎょくかんじょうじゅいっさいしょがんいん））

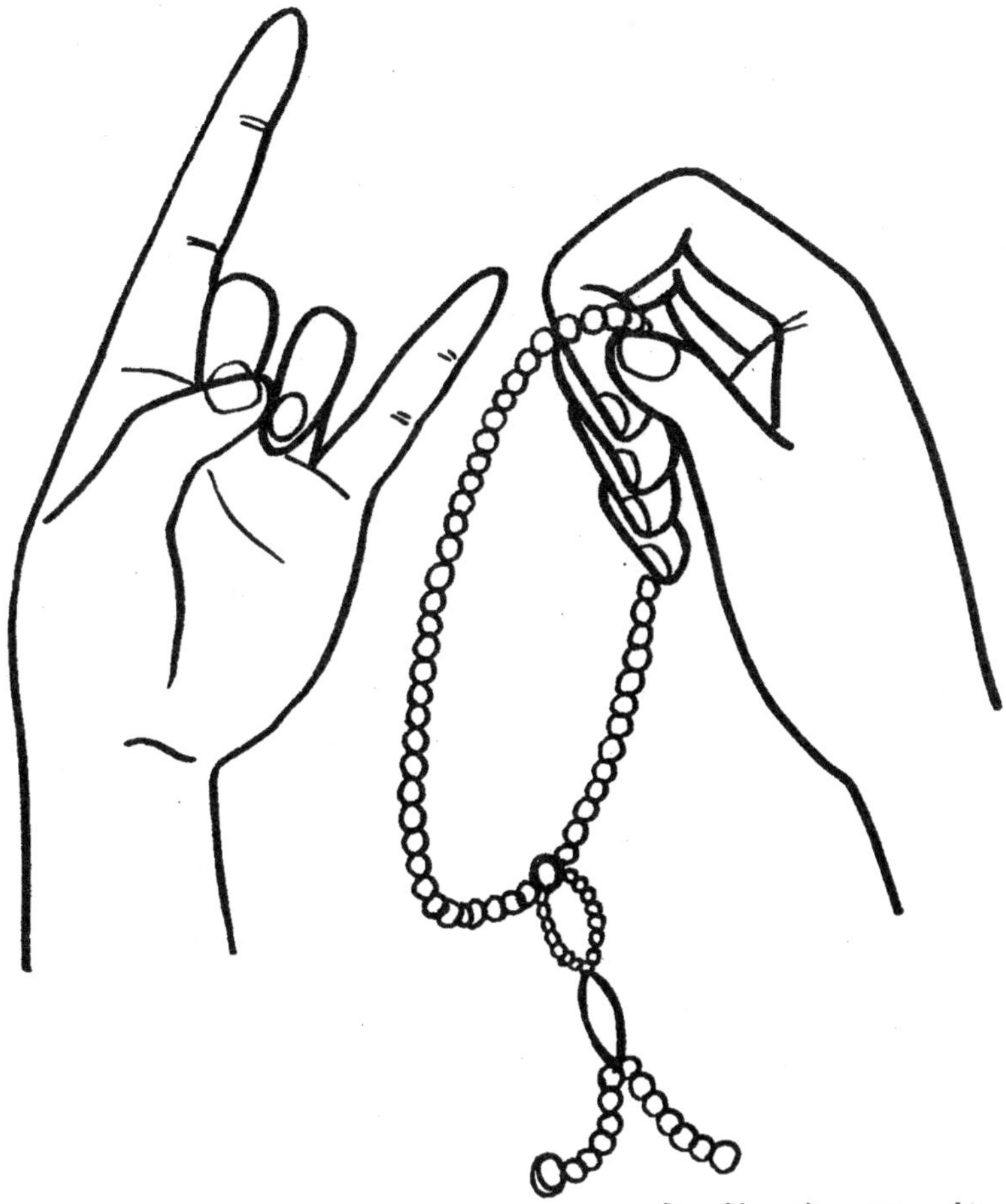

Aśvaghoṣa

左の中指無名指を屈して、大指を以って彼の二指の甲を押す。頭指及び小指をのべて心の上に安んじる。右の手に数珠を把り真言を念ずる。真言は、

ベ ザラ シャ キャラム・ジャクウム バム コク

滅悪趣（めつあくしゅ）

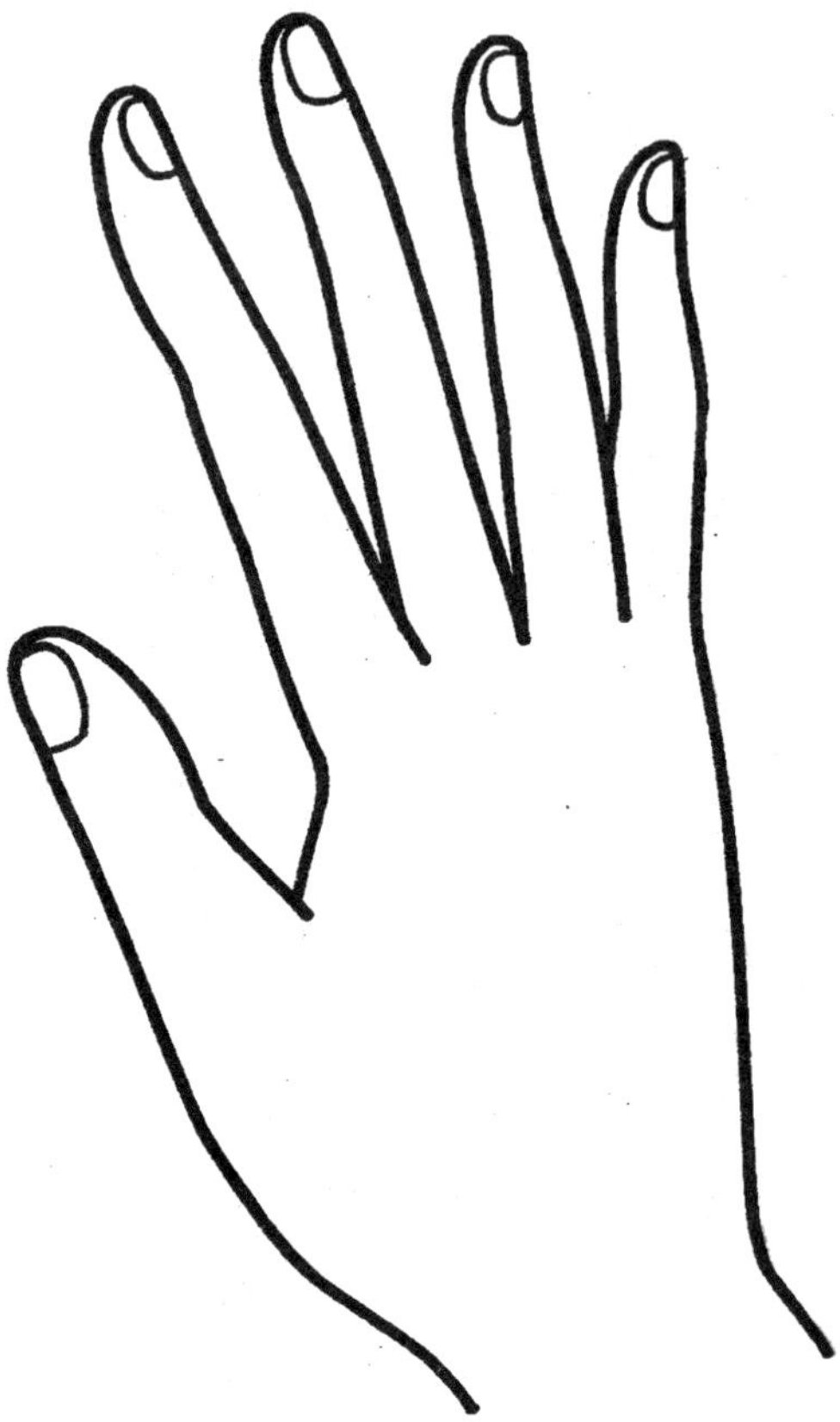

Durgati-pariśodhana

右手を挙げ、施無畏印をなす。真言は

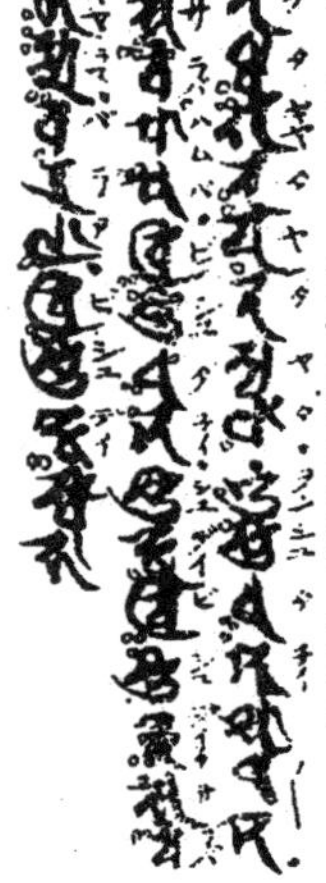

自在天

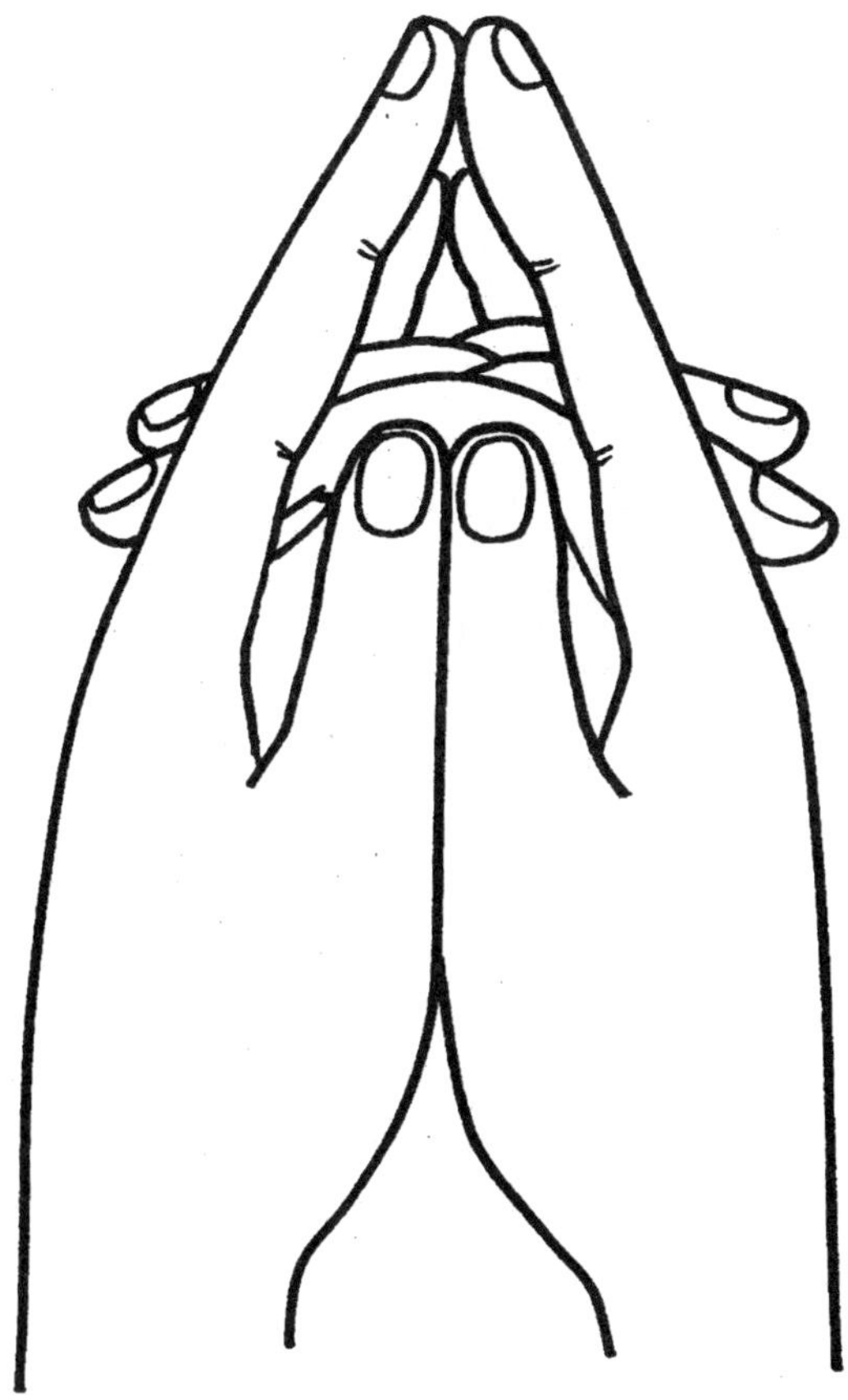

Īśvara

二手外縛して左で右を押し、二小指二頭指二大指を直ぐ立てて四処を加持する。真言は、

梵天（三昧空時水）

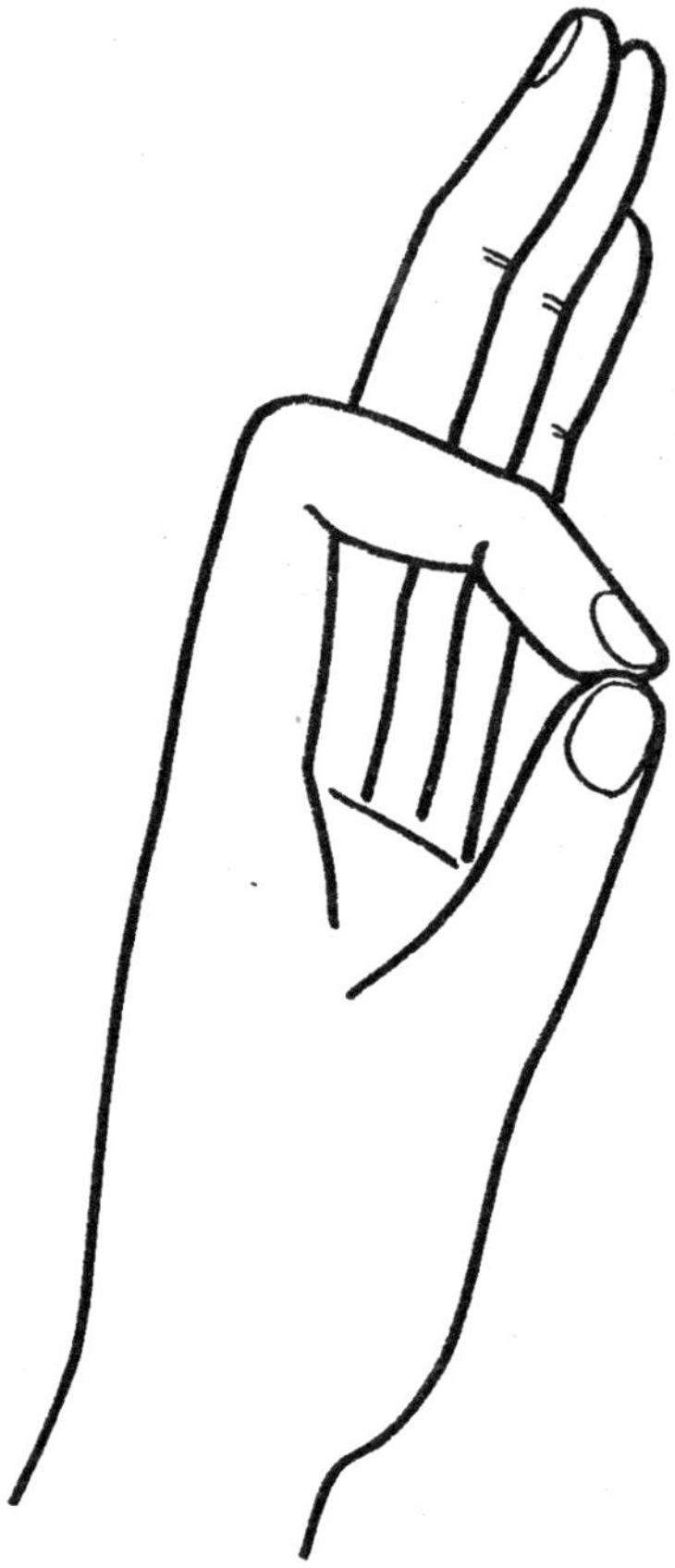

Brahmā

三昧空持水。掌をのべ頭指大指を以って相捻ず。また中指大指を屈して掌の内に当てる。

帝釈（たいしゃく）

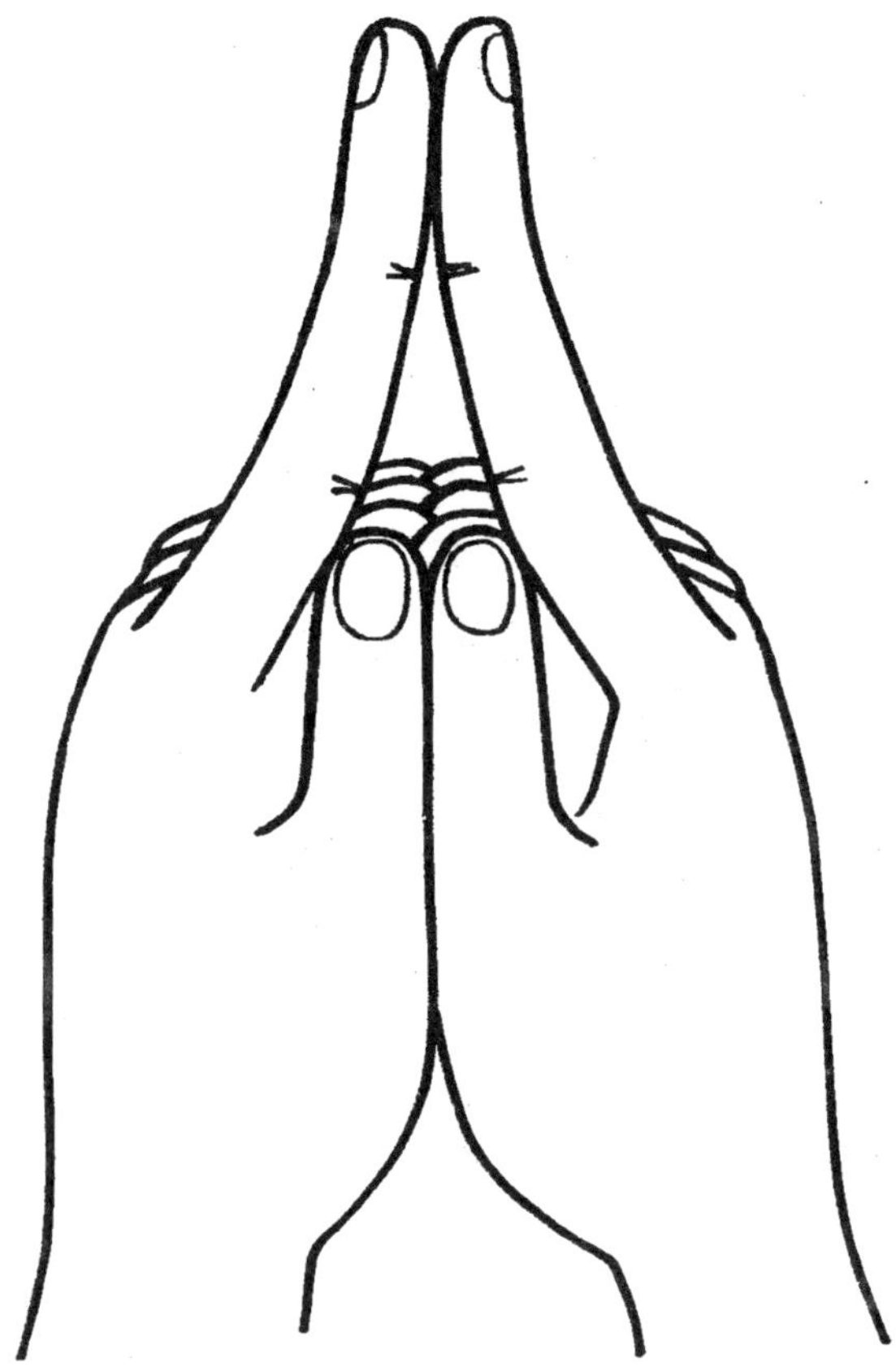

Śakra　Indra

内縛して二頭指を直ぐ立てて針の如くし、二大指も並び立てる。

四天王（帝釈印）

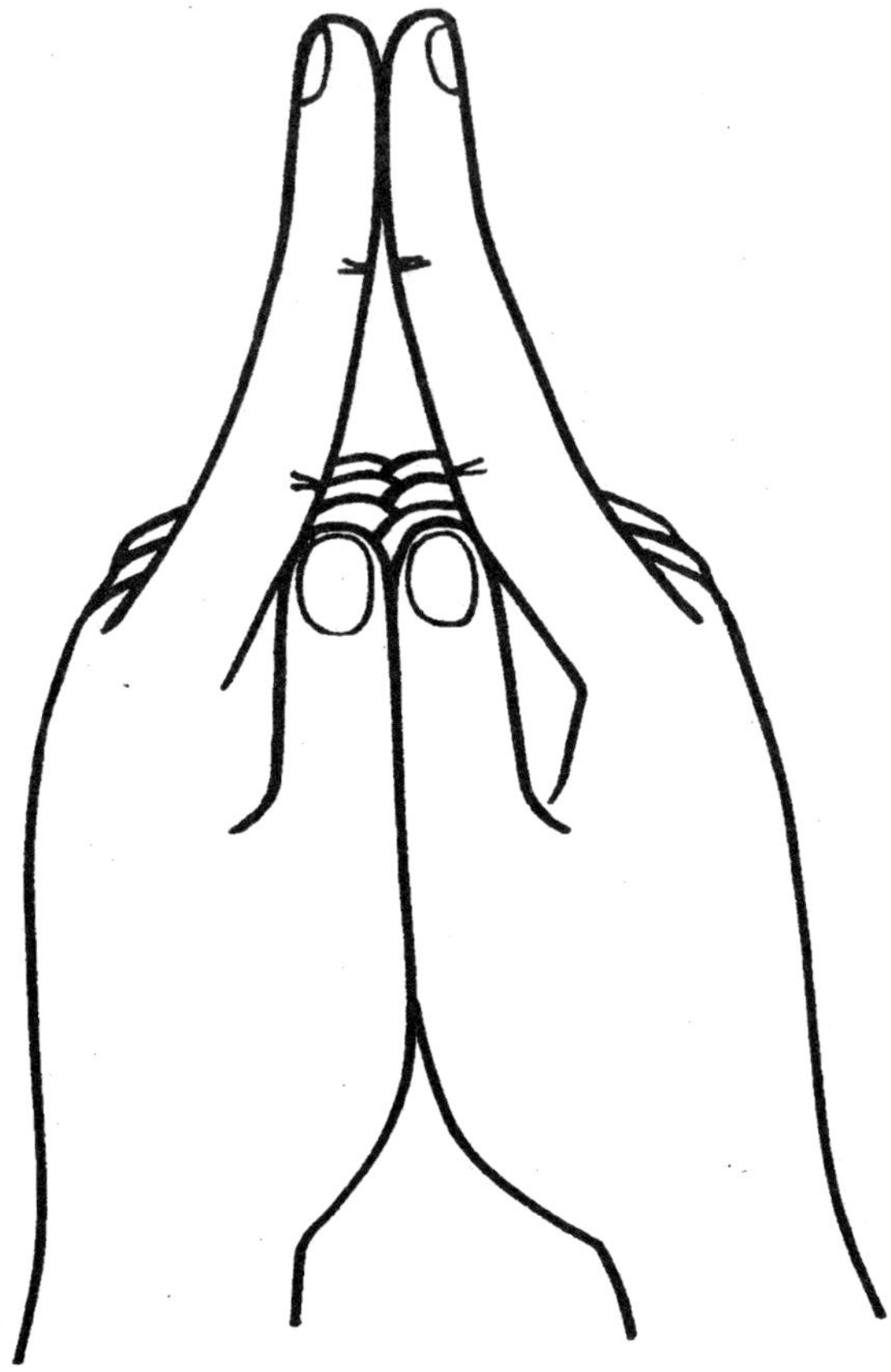

Catur-mahārāja

前の印に同じ。真言は、

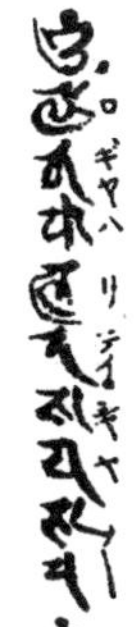

（各別印）持国天

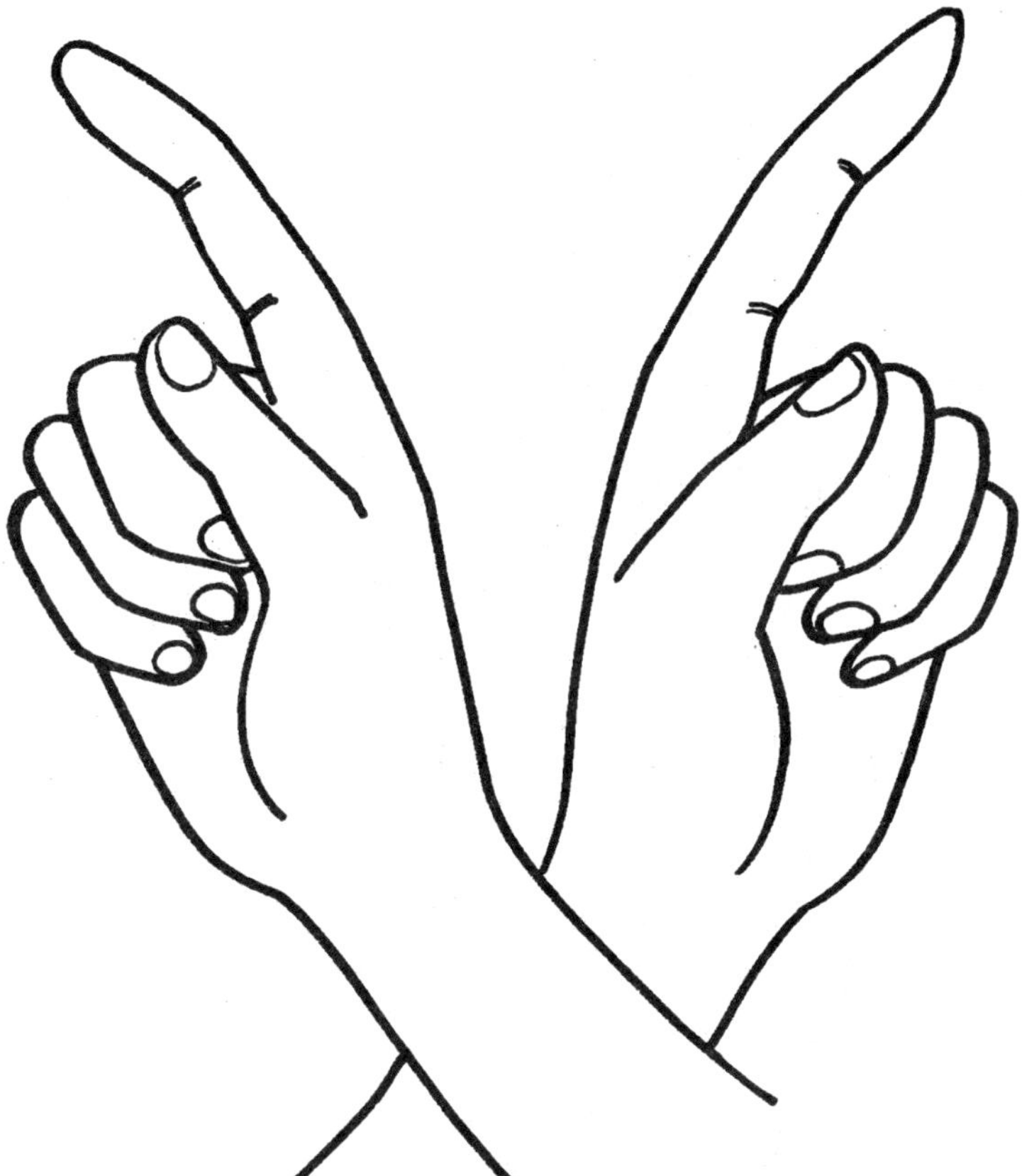

Dhṛtarāṣṭra
前出。一三〇頁参照。

増長天

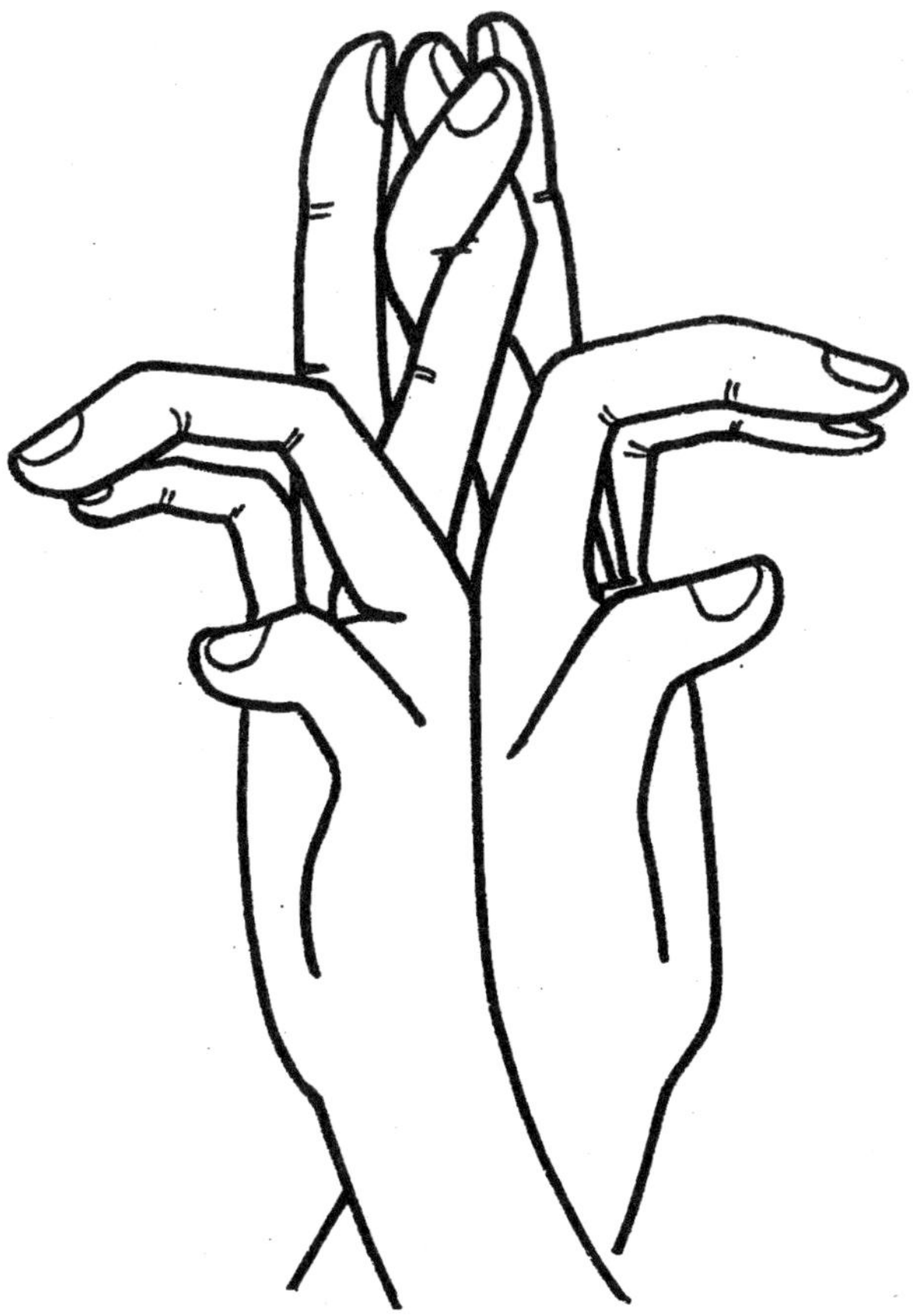

前出。一三二頁参照。

広目天（こうもくてん）

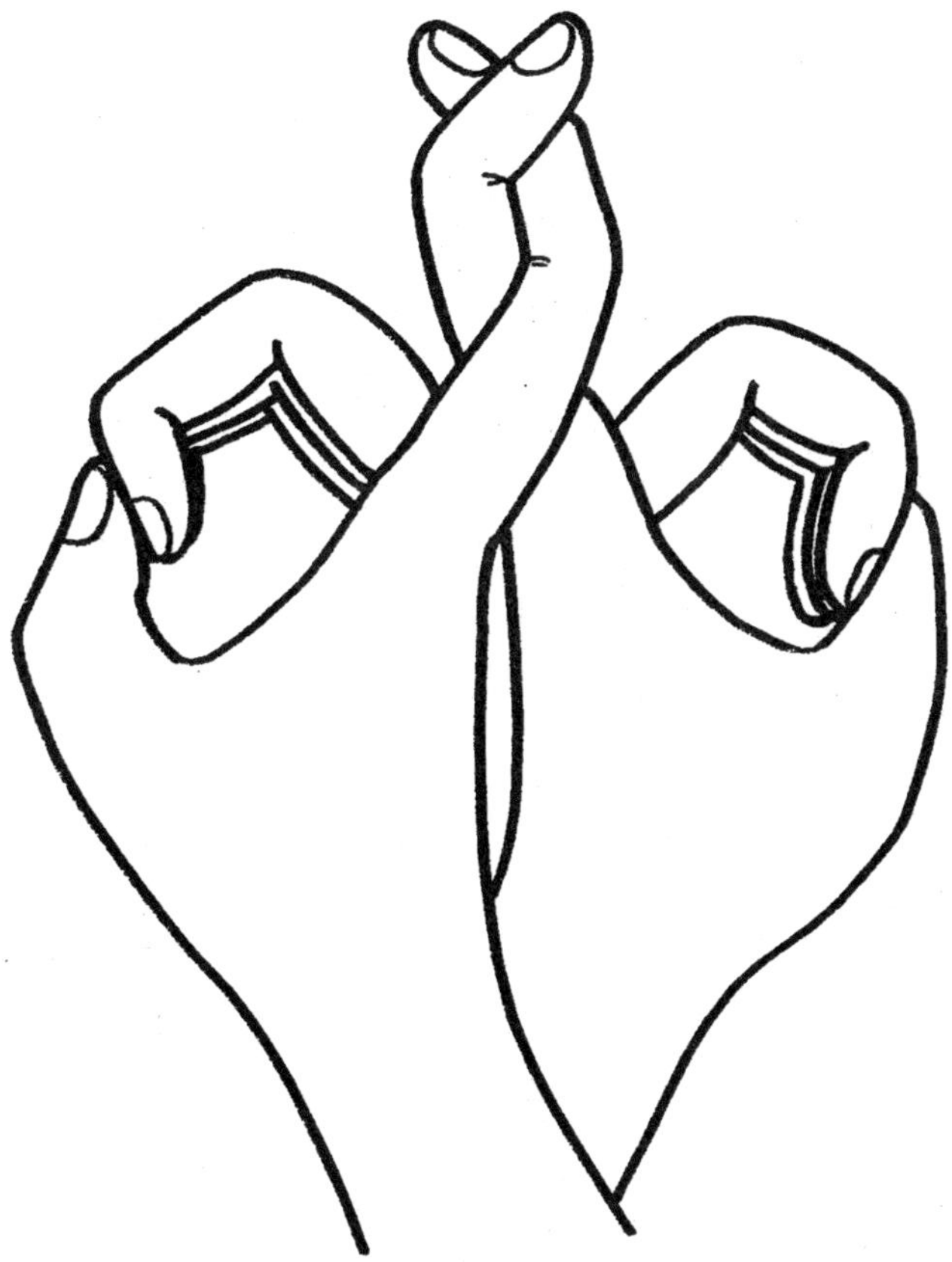

前出。一三三頁参照。

多聞天(たもんてん)

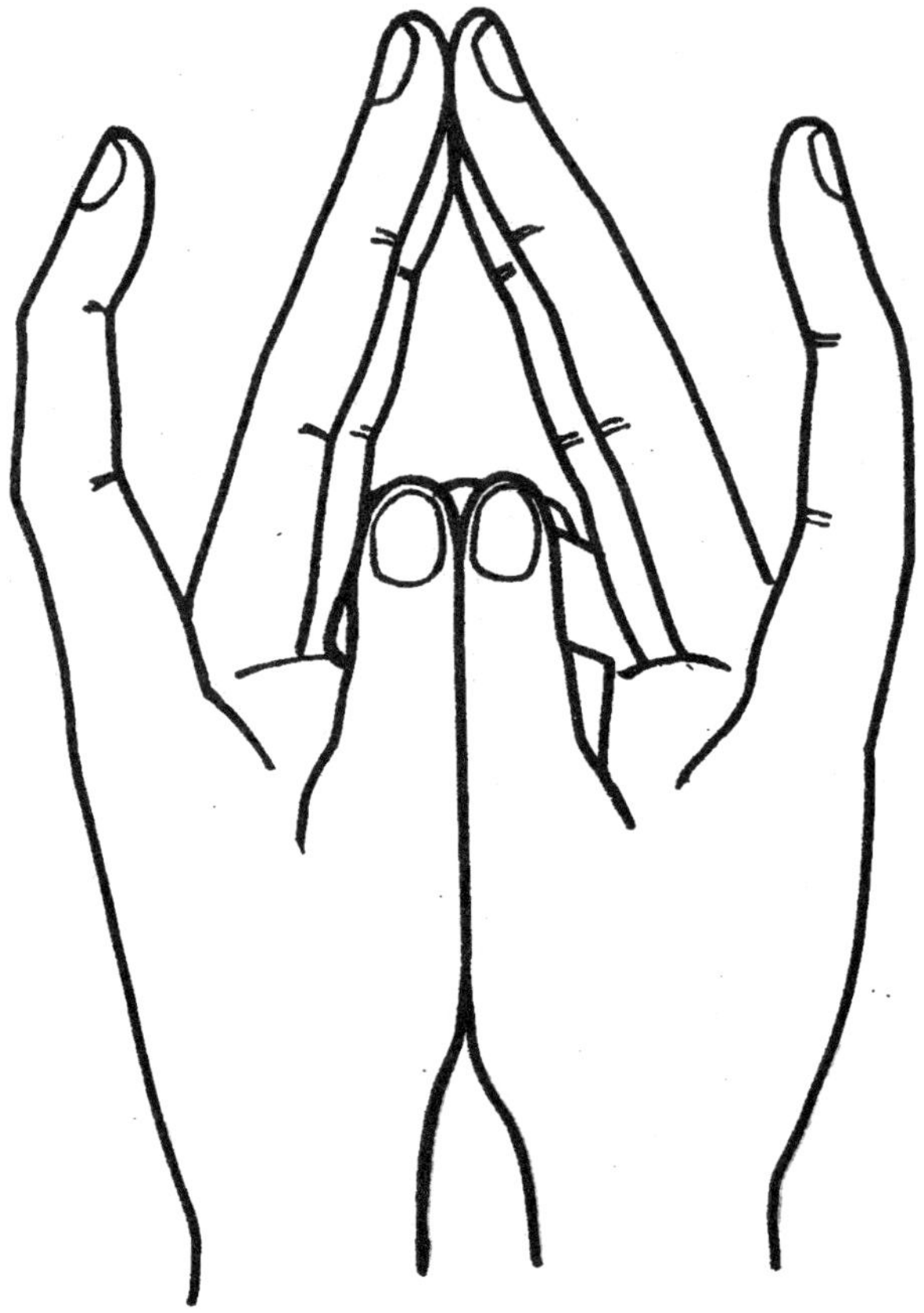

前出。一三三頁参照。

最勝太子心印（さいしょうたいししんいん）

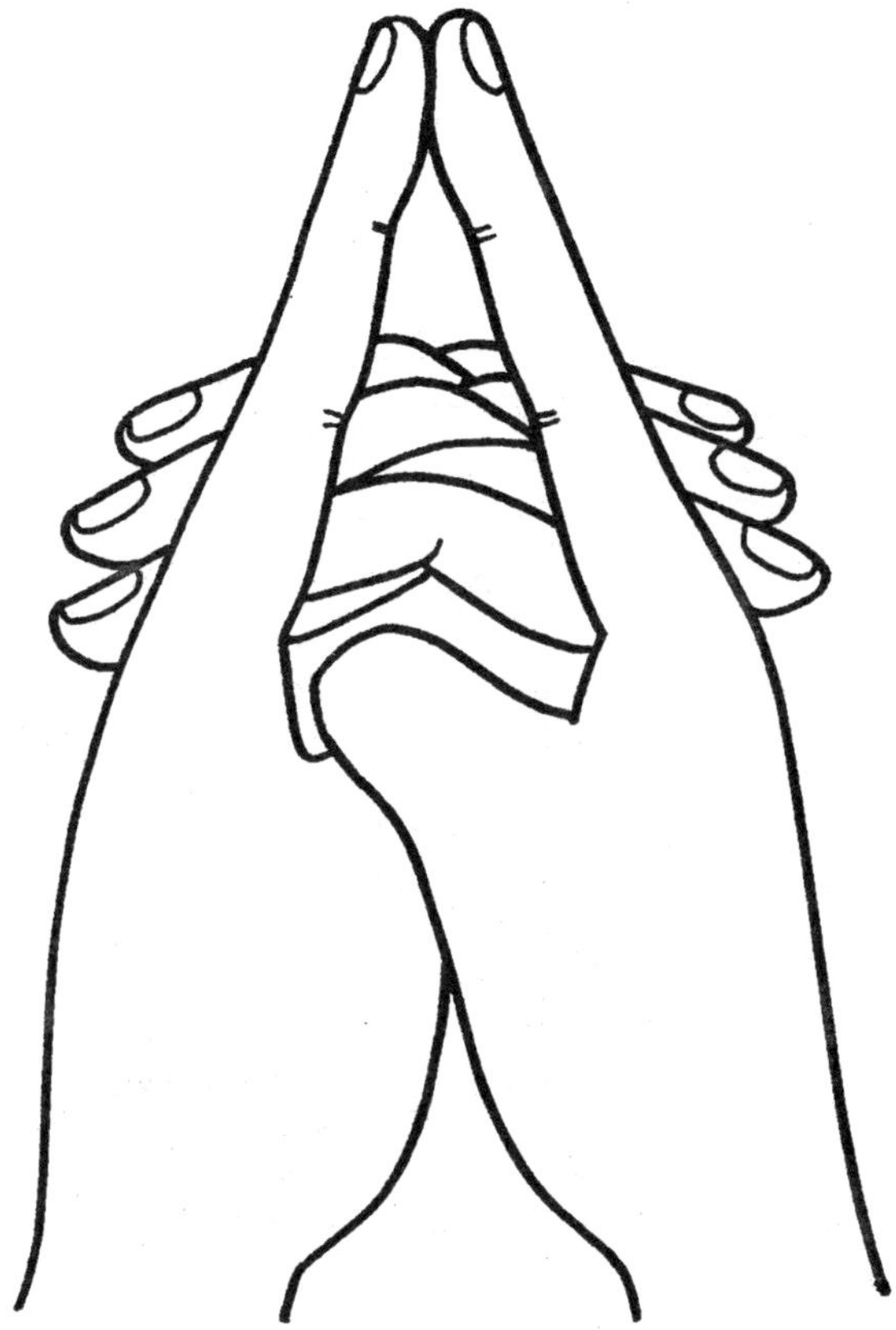

外縛して二大指右を以って左を押し交えて掌に入れ、二頭指を並び立てて、頂に三上三下する。真言は、

・ナザクバナ・

弁才天費拏印（べんざいてんひないん）

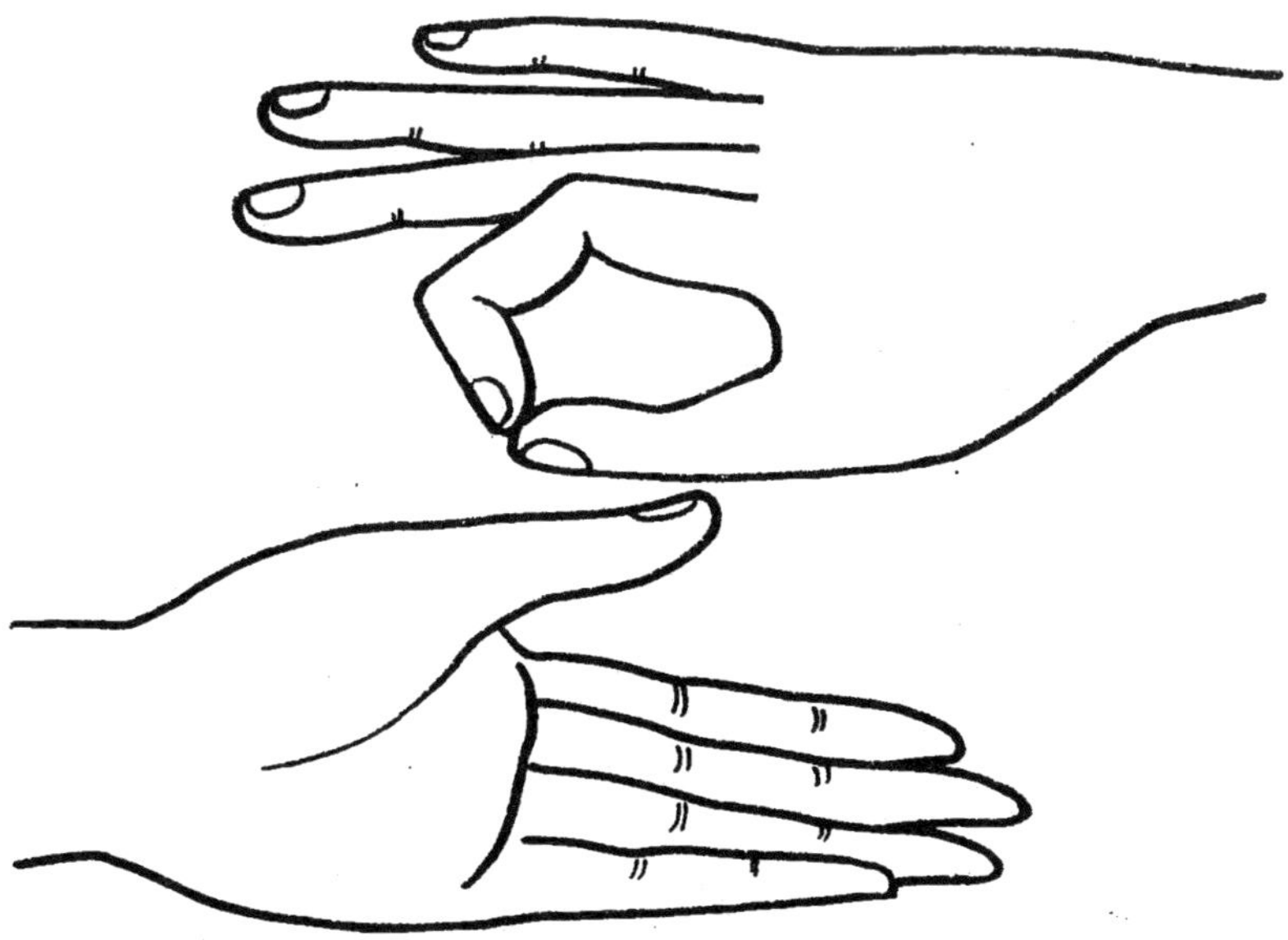

Sarasvati Viṇā-mudrā

費拏とは琵琶のこと。左の手五指をのばして掌を仰け臍におき、右の手頭指大指を相捻じて他の諸指を開き散じ、右の手を左の手の上に於て回転して琵琶を弾ずる勢になす。胎蔵妙音天の印。

真言は、

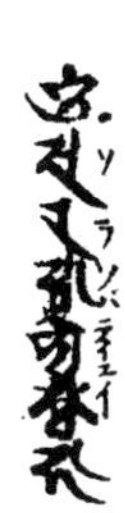

氷(ひょう)掲(ぎゃ)羅(ら)天(てん)（根(こん)本(ぽん)印(いん)）

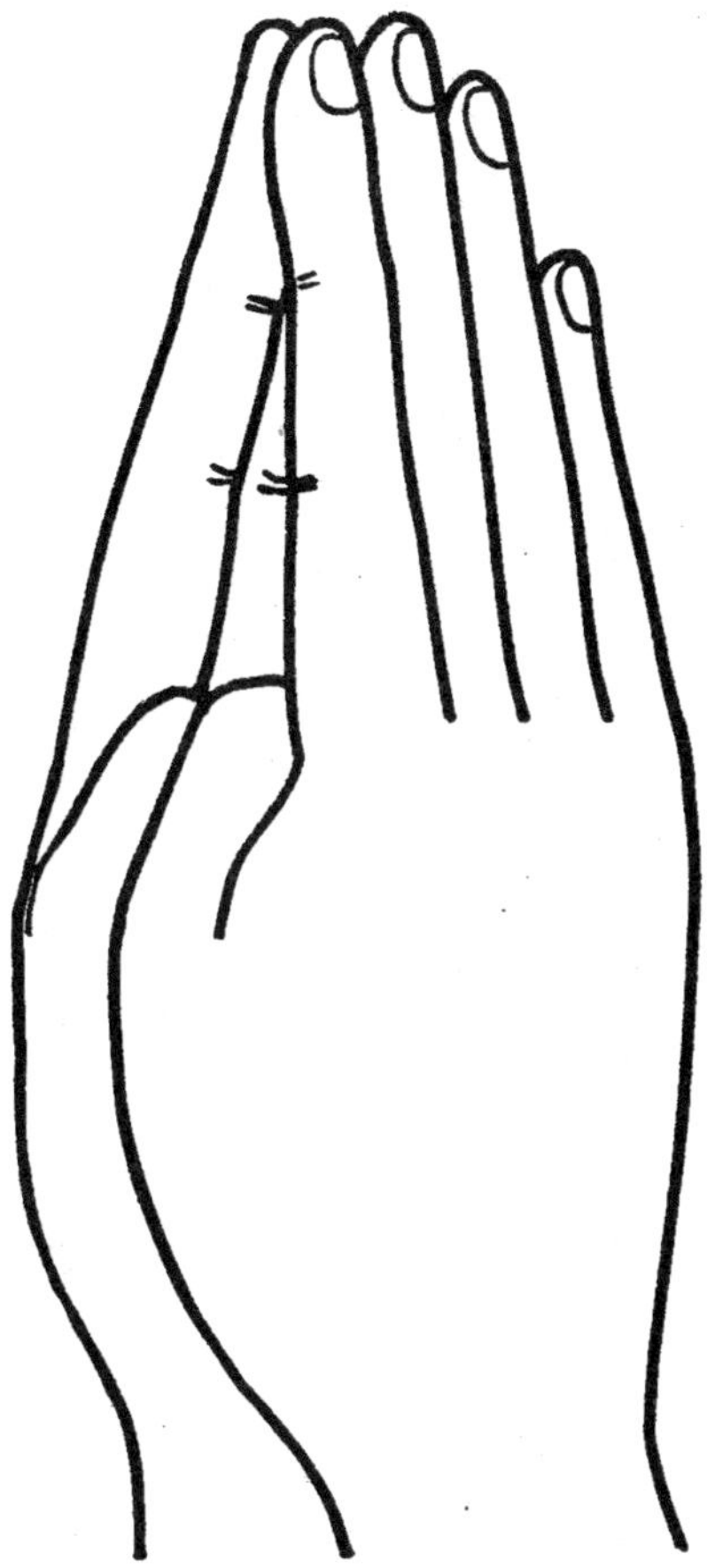

Piṅgaladeva　Mūla-mudrā

二手虚心合掌して二大指を並べて掌の中に入れる。愛子印二六四頁。真言は、

チビチニ

畢(ひ)哩(り)孕(よう)迦(きゃ)

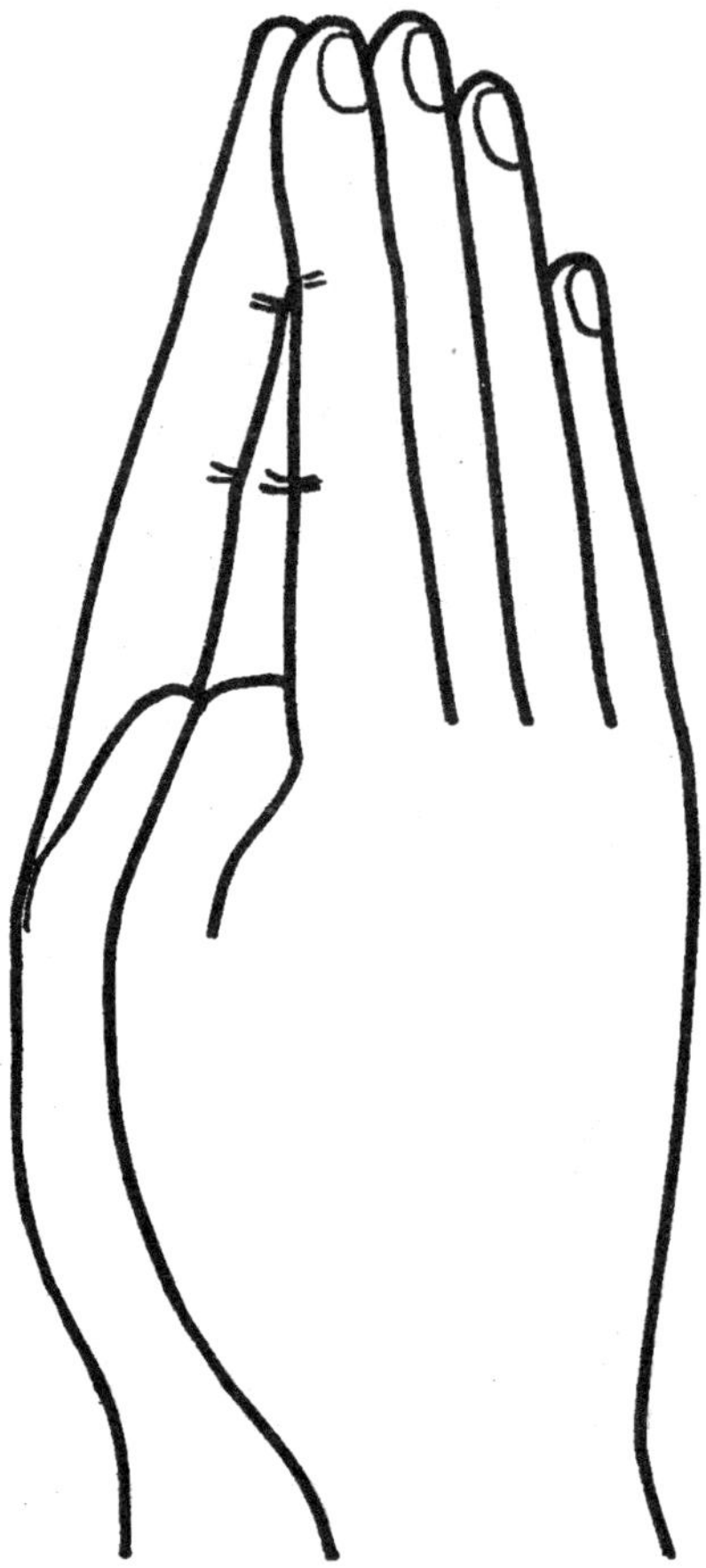

Vṛścika

二手合掌して二大指を並べて掌の中に入れ五処を加持する。真言は前に同じ。

蘘麌利（根本印）

じょうぐり（こんぽんいん）

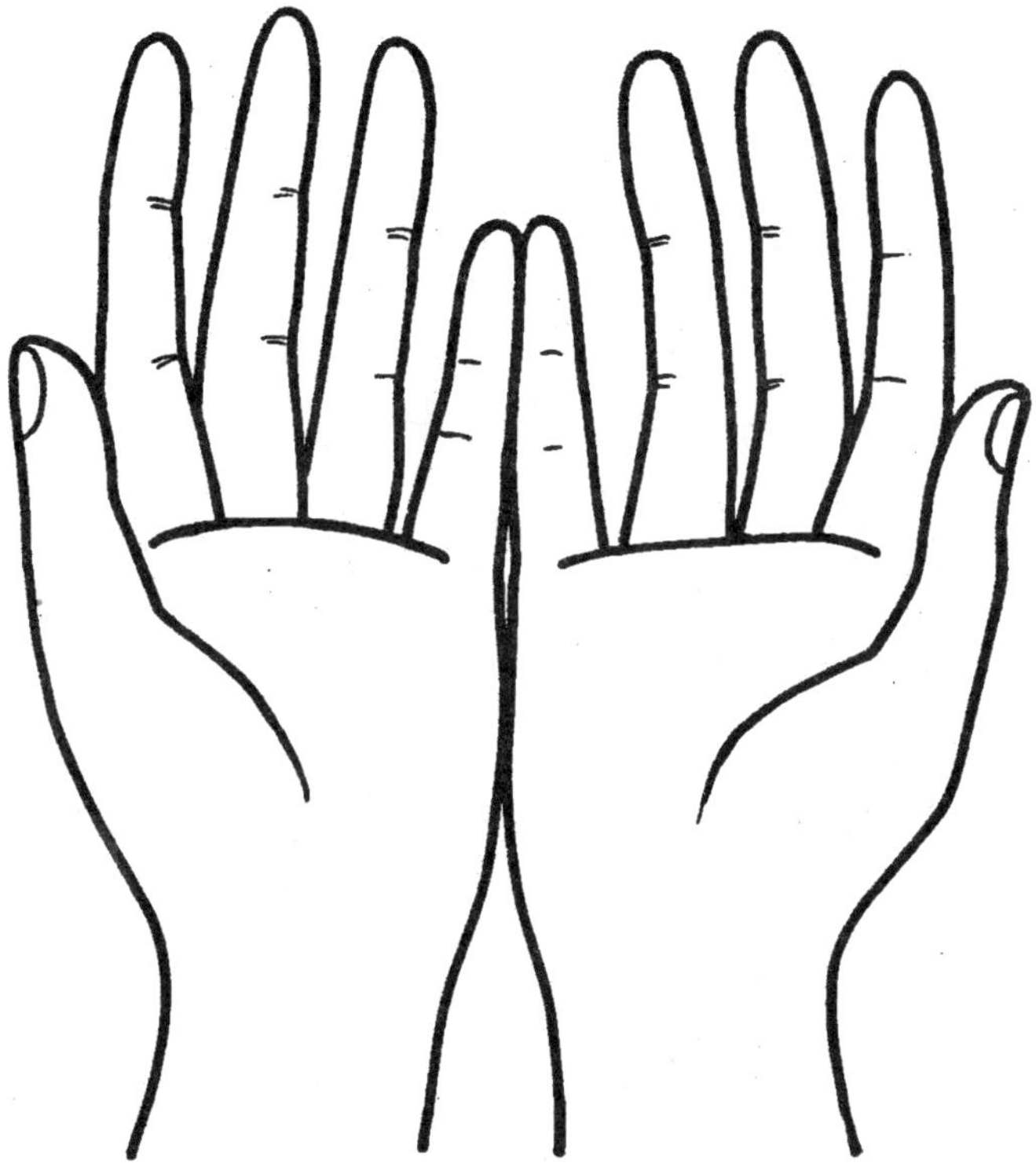

Jāṅguli

二手を以って相博げ、物を掬う勢の如くして、二小指を相並べ、他の八指を散じ開き、微かに曲げて五処を加持する。真言は、

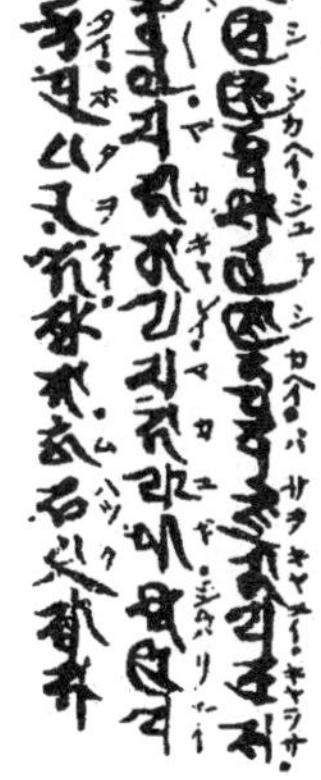

（蘘麌利）随心印

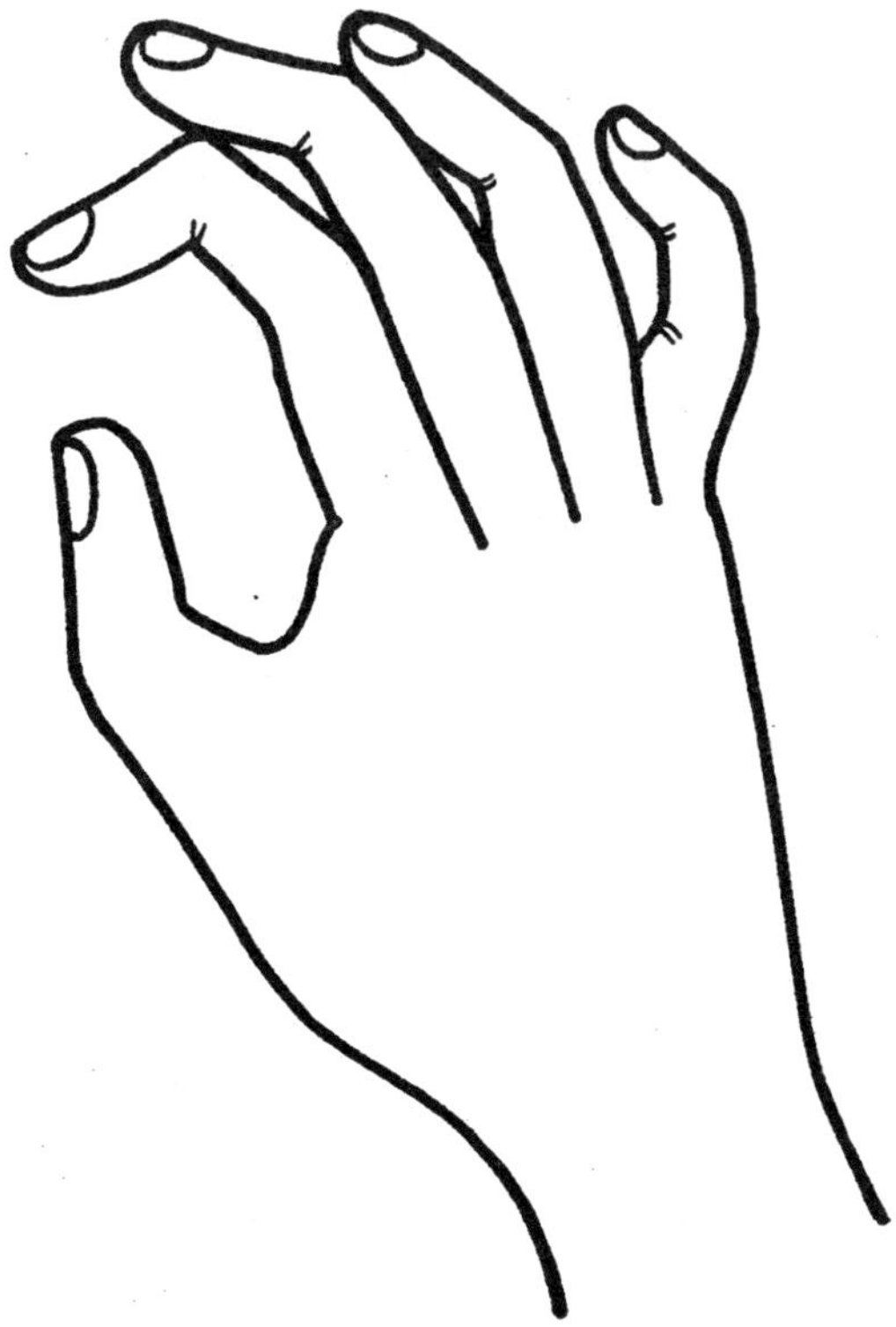

右手五指を散じ開き、微かに屈して師子の爪の形をなす、師子爪の半印。真言は前に同じ。

伎（ぎ）芸（げい）天（てん）

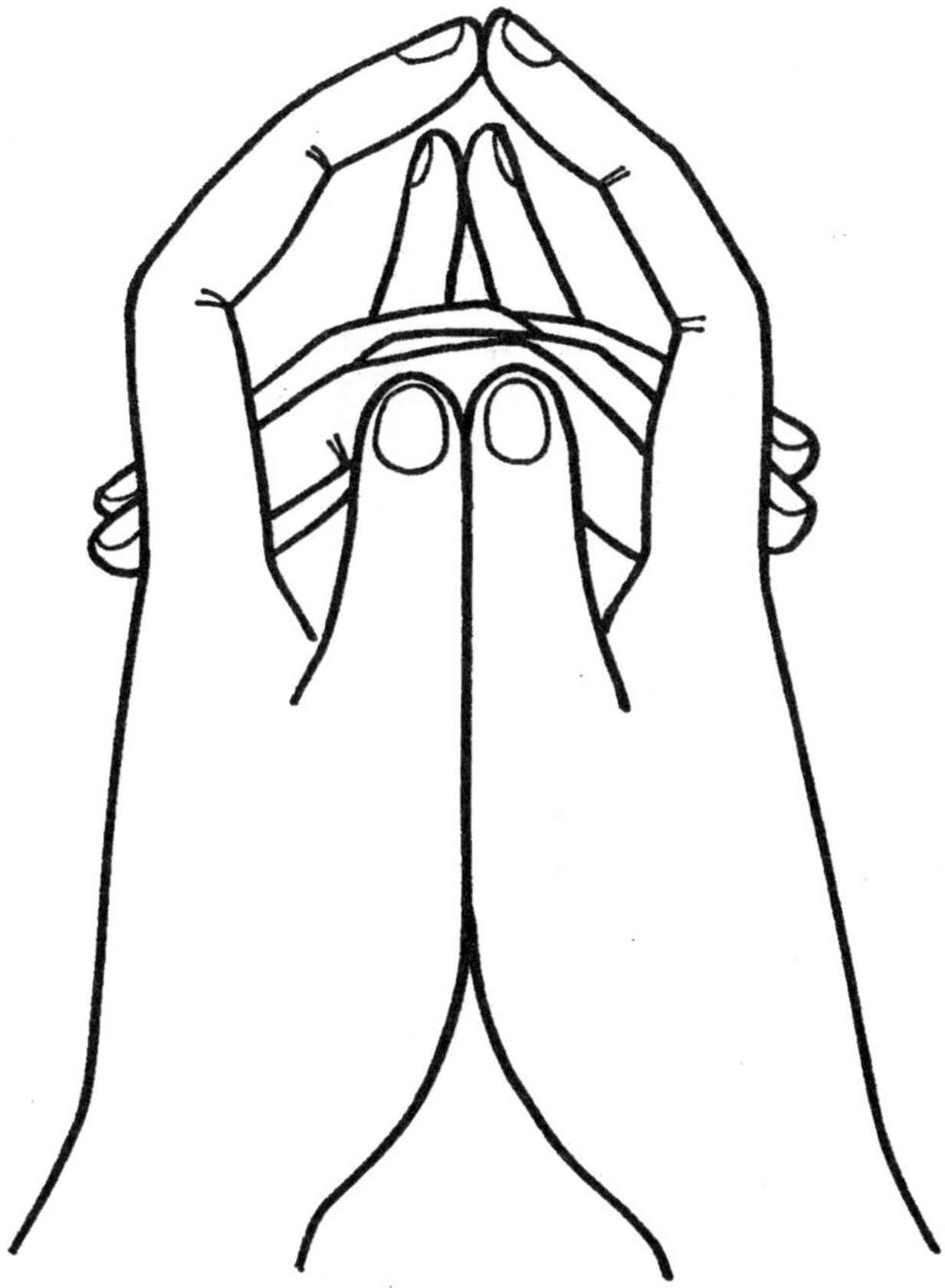

Viśvakarmā

虚心合掌して二無名指二中指を外縛し、二頭指を宝形の如くなし、二大指を並び立てる。伎芸天女成就法印。真言は、

ナウボロマ ケイジバラヤ・ウキ マカウシ キヤト・

吒羅佉（たらきゃ）

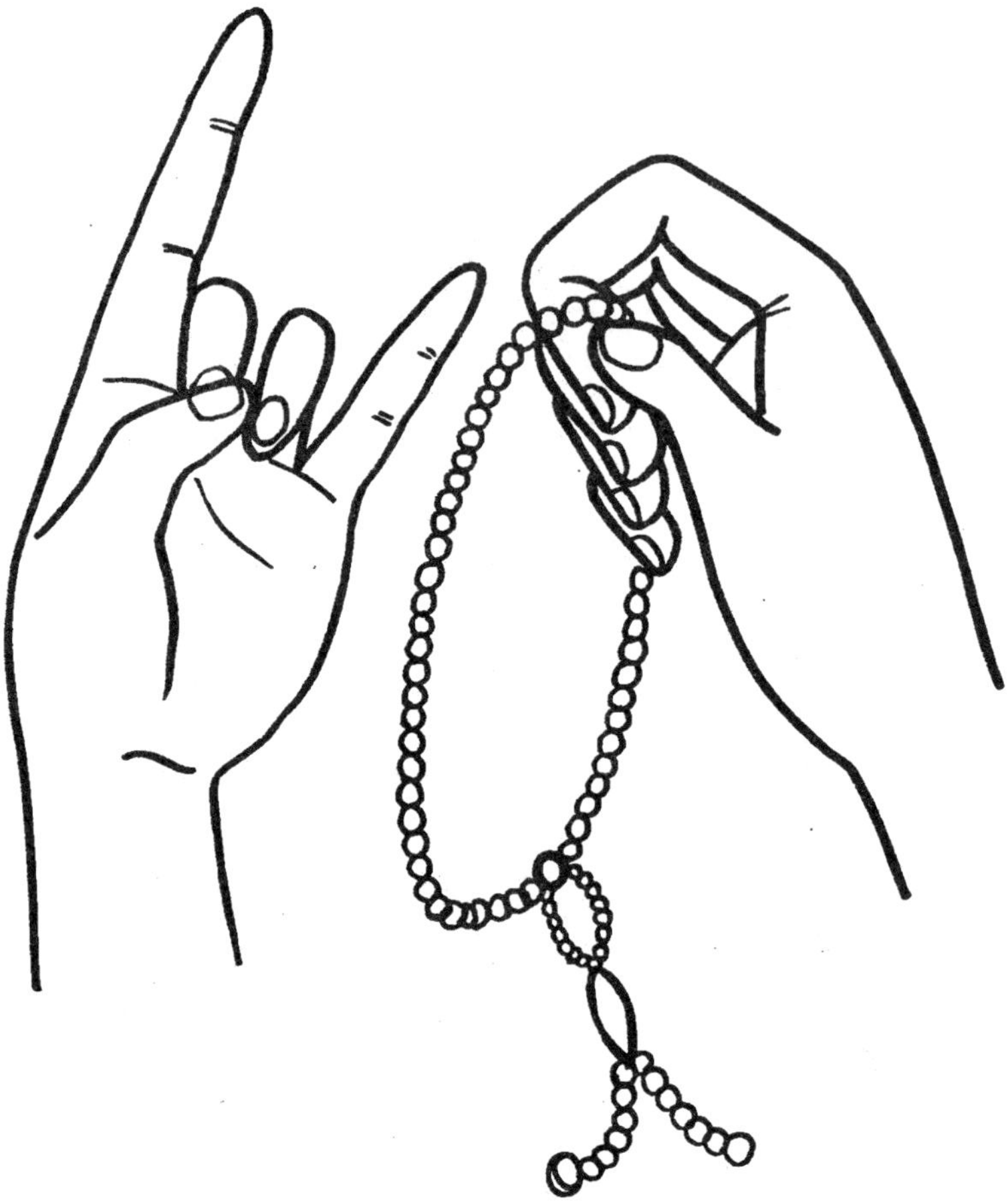

Tāraka

左手の中指無名指を屈して、大指を以って二指の甲を押し、頭指をのばし、小指を心の上に安んじる。右手は数珠を把り、真言を念誦する。これを玉環印と名づける。真言は、

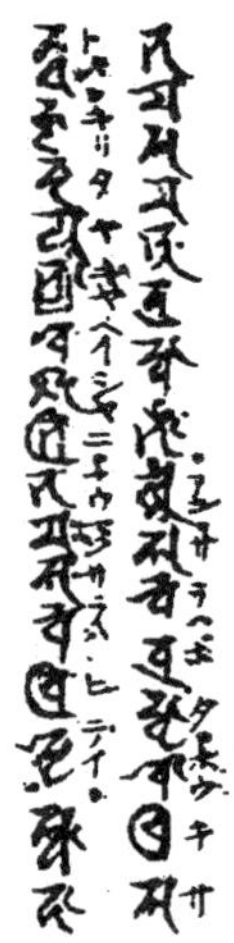

那羅延天（ならえんてん）

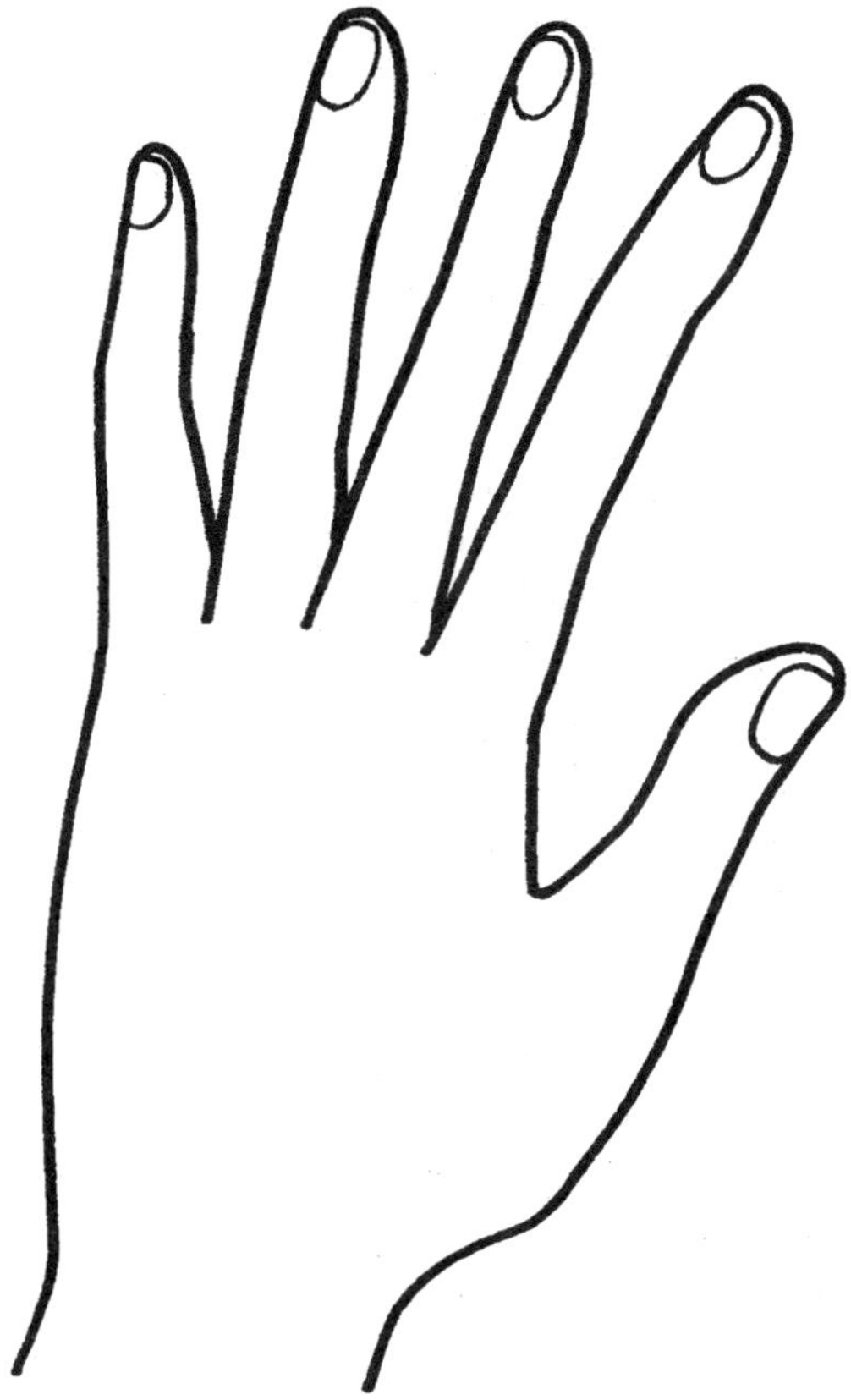

Nārāyana

左手をのばし散じる。常には左手を覆せて三度旋ずるが、これは金翅鳥に乗って空中を行く意である。真言は、

那羅延天二

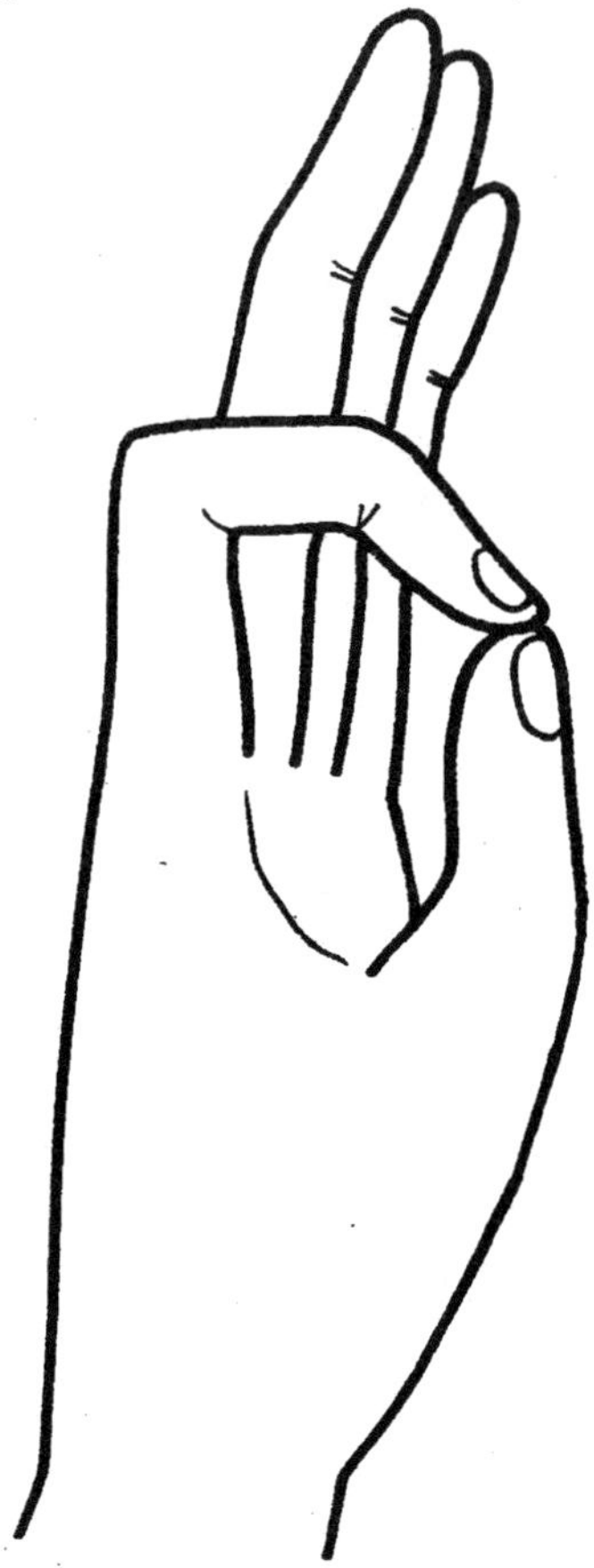

左大指を頭指に捻じて、円孔を輪の如くにする。真言は、

妙見根本印

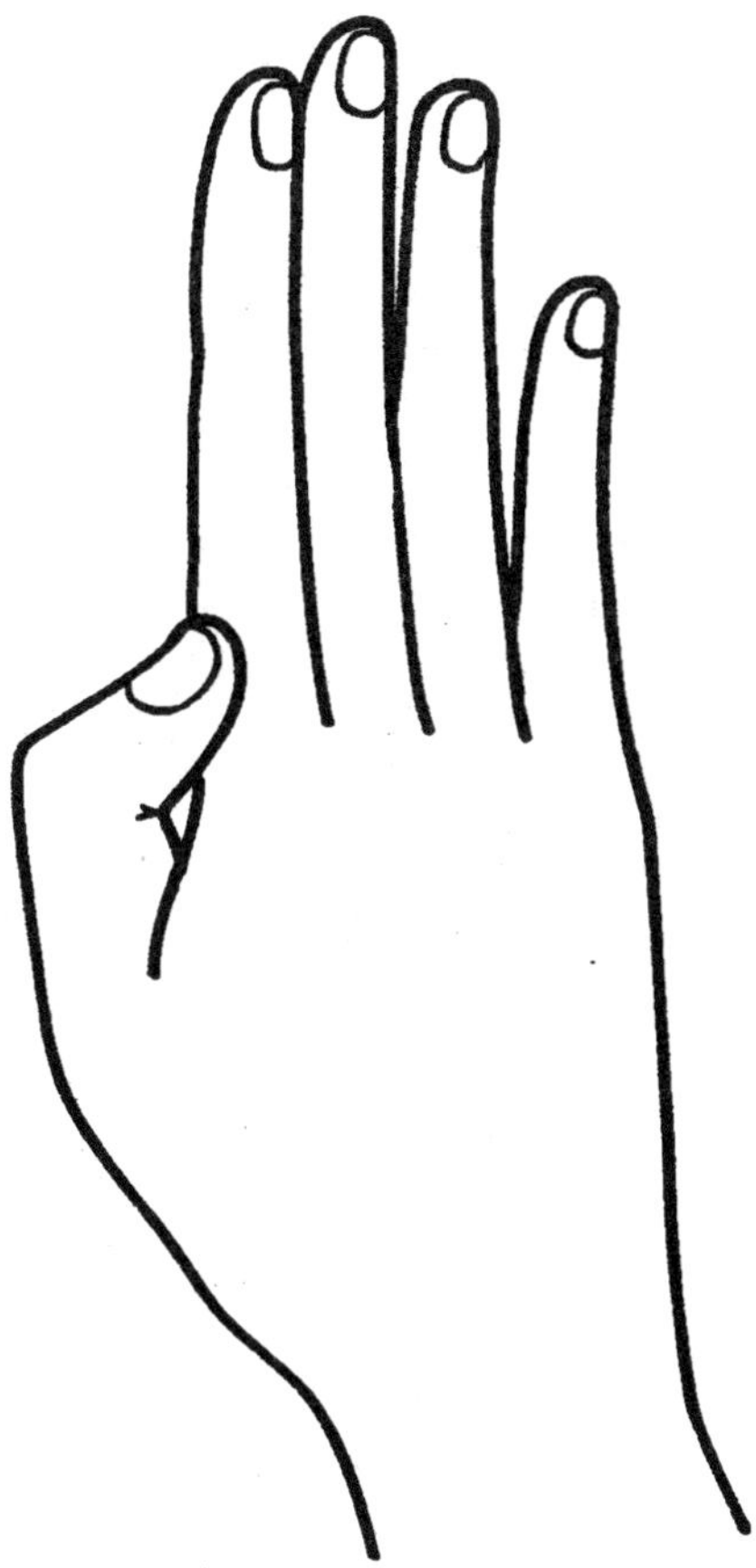

Sudarśana

右手を施無畏になし、大指を屈して身に向い、之を三度招く。左手は金剛拳にして腰に安んじる。北斗を召す印。

真言は、

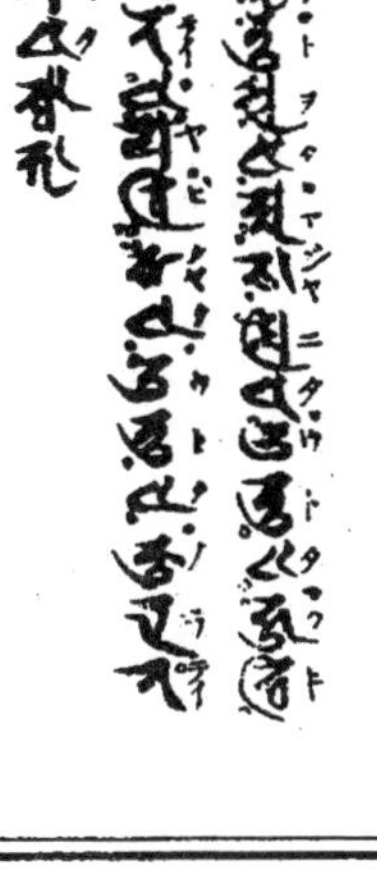

妙見星宿天印

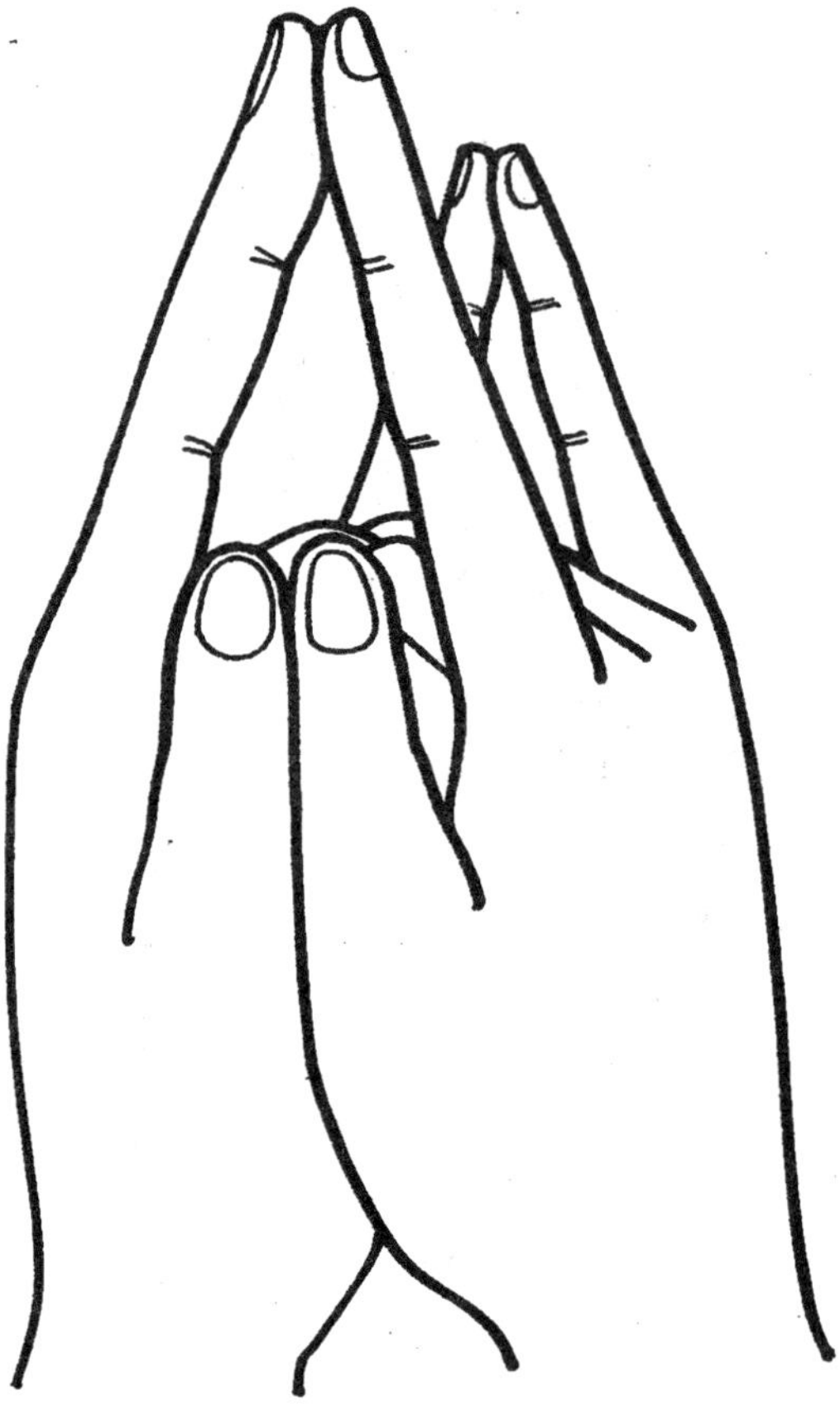

真言は、

Nakṣatra

金剛合掌

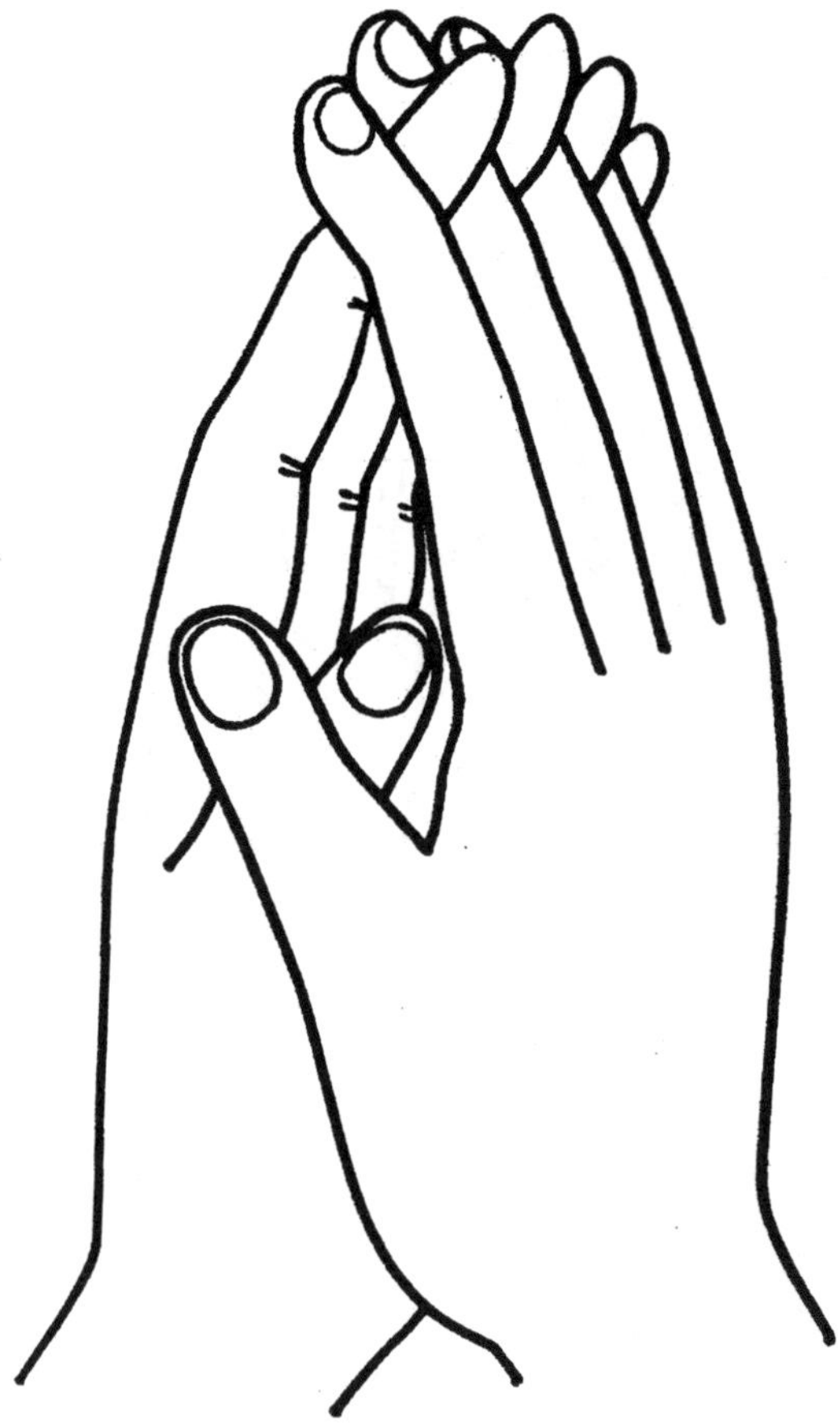

前出。金剛合掌。真言は前に同じ。

八葉印（はちよういん）

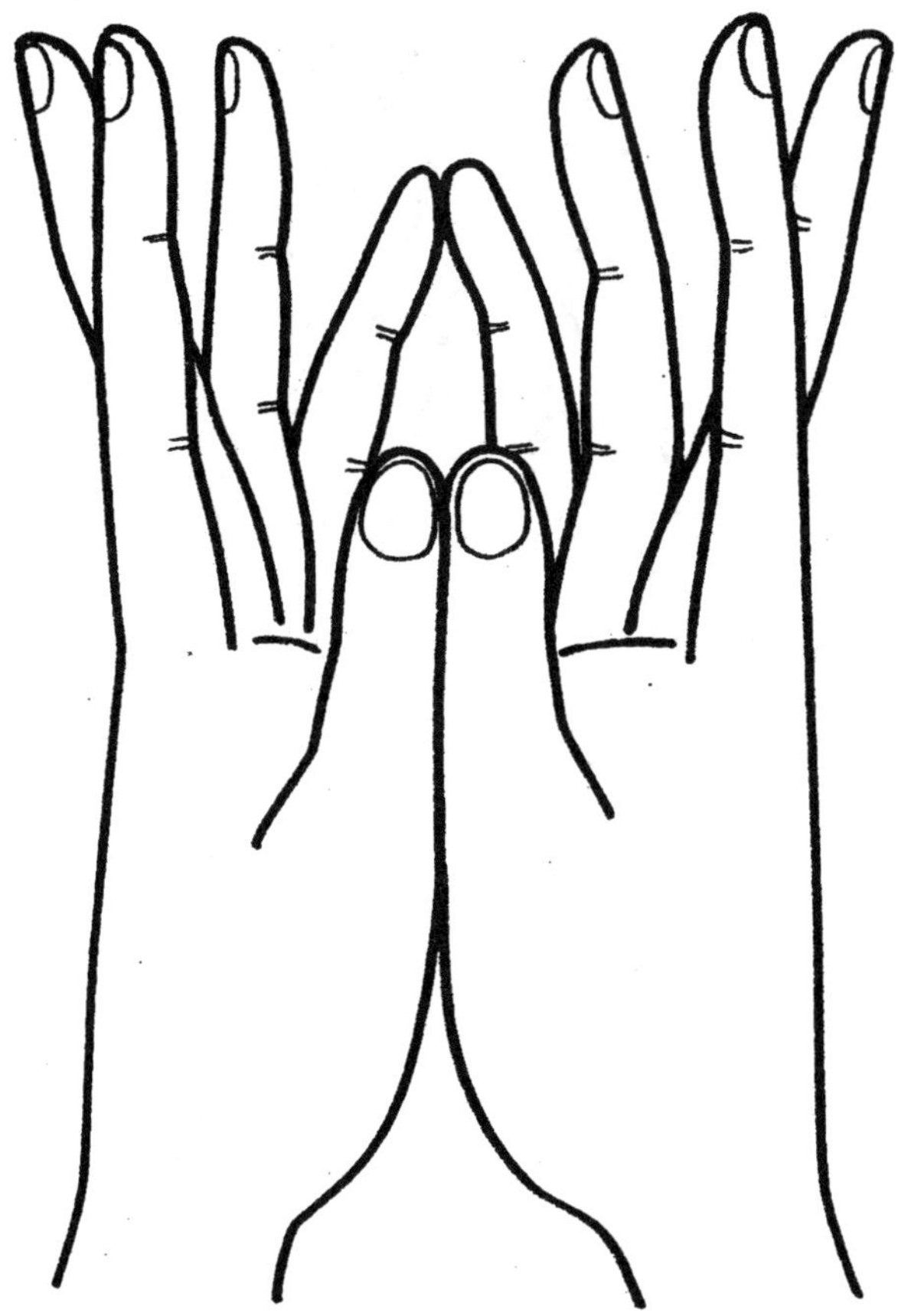

前出。二頁参照。真言は、

オン・アミリタテイセイカラウン

金翅鳥（こんじちょう）

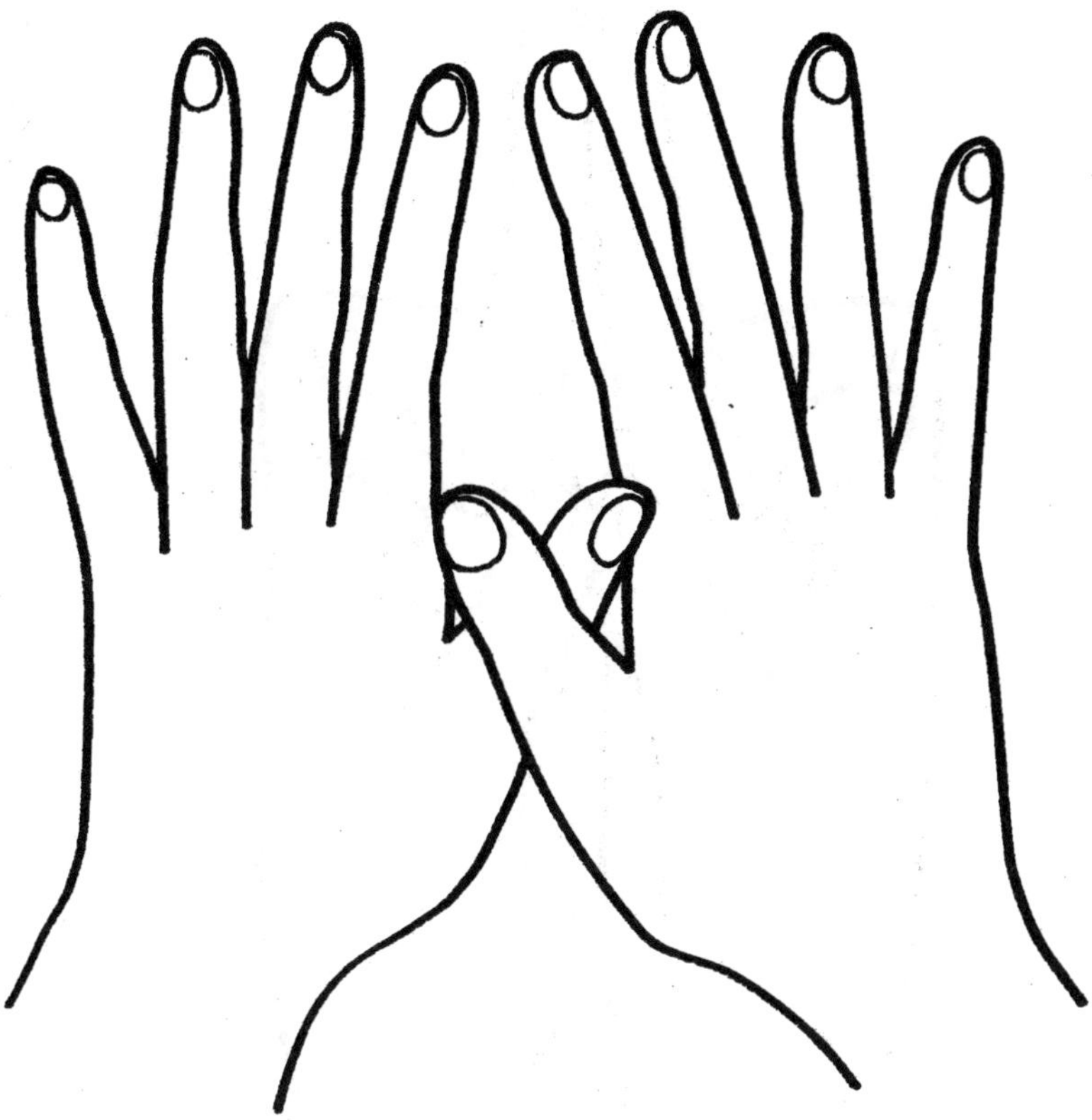

Suparṇa　Garūḍa

金翅鳥王印とも名づける。二大指を以って相繞し、二手を展げて翅勢の如くする。金翅鳥の形を結び顕す。これを動かすこと三返、飛ぶ勢の如くする。真言は、

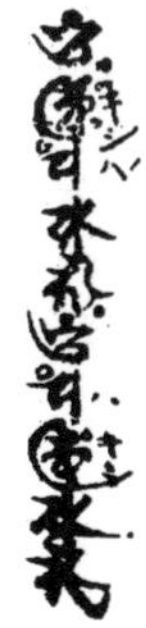

金翅鳥（名通光印）

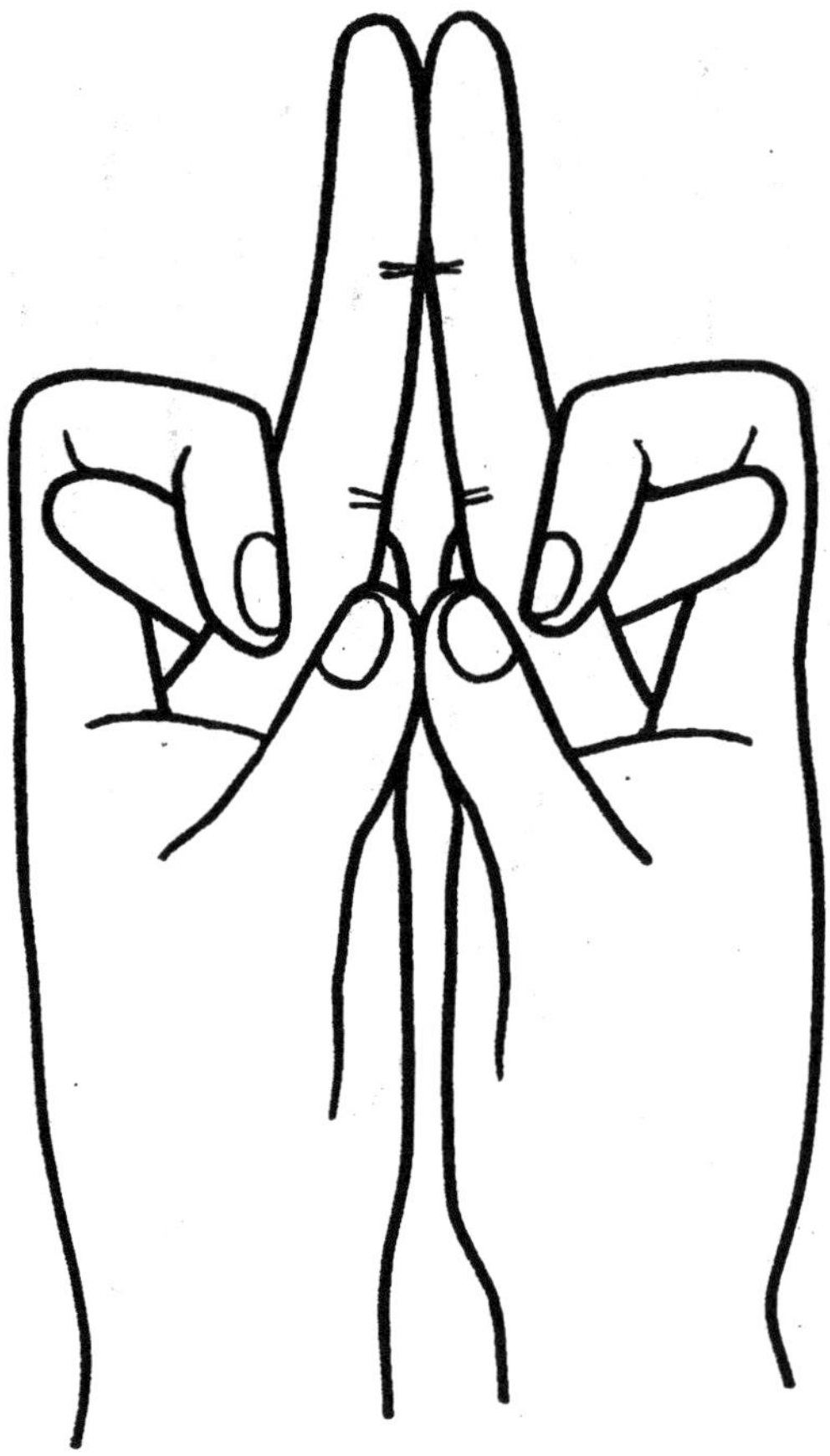

または、驚怖諸竜印とも名づける。合掌して、二無名指を外にはさんで中指の背につけ、二大指相並べ少し屈して口の如くし、二頭指各々無名指に鉤する。

宝篋印陀羅尼経卒都婆印

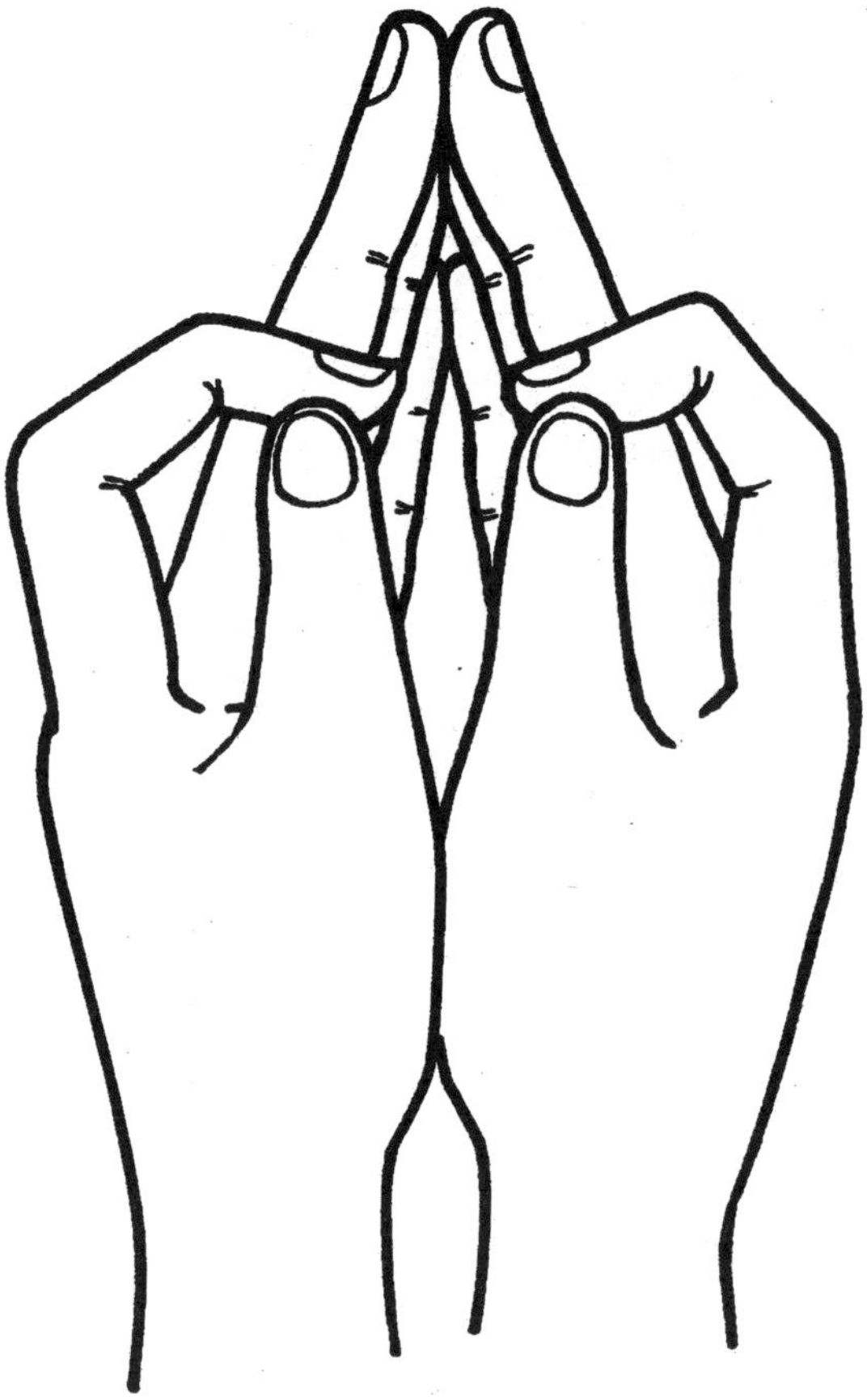

Ratnakūṭa-mudrā-dhāraṇī-sūtra

Stūpa-mudrā

卒都婆印。大慧刀印・大日剣印・無所不至印等はこの印の異名である。真言は、

ソ ト ハ ソ ハラ

金(こん)剛(ごう)蔵(ぞう)

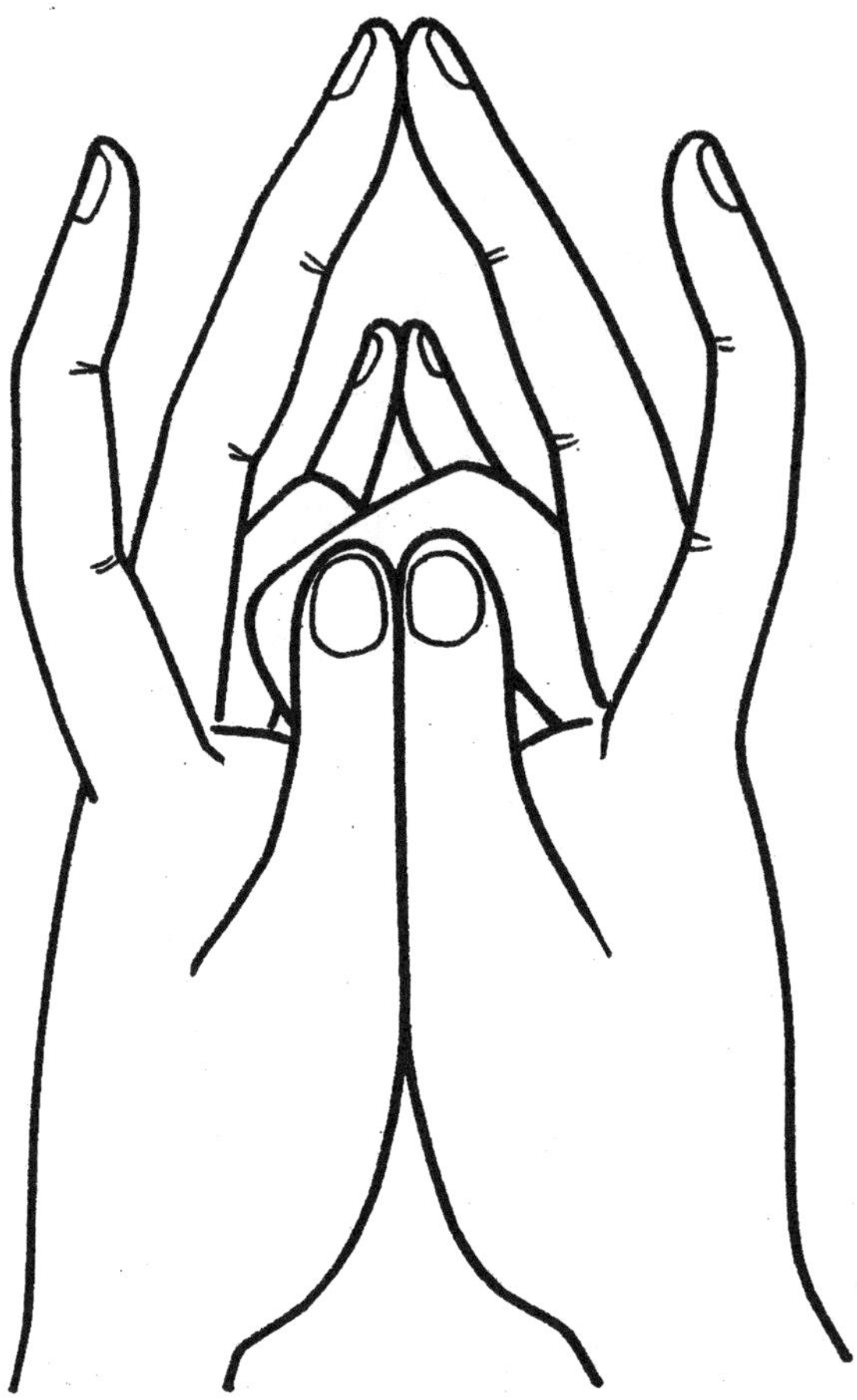

Vajragarbha

内五鈷印のごとく、掌の中で二無名指を鉤して右で左を押し合掌する。二中指二小指は直ぐ立てて先を相拄え少し曲げ、二頭指は開き、二大指は直ぐ立てて並びつける。真言は、

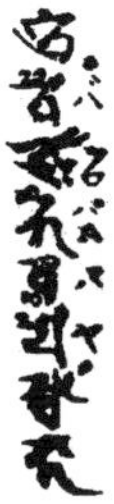

金剛蔵（こんごうぞう）二

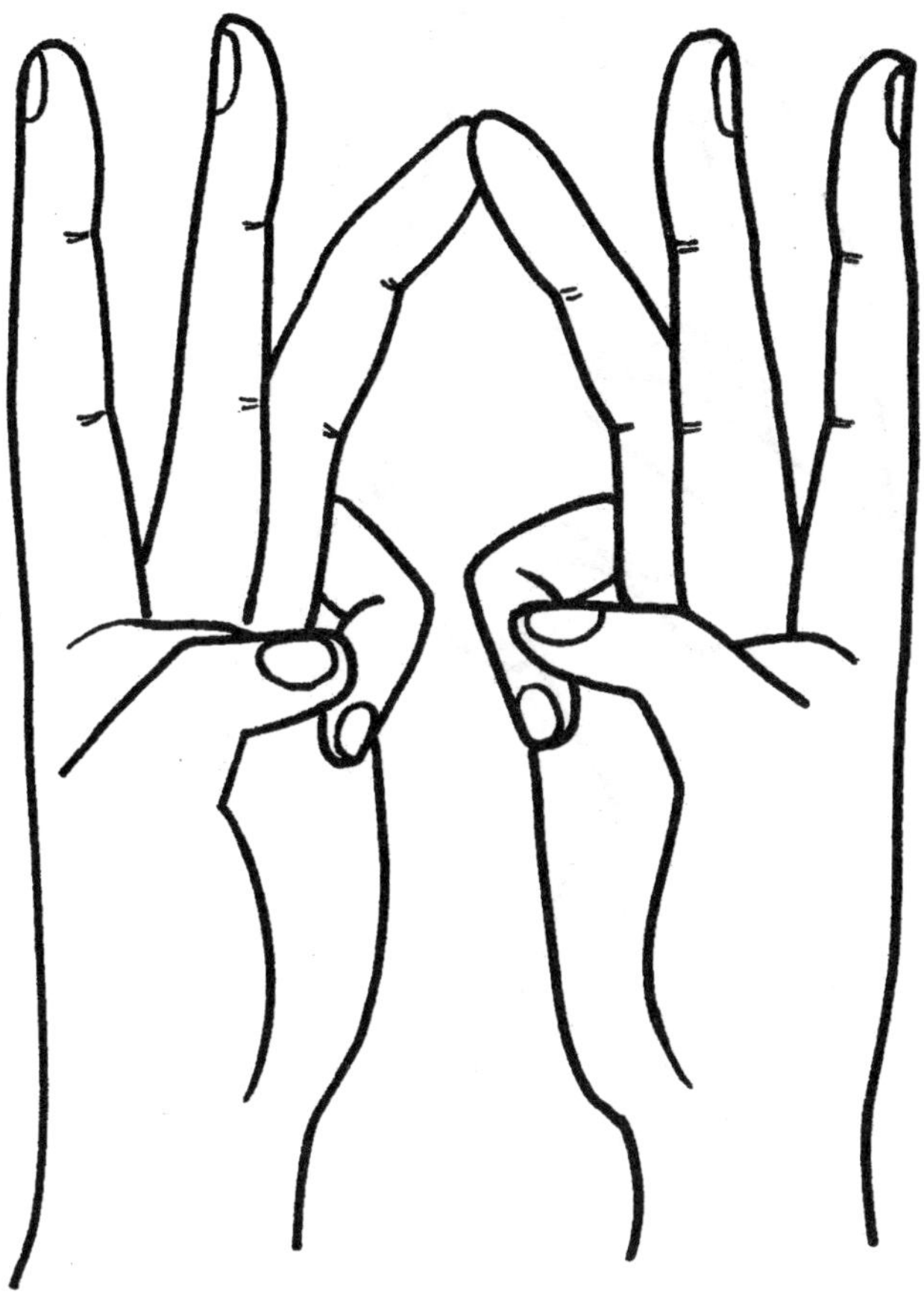

両腕を側並し、二大指各々二小指の甲の上を捻じ、二無名指を以って先を相拄え、二中指二頭指は各々直ぐ前を向くように立て、互いに近づけない。真言は、

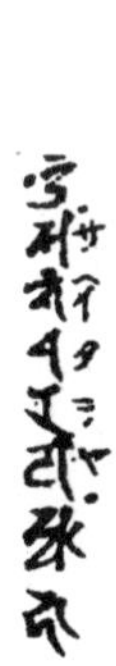

縁覚（えんがく）

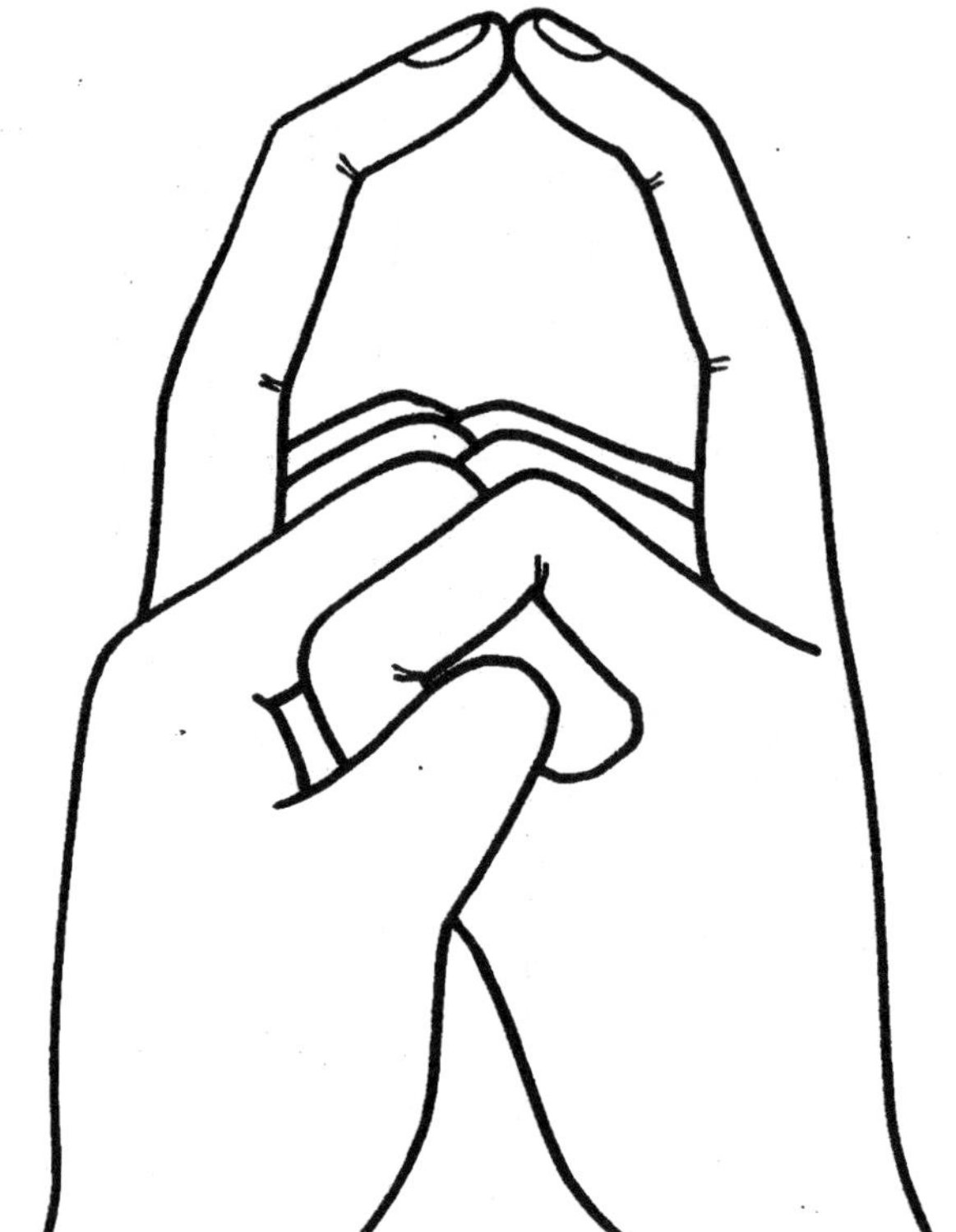

前出。内縛して二中指円く合わせる。
五五頁参照。

声聞梵篋印（しょうもんぼんきょういん）

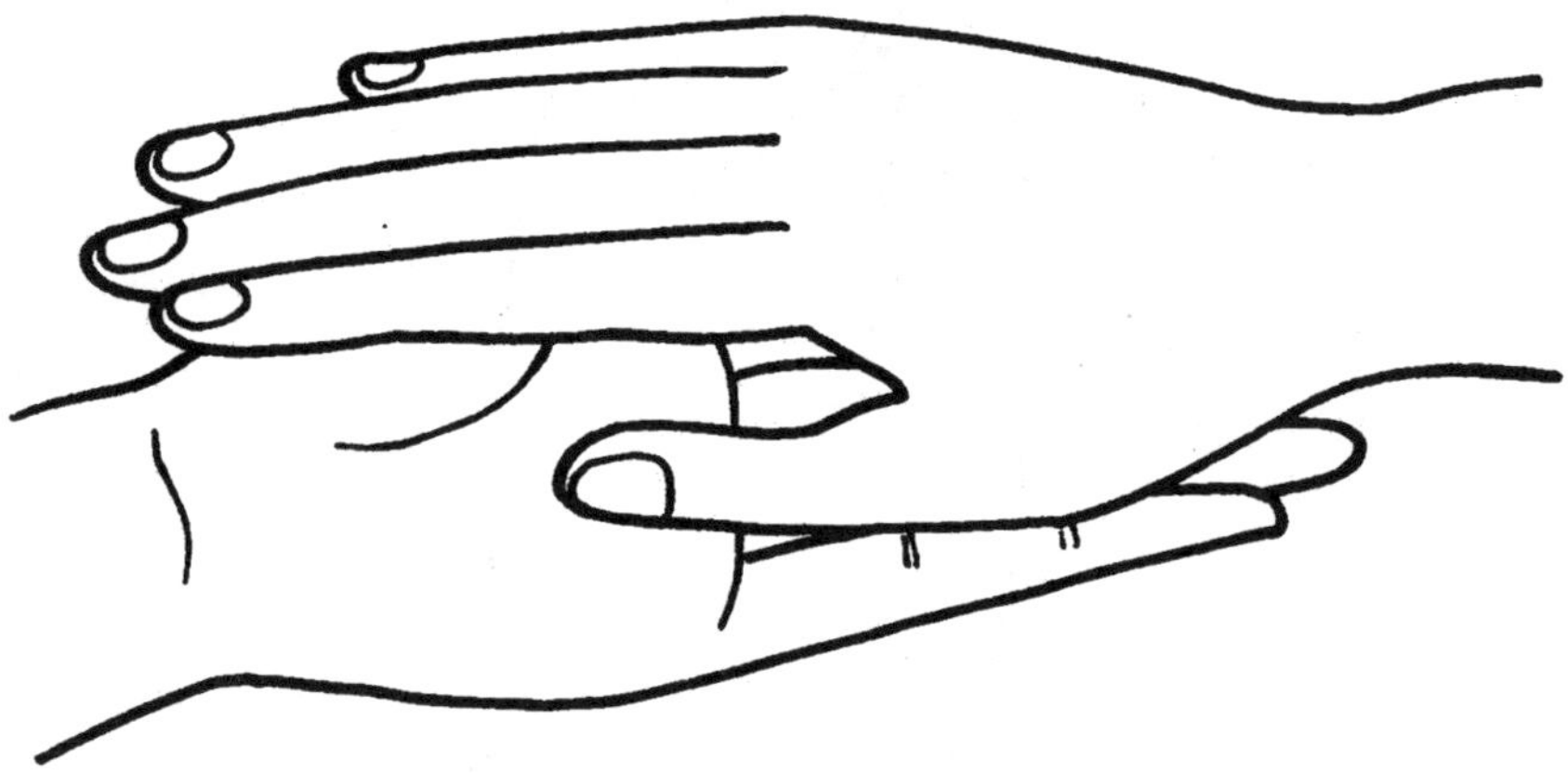

Śrāvaka

梵篋印。左手指の先を右にして仰げのばし、右手指は先を左にしてその上に覆う。真言は、

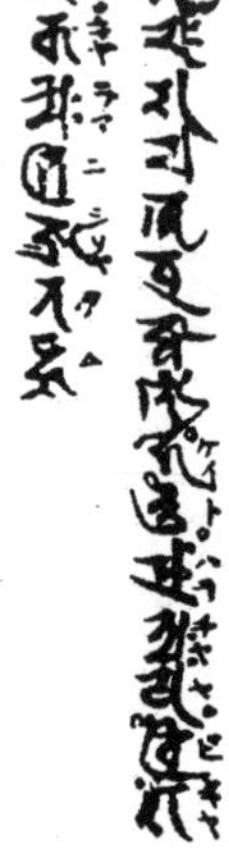

麼莫鶏（ままけい）

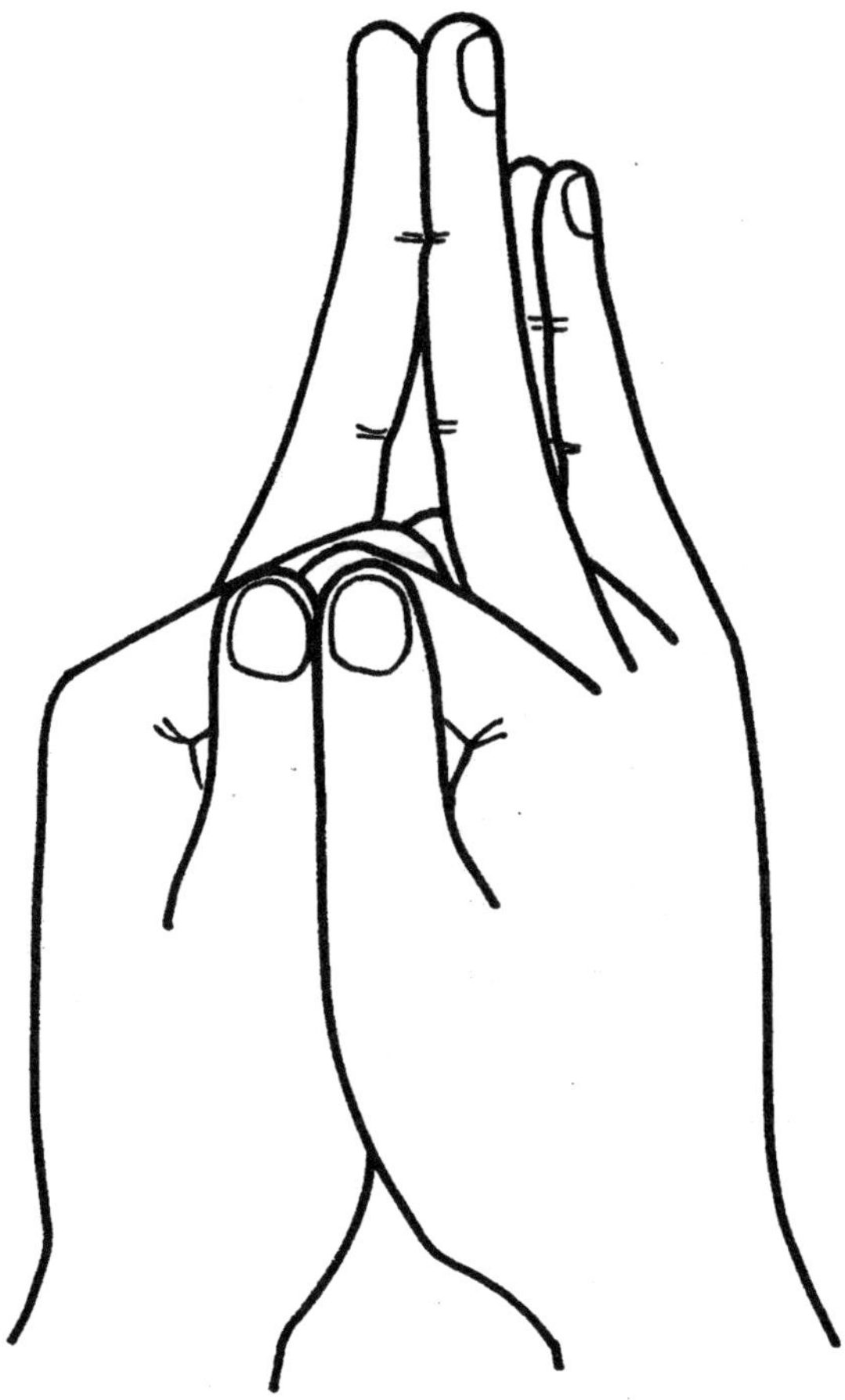

Māmakī

二手内縛し、二小指二中指二大指を並び立て、三鈷金剛杵の形の如くする。

真言は、

三七四

結印

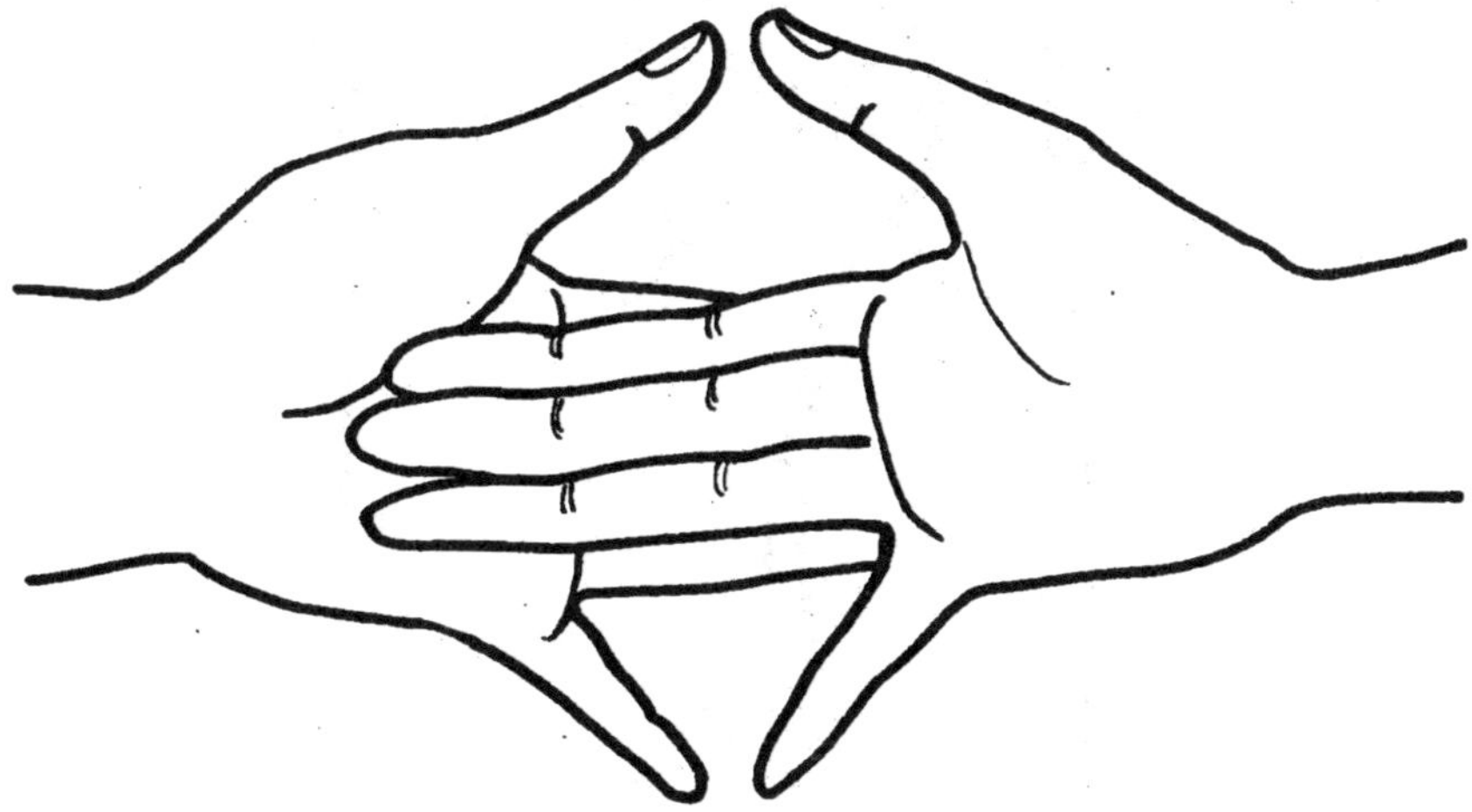

重拳（じゅうけん）

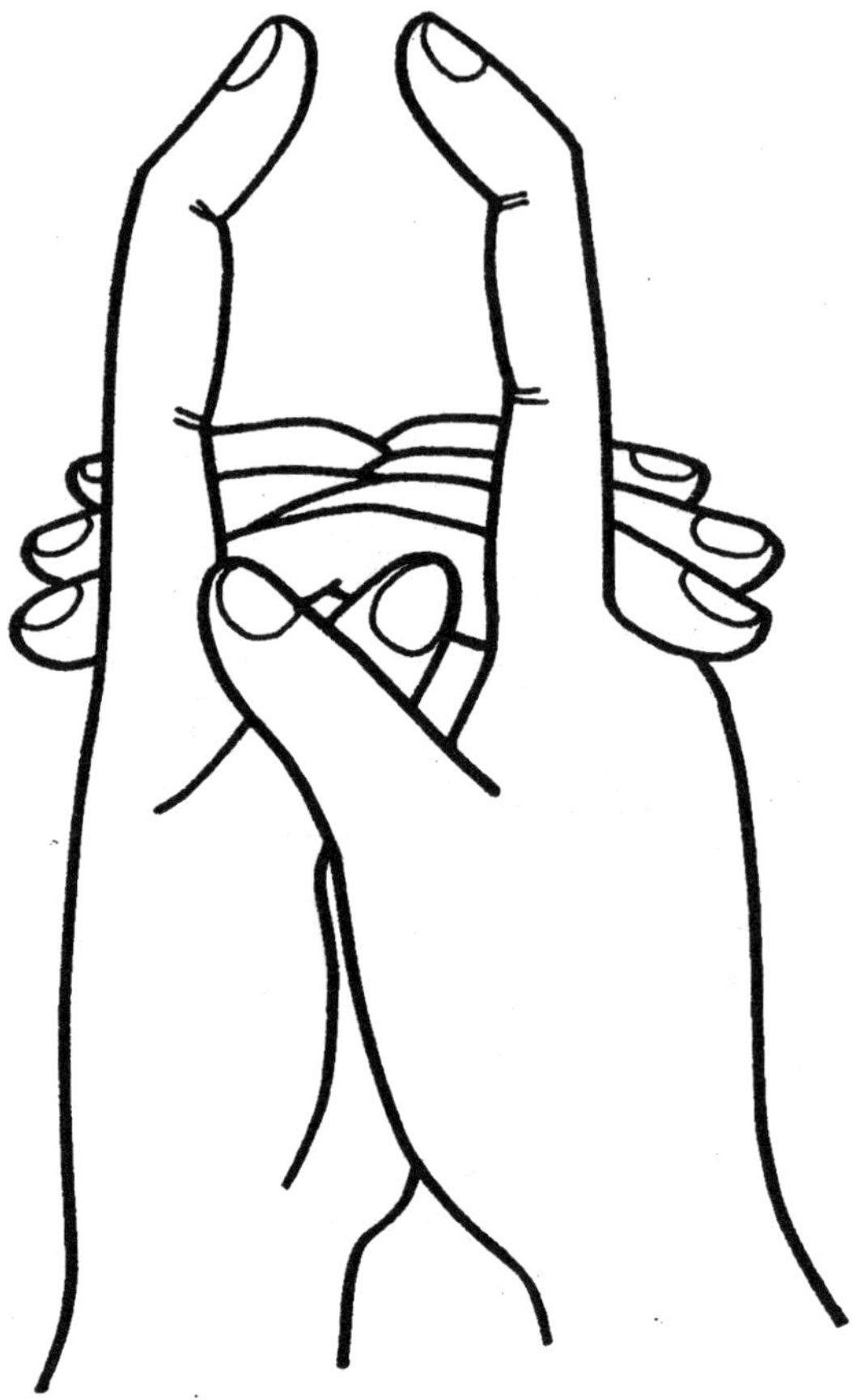

印名索引

〔あ〕

〔い〕

〔う〕

〔え〕

［か］

［き］

［く］

[け]

[こ]

【さ】

【し】

［す］

［せ］

【そ】

【た】

〔に・の〕

〔は〕

【ひ】

【ふ】

【へ・ほ】

【ま】

[み]

[む]

[め]

[も]

[や]

[ゆ・よ]

[ら・り]

[れ]

圖印大鑑(도인대감)

인 쇄　2011년 7월 5일
발 행　2011년 8월 5일

영인처　법 보 원

등록번호　제 2011 - 8호

Tel　02)2272-0251~2
Fax　02)2278-4069

값 25,000원